Fluoroscopic Radiography

TEXTBOOK OF Fluoroscopic Radiography

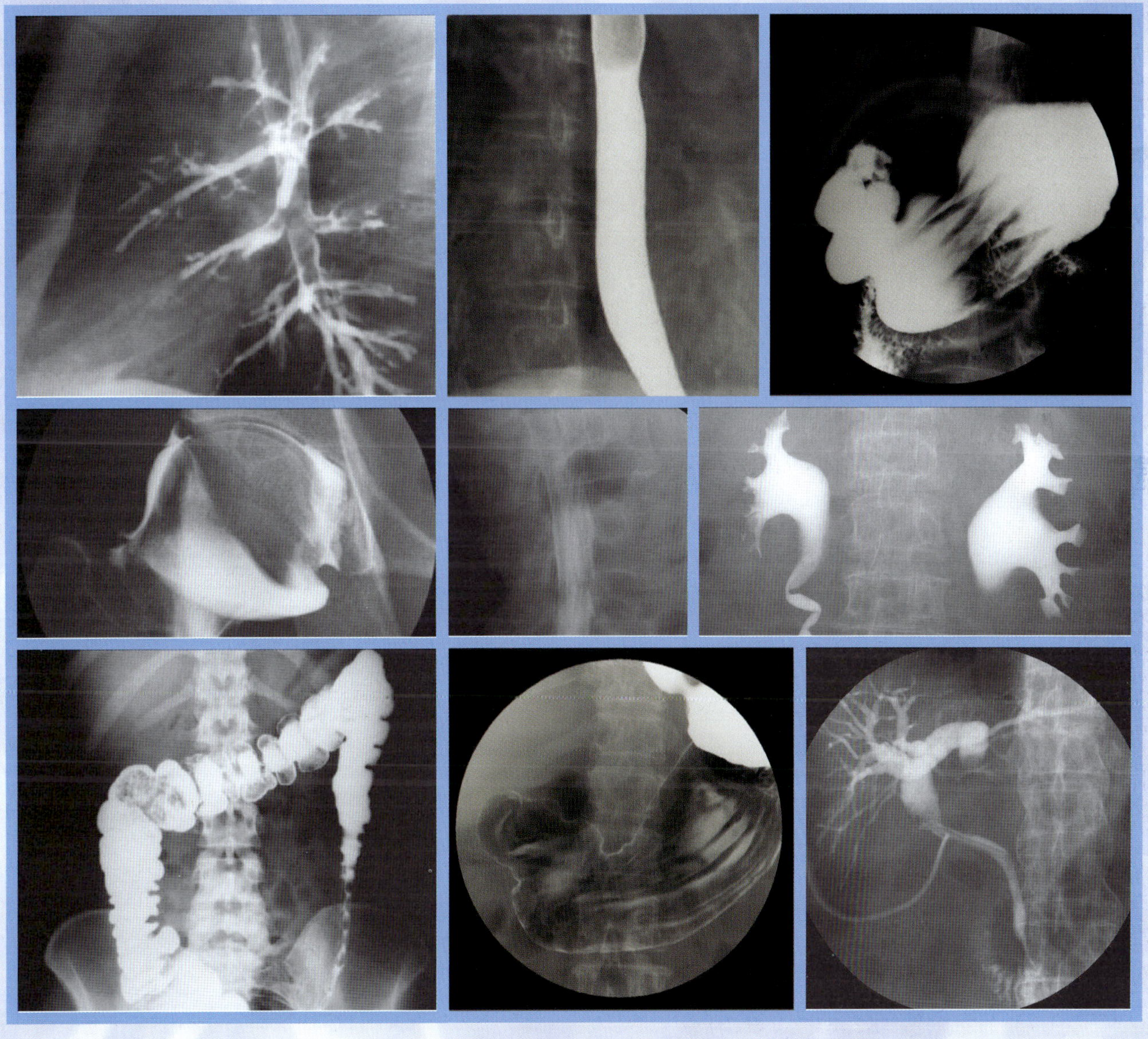

Written by

The Korean Society of Medical Imaging Technology

CHUNG-KU Publisher

머리말

Textbook of Fluoroscopic Radiography는 방사선사가 되기 위한 학생교육과 임상근무자의 참고서에 적합한 내용으로 구성된 투시조영검사 입문총서이다. 본 교재내용 구성의 특징은 장기나 기관별로 단원을 나누었으며 해당 단원마다 전국 대학교 방사선(학)과 교수협의회에서 정한 학습목표를 충분히 반영하였다는 것이다.

특히 2011년 전국 대학교 방사선(학)과 교수협의회와 국가시험을 주관하는 한국보건의료인국가시험원이 협의를 통해 촬영법 명칭은 새의학용어와 관계없이 임상에서의 혼동을 피하고자 이미 사용하고 있는 명칭으로 정함에 따라 이를 반영하였다.

최근에 시행되고 있는 임상추세를 보면 대부분의 투시조영검사가 내시경촬영으로 전환되었거나 초음파나 CT 또는 MRI나 PET-CT 등으로 대치되었음을 볼 수 있다. 그러나 투시조영검사는 기본적인 진단과 치료를 위한 시술에 중요한 역할을 담당하고 있는 기초학문으로써 여전히 중요한 위치를 차지하고 있다. 따라서 보다 정확하고 분명한 지식과 기술을 습득하여 진단과 치료에 정확하고도 완벽한 정보를 제공할 수 있도록 해야 할 것이다.

본 교재의 단원별 내용구성은 먼저 해당 장기나 기관의 해부생리 및 병리학적 지식을 광범위하게 학습할 수 있도록 하였으며, 실제 촬영에서도 해당 부위의 해부생리학적 특성을 반복하여 학습할 수 있도록 하였다. 특히 대표적인 임상증례를 함께 소개하여 어떤 질병을 진단하기 위해 필요한 투시조영검사인가를 분명히 이해할 수 있게 배려하였다.

또한 투시조영검사는 방사선사 단독으로 할 수 있는 조영진단이 아니기 때문에 조영진단의 구성원인 의사, 방사선사 및 간호사의 역할분담에 관해서도 분명히 제시하였다. 특히 투시조영검사의 성공에 무엇보다 중요한 것은 환자의 협조이다. 전처치나 후처치가 진행되는 동안 환자와의 커뮤니케이션, 즉 patient care는 모든 일에 우선해서 중요하기 때문이다.

방사선사가 자칫 소홀히 할 수 있는 것 중의 하나가 촬영된 영상에 대한 평가이다. 영상평가의 핵심은 촬영된 영상의 진단적 가치가 있는지의 여부이다. 본 교재에서는 모든 투시조영검사 뒤에 해당 영상평가법을 구체적으로 제시하여 자가평가가 가능하도록 하였다.

부디 본 교재가 방사선과 학생들의 교과서로서 뿐 아니라 임상실습생들의 지침서가 되고 아울러 임상현장의 방사선사들에게는 훌륭한 참고서가 되기를 바라마지 않는다.

영상진단기술학 분야의 국내 교과서가 매우 부족한 현실에서 어려운 여건 속에서도 본 교재의 집필에 참여해주신 교수님들과 임상에 근무하시는 많은 선생님들의 노고에 힘입어 본 교재가 나올 수 있게 되었다. 본 교재를 집필함에 있어 의료영상기술연구회의 투시조영분과 위원들의 노고에 감사드리며 특히 오랜 기간에 걸쳐 구성한 내용과 수많은 영상과 사진을 직접 촬영하고 제공한 분당차병원의 윤진환 선생을 비롯한 실무부서의 책임자분들에게 깊은 감사의 말씀을 드린다.

또한 대대적으로 새로운 사진들과 본문수정이 이루어진 2015년도와 2017년도 개정판은 대구보건대학교 김부순교수님과 아산병원 손순룡 팀장님의 헌신적인 노력과 집념의 결과라고해도 과언이 아닐 것이다. 뿐만 아니라 전반적인 수정에 고생하신 광주보건대학교 문일봉교수님과 투시조영분과 위원들께도 감사의 말씀을 드린다.

이번 개정판은 대구보건대학교 김정수교수님의 헌신적인 노고와 여러 교수님들의 조언 덕분으로 출간하게 되었다. 거듭 심심한 감사의 말씀을 드리며 앞으로도 보다 나은 내용의 교재가 될 수 있도록 최선을 다 할 것을 다짐하는 바이다.

끝으로 방사선학 분야의 양서출간에 수고하시는 청구문화사 이상태 사장님께 깊은 감사를 드리며 까다로운 사진작업과 여러 차례의 교정에도 불구하고 헌신적으로 편집에 전념해 준 편집팀원 여러분들에게도 깊이 감사를 드린다.

2022년 새봄

편저자 일동

Fluoroscopic Radiography

목 차

Chapter 1 총론

Chapter 2 조영제

Chapter 3 소화계통 조영검사

Chapter 4 간·담관계통 조영검사

Chapter 5 비뇨계통 조영검사

Chapter 8 기타 투시조영검사

Chapter 1
총 론

학습목적

- 투시조영검사의 개념을 이해하고 기본적인 제반사항에 관하여 습득한다.
- 투시조영의 기본 원칙 및 환자 간호와 피폭선량 경감, 감염관리 등 주의사항에 관하여 심도있게 학습한다.
- 투시장치의 구성 요소에 관하여 알아보고, 양질의 영상 획득을 위한 품질관리 전반에 관한 개념 및 방법의 습득을 목적으로 한다.

학습목표

- 투시조영검사 분야의 개요와 특징을 설명할 수 있어야 한다.
- 투시장치의 기본원리 및 사용상의 특징을 설명할 수 있어야 한다.
- 조영제 부작용에 대한 대처법을 설명할 수 있어야 한다.
- 투시조영검사의 전·후처치를 설명할 수 있어야 한다.
- 투시조영검사의 특징과 임상증례에 관하여 설명할 수 있어야 한다.
- 의료팀(의사, 방사선사, 간호사)의 일원으로서 역할을 설명할 수 있어야 한다.
- 투시조영검사 중 피폭선량 경감에 관하여 설명할 수 있어야 한다.
- 투시조영장치의 특성에 관하여 설명할 수 있어야 한다.
- Under tube와 over tube방식의 성능을 비교설명 할 수 있어야 한다.
- 감염예방관리에 관하여 설명할 수 있어야 한다.
- 투시조영검사 영상의 화질평가에 관하여 설명할 수 있어야 한다.

01 투시조영검사의 중요성

단순 X선 촬영이 주를 이루던 시절에 인체의 내부를 볼 수 있다는 것은 일대 변혁이었다. 물론, 초창기에는 현재와 같은 모니터는 아니었지만, 움직이는 장기를 관찰할 수 있다는 자체만으로도 놀라운 변화가 아닐 수 없었다. 투시(fluoroscopy)가 각광을 받은 것은 소화기 조영을 시작하면서부터라고 할 수 있다. 인체 질병 중에서 소화기 질환은 다른 장기에 비해서 질병 발생률이 매우 높다. 소화기 질환 중에서도 위암은 발병율과 사망률에서 거의 선두를 달릴 정도로 치명적인 질병이기에 아마도 초창기 투시조영이 위장검사를 중심으로 이루어졌으리라 짐작된다. 최근에는 서구를 중심으로 낮아지고 있는 추세이지만, 국내에서는 여전히 선두권을 형성하고 있는 암으로서 조기에 발견하면 95% 이상 완치가 가능하다.

위를 비롯한 소화기계에 발생하는 질병은 육안으로 식별이 어렵고, 어느 정도 진행된 후에나 자각증상이 나타나는 특징이 있다. 이로 인해 과거에는 질병이 진행된 상태에서 치료 목적으로 검사를 시행하였으나, 최근에는 증상이 나타나기 전에 예방적 차원의 검사로 전환되고 있다. 소화기계 투시조영검사의 관건은 병변부위와 정상부위 사이의 대조도를 얼마나 선명하게 식별해 주느냐에 달려 있으므로, 선명한 모니터 영상과 적절한 조영제의 선택이 무엇보다 중요하다. 최근의 투시조영검사는 장치의 발전과 조영제의 품질개선, 그리고 수기의 발전 등으로 0.5 cm 이하의 작은 병변도 진단이 가능하게 되었다. 뿐만 아니라, 위의 긴장도와 꿈틀 운동의 변화, 위벽의 경화, 비후, 크기, 장기의 형태 등의 정보를 제공하는데 유용하다.

투시조영검사가 미세병변을 진단하게 된 계기는 이중조영법의 활용이라고 할 수 있다(그림 1-1). 이중조영법은 황산바륨 현탁액과 공기(발포제)를 적절하게 섞어 조영하는 기법으로서 소화기 병변의 진단율을 높인 일등 공신이라고 할 수 있다.

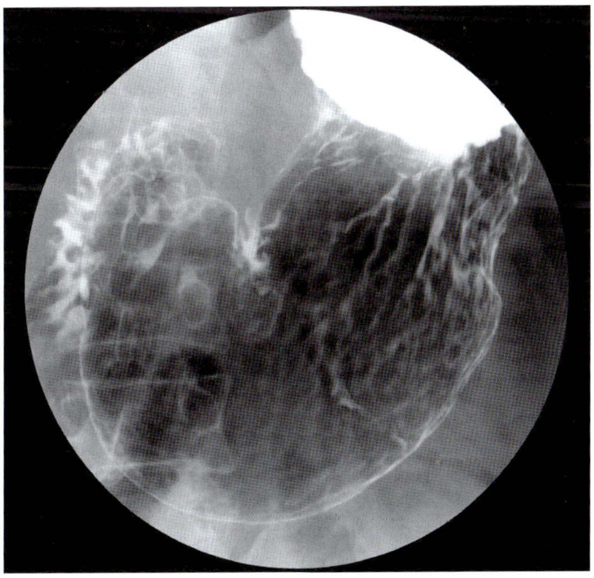

| 그림 1-1 | 소화기 투시조영상(이중조영법)

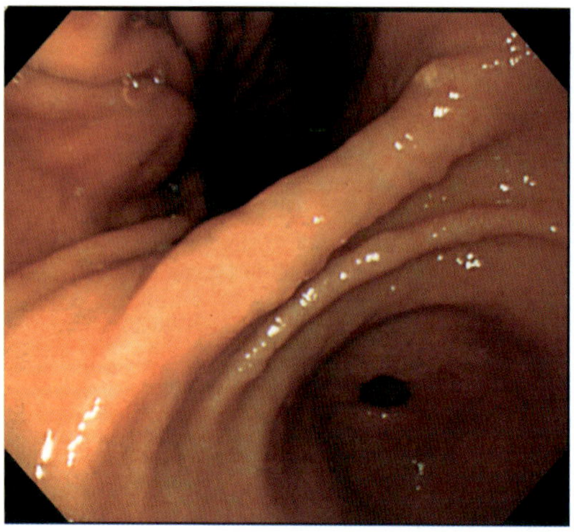

| 그림 1-2 | 소화기 내시경 영상

소화기 병변의 진단에 투시조영검사 외에 내시경을 이용한 검사가 이용되고 있다. 내시경검사는 점막의 색깔과 세부적 상태를 눈으로 직접 확인할 수 있고, 필요한 경우 생검을 할 수 있다는 장점은 있으나, 침습적인 검사로서 고통과 감염의 우려 등으로 기피현상이 있었다. 그러나 최근 진정내시경(수면내시경) 기법의 개발로 적용빈도가 늘어가고 있는 추세이다(그림 1-2).

그럼에도 불구하고, 투시조영검사의 장점을 무시할 수 없으므로 진단능력을 극대화하기 위해서는 투시조영검사와 내시경검사를 보완적으로 적용함이 타당할 것으로 판단된다.

02 투시조영검사의 역사

투시조영분야는 크게 소화기계, 담도계, 비뇨생식기계, 기타 분야로 구분할 수 있다. 소화기계는 다시 상부소화기계와 하부소화기계로 나누어지며, 상부위장관조영검사, 소장조영검사, 대장조영검사 등이 주를 이룬다. 담도계는 소화기계에 포함시키는 경향도 있지만, 통상 독립적으로 분류하며, 과거에는 경구담낭조영검사와 수술후담도조영검사가 주를 이룬 반면, 최근에는 내시경을 이용한 역행성담도췌관조영검사와 중재적 시술이 증가하고 있는 추세이다. 비뇨생식기계는 콩팥과 방광, 자궁난관 등이 주요 장기로서 경쟁맥신우조영검사와 방광조영검사, 자궁난관조영검사 등이 대표적이다. 그 외, 관절강, 가슴우리, 침샘, 눈물샘 등 다양한 분야를 포함하고 있다.

투시조영의 역사는 조영제 개발과 맥을 같이 한다고 볼 수 있다. 문헌에 의하면, 1910년대에 이미 일본에서 바리게트와 바리토겐이 생산되어 유통된 것으로 알려져 있는 바, 아마도 이 시기에 소화관조영이 처음 시작되었을 것으로 추정된다. 국내에서는 1913년 세브란스병원에 일반촬영용 엑스선 장치가 들어온 것으로 볼 때, 이 보다 훨씬 뒤에 시작되었을 것으로 짐작된다. 소화관조영은 1960년대까지 황산바륨(barium sulfate) 현탁액만을 사용한 단일조영기법(single contrast method)을 이용하였으나, 1961년 이후 공기를 추가하면서 이중조영기법(double contrast method)이 임상에 적용되기 시작하였다.

요로계조영은 이 보다 앞선 1902년 방광에 공기를 주입하면서 검사한 것이 시초로 알려져 있으며, 1918년 요오드 나트륨을 요관에 주입하여 검사하면서 본격화 되었다.

이와 같이 투시조영검사는 조영제의 개발과 밀접한 연관성을 가지며, 해를 거듭할수록 발전되어 오늘에 이르고 있다.

투시조영검사에서 조영제의 개발이 중요한 것 이상으로 투시장치의 개발 역시 중요하다. 초창기 투시장치에는 형광판이 필요하였고 촬영 테이블에는 under tube가 추가로 설치되어야 했다. 형광판은 형광증배관(inage intensifier, I.I)의 개발로 관찰과 편리성이 매우 높은 장치로 발전하였고, 그 이후 CR이나 DR장치가 보급되면서 더 높은 해상도의 투시영상이 제공되기 시작하였다.

이 책에서는 투시조영의 역사, 중요성, 조영제, 투시장치 등과 같은 일반적 사항은 물론, 실제 임상에서 활용되는 모든 투시조영 기법들을 빠짐없이 열거하였으며, 대학교에서 습득할 수 있는 이론과 함께 임상현장에서 실제 활용이 가능한 검사는 한층 더 깊이 있게 다루었다.

03 투시조영검사의 원칙

투시조영검사는 의사와 방사선사가 함께하는 팀 의료이다. 물론, ERCP를 비롯한 담도조영검사 및 시술은 간호사의 역할이 중요하고, 조영제를 혈관에 주입하여 검사를 시행하는 IVP, DIP, RSP 등도 간호사가 동참하지만, 나머지 검사는 대부분 의사와 방사선사가 팀을 이루어 시행한다. 팀 구성원들은 각자 분담된 업무가 있으며 모든 검사가 원활하게 진행될 수 있도록 협력과 의사소통이 필요하다.

1) 의사

검사를 직접 시행하기도 하고, 검사 방향이나 지속여부 등을 결정한다. 이를 위해 피검자에 대한 많은 정보를 가지고 있어야 하며, 검사 후 영상의 판독 및 기록을 한다.

2) 방사선사

투시조영장치의 일상 점검을 통해 최적의 상태를 유지하고, 검사의 시행 및 화질을 관리하며, 검사하는 동안 방사선피폭 경감을 위한 선량관리 업무를 수행한다.

① 검사 전 투시장치의 점검 및 작동상태 확인
② 검사 전 부속기자재 및 조영제 준비
③ 검사 전 대상 환자의 각종 정보 확인 및 전처치 확인
④ 검사 진행(검사 시행, 환자 간호 등) 및 종료
⑤ 검사 중 환자의 피폭선량 경감 위한 선량관리
⑥ 검사 후 확인 및 영상 전송

투시조영실에서 방사선사의 역할

• 기기관리 • 선량관리 • 화질관리

3) 간호사

검사 계획을 수립하고 전반적인 환자 간호를 담당하고 있는 외국에 비해, 국내에서는 대부분 조영제 정맥주사와 관련한 업무에 국한하고 있다. 다만, ERCP 및 이를 활용한 시술에 있어서 역할이 크므로 이 분야의 간호사 업무를 중심으로 기술하고자 한다.

① 검사(시술) 전 스케줄 및 환자의 정보 확인
② 검사(시술) 전 필요한 세트 및 기구 준비
(내시경, 검사 세트, 카테터, 스텐트, 각종 부속 기기 등)
③ 검사(시술) 진행 및 종료 후 환자 care
④ 검사(시술) 동안 필요한 각종 기구 제공 및 시술 보조 역할
⑤ 검사(시술) 종료 후 환자 이송 및 기록 정리

방사선사는 투시조영검사에 대한 불안감 해소를 위한 이해와 안내를 필요로 하며 위생과 청결 등 감염예방을 위한 조치가 요구된다.

04 투시조영검사 시 주의사항

1) 검사의 정확성

투시조영검사에 임하는 방사선사의 자세 중 환자를 최우선 하는 것이 가장 중요하다. 대부분의 검사가 전처치(금식, 관장 등)를 행함에 따라 심신이 힘겨운 환자들이 많고, 검사 중에 조영제를 주입해야 하므로 위험성이 내포되어 있다. 또한 검사에 따라서는 환자의 움직임이 동반되는 경우도 있으므로 환자를 잘 관찰하고 환자와의 효과적인 의사소통을 통한 협조 하에 최적의 영상을 얻도록 노력해야 한다.

방사선사는 검사자로서 따뜻한 마음가짐을 바탕으로 무엇보다도 정확성(accuracy)을 위해 적절한 검사법과 기술을 적용해야 하며, 부수적으로 다음과 같은 도구들을 사용해야 한다.

① 환자의 두께를 자(caliper)로 측정한다.
② 환자의 위치잡이를 위해 각도기(angliner)를 사용한다.
③ 환자의 자세유지를 위해 위치잡이 보조기구(positioning wedge)를 사용한다.
④ 환자고정을 위해 고정장치(immobilizer)를 사용한다.
⑤ 최적의 영상 획득을 위해 부가필터 등 보조기구를 사용한다.
⑥ 영상의 질을 유지하기 위한 팬텀(phantom)을 활용한다.

2) 안전사고 예방

정부에서 주관하는 의료기관인증 평가에서 가장 중요하게 다루는 분야가 안전사고의 예방이다. 검사에 앞서 환자의 신원과 검사부위를 정확히 확인하고, 필요 시 개방형 질문을 통하여 환자 본인임을 확인하는 것이 최우선적으로 해야 할 과제이다. 또한 전술한 바와 같이 투시조영검사는 대부분 심신이 나약한 환자를 대상으로 조영제를 투여하면서 시행하며, 상황에 따라 환자의 움직임이 요구되므로 주의 깊은 관찰이 필수적이다. 검사하는 동안 환자의 상태, 얼굴색이나 모습, 호흡, 맥박, 불안감 등을 면밀히 관찰하여 만약의 사태에 대비해야 한다.

특히, 혈관으로 조영제를 주입해야 하는 경우, 환자의 병력이나 혈중 크레아티닌(creatinine) 값 등을 사전에 점검하여 조영제 주입여부를 결정해야 하며, 주입 시 검사가 종료될 때까지 전 과정을 세심히 살펴서 부작용 발생 여부를 확인해야 한다. 혹시 응급사태 발생을 대비해 신속한 보고체계를 수립해야 하며, 평소 심폐소생술에 관한 교육 및 훈련을 토대로 응급조치를 수행할 수 있는 자질을 갖추어야 한다.

무엇보다 검사 중 환자와의 적절한 대화는 긴장을 해소시키고 간접적으로 의식의 상태를 확인하는 데 유용하며, 부수적으로 적극적인 협력을 유도하여 성공적인 검사를 이룰 수 있는 방법이기도 하다.

또 하나는 낙상의 예방이다. 검사 대상자 중에는 소아도 있고 고령의 노인도 있으며, 거동이 불편하여 지팡이나 휠체어, 환자운반용 카트(stretcher car), 그리고 이동식 침대에 의지하는 등 많은 유형의 환자들이 있다. 다양한 환자의 상황과 여건에 맞는 적절한 환자 간호를 적용하여 낙상사고가 발생하지 않도록 각별한 주의를 기울여야 한다.

3) 감염예방 및 관리

의료기관인증 평가에서 안전사고에 못지않게 중요한 평가지표 중 하나가 감염예방 및 안전한 관리이다. 투시조영검사는 준비와 검사, 종료 후의 전 과정을 혈관조영실과 동일한 수준은 아니더라도 기본적으로 감염관리를 이행해야 한다.

모든 투시조영실에는 이용자가 지켜야할 기본적인 수칙과 감염관리 원칙을 수립해 비치해야 하며, 유사시 제시할 수 있어야 한다. 투시조영검사실의 기본적인 감염관리 항목을 간략히 살펴보면 다음과 같다.

① 이용자(의사, 방사선사, 간호사, 조무사 등)의 정확한 손씻기
② 마스크, 가운, 장갑, 글러브 등 보호장구 구비 및 착용법
③ 검사에 사용되는 인체 삽입 튜브, 카테터, 검사 세트, 기자재의 청결 및 소독 상태
④ 검사실 및 투시조영장치의 청결 유지
⑤ 소독 및 멸균제의 관리
⑥ 검사에 사용하였던 기구나 잔유물의 안전한 처리 등

(1) 손씻기

손씻기는 환자를 대하기 전·후와 환자의 물품이나 체액, 배설물, 혈액 등에 노출되었을 때 실시함을 원칙으로 하고 있다. 손씻기만 잘 이행하여도 병원감염 예방에 커다란 효과가 있다. 손씻기를 위해서는 알코올성 소독제의 구비와 액체용 소독제 사용을 위한 세면대 설치 및 종이타올의 사용이 중요하다. 그러나 무엇보다도 진료에 참여하는 진료팀들의 인식과 실천이 중요하며, 올바른 손씻기 방법(단계)이 필연적이다.

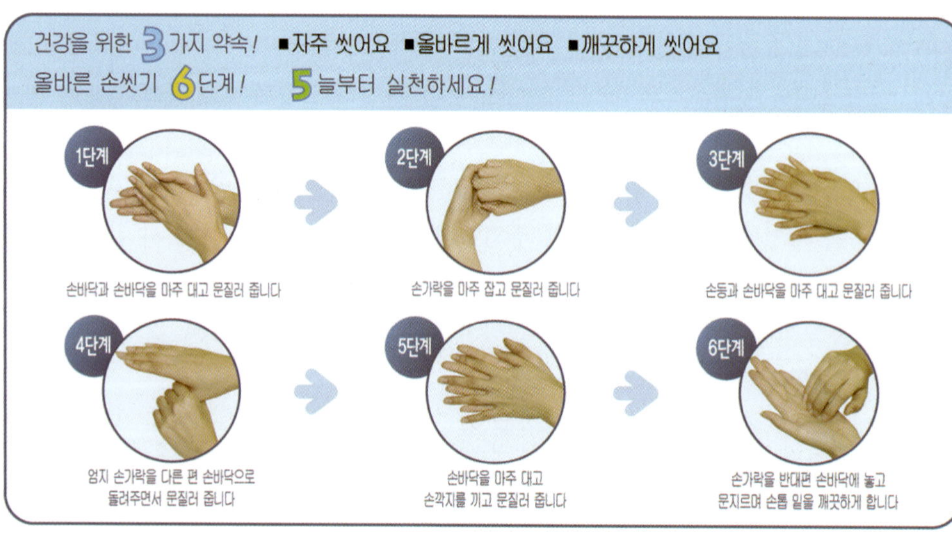

| 그림 1-3 | 손씻기 6단계(자료: 범국민손씻기운동본부)

(2) 수액세트 및 도뇨관(foley catheter) 관리

수액이나 조영제는 대부분 정맥을 통해 주입하게 되며 이때 병원감염을 유발시킬 수 있다. 만약 정맥주입을 통해 병원미생물이 혈관으로 들어가게 되면 심각한 감염증을 일으키게 된다. 특히 카테터를 사용해서 정맥 주입하는 경우 정맥염, 국소감염, 카테터의 세균집착화 및 패혈증이 철제 주사바늘을 사용할 때보다 높다는 연구결과가 있으므로 각별히 주의해야 한다. 또한 병원감염 중에서 요도감염이 매우 빈번하게 일어나므로 감염원인 도뇨관의 삽입과 유지과정에 각별한 주의가 요구된다.

(3) 환자 접촉 물품의 관리

환자에게 접촉하는 모든 물품은 무균적으로 관리해야 하는데, 대표적인 것이 검사 세트로서 항상 감염과 밀접한 관련이 있으므로 드레싱 카트나 소독솜통, 집게 등 철저한 관리가 필요하다. 또한 검사(시술)를 종료한 후의 카테터, 인체 삽입용 튜브, 주사기, 마스크, 장갑 등의 안전한 폐기가 중요하며, 재활용 용기 등의 철저한 분리수거가 요구된다.

(4) 검사실 및 투시조영장치의 청결

투시조영장치와 검사실, 부속기자재는 항상 청결이 유지되어야 한다. 만약 감염성질환자의 검사 시에는 감염의 요인을 철저히 제거하고 관련자는 지정된 가운과 모자, 장갑, 슬리퍼를 착용해야 하며, 필요 시 시술대는 시트 또는 비닐덮개를 씌운다. 환자의 시술 중 오염물은 철저히 격리 처리하고, 투시장치는 물론, 환자와 접촉이 예상되는 X선 필름 카세트나 IP 등을 일회용 비닐덮개 등에 넣어 감염예방에 최선을 기한다.

(5) 감염예방교육

감염관리 및 예방에 대한 교육은 협회나 전문학회의 보수교육 및 세미나에서 지속적으로 받을 수 있고, 해당 의료기관에서 직무교육으로 이루어지고 있으며, 정기적으로 이수해야 한다.

4) 교육 및 훈련

투시조영검사실에서 검사업무를 성공적으로 수행하기 위해서는 전체적인 업무를 정확하게 파악해야 한다. 검사법이나 환자관리, 선량관리 등은 물론이고, 영상의 품질을 개선하고 유지하기 위한 QA & QC 활동 등 다양한 지식을 습득해야 한다. 뿐만 아니라, 응급환자 발생 시 대처 요령과 심폐소생술의 시행은 필수적 역량으로 자리 잡고 있다. 응급처치술의 습득은 외부 수탁교육에 의존하였으나, 최근에는 의료기관별로 자체 교육과 훈련을 통해 자격증을 부여하는 등 체계적이고 필수적으로 수행하고 있는 실정이다. 투시조영 분야는 전문학회를 중심으로 다양한 교육을 추진하고 있으며, 전문방사선사 제도를 운영하여 투시조영전문방사선사를 양성하고 있다.

05 투시촬영장치

투시(fluoroscopy) 영상은 X-선이 물체를 투과하여 형광판에 부착된 형광물질에 의해 장파장의 가시광선으로 변환된 후, 영상증배관(image intensifier tube)에서 증폭되어 TV 촬상관으로부터 모니터로 나타내고, 필요 시 필름으로 출력하는 것을 말한다. 근래에는 컴퓨터의 발전과 영상저장전송시스템(PACS)의 도입으로 대다수의 의료기관에서 필름의 출력 대신 디지털 저장장치에 저장함으로써 신속하고 편리한 영상의 확인이 가능해 졌다. 투시조영장치도 초창기의 R/F system에서 벗어나 투시전용 장치가 개발되어 활용되고 있으며, under tube 방식과 over tube 방식의 장치들이 개발되어 검사 및 시술에 따른 선택의 폭을 넓혀주고 있다. 특히, 디지털 투시영상장치의 개발로 저 선량의 투시로 선명한 영상의 획득이 가능해 졌으며, 편리성도 배가되고 있는 실정이다.

1) 장치구성

(1) 촬영대

촬영대는 검사를 위하여 환자를 세우거나 눕게 하는 곳으로 평평하고, 방사선 투과성이 좋은 재질로 구성되어야 한다. 환자가 움직여야 하고, 때로는 고정시킬 필요가 있기에 고정할 수 있는 장치와 손잡이가 구비되어 있어야 하며, 발판이 마련되어 있어야 한다. 현재 임상에 유통되고 있는 투시장치의 촬영대는 대부분 이 조건을 충족시킨 장비들이며, 환자의 편의성을 위해 적절한 매트리스도 함께 출시되고 있다.

(2) X-ray tube

X-선관의 음극측 필라멘트에 전류를 가하면 필라멘트가 가열되어 열전자를 방출한다. 방출된 열전자는 고속운동에너지로 양극의 타깃에 충돌되어 운동에너지의 일부가 X-선으로 변환되어 양극측에 인가되는 전압에 의해 선량과 선질이 결정되어 방사된다.

(3) X-ray tube 지지대

엑스선장치 또는 엑스선영상장치를 지지하고 천장식, 바닥식, 천장걸이식으로 나뉘어진다.

(4) 영상증배관(image intensifier tube; I.I)

최초의 투시상은 형광판에 의한 X-선을 가시광으로 변환시킨 영상이었다. 그 당시에는 형광판을 통하여 어두운 곳에서 암순응을 이용하여 움직이는 장기의 모양을 관찰하거나 필름에 촬영하여 기록을 남겨야 했기에 방사선 피폭이 많았던 단점이 있었다. 그 후, 1950년에 영상증배관(image intensifier tube)의 개발로 이러한 단점을 개선할 수 있었으며, 지속적인 발전과 TV 모니터의 조합으로 선명한 영상을 얻을 수 있게 되었다.

영상증배관은 X-선을 가시광선으로 변환시키고, 다시 정전집속렌즈에 고압을 인가하여 전자선의 집속거리를 변형시켜 이중 또는 다중으로 변환시킨다(그림 1-4). 휘도배율은 영상

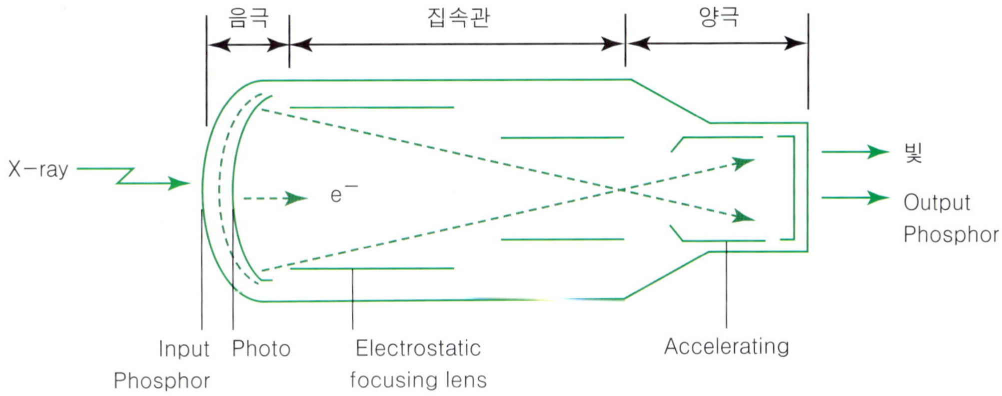

| 그림 1-4 | 영상증배관의 작동 원리

증배관의 출력휘도와 투시용 형광판 밝기의 비를 의미하며, 휘도배율이 높은 것을 사용하는 것을 장려한다. 그러나 영상증배관은 중심부에서 주변부로 갈수록 기하학적 구조에 의해 영상의 왜곡이 나타나고, 휘도가 저하되는 문제점이 있었다.

방사선사는 영상증배관의 휘도나 영상왜곡을 측정하여, 심할 경우 영상증배관의 수리 및 교체를 요구해야 하며, 임상의 경험에 비추어보면 대부분 오랜 사용에 따른 노후가 주된 원인으로 나타나고 있다.

(5) 전하결합소자(charg coupled device; CCD)

의료영상저장전달시스템(PACS)이 도입되어 필름으로 출력하던 투시상을 영상으로 저장 및 전달하게 되면서 각광을 받던 것이 CCD이다. CCD는 고체 촬상소자 중 하나로 진공관(vacuum tube)을 대신하는 장치로서 빛 에너지를 전기적인 신호로 변환하여 고체소자로 결상된다. CCD에서 형성된 전기적인 영상신호를 모니터에 출력하여 디지털 신호로 호환하는 것이 아날로그-디지털 변환기(A/D converter)인데, 이를 통하여 영상을 저장하고 전달할 수 있세 되있다.

① CCD 장점

- 낮은 전압으로 작동되며 고감도의 고해상도이다.
- 소형으로 경량이며, 노이즈가 적다.
- 외부자장과 진동에 영향을 받지 않는다.

② CCD 단점

- 열로 인하여 화질의 저하가 발생할 수 있다.
- TV 활동 이후에 약간의 광전자 에너지가 촬상장치에 남아 잔상(lag)을 형성한다.
- TV 화면의 섬세한 부분에서 방해 패턴인 위신호(Aliasing) 현상이 나타난다.
- 기억 소자에 저장된 빛 에너지가 넘칠 때 영상의 번짐 현상이 나타난다.
- 청색감지에 약하고 적색과 적외선의 감지에 지나치게 민감하다.

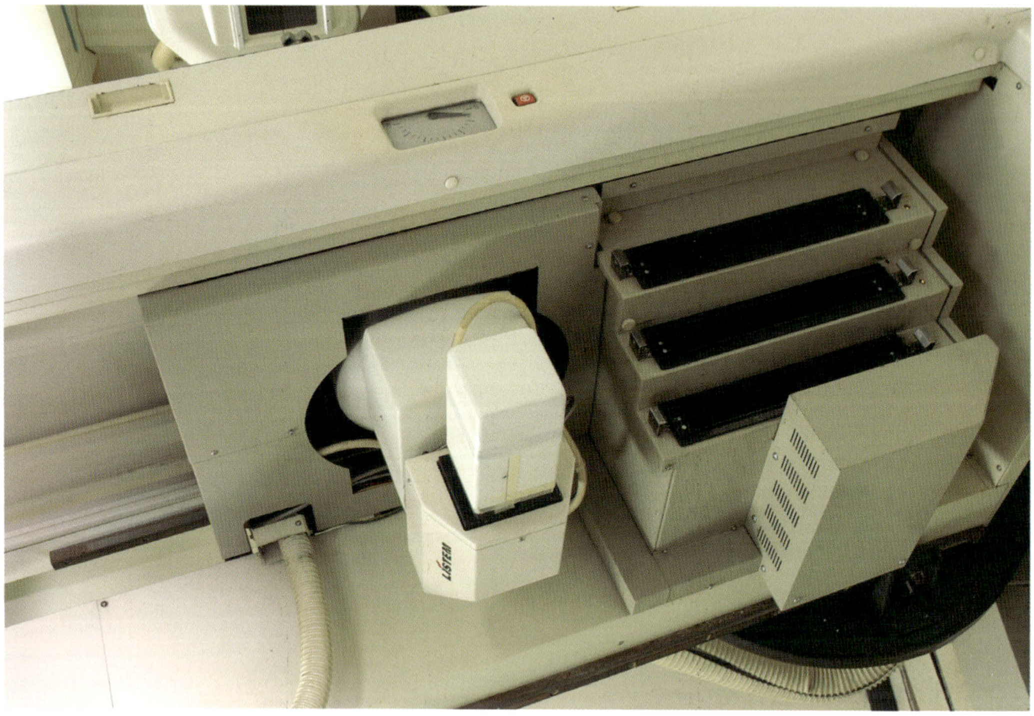

| 그림 1-5 | CCD camera가 장착된 장비

(6) 디지털 평판검출기(digital flat panel detector : DFPD)

의료장비의 발달에 따라 그림 1-6과 같은 디지털 평판검출기(digital flat panel detector : DFPD)의 개발로 휘도가 높고, 왜곡이 없는 선명한 영상의 획득이 가능하게 되었다.

디지털 평판검출기는 비결정 실리콘(Amorphous silicon, A-si) 소자를 배열한 박막필름트랜지스터(thin film transistors : TFTs)를 사용하는 type으로서 진단영역에서 광전자증배관보다 높은 양전자검출효율(detective quantum efficiency : DQE)과 넓은 관용도(dynamic range), 그리고 기하학적 왜곡현상(geometric distortion)이나 Vignetting 현상이 없다. 뿐만 아니라, 상대적으로 저 선량을 사용함으로써 술자 및 환자의 방사선 피폭을 최소화 할 수 있는 장점이 있다.

최근의 투시조영장치에는 많은 제조사가 이 디지털평판검출기를 장착하여 양질의 영상 구현과 피폭선량 저감화에 역점을 두고 있다.

(7) TV모니터

CRT 또는 평판형 디스플레이 장치(flat panel display)는 영상증배관의 출력형광면에서 발생한 영상을 렌즈를 통해 TV카메라에 이송한 후 연속적인 펄스로 변환된 신호를 카메라 조절 장치로 전달하여 증폭 과정을 거쳐 모니터로 원래 영상을 재생시킨다.

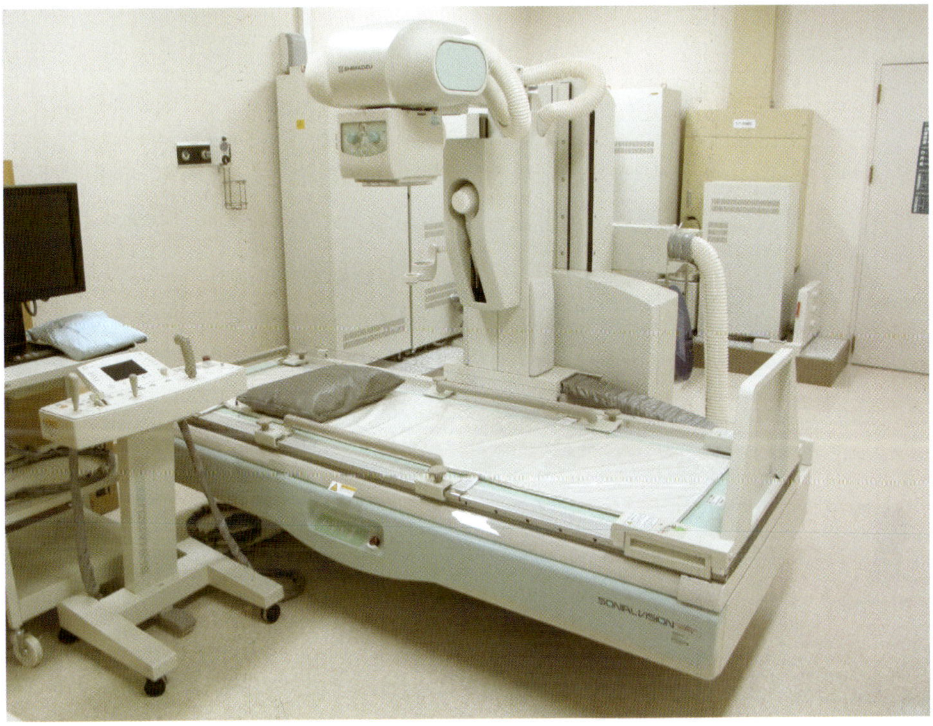

| 그림 1-6 | 디지털 평판검출기 시스템의 투시장치

(8) 방어용구

① 투시검사는 장시간 노출되므로 환자 및 수검자의 방사선피폭에 주의가 요구된다.
② 조리개(collimator)를 적절하게 조절하여 산란선을 억제시킨다.
③ 촬영대와 X-선관과의 거리는 18인치 이상을 유지하고 필요시 방어판을 설치한다.
④ 방사선방어용 앞치마(apron)와 갑상샘 보호대, 납장갑(lead gloves)을 정기적으로 검사하고, 파손되지 않도록 보관을 철저히 한다.
⑤ 투시시간은 가급적 최소화 한다(투시시간을 5분 이내로 설정해 놓고 있음)
⑥ 개인피폭선량계로 TLD(열형광선량계)나 OSLD(광자극발광선량계), Glass dosimeter (형광유리신량계)를 착용히게 하고 정기적인 점검을 받는다.

(9) Spot 촬영장치(저격촬영장치)

① Spot 촬영장치는 TV모니터상의 투시영상을 관찰하면서 촬영할 부위나 자세를 선택한 순간에 엑스선필름을 촬영위치에 빠르게 반송하여 엑스선을 조사하여 촬영하는 장치로 cassette 방식과 IP 방식, 그리고 DR 방식이 있다.
② Imaging system은 X-선을 가시광으로 변환하는 영상증배관이 가시광선을 TV카메라로 촬영하여 TV모니터에 비추어내는 시스템이다.
③ 소화관의 진단에는 9 inch 영상증배관이 주로 사용되었지만, 최근에는 12 inch, 14 inch 영상증배관을 탑재한 장치가 유통되고 있다.

2) 조작 방식별 분류

(1) 근접조작식 장치

① 검사자가 환자 가까이에 위치하여 환자와 원활한 의사소통을 통해 검사가 진행되는 동안 불안감을 감소시키고, 적극적인 협조를 유도할 수 있는 장점이 있다.
② 검사자의 방사선 피폭위험이 있어 방사선방어용 앞치마(apron)와 갑상샘 방어대, 납안경, 그리고 필요할 경우, 방어장갑(lead gloves) 등을 착용해야 한다. 유럽의 경우 환자와의 의사소통을 중요시하기 때문에 근접조작식 투시촬영장치가 일반화 되어 있다.

(2) 원격조작식 장치

① 검사자가 환자의 옆이 아닌 조정실에서 납유리를 통하여 검사실의 환자를 관찰하고, 모든 장치시스템과 정보 등을 원격 조작하면서 TV모니터로 투시영상을 보고 검사를 진행하는 시스템을 구비한 장치를 말한다.
② 환자와 대화는 장비에 부착된 마이크를 통하여 이루어지므로 시술자의 편리함과 방사선 피폭이 거의 없는 장점이 있다.

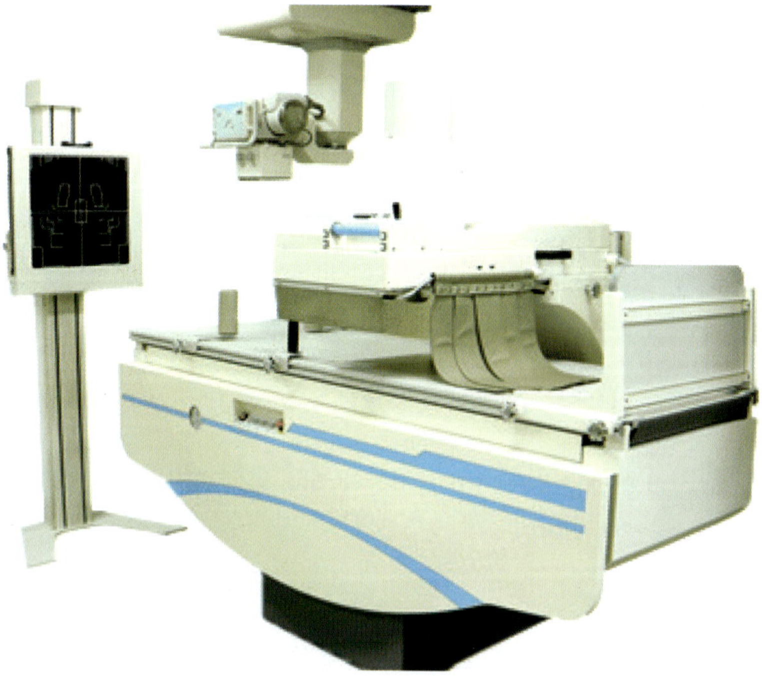

그림 1-7 근접조작식 투시장치

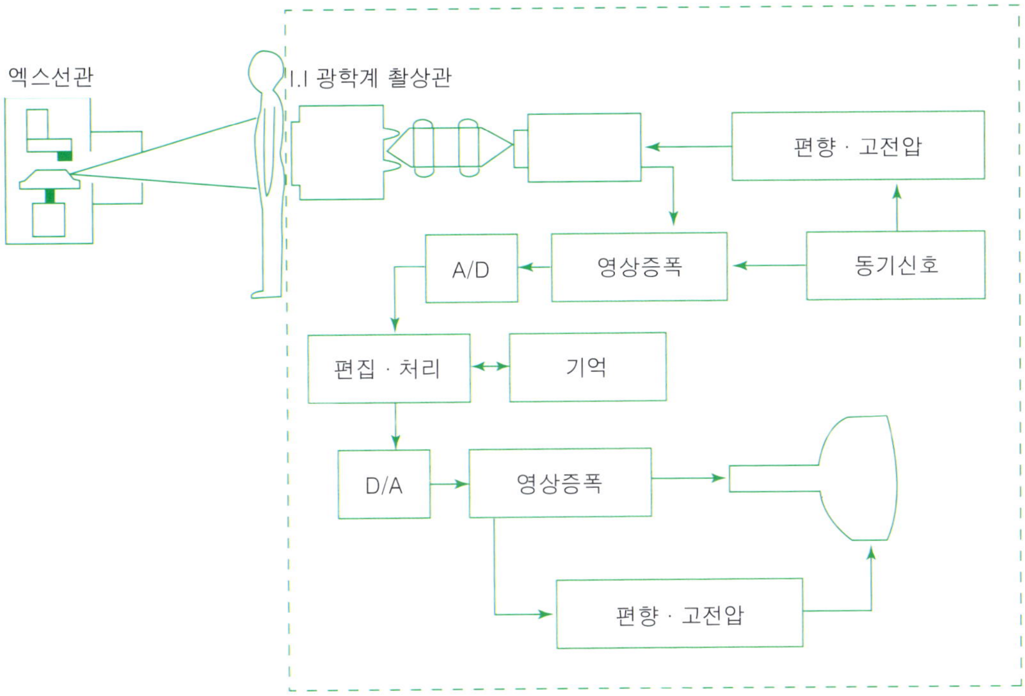

| 그림 1-8 | 영상형성 과정

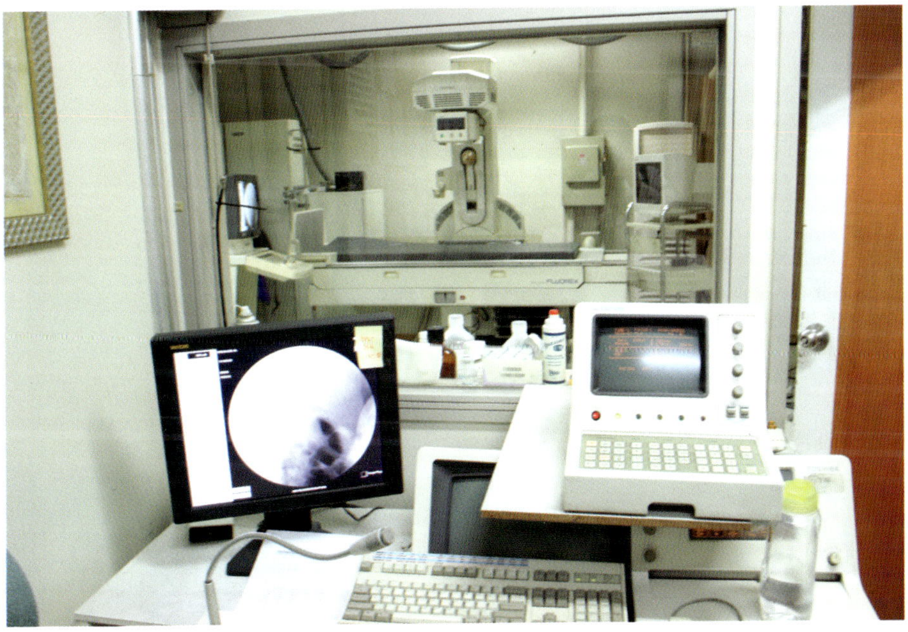

| 그림 1-9 | 원격조작식 투시장치

3) X-ray tube 위치별 분류

(1) Over table tube type

① X-ray tube가 테이블위에 있고 spot 촬영장치나 imaging system이 테이블 아래 있는 장치로 엑스선관이 테이블로부터 떨어진 위치에 있기 때문에 관찰이 용이하고 수검자의 자세변환도 쉬운 편이다(그림 1-10).

② 테이블의 위측 공간이 크기 때문에 수검자에 대한 많은 종류의 진단을 하는 경우나 다른 진단(내시경 또는 초음파진단)을 병행하기에 편리하고 무거운 spot촬영 장치를 지지하기 쉽다.

(2) Under table tube type

① X-ray tube가 촬영대(table)의 아래에 있고 I.I(광증배관)나 검출기가 촬영대 위에 위치해 있는 장치이다(그림 1-11).

② I.I나 검출기를 환자에게 밀착시킬 수 있어 보다 선명한 영상을 얻을 수 있다.

③ I.I나 검출기를 수검자로부터 적당히 떨어지게 함에 따라 확대 촬영이 용이하다.

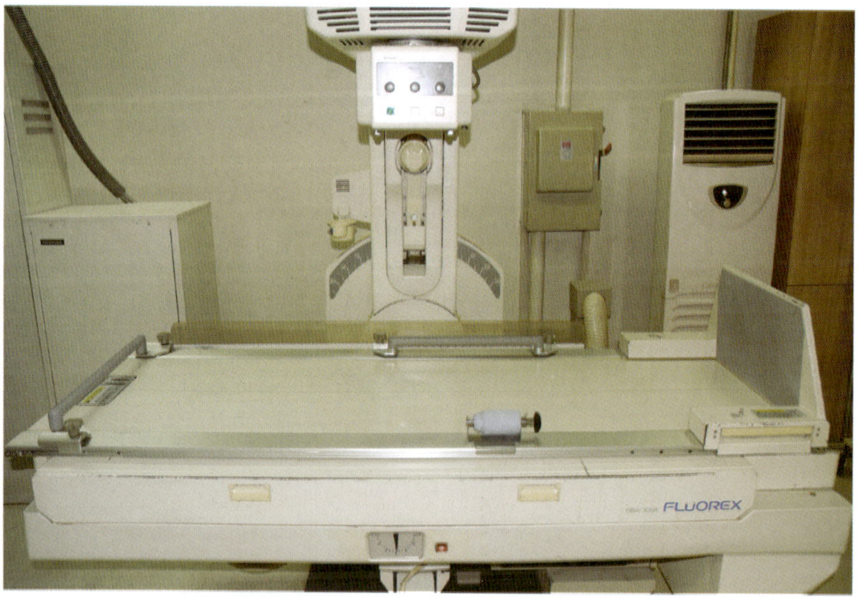

| 그림 1-10 | over table tube type unit

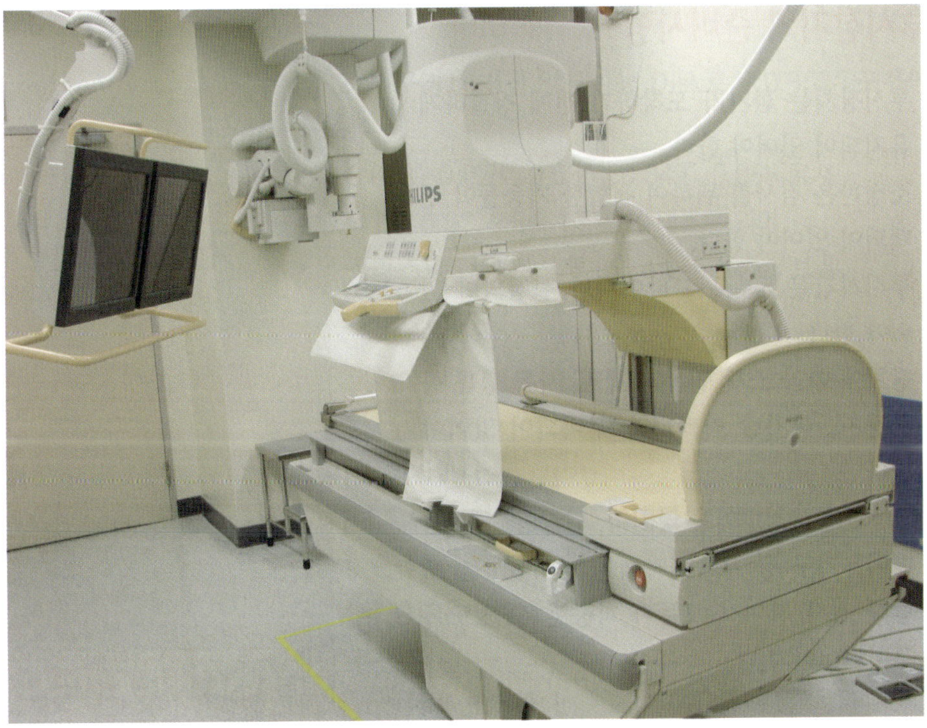

| 그림 1-11 | Under table tube type unit

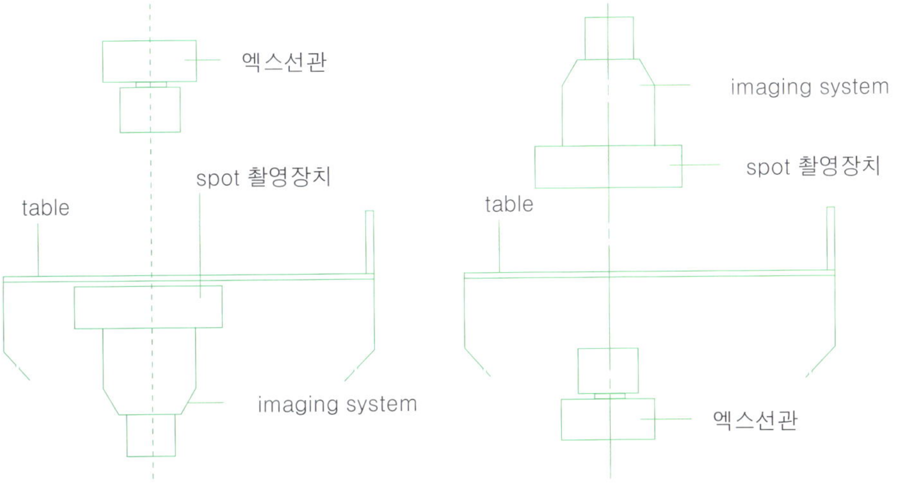

| 그림 1-12 | Over table tube type과 Under table tube type 장치의 모식도

6) 피폭선량 관리

투시조영검사의 가장 큰 단점 중에 하나가 투시로 인한 술자와 환자의 방사선 피폭이 증가한다는 것이다. 국제방사선방어위원회(ICRP)는 직업피폭에 대한 선량한도 특히 유효선량에 대한 한도치를 1년간 50mSv로 권고하고 있다.

일반촬영과 비슷한 선량의 spot촬영보다 소화관조영검사나 중재적시술 등 장시간의 투시선량 노출은 피폭선량 한도치를 위협할 수도 있으므로 각별한 주의가 필요하다.

이러한 업무에 근무하는 종사자(방사선작업종사자)는 법령으로 정해진 피폭선량관리와 정기적인 건강진단을 받도록 하고 있다. 개인피폭선량계(film badge, TLD, OSLD 등)는 의료기관 종사자, 특히 방사선관리구역에서 작업하는 모든 대상자가 착용해야 하며 개인의 피폭선량을 정확히 측정해야 한다. 의료종사자의 피폭은 불균등 피폭의 가능성이 크기 때문에 개인피폭선량계는 방어용 앞치마 안쪽의 가슴(여성은 배)과 앞치마 외부의 가운 등의 칼라 부분에 각각 하나씩 총 2개를 장착하는 것이 이상적이다. 때에 따라서는 손가락에 부착하여 측정할 수도 있다. 그러나 현실적으로 2개를 부착하는 것은 불가능하며, 대부분 방어용 앞치마 안쪽에 1개를 부착하고 있는 실정이다.

피폭선량 경감을 위해서는 검사 시 다음 사항에 유의해야 한다.

① 방어용 보호구의 착용

확률적영향의 조직가중계수가 높은 장기의 대부분은 몸통에 존재한다. 따라서 몸통의 피폭선량, 즉 유효선량을 가능한 줄이기 위하여 방어용 앞치마를 착용하여야 한다. 방어용 앞치마는 형태에 따라 0.25 mmPb 또는 0.5 mmPb 납당량을 포함하는 식품의약품안전처의 기준에 적합한 제품을 사용하여야 한다. 이 방어용 앞치마를 착용함으로써 유효선량을 1/10 이하로 감소시킬 수 있다. 그 외 갑상샘 방어용구 및 납안경과 납장갑도 적극적으로 착용하여 방사선 피폭을 최소화해야 한다.

② 검사 중 수기 압박 시 납 장갑 착용

손의 피폭선량은 투시하고 있는 동안 시술자의 손의 위치에 따라 좌우된다. 직접 선속 내에 손을 넣으면 피폭선량은 2자리 이상 급격히 증가한다. 따라서 엑스선 이용선속 안에는 절대 손을 넣지 않도록 하여야 한다. 부득이 손을 넣어 압박을 해야 할 경우, 납장갑을 착용하고 시행해야 한다.

③ 투시시간(fluoroscopic time)의 최소화

시술자의 피폭선량 대부분은 연속 촬영이나 빈번한 spot 촬영, 즉 X선을 조사할 때 받는 것으로 알려져 있다. 그러나 투시 시간이 매우 위험하다는 임상적 측정 보고가 있는데, sopt 촬영 1회의 유효선량과 투시 2~3초간의 유효선량이 비슷하다고 할 정도로 투시시간이 매우 중요하므로 가급적 최소화 하도록 노력해야 하며, 투시모드의 선택에 있어 X선 펄스의 연속모드를 지양하고 펄스모드를 사용함이 방사선 피폭선량 저감화에 바람직하다.

| 표 1-2 | 방사선 관계종사자의 선량한도

유효선량당량 한도	50mSv/년
수정체의 등가선량 한도	150mSv/년
피부의 등가선량 한도	500mSv/년
기타 조직 등가선량 한도	500mSv/년
여자 배의 등가선량 한도	13mSv/3개월
임신 중인 여자 배의 등가선량 한도	2mSv/임신기간 중
긴급시의 유효등가선량 한도	500mSv/회

개인피폭선량 측정계의 종류

- film badge
- pocket dosimeter
- TLD(열형광선량계)
- OSLD(광자극발광선량계)

Chapter 2
조영제

학습목적

■ 외상성 질환을 제외한 신체 내부, 특히 소화기 장기를 포함한 밀도나 원자번호가 낮은 연부조직을 촬영하여 관찰하고자 할 때, 인공적 대조비를 증가시킬 수 있는 화합물질로 조영제를 사용한다.

조영제의 역사는 매우 오래되었다. 엑스선이 발견된 다음해부터 조영제를 사용했다는 기록이 있다. 물론 그 당시에는 살아있는 사람이 대상이 아니었으며 독성이나 부작용을 고려하지도 않았다. 그 후 1920년대에 와서야 비로소 실용적인 조영제가 개발되었으며 여러 발전의 단계를 거쳐 오늘에 이르게 되었다.

조영제 개발 초기에는 약품의 독성과 부작용으로 환자에게 여러 가지 손상을 초래하였으며 1975년에 이르러 비로소 비이온성인 제3세대 조영제가 개발됨으로써 부작용을 현저히 감소시킬 수 있게 되었다.

본 장에서는 임상현장에서 사용중인 조영제의 특성, 연대별 개발역사, 적용부위와 부작용, 그 대책 등 조영제와 관련한 보는 내용을 학습하며, 조영제의 화질특성 및 영상의 장점에 관하여 학습함을 목적으로 한다.

학습목표

- ■ 조영제의 정의 및 역사에 관해 설명할 수 있어야 한다.
- ■ 조영제를 용도별로 분류할 수 있어야 한다.
- ■ 조영제의 주입양과 주입방법을 설명할 수 있어야 한다.
- ■ 조영제의 구비조건을 설명할 수 있어야 한다.
- ■ 각 장기에 대한 조영제의 영향에 관해 설명할 수 있어야 한다.
- ■ 조영제의 부작용과 대치 방안에 관해 설명할 수 있어야 한다.

4) 적혈구, 응고계에 미치는 영향

조영제에 의해 적혈구 변형이 초래될 수 있다. 이 현상은 요오드 자체의 적혈구에 대한 독성이나 침투압, 점도 등의 이상 때문이다. 응고계에 대해서는 이온성 조영제는 강한 억제력을 가지고 있으나, 비이온성 조영제에서는 약하다.

5) 말초혈관에 미치는 영향

말초혈관에는 열감, 혈관통 및 혈관염을 일으킬 수 있다. 열감과 혈관통의 원인은 모세혈관 확장과 모세혈관 투과성의 항진 때문이다. 혈관염은 고농도 조영제의 화학독성과 고침투압이 혈관내피 세포를 손상하여 혈전형성을 일으키는데 있다.

과민증(anaphylaxis)과 같은 반응은 전신에 나타난다. 그 이유는 화학전도물질의 유리, 항원항체반응, 심인성(cardiogenic) 반응, 급성 활성화반응 등을 고려할 수 있다. 화학전달물질의 유리에서는 조영제 투여에 따라 여러 계통의 반응이 일어나고, 그 결과 비만세포에서 히스타민이 유리되고 있는 것은 잘 알려진 사실이다.

05 조영제 주입 시 주의 의무

조영제 주입 전 예민반응검사나, 조영제에 대한 주의 의무를 지키는 일은 매우 중요하다. 간호사에 의한 주사약제의 급격한 주입으로 환자가 심장마비로 사망한 의료사고의 판례를 통해 조영제 주사의 주체와 책임에 관한 국내법의 해석에 대한 사례를 확인할 수 있다.

주사에 있어서 일반적으로 의사에게 요구되는 주의의무는 다음과 같다.

1. 정확한 주사여부의 판단
2. 적절한 주사시기의 선택
3. 주사액의 내용 확인
4. 주사액의 용량 확인
5. 주사기 등의 완전소독
6. 주사부위의 정확성
7. 주사 후의 적절한 환자관리

그러므로, 방사선사가 조영검사를 위하여 환자에게 조영제를 주사해야 할 필요성이 있는 경우 원칙적으로 주사행위는 의사가 하여야 하며, 그렇지 않은 경우에는 의사의 구체적인 지시를 받은 간호사가 하여야 한다. 만약 부득이하게 방사선사가 직접 조영제를 주사해야 할 입장에 놓인다면 의사로부터 구체적인 지시, 감독을 받아야 하며, 이때 방사선사에게 요구되는 주의 의무의 수준도 의사에게 요구되는 정도를 기준으로 하게 된다.

임상에서는 소화관조영검사나 혈관조영촬영실에 전담 간호사가 근무하고 있으며, 검사와 사용될 조영제에 관해 설명한다거나 검사전 금식을 시키는 일, 정맥주사 경로를 확보하는 일에서부터 시술 후 조영검사실과 병동에서 간호의 기준과 원칙에 따라 업무를 수행하고 있다. 물론 이 과정에서 의사와 간호사는 방사선사와 함께 팀의료를 하고 있으며, 모든 것을 협력해야 한다(그림 2-4).

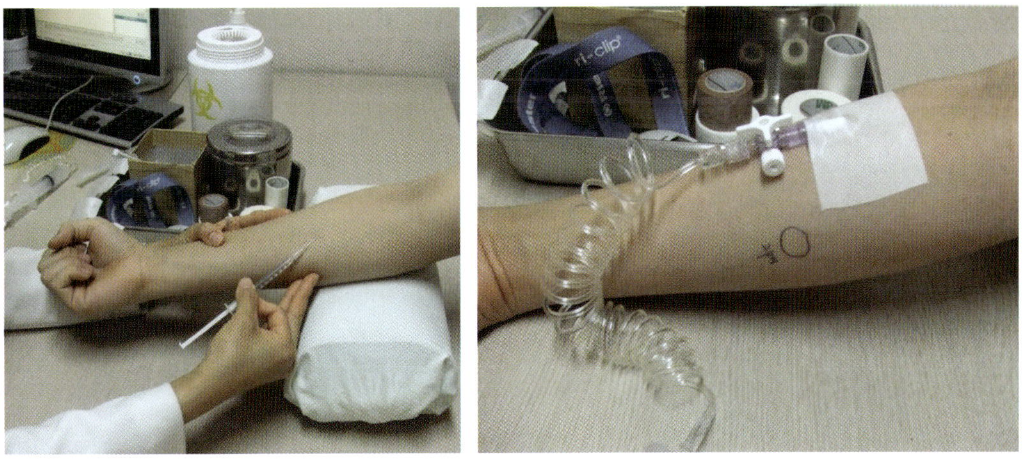

| 그림 2-4 | 조영제 주입은 자세와 안전수칙이 중요하다.

06 조영제의 부작용과 처치

1) 조영제 예비테스트의 실효성

조영제 예비테스트란 조영제 주입전에 주입할 조영제에 대한 예민반응이 있는지의 여부를 알아보기 위한 검사로서 주로 눈꺼풀반응, 피부밑근육주사 및 정맥에 미량의 조영제를 주입한 후, 반응을 살펴보는 방법이다.

이와 같은 예비테스트의 결과에 대한 신뢰성에 관하여 1966년 Shehadi가 조영제 정맥주사법 예비테스트에 대하여 ① 테스트 분량만으로도 사망례가 발생할 수 있다. ② 테스트 음성이라도 본검사에서 부작용이 발생할 수 있다. ③ 테스트양성이라도 본 검사에서 이상이 출현하지 않는 경우가 있다는 논문을 발표한 이래로 1969년 국제방사선의학회 산하에 조영제에 관한 위원회(the committee on safety of contrast media)를 발족하여 국제적인 조사연구를 계속하여 발표하고 있다. 1975년의 보고에서는 예비테스트 양성으로 본 검사를 받은 375례의 결과에서 부작용이 나타나지 않은 결과가 20%, 경증이 56%, 중등증이 23%, 입원 0.3%, 사망 0.5%로 예비테스터 결과가 양성이라도 본 검사에서 전혀 반응이 없는 예가 있으며, 반응이 있다고 하더라도 문제가 되지 않았던 것이 상당수로서 예비테스트의 신뢰성이 작다고 결론을 맺고 있다.

일본의 조영제 안전위원회(1991)는 "조영제의 예비검사의 예측에 관한 연구"(Radiology, 1991)에 의하면 총 337,647례(이온성 조영제 169,284례, 비이온성 조영제 168,363례)에서 예비테스트 에서 양성반응을 보인 이온성 조영제의 예비검사의 예측율은 1.2%, 비이온성조영제의 예비검사 예측율은 0%로 각각 나타냈다. 또한, 중증 부작용 발현은 비이온성 조영제에서 감소하는 것을 알 수 있다.

| 표 2-1 | 조영제 예비테스트 결과와 부작용 발현

구 분	이온성조영제		비이온성조영제	
예비테스트	양성	음성	양성	음성
	944	137,342	756	125,287
중증 부작용 발현	11(1.2)	288(0.2)	0	56(0.04)

표 2-2에서 보는 바와 같이 예비테스트를 하지 않은 그룹(Non-pretested)과 예비테스트를 한 그룹(pretested)간의 중증 부작용 발현의 차이를 보면 이온성 조영제 그룹간 차이는 0.19와 0.21로 거의 차이가 없었으며, 비이온성 조영제 그룹간 차이도 0.03과 0.04로 거의 차이가 없으며 오히려 예비테스트그룹에서 중증부작용 발현이 더 컸다. 이는 조영제의 예비테스트가 중증 부작용 발현에 대한 예측에 유용하지 않는다는 결과로 볼 수 있다. 따라서, 조영제 사용에 따른 부작용에 대해서는 언제든 중증 부작용이 발생되더라도 이에 대처할 수 있는 체제를 갖추고 있는 것이 중요하다고 할 수 있다. 따라서, 생명을 위협할 수 있는 치명적 부작용이 발생하였을 때는 대응력이 없는 곳에서는 예비테스트라 할 지라도 함부로 시행하지 말아야 한다.

| 표 2-2 | 예비테스트를 시행하지 않은 그룹과 예비테스트를 시행한 그룹간의 중증 부작용 발현

	이온성조영제		비이온성조영제	
	총 인원	중증 부작용 발현	총 인원	중증 부작용 발현
Non-pretested	24,872	48(0.19)	36,921	10(0.03)
Pretested	141,888	305(0.21)	129,103	56(0.04)
Pretested -negative	137,342	288(0.21)	125,287	56(0.04)

2) 조영제의 부작용 인자

조영제의 부작용 인자는 두가지이다.

첫 번째는 환자쪽 인자이다. 조영제 부작용 발생의 환자측 요인은 어떤 질환인가, 전신상태는 어떠한가 또한 특이체질인지의 여부가 영향을 미치게 된다.

두 번째는 조영제쪽 인자이다. 인체 내에서 이온부하현상과 삼투압, 그리고 화학적 독성 등이 주요한 조영제측 요인이다. 그외 주입량, 주입속도, 조영제 온도 등이 부작용에 작용할 수 있다.

3) 조영제 부작용발생 구급용 기구

조영제 주입에 의한 부작용이 발생하면 부작용의 정도에 따라 적절한 대처가 따라야 한다. 일반적인 구급용 기구는 그림 2-5와 같다.

조영제 부작용에 의한 shock 등 중대한 부작용이 발생하였을 때 ① 기도확보(airway), ② 호흡회복(breathing), ③ 순환회복(circulation)을 위한 기본 응급처치가 있어야 한다. 응급처치 중 심폐소생술은 전문가가 도착하기전 방사선사가 시행해야 하는 매우 중요한 조치이다.

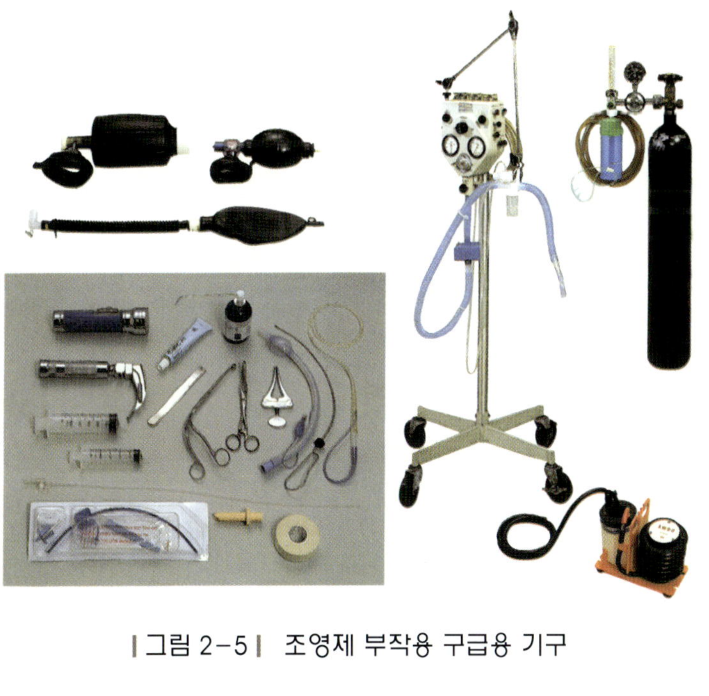

| 그림 2-5 | 조영제 부작용 구급용 기구

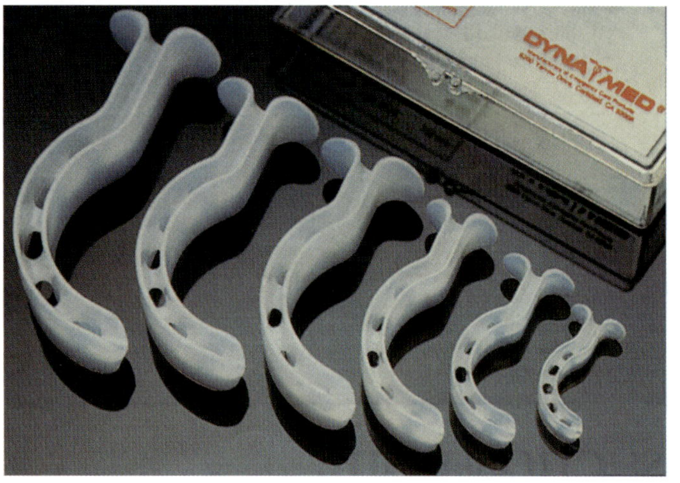

| 그림 2-6 | 기도확보를 위한 nasotracheal catheter

구급용 기구

① 산소, 경비(nasotracheal) catheter, nasal cannula, mask
② 인공호흡기(AMBU bag) ③ 기관내 삽관기구 ④ 각종 기도확보기구
⑤ 전신마취기 ⑥ 흡인기 ⑦ 심전계
⑧ 제세동기(defibraillator) ⑨ 혈압계, 청진기 ⑩ 점적주사용 세트, 주사기
⑪ 동맥절개 세트 ⑫ 기관절개 세트

조영제 부작용에 쓰이는 약제

adrenaline, noradrenaline, hormone, 항histamine제, 황산 atropin, neophyllin, carnigen, 메이론, barbiturate, barliturate제, protanol, 생리식염수, 5% 포도당액

물론, 위에 제시된 구급용기구는 기도확보나 호흡회복을 위한 nasotracheal catheter, nasal cannula, 안면 마스크 및 bag mask를 통해 산소를 들여마실 수 있도록 해야 한다.

호흡을 유지하기 위한 기구로는 인공호흡기(ambu bag)나 기관내 삽관기구 등이 있다. 기도가 확보되면 적절한 기구와 장비를 이용한 인공호흡을 시행하여야 한다.

순환 회복을 위한 응급처치는 주로 심장정지(cardiac arrest)인 경우에 심장 마사지를 통해 회복시킨다.

4) 경증~중등증 부작용에 대한 치료

① 바늘에 찔린 부분의 발적, 가려움증, 두드러기, 눈꺼풀부종 등에 대해서는 항이스타민제, 칼슘제제, 부신겉질 호르몬 등을 정맥주사한다.
② 오심(nausea), 구토, 열감, 기침 등에 대해서는 통상 신선한 공기를 흡입시키거나 진정제를 투여한다.

5) 중증 부작용에 대한 치료

다호흡(polypnea), 호흡곤란, 천식성 발작, 성대문부종, 사망에 대한 불안감, 창백, 혈압저하, 냉한, 허탈, 경련, 쇼크 등이 나타난다. 이 증상의 치료에는 산소흡입과 혈관확장제를 투여한다. 호흡기 증상이 발생할 때는 부신겉질 호르몬 25~100mg, 항히스타민제 20~50mg 및 칼슘제 등을 정맥주사한다.

심장증상에 대해서는 혈관확장제를 투여하며, 혈관증상에 대해서는 생리식염수 또는 5% 포도당에 noradrenalin 4mg/500mL, 부신겉질호르몬 25~100mg을 섞어서 주사한다.

느린맥(brachycardia)이 있으면 혈관미주반사신경반응에 의하는 것이므로 산소흡입과 함께 황산 atropine을 정맥주사한다. 빠른맥(pyknocardia)이 있으면 통상적인 쇼크에 대한 처리에 따라 산소흡입, 승압제 투여 및 부신피질 호르몬을 투여한다.

강한 불안과 경련에 대해서는 진정제를 정맥주사한다.

쇼크 때의 일반적 주의사항은

① 바로 누운 자세에서 머리를 낮춘다.
② 기도를 확보한다.
③ 산소흡입시킨다.
④ 정맥의 확보이다.

조영검사를 시행하는 경우에는 쇼크가 생길 가능성이 있다는 것을 항상 염두에 두고 있어야 한다. 이를 위하여 검사를 수행하는 의사 · 방사선사 · 간호사 등은 구급기구 및 약제가 어디에 있는가 잘 알아 둘 필요가 있다. 평소에 정기적으로 예행연습을 해 둘 필요가 있다. 또한 위독한 부작용에 대비해서 병원안에 항상 구급팀(CPCR팀)을 구성해 두어야 한다. 원내방송으로 호출이 있는 경우, 즉시 현장으로 출동할 수 있는 구급의료팀이 운영되고 있어야 한다.

조영검사 중 사고가 발생했을 경우,

① 당황하지 않아야 한다.
② 혼자 처치하려고 하지 말아야 한다.
③ 냉정하고 침착하게 행동할 것을 유념해야 한다.

사고발생 즉시 구급팀에 응원을 요청하여 인계하는 편이 좋다. 방사선사는 구급팀이 도착할 때까지 심폐소생술 등 응급처치를 하고 있어야 한다.

방사선사는 항상 의료팀의 일원으로서 발생한 사태에 대한 책임있는 태도와 행동을 취할 자세가 되어 있어야 한다.

Chapter 3

소화계통 조영검사

학습목적

■ 소화계통 질병진단을 위해 고안된 조영검사를 익히며, 검사부위별 해부, 병리학적 특징을 숙지한다. 또한 진단가치가 있는 영상을 얻기 위한 장치와 기기 및 기구를 선택하며 의료팀(의사, 방사선사, 간호사)으로서의 역할과 효과적 의사소통에 관하여 학습한다.

학습목표

■ 전반적인 소화계통의 해부학적 구조와 정상주행 및 생리적 특성을 설명할 수 있어야 한다.
■ 전처치와 후처치 및 검사용구의 사용법을 숙지할 수 있어야 한다.
■ 조영제의 종류와 사용양 및 주입법도 숙지할 수 있어야 한다.
■ 이중조영법, 단일조영법, 점막법 및 압박법, 충만법 등의 특징과 검사법을 설명할 수 있어야 한다.
■ 환자의 자세에 따른 위치별 영상의 특징과 자세적용의 방법을 숙지할 수 있어야 한다.
■ 피폭선량관리와 영상 평가법을 숙지할 수 있어야 한다.

개 요

소화계통은 상부소화계통 및 하부소화계통으로 나눌 수 있다. 입(oral cavity)부터 항문(anus)까지 8~9m의 식도(esophagus), 위(stomach), 작은창자(small intestine), 큰창자(large intestine)를 포함한 긴 관으로 구성된 장기이다.

질병에 대한 진단방법으로 주로 내시경검사와 투시조영검사가 이용되고 있다. 내시경검사는 위장관계의 점막을 직접 관찰할 수 있고 검사 중 이상병변이 있을 시 즉시 조직검사와 치료적 시술을 병행할 수 있는 장점이 있다. 하지만 전체적인 장기의 형태적 이상유무 및 상태를 확인할 수 없다는 제한점이 있고, 검사자의 숙련도에 따라 검사시 장관 천공 및 협착이 있을 시 검사의 위험성이 따를 수 있다. 또한 연하곤란의 경우 내시경의 삽입이 어려워 검사를 시행할 수 없다.

소화관 조영검사는 장기의 전체적인 형태를 관찰할 수 있고 인접장기와의 연관성을 알 수 있으며 운동성 질환을 관찰할 수 있어 장의 꿈틀운동, 분절운동의 이상여부를 가늠할 수 있다. 그러나 조영제의 도포정도에 따라 미세병변의 관찰이 내시경에 비해 떨어지는 단점이 있다.

소화관 조영검사의 방법은 크게 경구법, 경튜브법, 주장법 등이 있다. 경구법은 입을 통해 조영제를 투여하여 장관을 검사하는 방법이며, 경튜브법은 입으로 조영제를 주입할 수 없는 환자에게 코(nose)를 통해 Nelaton's tube, M-A tube, selink tube 등을 삽입하여 단일조영 또는 이중조영을 시행하는 것이다. 주장법은 항문을 통해 역행성으로 조영제를 주입하는 방법으로 주로 작은창자 및 큰창자검사에 이용되고 있다.

조영제는 Barium sulfate($BaSO_4$)를 주로 이용해 충만법(filling method), 단일조영법(single contrast method), 이중조영법(double contrast method), 점막법(relief method), 압박법(compression method) 등을 시행하고 있다. 충만법은 장기에 조영제를 충만시켜 전체적 상태나 신전성, 운동상태 등을 평가할 수 있으며, 단일조영법은 한 가지 조영제를 주입하여 장관의 형태학적 이상유무를 관찰할 수 있다. 이중조영법은 황산바륨과 발포제 또는 공기를 주입해 점막의 미세병변을 관찰 할 수 있고, 점막법은 소량의 황산바륨만을 사용하거나, 소량의 황산바륨과 발포제를 사용해 위장관을 부풀려 점막주름(mucosal fold)의 이상유무를 진단 할 수 있다. 압박법은 점막과 점막주름에 압박을 가하여 그 부위에 미세구조를 관찰하는 방법이며 충만법, 이중조영법 등 타 검사법과 병행하여 실시하므로써 진단적 가치가 높은 영상을 구현할 수 있다.

소화기계	검 사 명
상부소화계통 (upper gastrointestinal system)	식도조영검사(esophagography)
	상부위장관 조영검사(upper gastrointestinal series)
	저긴장성 십이지장 조영검사(hypotonic double contract duodenography)
하부소화계통 (lower gastrointestinal system)	소장조영검사(small bowel series)
	대장조영검사(colon study)
	배변조영검사(defecography)
	대장정복술(reduction of large bowel or Intussusception reduction)
	Wangensteen rice projection
	대장통과시간측정검사(colonic transit time study, CTTS)

01 소화계통의 이해

소화계통의 기능과 역할은 다음과 같다(표 3-1).

① 분비

점액(mucus) 분비물로 입과 위, 샘창자와 빈창자 등 위장관 전체에 걸쳐서 생산된다. 분비점액은 위장관의 벽을 보호하고 부드럽게 한다.

② 운동

소화성 분비액(효소와 전해질)은 섭취한 음식물을 흡수할 수 있도록 분해한다. 또한 위장관의 운동은 위장벽에 있는 민무늬근 섬유의 율동적인 수축으로 혼합과 추진력에 의해 이루어진다. 위장관 바깥층은 longitudinal layer, 속층은 circular layer이며 깊은 부분은 얇은 점막(mucosa)층으로 되어 있다. 분절운동이라고 하는 혼합운동은 각각의 장분절 사이에서 일어나는 율동적인 수축운동으로 각 분절의 중간 부위에서 교대로 발생한다.

③ 소화와 흡수

장벽에 있는 근육수축의 파동으로 꿈틀운동(peristalsis)이 발생하며, 항문쪽으로 음식물을 밀어낸다.

④ 구조와 기능

음식물은 소화액의 작용으로 흡수 가능한 화학물질의 형태와 입자로 분해되어 확산과 능동적 운반에 의해 흡수된다. 위장관(gastrointestinal tract)은 소화관(alimentary canal)이라 불리우는 입에서 항문까지 연결된 속이 빈 근육관으로, 신체에 수분과 영양 물질 및 전해질을 공급하며 입으로 섭취한 물질들의 소화과정에서 나오는 노폐물을 처리한다.

| 표 3-1 | 소화관의 구조와 기능

기관(organ)	소화효소 (enzymes present)	기능과 역할(what happens here)
입(mouth)	amylase(in saliva)	음식물을 침샘에 분비된 침과 섞여 저작운동으로 잘게 부순다.
식도(esophagus)	none	음식물을 입에서 인두를 거쳐 뒤로 이동시키는 역할
위(stomach)	pepsin gastric juice hydrochloric acid(HCl)	음식물을 위액으로 소화시키며 위벽의 꿈틀운동으로 음식물을 죽모양의 유미즙(chyme)으로 만든다.
작은창자 (small intestine)	pancreatic juice intestinal juice bile	샘창자, 빈창자, 돌창자로 되어 있으며 유미즙은 이자액과 쓸개즙과 소장액이 혼합되어 소화되고 영양분이나 필요한 물질은 철저히 흡수되어 간으로 운반한다.
큰창자 (large intestine)	none	수분이 흡수되어 음식물찌꺼기는 고형의 분변이 된다.
곧창자(rectum)	none	배설물을 일시저장한다.
항문(anus)	none	배설물을 몸 밖으로 배설한다.

1) 소화계통 구조와 기능 : 입

(1) 구조

입은 볼(cheeks)과 단단입천장(경구개), 물렁입천장(연구개) 및 혀로 구성된다(그림 3-1).

(2) 저작과 기능

저작은 소화의 시작으로 제5뇌신경을 통한 반사작용에 의해 지배되고 입안 음식물에 의해 자극된다. 저작의 기능은 다음과 같다.

· 좀 더 작은 입자로 음식물을 분해한다.
· 음식물 입자에 소화효소가 접근할 수 있도록 음식물의 섬유질 덮개를 분해한다.
· 음식물을 부드럽게 하여 식도에 분포된 점막이 손상을 입지 않도록 보호한다.

① 침과 기능

침은 혀밑샘, 턱밑샘과 귀밑샘에서 하루에 1.5L씩 분비된다. 침의 점액성분이 음식 덩어리를 부드럽게 하며, 용해가 가능한 음식물을 녹이고 또한 맛봉우리(미뢰, taste buds)를 자극한다.

침에는 프티알렌(ptyalin)이라는 효소가 있어 전분을 맥아당(maltose)으로 분해하며, 프티알렌의 작용은 위바닥(fundus)에서도 계속되며 음식물은 위액과 섞인다.

② 씹기(연하, swallowing)

씹기는 연수에 위치한 씹기중추에 의해 조절되는 수의적인 운동으로 음식이 입안에서 저작된 후 인두뒤쪽에 접촉되어 식도를 따라 위까지 이동하는 과정을 말한다.

씹기과정은 수의적 입안기, 불수의적 인두기, 불수의적 식도기의 3단계에 걸쳐 이루어진다.

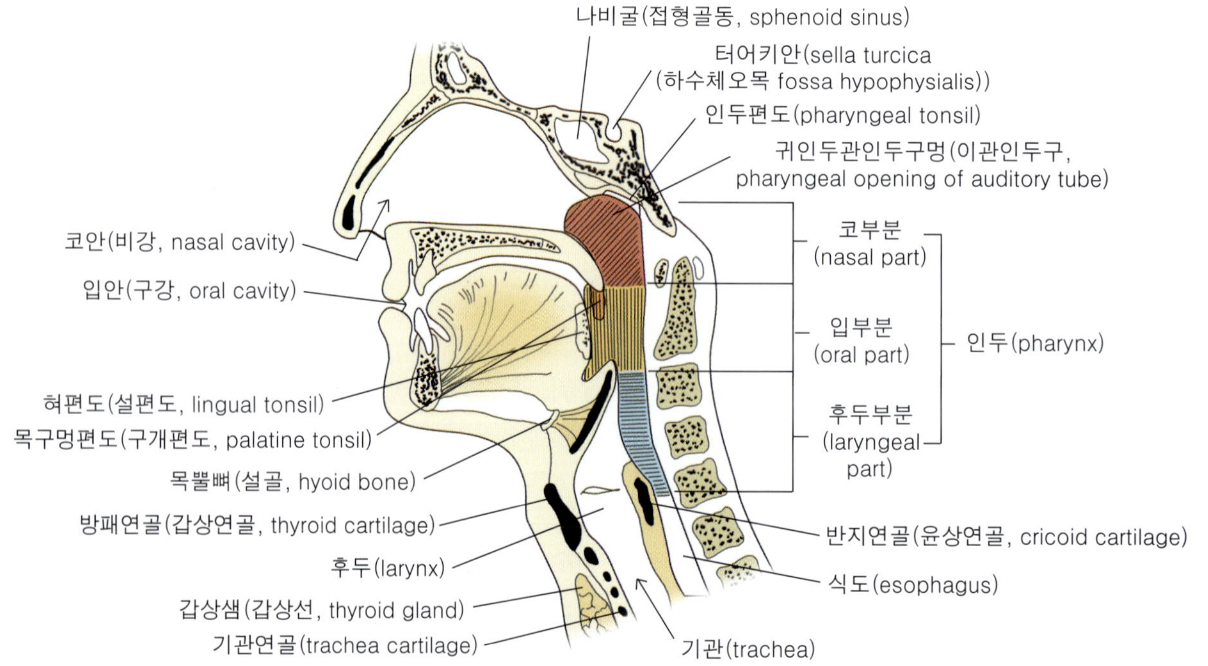

| 그림 3-1 | 인두(pharynx)

2) 소화계통 구조와 기능 : 식도(esophagus)

(1) 구조

식도는 속이 빈 근육성 관으로 제6번 목뼈에 있는 기관과 후두 뒤편에 있으며, 세로칸(종격동, mediastinum)과 가로막을 지나 제11번 등뼈의 위치까지 아래로 뻗어 있다(그림 3-2).

① 인후두부(hypopharynx)와 위를 연결하여 음식물이 입에서 위로 가는 통로의 역할을 한다.

② 식도벽은 안으로부터 점막(mucosa), 점막밑 조직(submucosa), 근육층(muscularis), 장막(serosa)으로 되어 있다.

③ 유륜층(areolar layer)은 근육층과 점막층을 연결하고 혈관과 림프관을 포함하고 있다.

④ 근육층에는 샘(gland)이 있으며 음식물을 부드럽게 하기 위해 점액을 분비한다.

III

(2) 식도의 근육

① 식도의 위쪽

가로무늬근으로 되어 있으나 작용은 민무늬근처럼 작용하여 음식물이 식도를 통과할 수 있도록 수축과 이완을 한다.

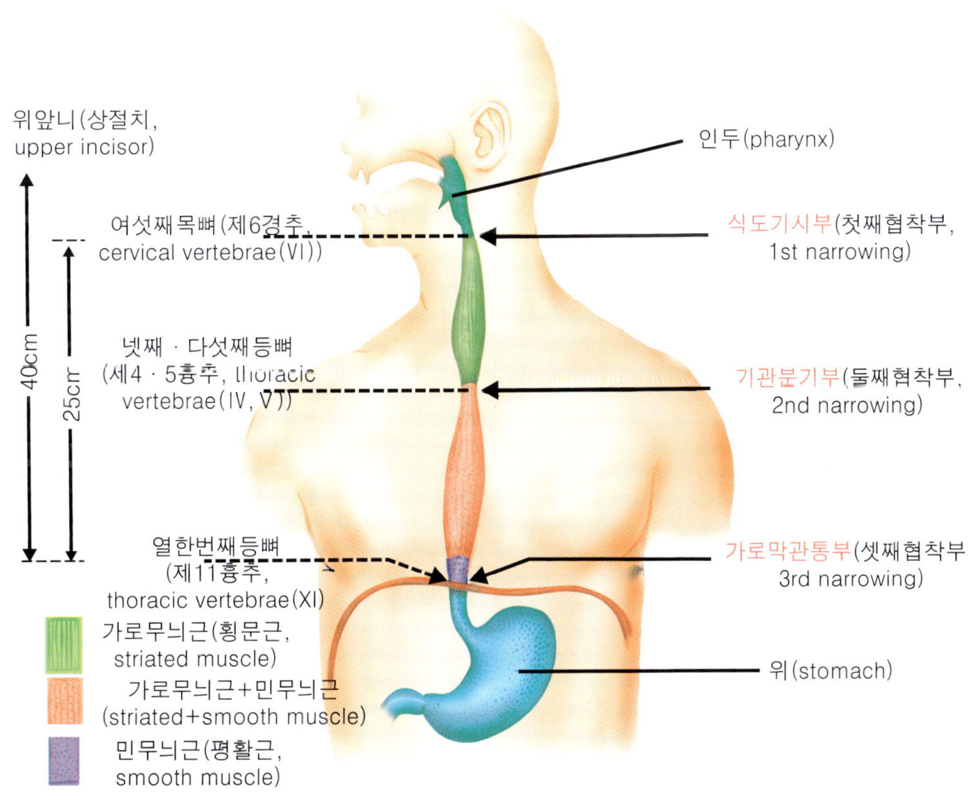

| 그림 3-2 | 식도의 구조

이러한 과정은 위장 안의 모든 음식물이 샘창자로 배출될 때까지 계속된다.
미즙배출에 영향을 미치는 요인
·음식물의 점도, 양, 물리적인 상태, 삼투압농도, 음식의 산도, 작은창자의 수용능력
·운동, 약물, 감정 상태, 통증, 체위, 그 밖의 다른 화학적, 기계적 요인들

(6) 분비

위장은 하루에 1,500~3,000mL의 위액을 분비하며 주요 분비액은 염산, 펩신, 점액이며, 이외 뮤신, 내인자, 리파아제, 펩시노겐, 단백질 등이 있다.

위산 분비액은 위장의 팽만과 음식물의 단백질 성분에 의해 직접적인 자극을 받으며 미주신경의 활동, 아세틸콜린, 히스타민 및 가스트린 등에 의해서도 자극을 받는다.

① 소화호르몬과 소화효소

ㄱ. 가스트린(gastrin)
·날문방의 주세포에서 염산, 펩신, 이자효소 분비자극
·샘창자점막과 위점막의 성장 촉진
·쓸개즙분비 증진, 위장운동 증가
·하부식도조임근의 수축력 증가

ㄴ. 세크레틴(secretin)
·샘창자 점막 : 알카리성 이자액 분비자극
·위산분비 감소
·이자의 소화효소와 간의 쓸개즙 분비자극
·콜레시스토키닌(CCK) 분비 촉진

ㄷ. 콜레시스토키닌(cholecystokinin : CCK)
·세크레틴 분비 촉진
·샘창자에서 쓸개의 수축을 자극하여 쓸개즙 분비를 자극
·빈창자의 점막을 자극하여 위배출시간을 억제
·펩신의 분비를 자극
·작은창자의 운동을 자극

② Amylas

귀밑샘, 턱밑샘에서 분비되며 탄수화물(전분)을 가수분해하여 다당류를 이당류로 만든다.

ㄱ. 이자 amylase : 이자에서 탄수화물(전분)을 가수분해하여 다당류를 이당류로 만든다.
·Maltose : 장점막에서 maltose와 maltostriose를 분해하여 glucose로 만든다.
·Lactose : 장점막에서 lactose를 분해하여 galactose와 glucose로 만든다.
·Sucrase : 장점막에서 sucrose를 분해하여 glucose와 fructose로 만든다.

ㄴ. 펩신(pepsin ⅠⅡⅢ) : 위점막의 주세포에서 분비되며 단백질을 분해하여 polypeptides로 만든다.

ㄷ. 엔테로키나제(enterokinase) : 샘창자 점막 트립신을 활성화시킨다.

ㄹ. 트립신(trypsin) : 이자에서 분비되며 단백질 분자의 폴리펩티드 사슬을(polypeptide chain)을 분해하여 아미노산으로 만든다.

③ 위액분비의 3단계

ㄱ. Cephalic phase(뇌상, 신경성)

· 미주신경에 의해 조정되는 뇌속의 수용체에 의해 위액분비가 좌우된다.

· 산(acid), 펩신, 점액이 분비

· 이 단계에서는 배고픔, 음식의 모양이나 냄새, 음식에 관해 생각하거나 얘기하는 등으로도 위액분비가 자극

ㄴ. Gastric phase(위상)

· 음식물이 날문방에 도달할 때 일어난다.

· 미주신경반사, 국소창자반사, 가스트린이 날문방의 벽세포를 자극하여 염산이 분비된다.

· 이 단계는 위액의 산도가 1.5나 그 이하로 내려갈 때까지 지속한다.

ㄷ. Intestinal phase(장상)

· 신경과 호르몬 기전을 포함하며 음식물이 샘창자로 들어감으로써 자극되어 약간의 가스트린 분비

· 펩신과 점액을 포함하는 위액을 분비하도록 자극

위액 분비를 억제하는 요소

- 미주신경의 자극 억제
- 음식물의 삼투압농도의 증가
- 지방물질
- 에테로가스트론(enterogastrone) 호르몬
- 혈액순환의 변화
- 위염 등의 염증
- 샘창자의 산도가 1.5나 그 이하일 경우
- 날문방의 산도가 3.0 정도일 때
- 작은창자 안의 호르몬 기전
- 샘창자로부터 세크레틴과 콜레시스토키닌(CCK) 방출
  위액분비와 위장운동을 억제하므로 위장의 배출속도가 늦어지고 소화작용을 억제하며 이자효소의 활동은 촉진

4) 소화계통 구조와 기능 : 작은창자(small intestine)

(1) 구조(그림 3-7)

작은창자의 길이는 약 6.7m, 지름은 약 2.5cm의 긴 관으로 샘창자, 빈창자, 돌창자 3부분으로 되어 있다.

- 샘창자(duodenum) : 위의 날문판(pyloric valve)에서부터 빈창자 부위에 연결될 때까지 의 약 25cm 길이로 뻗어 있다.
- 빈창자(jejunum) : 작은창자의 중간 부분으로 길이는 약 2.5m로 돌창자까지 뻗어 있다.
- 돌창자(ileum) : 작은창자의 마지막 부분으로 길이는 약 3.6m이며 돌막창자판막(ileocecal valve)에서 잘록창자와 연결된다. 돌막창자판막은 내용물이 큰창자로 유입되게 하며 작은창자로 역류하는 것을 방지한다.

① 벽의 구조

- 바깥쪽 장막층(outer serous layer) : 복벽과 골반강을 덮고 있는 복막을 구성한다.
- 근육층 : 바깥 세로 근육층과 안쪽 돌림근육층으로 나뉜다.
- 점막밑조직층 : 혈관, 림프관, 점막밑신경얼기(Meissner's plexus), 브루너샘(Brunner's gland, 샘창자샘) 등이 있으며 분비, 소화, 흡수가 이루어진다.
- 안쪽 점막층(inner mucous layer 혹은 tunica mucosa) : 여러 겹으로 겹쳐 있으며 분비, 소화, 흡수가 이루어진다.

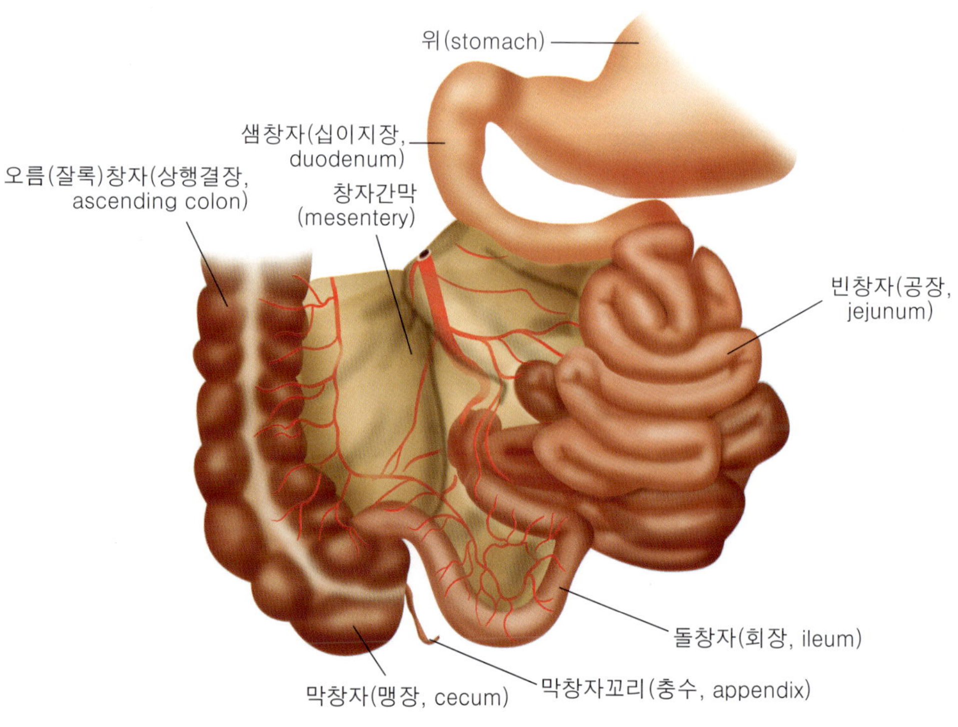

| 그림 3-7 | 작은창자의 해부학적 구조

② 융모

- 원주세포로 되어 있고 소화된 음식물을 흡수한다.
- 융모밑 림프관인 유미관에서 지방을 흡수한다.
- 미세융모(microvilli)의 총 면적은 약 250㎡로 상피세포 표면에 있는 미세한 돌기로 작은창자의 표면적을 넓혀준다.

(2) 기능

작은창자는 음식물의 소화를 완성하여 소화된 것을 흡수하고 쓸개즙과 이자액 및 장분비액을 조절하는 데 도움을 주는 호르몬을 분비하며, 나머지 내용물들을 큰창자쪽으로 이동시킨다.

① 혈액 공급(그림 3-8)

샘창자를 제외한 작은창자는 위창자간막동맥(superior mesenteric artery)에서 혈액을 공급받으며, 간동맥(hepatic artery)에서 나온 동맥혈은 샘창자에 공급된다.

정맥배액은 위창자간막정맥(superior mesenteric vein)을 통해서 이루어지며, 이 정맥은 아래창자간막정맥 (inferior mesenteric vein), 지라정맥(splenic vein), 위정맥(gastric vein) 등과 합쳐져서 문맥계(portal system)로 들어간다.

② 신경지배

작은창자의 신경지배는 창자벽내에 있는 아우어바흐신경얼기(Auerbach's plexus)를 통해서 전달되며 교감신경이 자극되면 작은창자의 운동이 억제되고, 부교감신경이 자극되면 촉진된다.

위장관의 다른 부분처럼 교감신경의 감각섬유는 통증을 전달하며, 부교감신경의 감각섬유는 장운동을 조절한다.

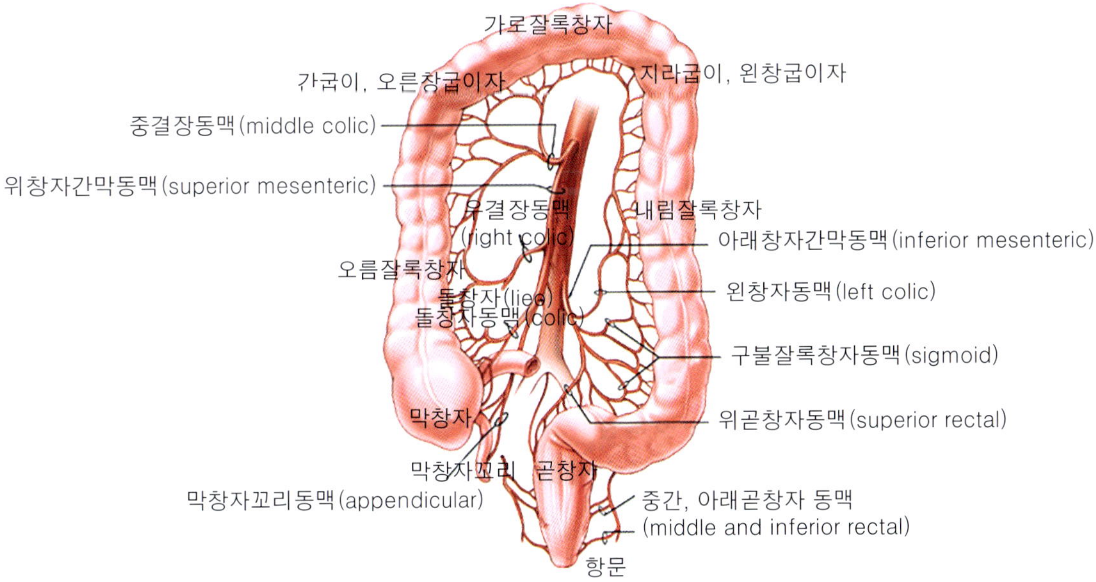

| 그림 3-8 | 작은창자와 큰창자의 혈액공급

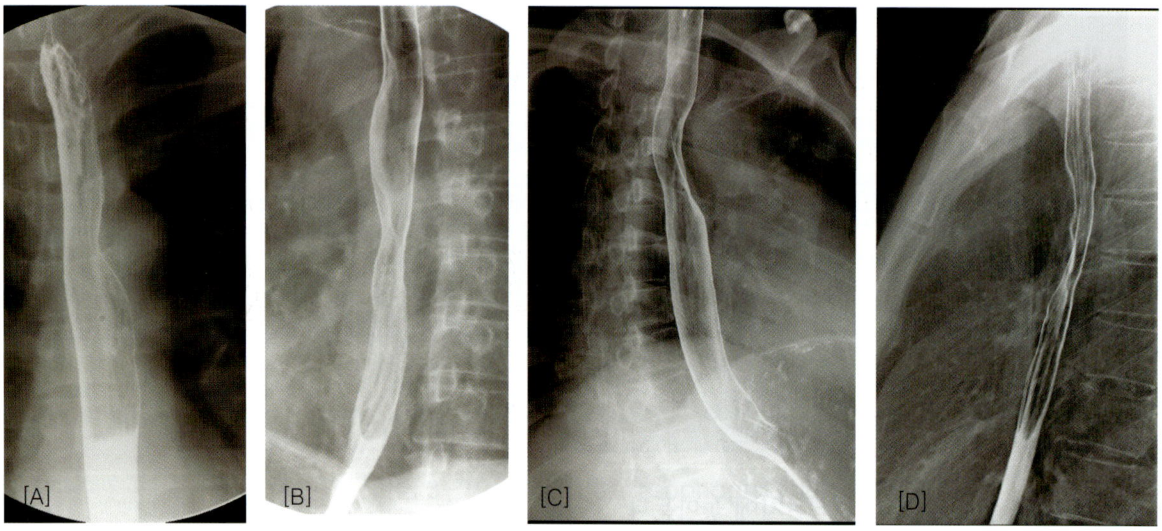

| 그림 3-23 | 식도의 이중조영상(AP[A], RPO[B], LPO[C], Lateral[D] 영상)

식도의 미세점막 표면을 잘 관찰할 수 있다.

② 이중조영검사(double contrast study)(그림 3-23)

- 식도의 미세점막에 대한 이상 유무를 관찰하는게 주목적이다.
- 황산바륨의 양을 100mL 투여하여 효과적으로 점막표면을 관찰한다.
- 고농도(200~250% W/V) 바륨액과 발포제를 이용하여 이중조영검사를 한다.
- 점막주름법에서는 황산바륨 통과 후 점막이 수축된 상태에서 촬영한다.

③ 주의사항

식도 내에 동전이나 클립 등과 같은 방사선비투과물질(radioopaque material)이 있을 때에는 경추 전후방향(C-spine AP) 등을 촬영해야 한다.

식도의 천공(perforation), 샛길(fistula), 폐색(obstruction), 흡인(aspiration) 등이 의심되는 환자는 황산바륨을 사용하지 않고, 요오드 혼합 수용성 조영제(gastrografin) 를 사용해야 한다(그림 3-24). 이때 황산바륨을 사용하면 가슴막이나 배막으로 바륨이 유출되어 염증(세로칸염, 복막염)을 일으키며 심하면 장폐색을 일으킬 수 있다.

그러나 황산바륨은 요오드 혼합 수용성 조영제보다 높은 대조도와 영상의 질을 향상시켜 미세병변 관찰에 좋다.

고삼투압성(이온성) 조영제는 호흡기 점막에 부작용을 초래할 수 있어 식도·기관샛길(esophagotracheal fistula)에서는 허파꽈리로 흡수될 경우 환자에게 위험하므로 저삼투압성(비이온성) 조영제를 사용한다.

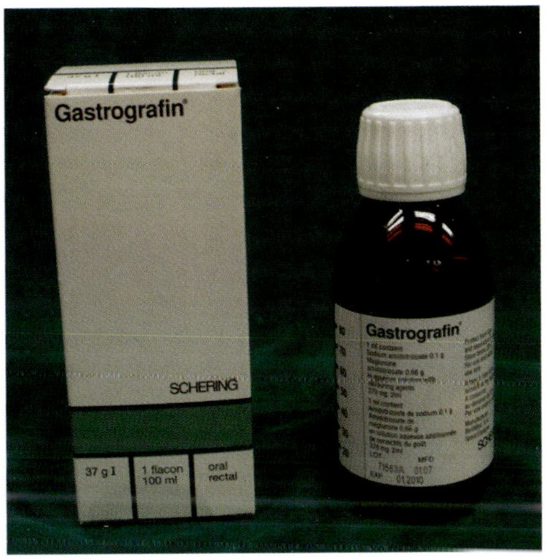

| 그림 3-24 | 황산바륨의 누출이 의심되는 환자에 사용하는 Gastrografin

(7) 검사자세(position)

· 단순조영과 이중조영 검사법으로 적절한 조합으로 이루어진다.
· 환자를 선자세(erect position)로 하고 투시와 spot 촬영을 시행한다.
· 검사자는 환자에게 황산바륨이 들어있는 컵을 들게 하고 바륨을 입에 가득 물게 한 후 숨을 깊게 들여 마시고 꿀꺽 꿀꺽 삼키도록 지시한다.
· 식도의 삼킴 운동을 관찰하고 다른 병소와 부위를 투시한다.
· 환자에게 다양한 호흡법을 지시하기도 하며 spot촬영을 실시한다.
(황산바륨의 식도 통과정도는 들숨시에는 통과상태가 빠르고 깊은 들숨 후에는 통과시간이 지연되므로 검사시에는 환자에게 바륨을 입에 가득 물게 한 후 숨을 깊게 들여 마시고 삼키십시오 라고 이야기 하면서 spot 촬영을 시행한다)
· 필요에 따라서 수평자세 또는 머리를 낮게 한 자세(trendelenburg position)를 취한다.

① 선자세(erect AP position)(그림 3-25)

식도의 꿈틀운동을 볼 수 있으며 조영제 통과상태와 대동맥활, 왼쪽 주기관지, 내림대동맥, 가로막 등에 의한 내강 협소를 관찰할 수 있다.

좌·우 변연부(margin)의 점막 이상유무의 관찰에 유효하다.

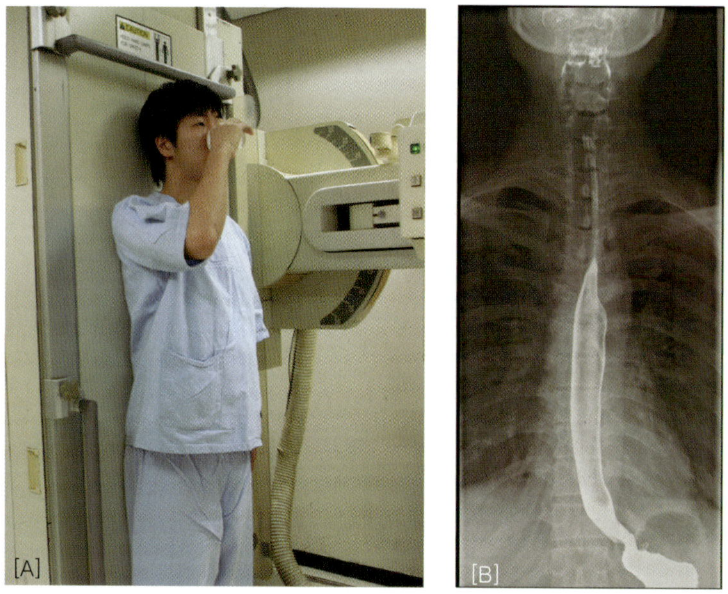

| 그림 3-25 | 식도조영검사의 선자세(erect AP)[A]와 이중조영영상[B]

② LPO자세(LPO position : 35°~40°)(그림 3-26)

심장과 척추(spine)사이에 있는 Holzknecht space를 다른 부위와 중복을 피하고 식도 영상의 대조도를 향상시키기 위해 홀츠네트 강으로 나타나게 한다. 식도 상부의 대동맥활(aortic arch)에 의한 압박 소견상을 관찰할 수 있다.

※ Holzknecht space는 RAO 자세에서 가장 넓게 나타난다.

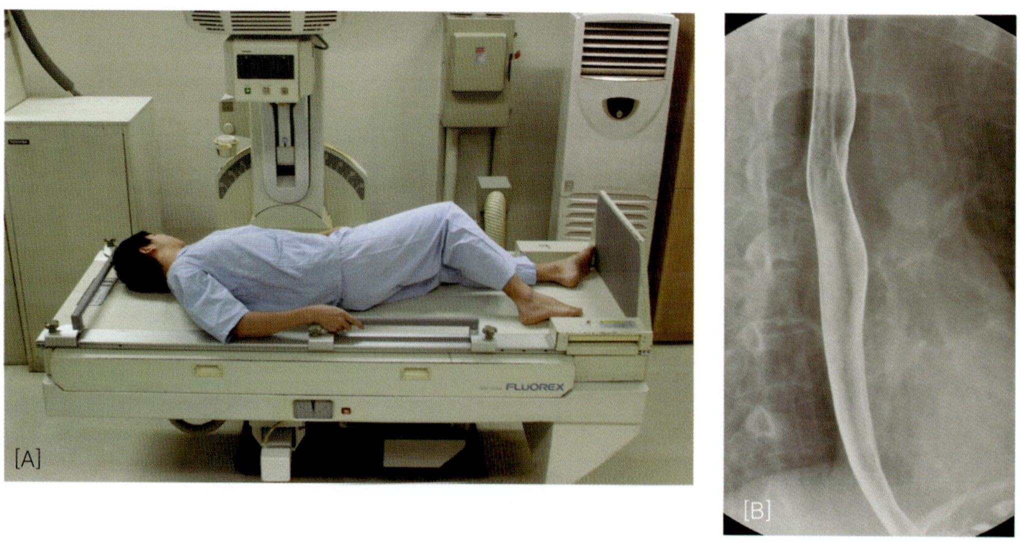

| 그림 3-26 | 식도이중조영검사의 LPO자세[A]와 영상[B]

Holzknecht space로 이중조영상이 관찰된다.

③ RPO자세(RPO position)(그림 3-27)

식도의 전체적인 면을 잘 볼 수 있다. 특히 식도의 배부위와 들문(cardia)쪽이 잘 보인다. LPO 자세보다 각도를 더 주어 촬영한다(60°~70°).

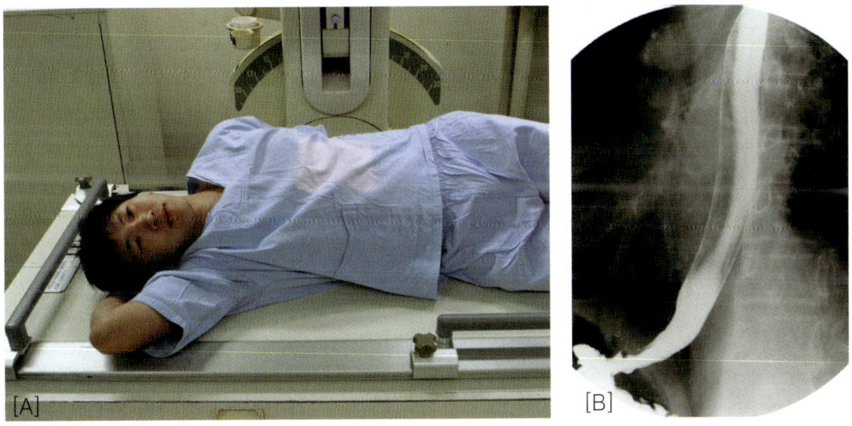

| 그림 3-27 | 식도조영검사의 RPO자세[A]와 영상[B]

아래식도의 들문쪽이 관찰된다.

④ 측면자세(lateral position)(그림 3-28)

식도(esophagus)에 인접하는 대동맥활(aortic arch), 좌 주기관지, 좌심방 등에 의한 압박상을 볼 수 있다. 식도의 전·후면의 뚜렷한 윤곽이 관찰된다.

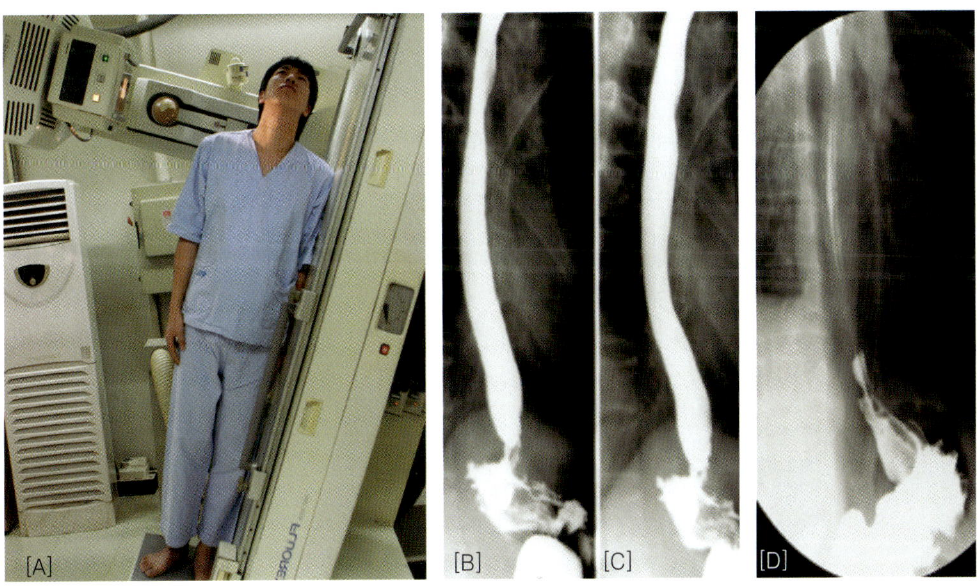

| 그림 3-28 | 단일조영검사의 정측면(true lateral)자세[A]와 영상[B,C], 점막추벽상[D]

Ⅲ

⑤ 바로누운자세(supine position)(그림 3-29)

· 식도정맥류(esophageal varices)를 진단하는데 적용한다.
· 식도정맥류를 관찰하기 위해서는 환자의 호흡을 크게 내쉬게 한다. (Valsalva maneuver)
· 바륨을 삼키도록 하여 spot 촬영이 끝날때까지 숨을 멈추게 한다.
· 식도협착이 의심되는 환자는 묽은바륨으로 검사한다.
· 흡인성 폐렴(aspiration pnuemonia)이 의심될 경우에는 저삼투압성 수용성 조영제를 사용한다.

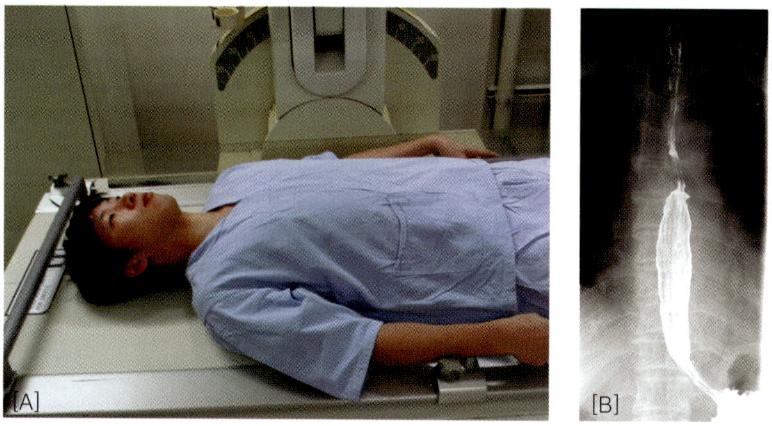

| 그림 3-29 | 식도조영검사의 바로누운자세[A]와 식도정맥류 영상[B]

(8) 후처치

바륨에 의한 변비가 생길 수 있으므로 다량의 수분섭취를 권유한다.
변비가 심한 환자의 경우 하제를 복용하도록 한다.

(9) 영상평가

① 목 아래에서 위 입구까지의 식도가 바륨으로 충만된 상태로 나타나야 한다.
② 환자의 자세가 유지되어야 한다.
③ 촬영조건이나 농도가 적정해야 한다.
④ 전·후 또는 후·전방향 촬영(AP or PA) : 식도가 등뼈음영에 중복되어 잘 나타나야 한다.
⑤ 사방향촬영에서 식도가 척추와 심장 사이에 나타나야 한다.
⑥ 측방향촬영에서 환자의 팔에 의해 식도의 먼쪽(distal)이 중복되지 않아야 하며, 척추와 갈비뼈 뒤쪽이 겹쳐서 나타나야 한다.

2) 상부위장관조영검사(upper gastrointestinal series : UGI)

(1) 위장 해부학

① 해부학적 특징

위(stomach)는 소화기관 중에서 가장 넓은 구조를 가진 장기로서 좌측 횡격막 아래에 J자 형태를 이루면서 위치하고 있으며, 아래로는 샘창자와 연결 된다. 들문조임근(cardia sphincter)의 수축 시 위가 식도에서 분리된다.

위의 용적은 대략 1,500mL이며 해부학적으로 3부분으로 구분된다.

위의 말단부와 샘창자의 경계부는 날문조임근(pyloric sphincter)이라 하며 위에서 유미즙(chyme)이 흘러나가게 한다.

위벽은 점막층, 점막밑층, 근육층, 장막층 등 4층으로 구성되어 있으며 장막 바깥층은 내장 복막이다.

이중 근육층은 연동운동을 일으킨다. 점막밑 조직층은 위벽의 근육층과 점막층을 연결하고, 혈관과 림프관 및 신경얼기들을 포함하고 있다.

위의 상피내막에는 많은 수의 미세한 분비샘이 있다.

· 들문샘(cardiac glands)은 점액을 분비한다.
· 으뜸세포(chief cell)는 점액과 펩시노겐을 분비하고 펩시노겐은 단백질 분해효소인 펩신으로 전환된다.
· 벽세포(parietal cell) 또는 산분비성 세포는 염산과 수분을 분비한다.
· Gastrin에 의해 자극된 벽세포는 염산을 분비하여 단백질 소화를 돕고, 장에서 비타민 B_{12} 흡수에 필수적인 내인자를 생산한다.
· 점액목세포(점액경세포, mucous neck cell)는 점액을 분비한다.
· 날문샘(pyloric gland)은 가스트린과 점액을 분비한다.

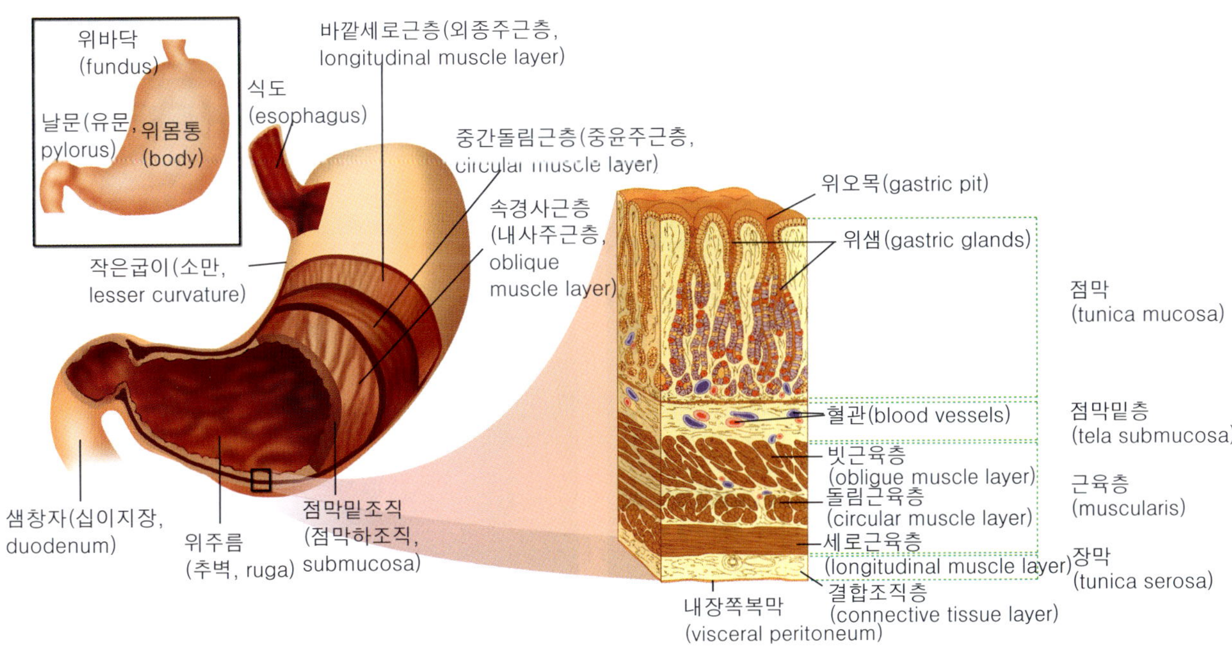

| 그림 3-30 | 위의 해부학

③ 위암(gastric cancer)(그림 3-34, 35)

위벽은 점막·점막밑층·근육·장막의 4층으로 이루어져 있는데, 위암이 점막과 점막하층에만 국한되었을 때 조기위암(EGC : early gastric cancer)이라고 정의하며, 이를 넘어서 진행되어 있으면 진행암(advanced cancer)이라고 한다. 조기위암은 일본 내시경학회에 의한 분류법이 사용되고, 진행위암은 브로만(Borrmann) 분류법을 널리 사용하고 있다.

ㄱ. 조기위암(early gastric cancer)

- 점막변화, 함몰 또는 작은 융기형태의 세심한 관찰로 가능하다.
- 함몰성 병변의 변연에 점막주름이 중단된다.
- 가늘어짐, 곤봉모양

ㄴ. 진행위암(advanced gastric cancer)

점막밑층(submucosa)을 지나 근육층 이상을 뚫고 들어갔을 경우로 재발위험이 크고, 육안적으로 보우만(Borrmann) I형에서 IV형까지 나눈다.

- 침범된 부위가 뻣뻣해지는 꿈틀운동의 소실
- 압박검사 혹은 촉진상 보이는 종괴
- 주위의 점막주름은 심한 파괴 혹은 변형

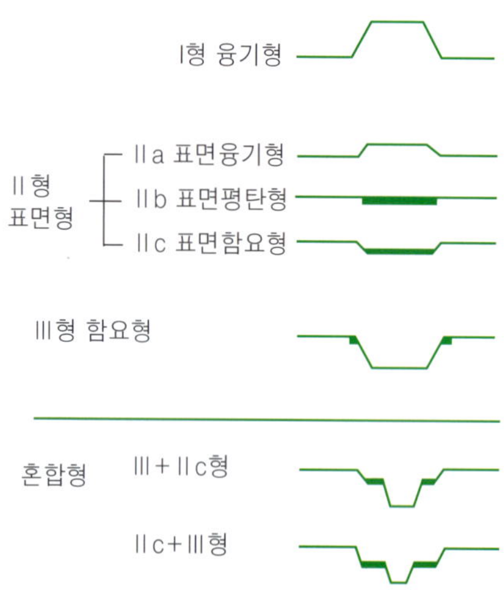

I형(융기형; protruded type),
II형(표면형; superficial type),
III형(함몰형; excavated type)으로 나누고,
II형은 다시 IIa형(표면 융기형; superficially elevated type),
IIb형(표면 평탄형; flat type),
IIc형(표면 함몰형; superficially depressed type)으로 세분된다.

| 그림 3-34 | 병태적 분류상 조기 위암의 I형, II형, III형 구분

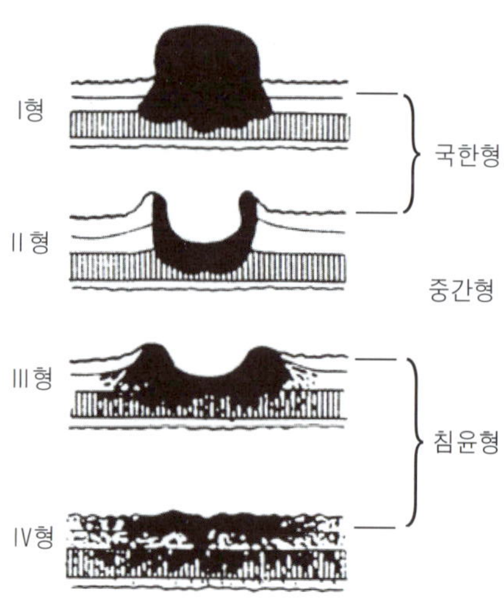

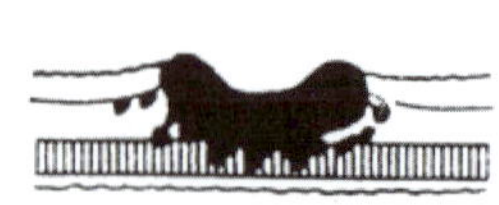

진행암은 보우만(Borrmann) 분류법에 따라 4가지 형으로 구분한다.

- I형은 돌출하여 주위 정상조직과 선명하게 구별되는 융기형
- II형은 주위 조직과 선명하게 구별되는 궤양형
- III형은 중앙부에 부분적으로 얕은 궤양형성과 주위 조직에 퍼진 부분적인 미만형
- IV형은 미만성형

| 그림 3-35 | 진행 위암(AGC)의 보우만 분류법

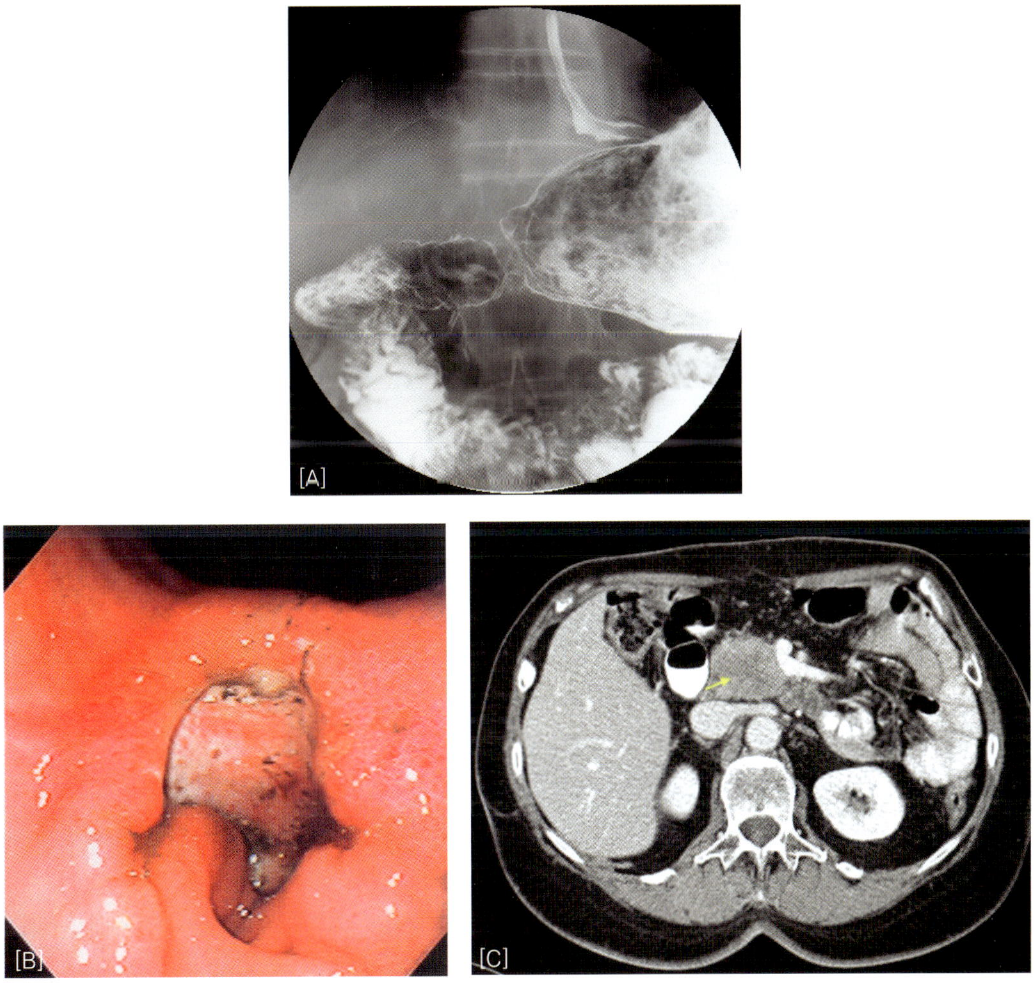

| 그림 3-36 | 위내강으로 작은굽이부와 날문부에 궤양을 동반한 함요성 종양이 투시영상[A]에 관찰된다. 내시경[B], CT[C]에서도 확인할 수 있다.

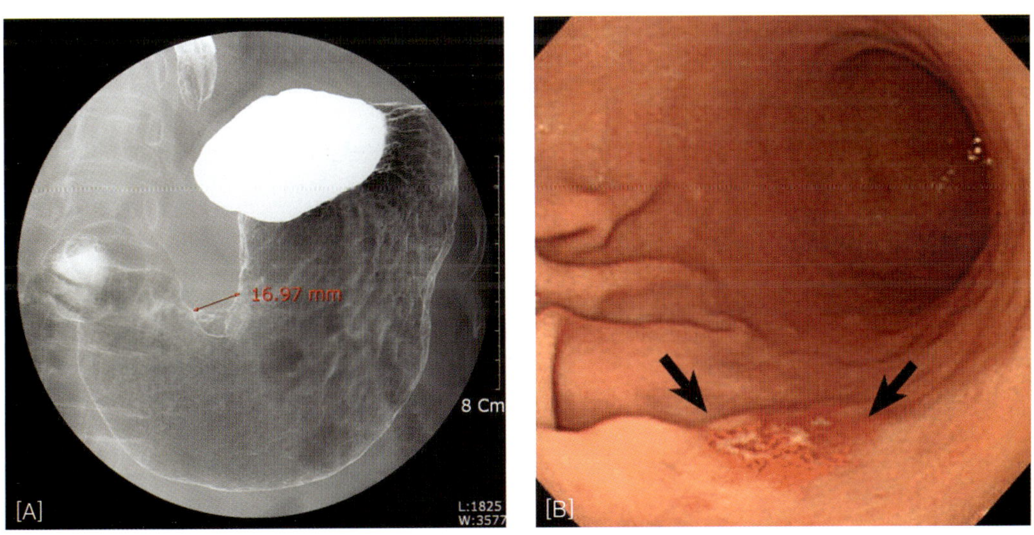

| 그림 3-37 | 작은굽이부에 원형의 작은 함몰상[A]을 내시경상[B]에서도 관찰할 수 있다.

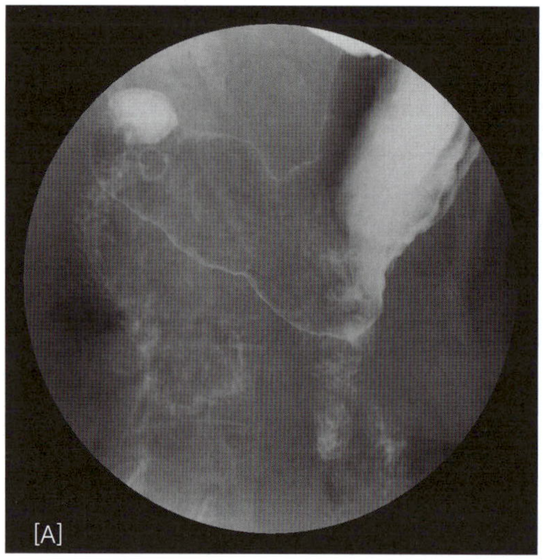

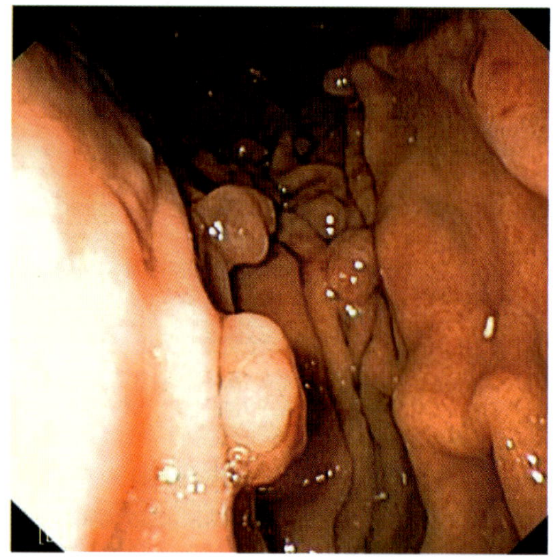

I 그림 3-38 I 날문부(pylorus portion)용종.
원형의 작은 돌출상[A]을 관찰할 수 있으며, 이를 내시경으로 관찰한 영상[B]이다.

④ 위용종(gastric polyp)(그림 3-38)

용종(polyp)은 내강을 향하여 돌출된 병변을 총칭하지만, 흔히 양성 상피종양(common epithelial tumors)을 의미한다.

용종은 조직학적으로 샘종성 용종(adenomatous polyp)과 증식성 용종(hyperplastic polyp)으로 나뉜다. 용종(polyp)의 80~90%는 증식성 용종이다. 증식성 용종의 악성 전환 위험은 2% 미만이다. 샘종성 용종은 증식성 용종보다 큰 경우가 흔하며 대부분 목이 없고 위의 날문부(gastric antrum)에 많다.

용종의 육안소견과 조직검사 결과가 일치하지 않는 경우가 많다. 즉 용종의 구분은 내시경적 소견에 의해서가 아니라 조직검사를 통해 이루어진다.

위용종(gastric polyp)의 발생빈도는 2~3%로 알려져 있다. 위바닥샘 용종(fundic gland polyp)은 위바닥에 위치하는 작은 용종이다. 대개 10mm 이내이고, 목이 없으며(무경성, sessile) 주변 위점막과 같은 색이며, 악성으로 전환되지 않는다.

(3) 검사목적

① 선천성 기형(congenital anomaly)
② 폐색, 협착(stenosis)
③ 탈장(hernia), 샛길(fistula)
④ 위암(gastric cancer)
⑤ 위염(gastritis)
⑥ 위곁주머니(gastric diverticula)
⑦ 용종(gastric polyps)
⑧ 위궤양(gastric ulcer) 등 위장의 형태와 이중조영검사에서는 위장점막에 미세한 병변을 관찰한다.

(4) 조영제

① 가소콜(Gasocol)

· 7~10cc
· 검사 15분 전에 경구투여 한다.
· 점막의 기포제거 및 점액의 과 분비를 억제한다.

② 발포제

· 위장 내에서 공기를 형성하는 기포제로서 위장을 팽창시키고, 황산바륨과 혼합되어 이중 조영상을 나타낸다.
· 황산바륨과 동시에 경구투여 한다.

③ 황산바륨($BaSO_4$)

· 미세구조를 관찰하기 위해서는 가능한 고농도의 바륨을 사용해야 하나 농도가 높으면 점도가 높아진다. 70~240%w/v의 제품들이 개발되어 있으나, 미세병변진단을 위해서는 저점도, 고농도를 유지할 수 있는 큰 입자의 제품을 선택해야 하며, 200%w/v 이상의 제품을 사용해야 한다.

④ 요오드혼합 수용성조영제(Gastrografin)

· 위, 장관계의 협착, 폐색, 샛길 시 황산바륨의 대용으로 사용하며, 내산성이 강하고 침전되지 않고 확산성이 좋다. 또한 기관지나 배안으로 들어가도 자극 증상이 없고 정맥에서도 흡수된다.
· 고장액(hypertonic solution) 이이시 탈수증상에 있어 주위를 해야 한다. 또한 쓴 맛이 강하여 마시기가 힘들며, 소화관을 빨리 통과하여 신속조영을 하는데 적합하다.
·장관(복막)에서 극히 소량이 흡수되며 거의 대부분은 변으로 배설된다.

⑤ 황산바륨 농도구분과 농도 계산법

현탁액의 농도(%w/v)는 현탁액의 총량과 바륨의 무게를 기준으로 계산하며, 바륨 100g에 물이 어느성도 포함되어 있는지를 의미한다.

· 단일조영검사 : 황산바륨 현탁액 200~240%w/v
· 이중조영검사 : 황산바륨 현탁액 ($BaSO_4$) 200~240%w/v와 발포제
· 황산바륨 농도계산법
· 황산바륨의 점도는 소화관 내에서 일정한 유동성을 갖는 정도를 말하며 유동성이란 점막 벽의 부착을 나타내는 지표로서, 미세병변 부위를 덮어 버리거나 두껍게 도포되면 진단가치를 상실한다.
· 점도가 높으면 응집력이 높아 점막을 두껍게 도포되며, 현탁액의 흐름이 저하된다.
· 황산바륨의 현탁액은 진한 바륨(thick barium sulfate)과 묽은 바륨(thin barium sulfate)로 구분한다.
· 효과적인 조영검사를 하기 위해서는 검사 부위에 따라 적당한 바륨의 농도를 설정해야 한다. UGI 경우는 고농도인 200~240%w/v, colon study 경우는 농도가 낮은 70~80%w/v의 현탁액을 사용한다(그림 3-39).

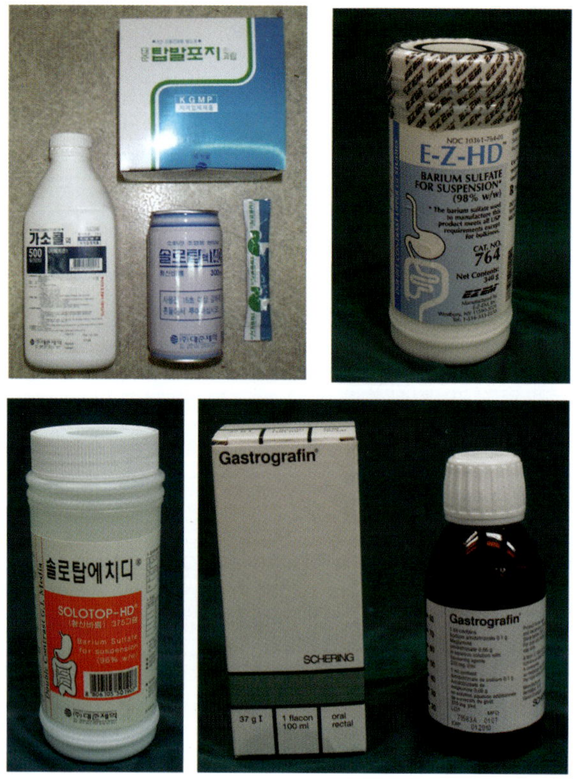

| 그림 3-39 | 황산바륨 현탁액과 가소콜, 발포제, 요오드 혼합수용성조영제

(5) 촬영전 준비사항

① 환자가 도착 전에 검사 준비가 완료되어 있어야 한다.
② 투시 촬영실의 정리정돈 및 청결사항을 확인한다.
③ 화장지, 수건, 가운 등이 준비되어 있는지 확인한다.
④ 조영제는 투여량에 알맞게 준비되어 있는지 확인한다.
⑤ 방사선방어용앞치마와 납장갑이 준비되어 있는지 확인한다.
⑥ X선 장치의 조정패널에 투시 촬영을 위해 적합한 기능들이 선택되어 있는지 확인한다.
⑦ 위장조영검사법에 따라 바륨의 종류와 농도가 바르게 선택되어 있는지 확인한다.

황산바륨 조영제의 Percent Weight/Volume(% w/v) 계산법

%W/V = g of solute/100 mL of solution

Volume percent % = Weight of Solute (g) / Volume percent % × Volume percent %

예 : 황산바륨 7.5g을 물 100 mL로 희석한 용액의 %W/V은 얼마인가?

%W/V의 정의는 용액 100 mL당 무게를 측정하는 것이다.

따라서 X % = 7.5 g $BaSo_4$/100 mL

X/100 = 7.5/100

100X = 750

X = 7.5%W/V

■ 위장검사 예약 및 유의사항 ■

1. 준비사항

1) 위장검사 전날의 저녁식사는 가볍게 드십시오.(죽이나 미음을 드십시오.)
(고기, 김치, 나물 종류의 반찬은 피해 주시기 바랍니다.)
2) 저녁 식사(21시) 후부터 다음날 아침 위장조영검사가 끝날 때 까지는 일체의 음료수나 물, 음식물을 드시면 안되고 담배(껌)도 금하셔야 합니다.
3) 위장조영검사가 완전히 끝나려면 검사 시작부터 약 20분 정도의 시간이 소요되며 검사결과는 검사가 끝난 후 진찰받으신 진료과에서 보시면 됩니다.
4) 만 2세 미만의 소아인 경우 댁에서 우유병을 사용하시면 검사시 필요하오니 검사 당일 빈 우유병을 준비해 오시기 바랍니다.

2. 유의사항

1) 위장검사는 위장이 깨끗이 비워진 상태에서 검사약을 드신 후 위장의 모습을 촬영하는 것입니다.
2) 약은 경구적으로 투입하며 불쾌감은 있으나 부작용은 없습니다.
3) 검사가 완전히 끝난 뒤 하루정도는 약의 유연한 배설을 위해 음료를 많이 드시기 바랍니다.

* 검사 주의사항을 반드시 읽어보시고 약속드린 시간에 이 용지를 지참하시고 접수로 오십시오.

예약자명 : 서명 :

(6) 검사방법

① 이중조영법(double contrast method)(그림 3-40)

위장조영검사의 대표적인 검사라고 할 수 있다. 황산바륨 200~240%w/v, 100~150mL와 발포제 3~5g을 경구 투여하여 짓무름(미란)과 융종성 병변 등 점막표면의 미세한 병변을 묘출시키는 촬영법이다.

자세를 변환시키며 점액을 씻어 흐르게 하는 동시에 조영제를 위벽에 얇게 부착시킨다. 이때 고농도의 황산바륨으로 점막을 0.5mm 이하로 얇게 도포하고 공기로 위장을 부풀려서 위벽이 접히지 않게 하여 촬영을 한다.

② 충만법(filling method)(그림 3-41)

위장을 바륨으로 충만시키고 그 윤곽의 변화를 관찰하는 방법이다. 황산바륨 200~240mL를 경구투여한 후 위장의 운동기능, 형태, 위치 등의 전체적인 해부상태와 배출기능을 관찰하는 조영법이다. 엑스선의 입사방향에 따라 접선방향의 병변을 관찰할 수 있지만, 조영 이외의 부분은 바륨음영과 중복되어 관찰할 수 없다.

술자에 따라서는 다량의 조영제를 위에 충만시켜 검사를 시행하지 않고 압박법과 점막법을 이중조영법으로 분류하여 시행하기도 한다.

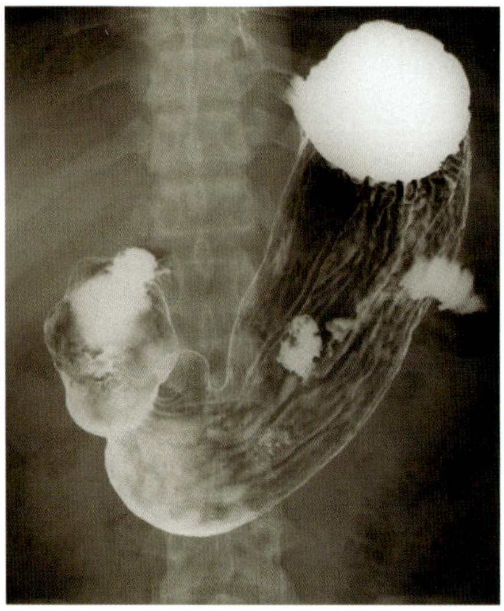

| 그림 3-40 | 이중조영법

바로누운자세로 점막의 미세한 구조를 관찰할 수 있다.

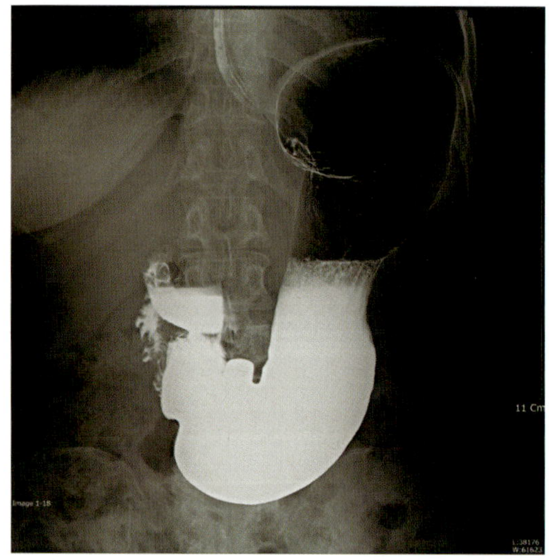

| 그림 3-41 | 충만법

선자세로서 위장의 공기와 바륨의 경계선(air-fluid level)이 형성되고, 위장의 형태를 관찰할 수 있다.

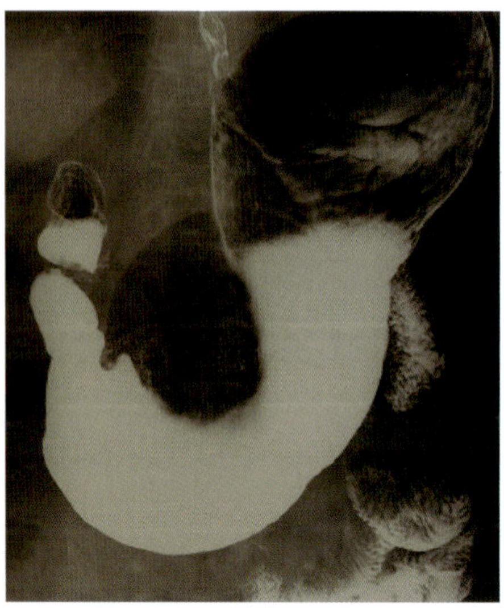

| 그림 3-42 | 압박법

선자세에서 압박장치를 이용하여 압박한 영상으로 함몰형과 융기형 병변의 관찰에 용이하다.

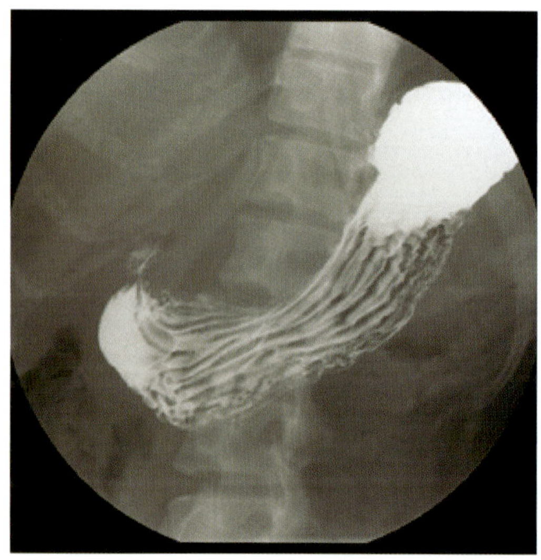

| 그림 3-43 | 점막법

LPO자세에서 선예한 점막주름 형태의 관찰과 조기위암을 검색할 수 있다.

③ 압박법(compression method)(그림 3-42)

- 압박은 위장의 가스와 바륨의 분포를 변화시킨다.
- 점막과 점막주름의 관찰을 위해 압박대를 이용하여 압박을 가하는 방법이다.
- 융기성 병변, 함몰성 병변을 묘사하는데 적합한 촬영법이다.
- 위몸통, 모패임은 RPO, 날문부, 샘창자팽대는 LPO자세에서 압박하는 것이 효과적이다.
- 압박하는 힘의 정도는 관찰하고자 하는 대상 부위에 따라 상이하다.
- 너무 세게 압박하면 점막주름과 점막의 형태를 관찰할 수 없다.
- 척추를 지지대로 하여 압박하면 효과적이다.

④ 점막법(mucosa relief method)(그림 3-43)

점막법은 두 가지 방법이 이용되고 있다. 하나는 묽은 황산바륨을 50mL정도 마시고 시행하는 것과 또 하나는 황산바륨과 발포제를 이중조영법의 1/2을 경구로 투여한 후 점막주름의 형태를 관찰하는 방법이다.

전벽을 관찰할 경우 엎드리면 위장의 몸통, 날문방에 바륨이 모이게 되므로 점막의 형태를 관찰하기 어렵다. 이러한 경우 방사선 투과성 물질인 스펀지나 천 등을 이용하여, 엎드린 상태에서 복부에 고이면 자연스럽게 압박이 되어 위장의 전벽 관찰에 효율적으로 이용하여 촬영한다.

※ 상기의 검사법을 환자의 특성에 맞게 선택해서 적용하는 것이 아니라, 한 환자에게 전부 적용해야 한다.

(7) 검사자세

① 체형(body types)(그림 3-44)

대부분의 사람들은 완벽하지는 않지만 4가지 체형으로 구분이 된다.

환자들의 체형들은 이러한 체형의 혼합된 형태이고 방사선사들은 각 환자의 위와 쓸개의 위치를 예측할 수 있어야 한다.

그림 3-44의 방사선 영상과 사진들은 가장 흔한 체형들의 위의 형태와 위치를 나타내었다.

위와 샘창자 구부가 어떤 척추에 위치하는지 또한 엉덩뼈능선(장골능선, iliac crest)과 갈비아래모서리(lower costal margin)에서의 위치를 숙지하고 검사에 임하면 좋은 영상을 구성하는 데 도움이 된다.

Jacoby's line은 좌우엉덩뼈능선(장골능, iliac crest) 최고점을 연결하는 선으로 요추천자나 요추마취를 안전하게 하기 위한 기준이 된다.

ㄱ. 과도강장형 체질(hypersthenic)

일반적으로 키가 크고 넓은 어깨와 엉덩이를 가진다. 흉곽 아래부분(lower rib cage)과 엉덩뼈능선(iliac crest)의 거리가 짧다.

ㄴ. 근력형(sthenic)

평균에 가까운 키와 몸무게지만, 평균보다 살짝 무거운 몸무게와 과도 강장형 체질을 보일 수 있다.

ㄷ. 무기력형(hyposthenic)

일반적으로 키가 크고 마른형을 가진다.

흉곽 아래부분(lower rib cage)과 엉덩뼈능선(iliac crest)의 거리가 짧다.

ㄹ. 폭포위(cascade stomach)

선천적인 경우와 궤양 또는 종양에 의해 위몸통위부가 변형되어 나타나는 후천적인 경우가 있다.

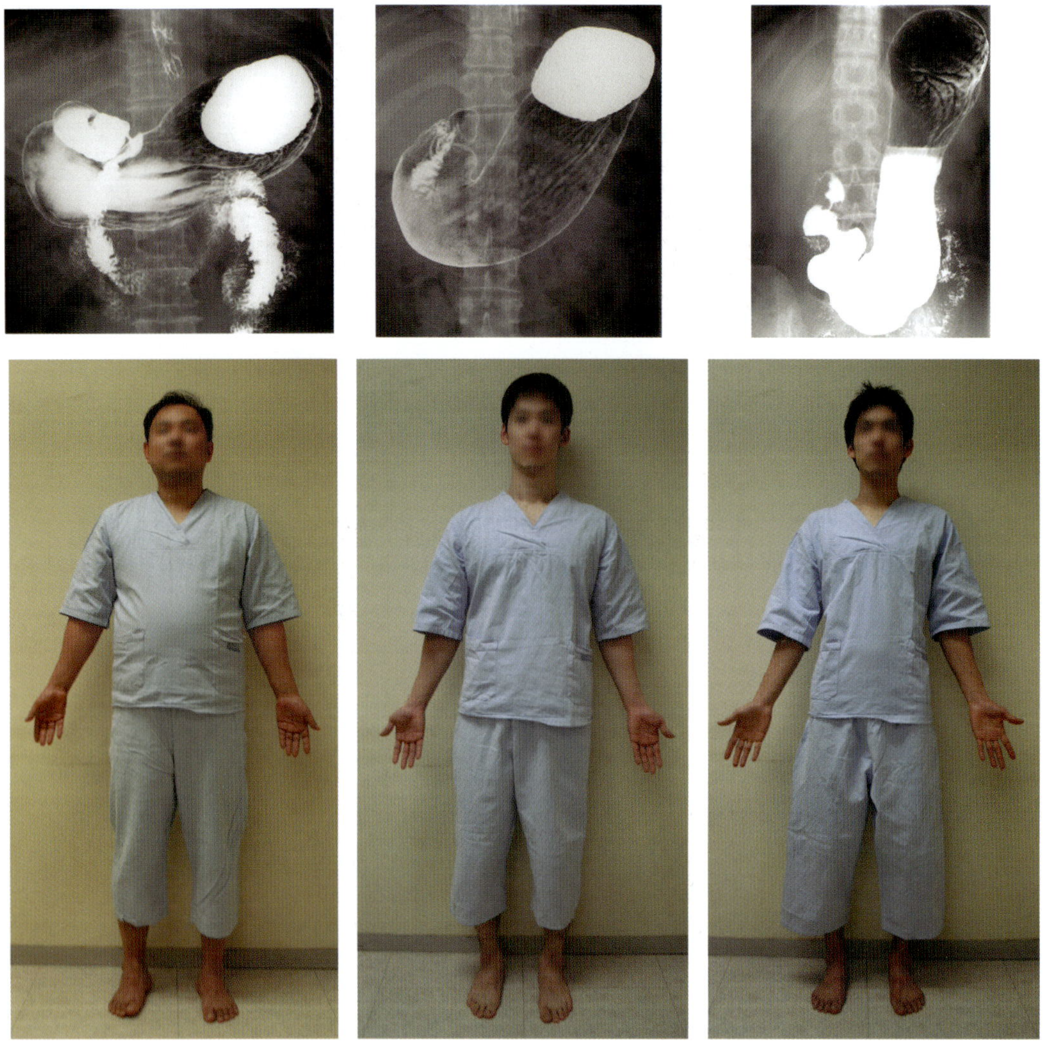

[A] 과도강장형 체질(hypersthenic) [B] 근력형(sthenic) [C] 무기력형(hyposthenic)

| 그림 3-44 | 체형별 위 조영상의 형태

(8) 검사방법

ㄱ. 환자에게 금식여부를 확인하고 검사과정을 설명한다.

ㄴ. 검사 10~15분전에 진경제(buscopan ; 꿈틀운동 억제제)를 근육주사하고, 위점막의 기포제거 및 점액분비 억제제인 가소콜(Gasocol)을 7~10mL 경구투여 한다.

ㄷ. 촬영대를 세우고 선자세(그림 3-45)에서 황산바륨(100~150mL)과 발포제 3~5g을 소량(10㏄ 이하)의 물과 함께 투여한다. 이때 트림을 하지 않도록 하며 마른침을 삼키도록 유도한다(단, 점막법을 촬영할 경우 점막법을 먼저 시행한다).

ㄹ. 테이블을 수평으로 하고 바로누운자세에서 왼쪽 옆으로 누운자세 ⇒ 엎드린자세 ⇒ 오른쪽 옆으로 누운자세 ⇒ 바로누운자세(시계반대방향)로 3회정도 회전시켜 위벽에 바륨이 고르게 도포되도록 한다(그림 3-46).

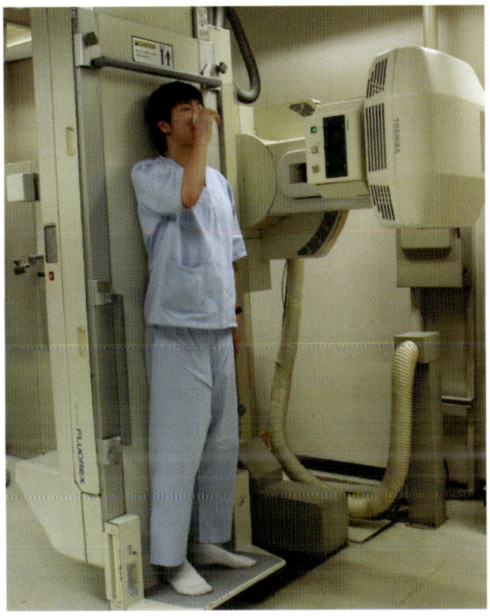

| 그림 3-45 | 선자세에서 황산바륨과 발포제 투여 자세

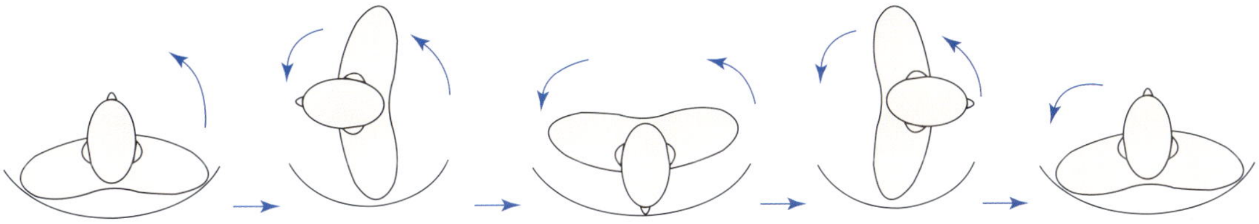

환자의 움직임(머리측에서)

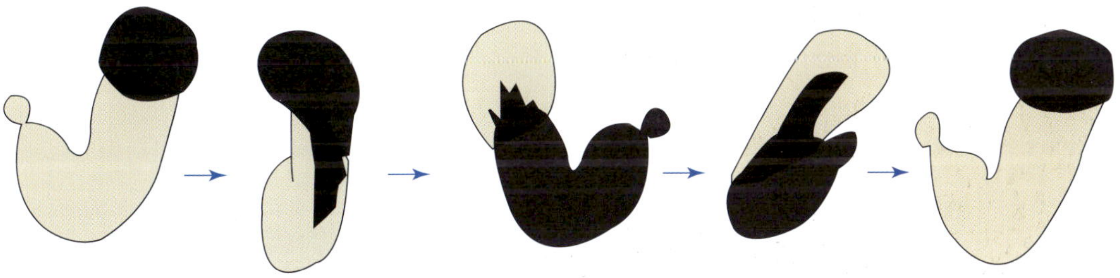

조영제(황산바륨 현탁액)의 움직임(투시영상)

| 그림 3-46 | 환자의 움직임에 의한 황산바륨의 위치 조영상 모식도

① 바로누운자세(supine position)

이 자세에서 위의 전체적 모양을 확인하고, 바로누운자세에서 모패임을 중심으로 하여 정면상을 촬영한다. 이때 위장의 팽윤상태가 적합하지 않을 때에는 발포제를 추가로 복용시켜 관찰한다.

모패임(위각, angular notch)과 날문방(유문전정부)이 잘 묘출된 상태에서는 황산바륨이 위바닥(fundus)에 충만되고, 몸통뒤벽(posterior wall), 날문부(pylorus), C-loop의 이중조영상을 관찰할 수 있다(그림 3-47).

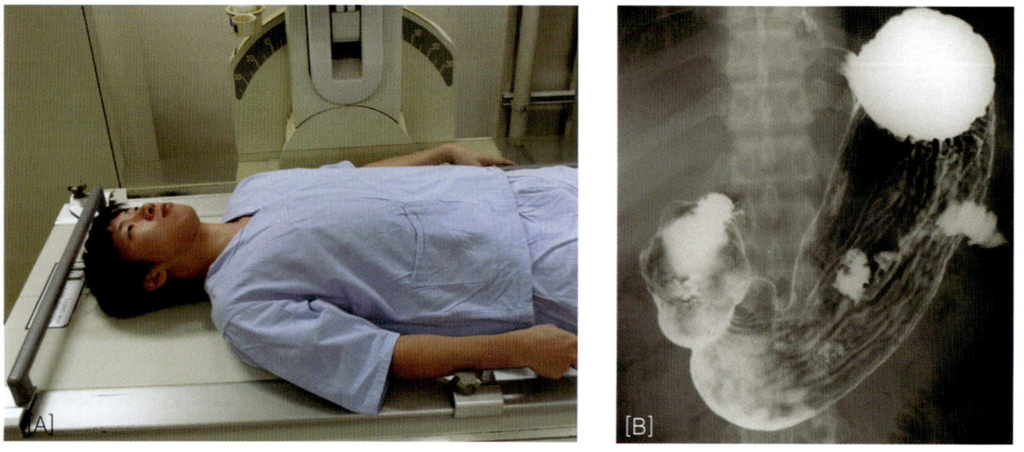

| 그림 3-47 | 바로누운자세[A]와 영상[B]

이중조영상으로 모패임을 중심으로 하여 위의 왼.오른쪽과 몸통뒤벽이 관찰된다.

② 엎드린자세(prone position)(그림 3-48)

엎드린자세는 위바닥이 높게 위치하므로 위바닥에 공기가 차고 위몸통과 샘창자구부에 바륨이 충만되어 작은굽이와 큰굽이 변연상태를 관찰할 수 있다.

위앞벽(anterior wall)을 관찰할 경우는 엎드린자세에서 트렌델렌부르크(Trendelenburg) 자세 (-20°~-30°)로 변경하여 촬영하며, 상황에 따라서 방사선 투과성 물질을 배 아래에 놓고 압박하여 촬영한다. 이때 엉덩이를 살짝 들게 하고 들숨(흡기)이나 날숨(호기) 상태에서 선택하면 더욱 좋은 영상이 된다.

앞벽의 위소구역(gastric areas)이 섬세하게 나타난다.

날문부와 샘창자팽대부가 겹치지 않고 반측면으로 사진의 중심에 잘 나타나야 한다.

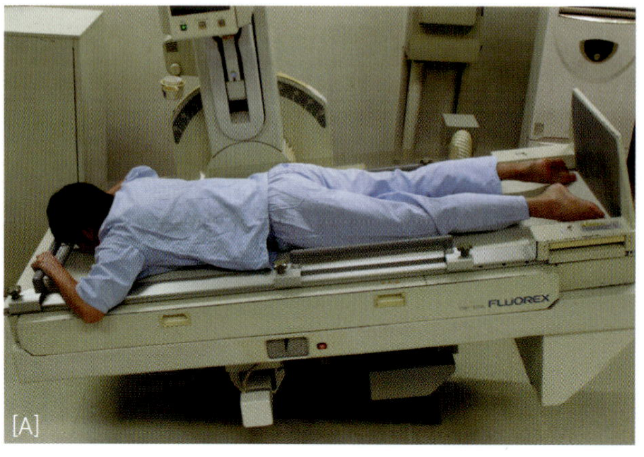

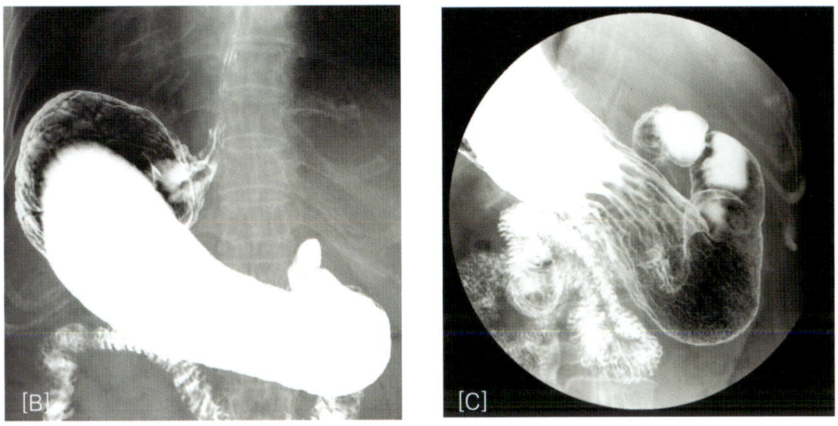

| 그림 3-48 | 엎드린자세[A]와 영상[B], Trendelenburg영상[C]

엎드린자세에서는 단일조영상으로 위의 형태만 관찰이 되고, trendelenburg자세에서는 앞벽, 날문부와 샘창자팽대부가 이중조영상이 관찰된다.

③ LPO자세(Hampton's position)(그림 3-49)

LPO자세로 서서히 변화를 주면, 날문에서부터 모패임(위각)까지의 위후벽이 잘 묘출될 수 있도록 촬영한다.

위바닥에 황산바륨이 충만되고 날문부와 샘창자팽대(십이지장구, duodenal bulb) 부위의 이중조영상이 관찰되며, 작은굽이와 모패임의 병변 관찰에 효과적이다.

병변이 관찰되면 환자를 왼,오른쪽으로 돌리고, 테이블을 상하로 움직이며 황산바륨의 흐름을 이동시켜 촬영하는 플로우 기법(flow technique, 그림 3-50)과 병변이 잘 보이도록 바륨을 채워서 촬영하는 풀 기법(pool technique, 그림 3-51) 등 다양한 자세변화로 추가촬영을 한다.

환자의 자세변화에 따라 황산바륨은 낮은 쪽으로 흐르고, 공기는 높은 쪽으로 이동하기 때문에 소화관 이중조영검사 시에는 해부학적 관계를 잘 파악하고 이를 적정하게 활용하여 검사에 임하는 것이 효과적이다.

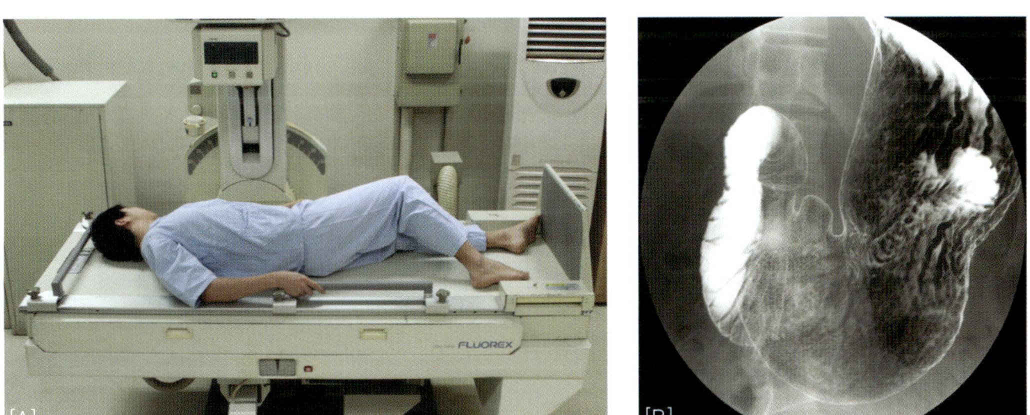

| 그림 3-49 | LPO자세[A]와 영상[B]

위바닥에 황산바륨이 충만되고 날문방과 샘창자팽대의 이중조영상이 관찰된다.

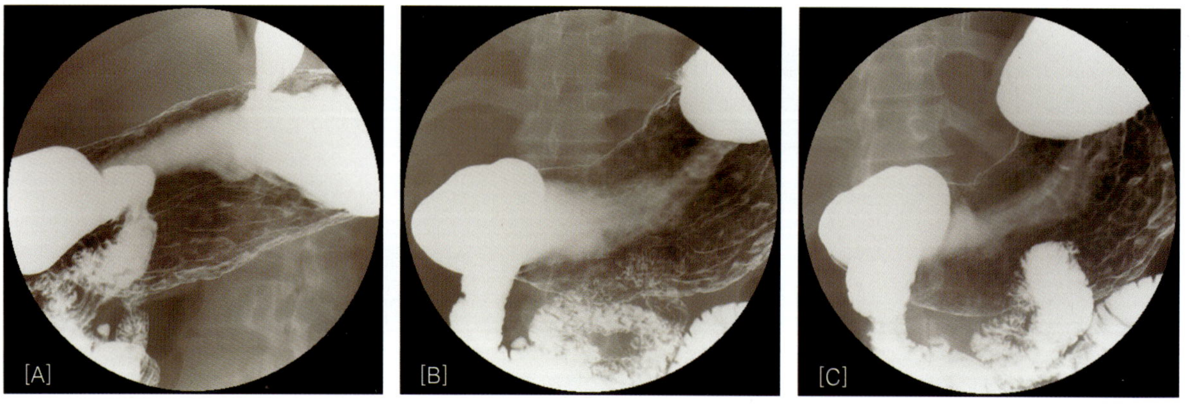

| 그림 3-50 | flow technique 영상

조영제를 흘리면서 관찰한다.

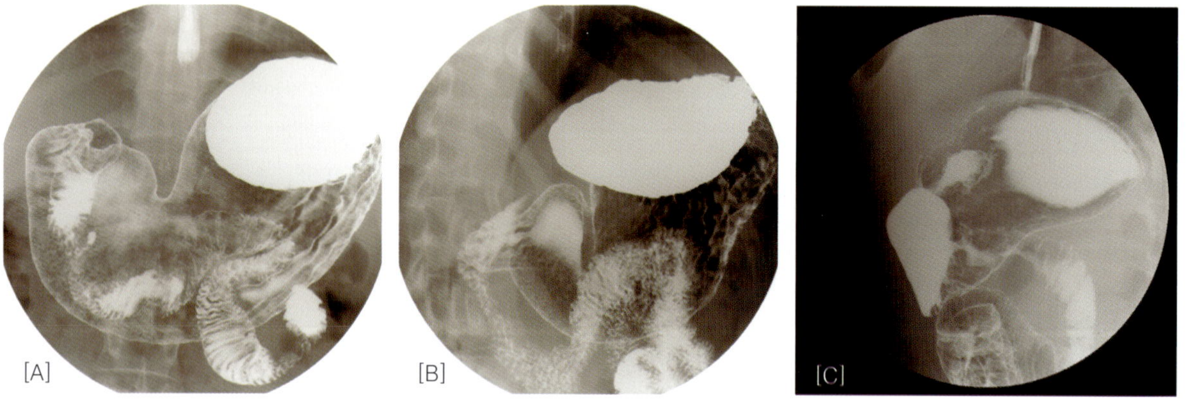

| 그림 3-51 | pool technique 영상

조영제를 채워서 압박하여 관찰한다.

④ RPO자세(Shatzki's position) 촬영(그림 3-52)

환자를 왼쪽 45°을 거상시켜 우후사방향자세(RPO)에서 테이블을 70°로 세운다. 위장의 윗부분이 이중조영상으로 관찰하는 것이 주목적이기 때문에 위체상부자세(high body position)라고도 한다.

식도-위 접합부위 부터 위 몸통위쪽부분의 위바닥 중심으로 관찰한다.

황산바륨은 날문방, 샘창자에 충만되고 위몸통위쪽과 위바닥의 이중조영상을 관찰할 수 있다.

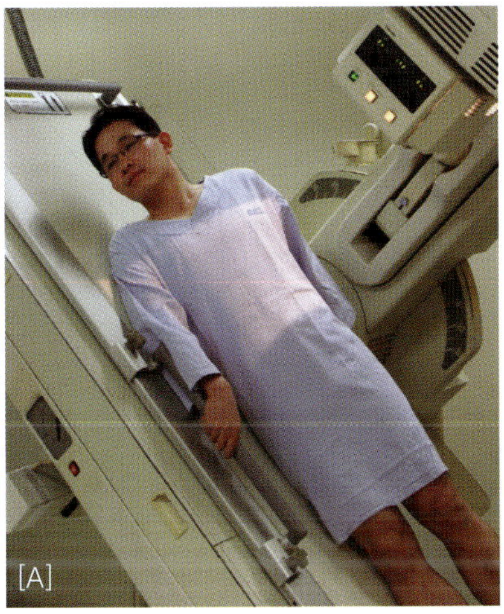

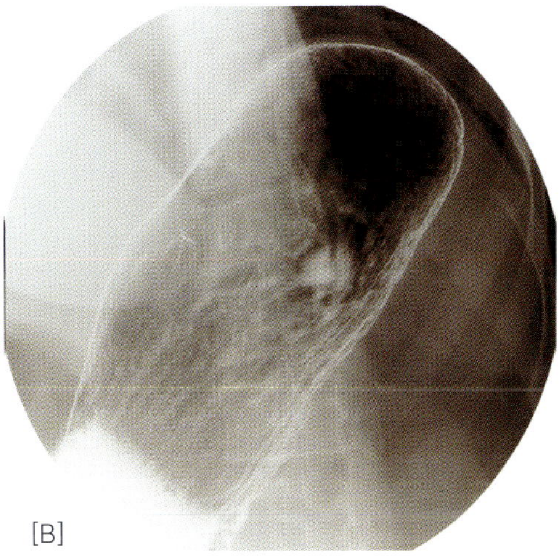

그림 3-52 RPO 자세[A]와 영상[B]

식도-위 접합부와 위바닥의 이중조영상이 관찰된다.

⑤ 압박 검사(compression study)(그림 3-53)

점막주름의 부위의 이상 유무를 관찰할 경우에는 압박대를 조금 더 세게 밀착하여 점막이 잘 나타날 때까지 압박한다. 너무 세게 압박하면 점막주름과 점막의 형태를 관찰할 수 없다. 투시상에서 환자의 자세를 변환시키면서 병변이 의심되는 부위에 조영제를 모이게하여 압박시켜 관찰한다. 압박할 때에는 척주를 지지대로하여 압박대와 마주보게 압박하면 효과적이다. 갈비뼈를 심하게 압박하면 골절이 일어날 수 있기 때문에 주의하여 압박을 한다.

샘창자팽대부, 모패임부 등 병변의 호발부위를 압박대를 이용하여 세밀하게 관찰한다. 미세위암(직경 5mm 미만)을 찾는데 중요한 역할을 하며, 이중조영상에서 어려운 병변 표면의 형태를 잘 알 수 있다. 굴곡된 부위를 압박대로 누르면 위장이 펼쳐지게 되어 날문, 날문방, 모패임부 등의 뒤벽의 정면상으로 관찰할 수 있다.

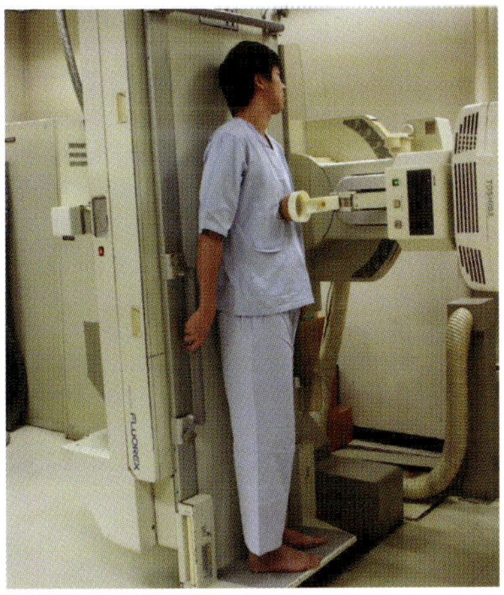

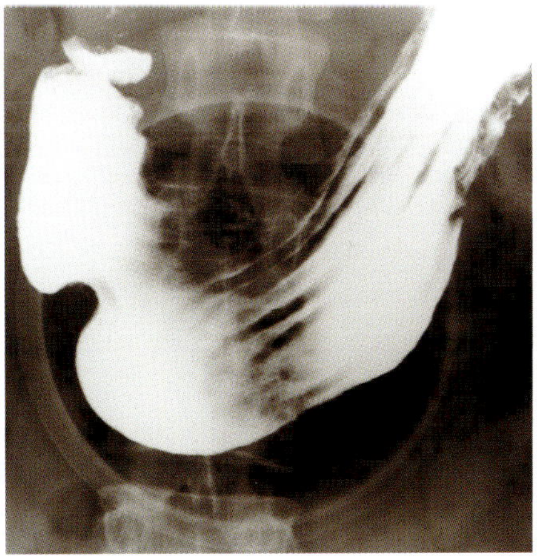

그림 3-53-1 압박법

모패임, 날문방 등 압박하여 함몰부와 융기부의 병변을 관찰한다.

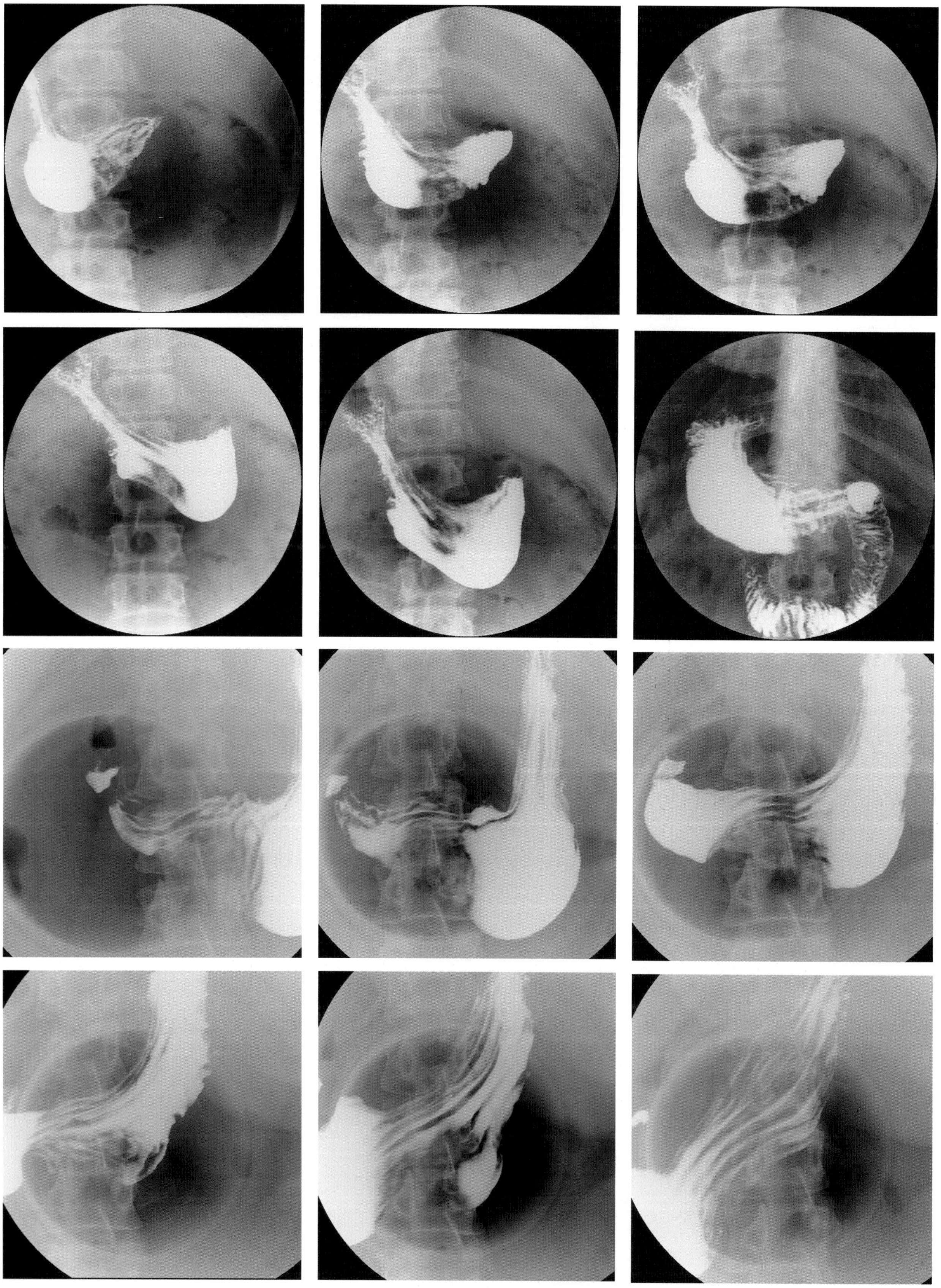

| 그림 3-53-2 | 압박법

압박은 병변의 호발부위에서 바륨의 농도차를 이용하여 압박하는데 압박순서는 샘창자구에서부터 몸통방향으로 압박위치를 조금씩 변화를 주면서 압박하여 관찰한다.

⑥ 선자세(erect position)(그림 3-54)

테이블을 수직으로 세워 모패임이 잘 충만되어 정면으로 보이고("U"자 유지), 될 수 있으면 샘창자가 조영될 때 촬영한다.

위바닥에 반달형태의 공기가 채워지고, 위장의 크기, 형태, 위치 및 주위 장기와의 관계 등을 파악한다.

이중조영된 위바닥의 변형, 큰굽이 및 작은굽이의 변화가 잘 묘출된다.

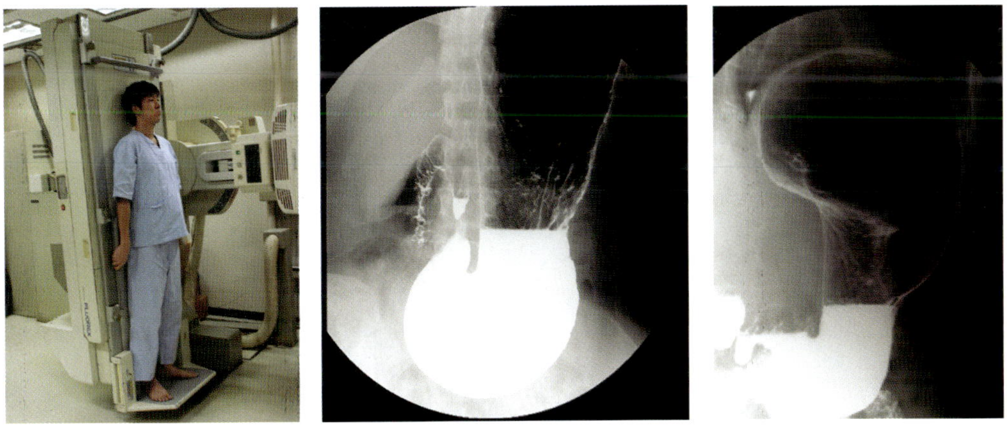

| 그림 3-54 | 선자세와 모패임과 위바닥을 중심이 된 영상

위바닥이 높게 위치하므로 공기가 채워지고 위몸통, 날문방, 샘창자 팽대부에 바륨이 채워진 충만상과 왼.오른쪽과 위바닥 변연부를 관찰할 수 있다.

(8) 특수한 상황에서의 위장관 검사

① Lt, lateral position(cascade stomach;폭포상위)(그림 3-55)

위바닥(stomach fundus)이 굴곡되어 있어 식도에서 들어온 음식물이 잠시 위바닥에 머물고 일정량이 도달 한 다음, 위몸통으로 흘러넘쳐 들어가는 형상으로 이는 위몸통 상부의 위암(cancer), 위궤양(ulcer), 위장 외부로부터의 압박에 의해 모양이 나타나는 경우가 있으므로 검사시 주의가 필요하다.

위바닥이 머리를 숙인 형태의 변형과 위장의 앞, 뒤벽을 관찰할 수 있다.

위액이 많은 환자는 코를 통해 위장으로 튜브를 삽입하여 관장용 주사기(enema syringe)로 제거한 후 검사를 시행한다.

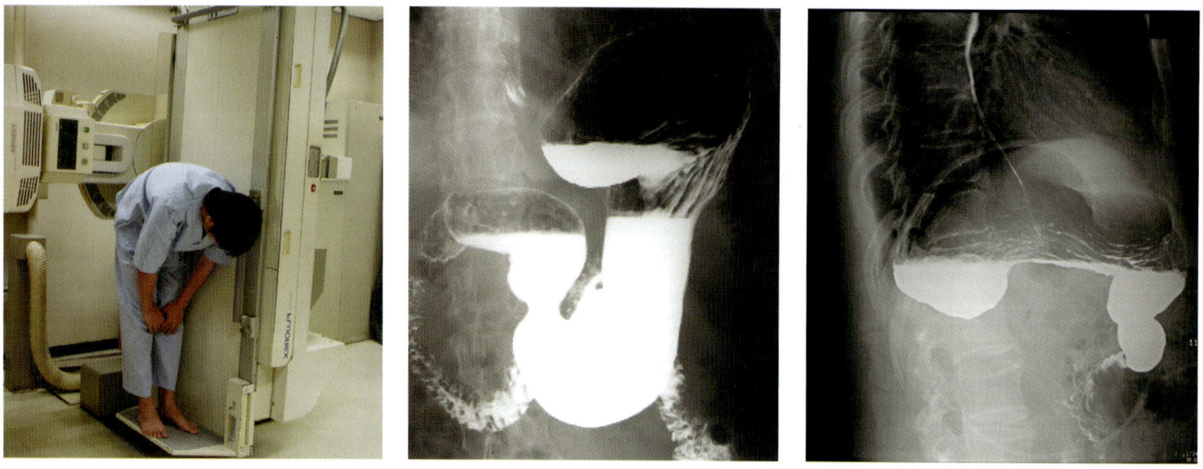

| 그림 3-55 | 폭포상위 환자가 허리를 굽혀 바륨을 이동시키고 있는 모습.

들문부가 낮게 위치하여 위바닥이 고개를 숙인 형태를 하고 있으며, 병변으로써 의의는 없지만 들문부에 경미한 통증을 일으킬 수 있다.

② 위절제 환자의 상부위장관 조영검사(그림 3-56, 57)

전처치는 보통의 상부위장관 조영검사와 같다. 검사 10~15분전에 진경제(Buscopan 등 약제)를 근육주사하고 점액분비억제제(Gasocol 등 약제)를 복용시킨다. 검사직전 조영제와 발포제를 소량의 물과 복용시킨 다음 트림을 하지 않도록 주의시킨다.

진경제는 위수술 등으로 장관의 꿈틀운동(연동운동)을 억제할 필요가 있을 때 근육주사 후 검사를 한다.

바로누운(supine) 상태에서 약 30cc 정도의 황산바륨을 삼키게 하고, 환자의 몸을 돌려 위점막과 문합부위를 도포시켜서 바로누운자세로 촬영 하고 문합부위를 중심으로 투시촬영을 한다.

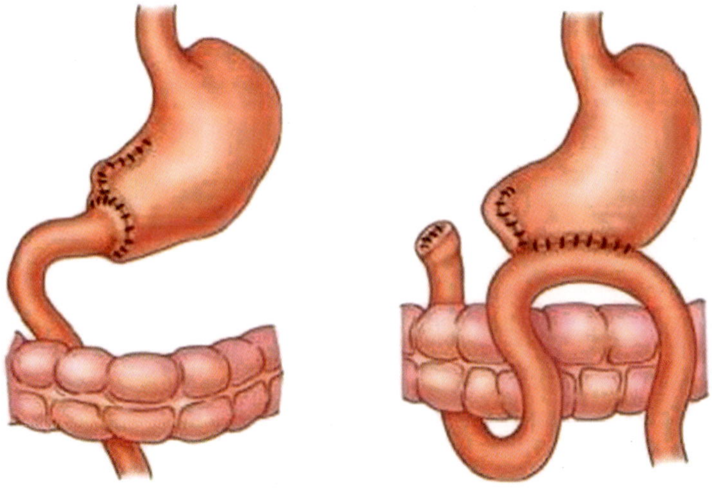

| 그림 3-56 | 위절제 환자의 모식도

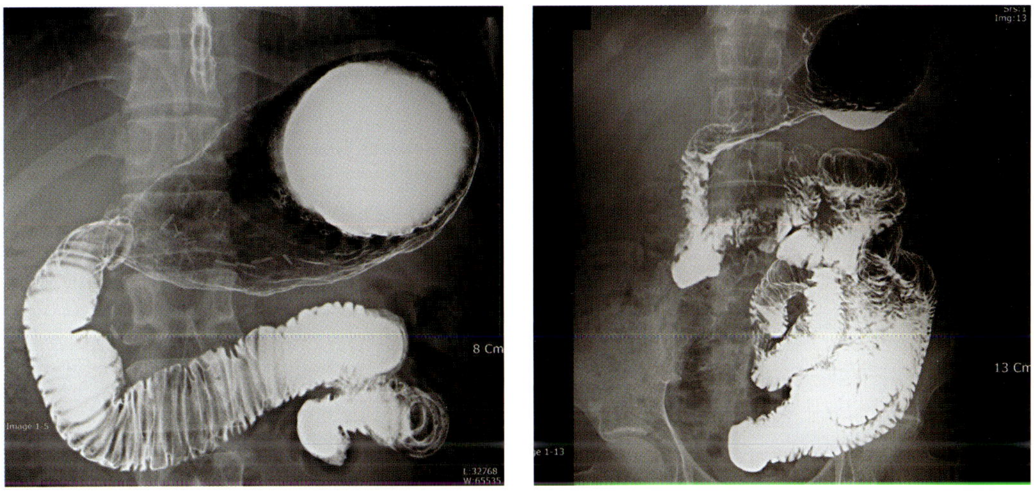

| 그림 3-57 | 수술환자의 상부위장관 조영상

(9) 후처치

① 조영제로 인한 변비가 생길 수 있으므로 물을 많이 마시게 한다.
② 변비가 심한 환자의 경우 하제를 복용하도록 한다.

(10) 인공음영(artifact)

투시조영검사는 황산바륨과 발포제를 이용하여 움직이는 환자를 대상으로 질병을 찾는 과정에서 이루어진다. 이 때 위장의 움직임과 시술자의 미숙련에 의해 영상이 흐려져 불선예도가 발생하는 현상, 발포제 양의 적어 위장이 팽창되지 않아 일부가 겹쳐 궤양처럼 나타나는 현상, 발포제의 불완전한 용해에 의해 많은 기포가 생성된 것처럼 나타나는 현상, 발포제를 투여 후 공기가 생성하는 과정에서 기포가 위장 내벽에 부착되어 나타나는 현상 등의 허상(artifact)이 발생하지 않도록 주의 하여야 한다.

내시경검사와 위장조영검사의 장단점

특 징	위내시경	위장 조영검사
장 점	점막의 색깔을 관찰할 수 있다. 조직검사와 치료시술이 가능하다.	전체적인 형태를 관찰할 수 있다. 주위 장기와의 연관관계를 알 수 있다. 운동성 질환을 관찰할 수 있다.
단 점	전체적인 장기의 상태를 관찰할 수 없다. 삼킴곤란의 진단이 어렵다.	국소적인 미세 병변의 진단이 다소 저하된다.

위장관계 질병에 대한 검사는 검사 대상부위, 환자의 상태, 증상 및 소견을 참고하여 상부위장관 조영검사 또는 내시경 검사를 실시하거나 두 검사를 병행하여 실시한다.
두 검사를 병행하여 시행할 경우 가급적 내시경 검사를 먼저 시행하도록 하고 위장검사를 먼저 시행할 경우 3~4일 정도를 두고 시행하는 것이 바람직하다.

3) 저 긴장성 십이지장 조영검사 (hypotonic Double Contrast duodenography : HDCD)

(1) 샘창자 해부학(그림 3-58)

① 해부학적 특징

샘창자(duodenum)란 위의 날문에서 작은창자가 시작되는 부분으로 복벽의 뒤쪽에서 뒤복막에 붙어 있으며 그 길이는 손가락마디 12개 길이로 약 25cm이다.

샘창자는 위부분(superior portion), 내림부분(descending portion), 수평부분(transverse portion), 오름부분(ascending portion)으로 구분한다.

날문에서 바로 이어지는 샘창자 위부분는 궤양이 잘 발생되는 부분이고 샘창자 내림부분은 이자관과 쓸개관이 개구하고 질병이 호발하는 부위이다.

② 생리적 특징

간과 이자에서 나온 효소를 받아들여 위에서 넘어온 음식물을 체내로 흡수하기에 가장 적합한 상태로 만들고 소화시키는데, 빠른 시간 내에 많은 물질들을 처리하며 일부 단순 물질들만 흡수하고 나머지는 빈창자로 넘겨준다.

(2) 샘창자의 임상증례

① 샘창자염(duodenitis)

샘창자염에도 위염과 마찬가지로 발적성 샘창자염, 미란성 샘창자염이 있다.

또한 샘창자점막이 위점막으로 변화하는 위 상피화생 병변도 있는데 이 병변에 헬리코박터 파이로리(Helicobacter pylori)균이 기생하게 되면 이 곳에서부터 샘창자 궤양(duodenal ulcer)이 발생된다고 믿어지고 있다.

근본적으로 샘창자염은 위염과 비슷한 병변으로 간주되지만 샘창자염이 증상을 초래하는지 불분명하다.

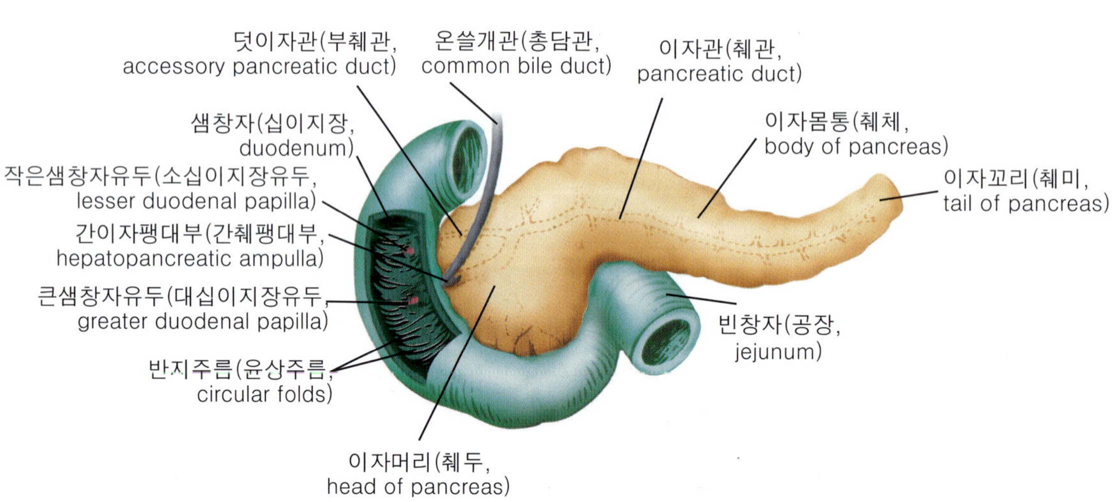

| 그림 3-58 | 샘창자의 해부학적 구조

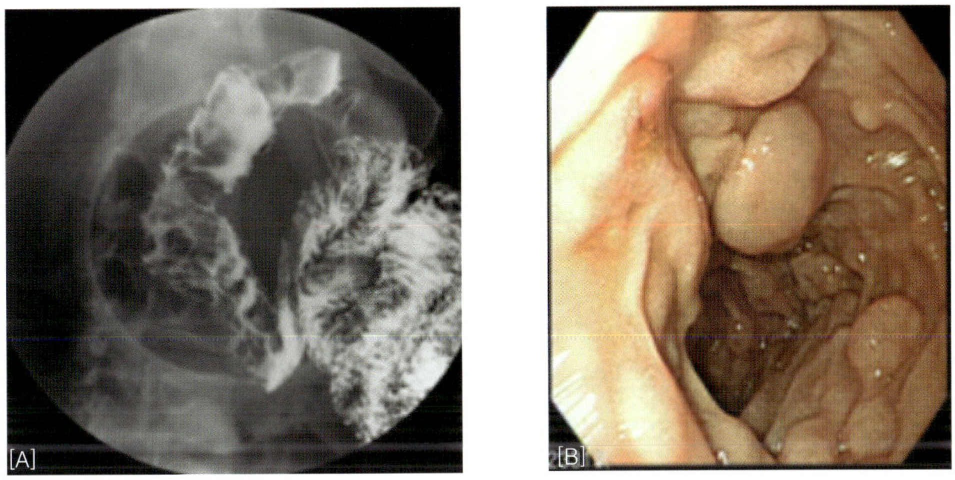

| 그림 3-59 | 샘창자팽대부에 다발성 용종병변이 있는 영상[A]과 내시경 영상[B]

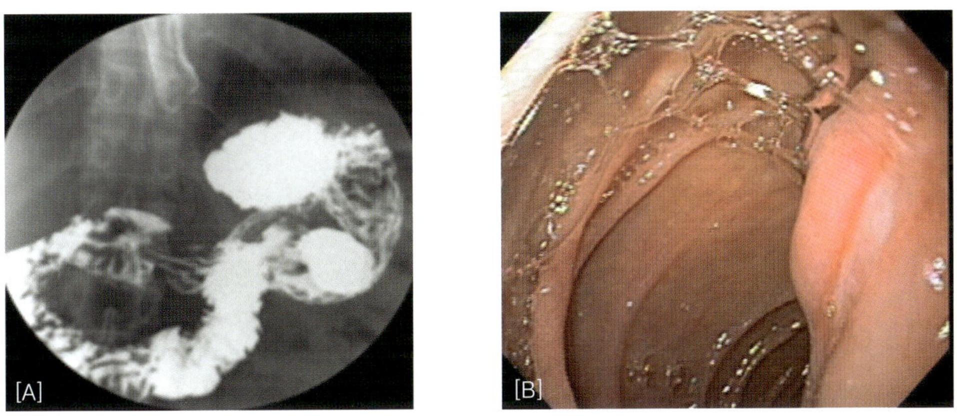

| 그림 3-60 | 샘창자팽대부에 궤양병변이 있는 영상[A]과 내시경 영상[B]

심한 미란성 병변은 샘창자궤양과 비슷한 증상을 일으키며 위산분비의 과다와 관계가 있다.

특히 헬리코박터 균을 제균한 후에 일시적으로 미란성 샘창자염이 생겼다가 없어지기도 하는데 이때는 샘창자궤양과 유사한 증상을 일으킨다.

② 샘창자 궤양(duodenal ulcer)(그림 3-60)

샘창자의 점막이 헐어 궤양을 일으키는 것을 말한다.

호발부위는 위의 출구인 날문에서 샘창자로 이행하는 샘창자팽대부이다.

위궤양(gastric ulcer)과 함께 소화성 궤양이라고 하며, 위궤양의 경우보다 젊은 사람에게 발생하는데 20대에서 흔히 볼 수 있고 특히 남자에게 많다.

③ 샘창자 협착(duodenal stricture)

소아인 경우에는 샘창자 협착은 샘창자 유두 바로 아래부분에서 가장 많이 발생하며, 증상으로는 쓸개즙이 섞인 구토를 한다.

성인의 경우에는 궤양 또는 종양에 의하여 샘창자가 좁아지는 경우가 대부분이다.

(3) 검사목적

① 샘창자 질환과 이자 등이 샘창자의 점막에 미치는 영향
② 이자머리부위(췌두부, pancreatic head)의 암에 의한 협착 형성
③ 샘창자 폐색이나 내강 협착 및 형태
④ 샘창자질환으로 염증, 궤양, 암 등

(4) 조영제(그림 3-61)

① 십이지장조영검사는 위장조영검사의 연속으로 조영제의 사용방법과 전처치는 위장조영검사에 준하여 사용한다.
② 진경제(Buscopan) : 검사 15분전에 진경제를 근육주사하여 위장관의 꿈틀운동을 억제한다.
점액분비억제제(Gasocol) : 검사 15분전 경구 투여하여 점막의 기포제거, 점액분비를 억제한다.

(5) 전처치

위장조영검사에 준한다.

(6) 검사방법

① 검사 15분전 진경제(Buscopan)를 근육 주사 및 점액분비 억제제를 경구투여 한다.
② 황산 바륨과 발포제를 경구로 투여한다.
③ 엎드린 자세에서 우전사방향(RAO)으로 변화시켜 황산바륨을 샘창자로 이동시킨다.
④ 엎드린 자세에서 좌전사방향(LAO)으로 변화시켜 공기를 샘창자로 이동시켜 이중조영을 한다.

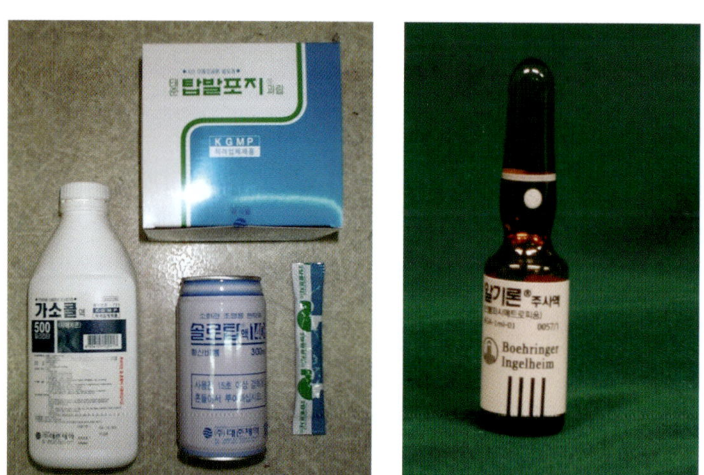

| 그림 3-61 | 바륨조영제와 진경제(Buscopan)

⑤ 환자의 위치를 변형 시키면서 샘창자를 관찰하고 Spot 촬영한다.
- 바로누운 자세(supine) : 전체 샘창자를 관찰
- 우전사위(RAO) : 바륨이 충만되어 샘창자 관찰
- 좌전사위(LAO) : 샘창자의 이중조영상 관찰
- 압박상 : 샘창자 점막 관찰

(7) 후처치

① 바륨조영제로 인한 변비가 생길 수 있으므로 물을 많이 마시게 한다.
② 변비가 심한 환자일 경우 하제를 복용하도록 한다.

(8) 영상평가

① 날문부와 샘창자팽대(duodenal bulb)가 겹쳐지지 않고 반측면으로 사진의 중심에 잘 나타나야 한다.
② 샘창자 음영이 중심에 잘 나타나야 한다.
③ 샘창자팽대가 이중조영된 상태에서 실시되어야 한다.
④ 엑스선 촬영조건이 적절해야 한다.

■ 저 긴장성 십이지장조영검사 예약 및 유의사항 ■

1. 준비사항

1) 저 긴장성 십이지장조영검사 전날의 저녁식사는 가볍게 드십시오(죽이나 미음을 드십시오).
(고기, 김치, 나물 종류의 반찬은 피해 주시기 바랍니다.)
2) 저녁 식사 후부터 다음날 아침 저 긴장성 십이지장조영검사가 끝날 때까지는 일체의 음료수나 물, 음식물을 드시면 안 되고 담배도 금하셔야 합니다.
3) 저 긴장성 십이지장조영검사가 완전히 끝나려면 검사 시작부터 약 20분 정도의 시간이 소요되며 검사소견은 검사가 끝난 후 예약날짜에 진찰받으신 진료과에서 보시면 됩니다.
4) 진경제(buscopan)를 주사하오니 알레르기나 부작용이 있으시면 검사 전에 말씀하여 주십시오.

2. 유의사항

1) 저 긴장성 십이지장조영검사는 위장이 깨끗이 비워진 상태에서 검사약을 드신 후 샘창자의 모습을 촬영하는 것 입니다.
2) 약은 입으로 투입하며 불쾌감은 있으나 부작용은 없습니다.
3) 검사가 완전히 끝난뒤 약 하루정도는 이 약의 유연한 배설을 위해 음료를 많이 드시기 바랍니다.

* 검사 주의사항을 반드시 읽어보시고 약속드린 시간에 이 용지를 지참하시고 접수로 오십시오.

예약자명 : 서명 :

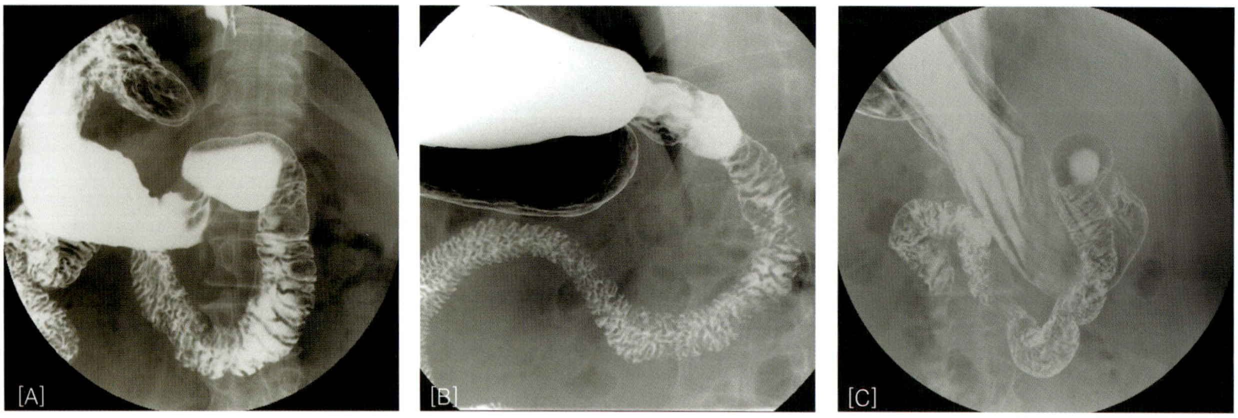

| 그림 3-62 | 저긴장성 십이지장 조영상(AP[A], RAO[B], compression[C])

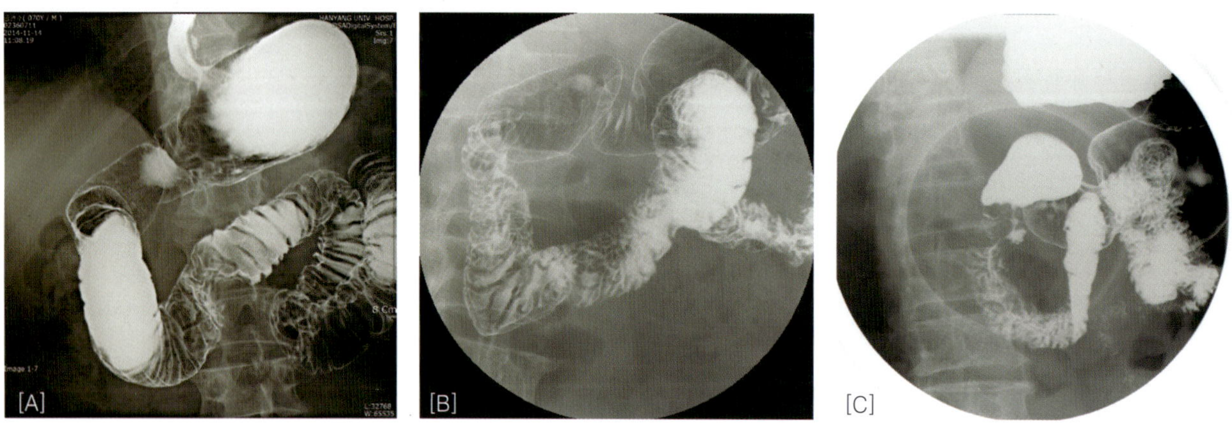

| 그림 3-63 | 저긴장성 십이지장 조영상(AP[A], LPO[B], compression[C])

저 긴장성 십이지장조영검사(hypotonic double contrast duodenography)의 진단적 가치

1 여기서 이중조영법을 사용하는 이유는 췌장머리(pancreas head)나 유두(duodenal papilla)의 병변진단에 효과가 있기 때문이다.

2) 저 긴장성 십이지장 조영촬영법의 이용도가 진단적 가치면에서 점점 감소되고 있다.

3) 샘창자 안에 병소가 의심나는 경우 U.G.I 촬영으로 진단이 되고 이자에 병소가 있는 경우는 CT촬영이니 생검으로 진단을 할 수 있다.

03 하부소화계통(lower gastrointestinal series)

1) 소장 조영검사(small bowel series)

(1) 작은창자 해부학(그림 3-64)

① 해부학적 특징

작은창자(small intestine)는 위의 날문부에서 시작하여 돌막창자판막(ileocecal valve)까지 오른 아래배의 막창자(맹장)에 이르는 원주상의 긴 기관으로 길이는 약 7미터이고, 지름은 빈창자 1.8~2.5cm, 돌창자 1.7~2.4cm 정도이다.

위액에 의해 죽처럼 된 음식물은 작은창자를 통과하는 사이에 작은창자벽에서 분비되는 장액, 간에서 만들어지는 쓸개즙(bile), 이자(pancreas)에서 나오는 이자액 등과 혼합된다.

작은창자는 소화운동을 하면서 영양분을 소화, 흡수하는 중요한 부분이다.

작은창자는 위에서부터 샘창자(duodenum), 빈창자(jejunum), 돌창자(ileum)의 세 부분으로 구분한다.

② 생리학적 특징

ㄱ. 작은창자의 기계적 소화운동

작은창자의 기계적 소화는 꿈틀운동, 분절운동 및 흔들(진자)운동에 의해서 이루어진다.

꿈틀운동은 돌림근(윤상근)과 세로근(종주근)의 작용에 의해 일어나는 것으로, 샘창자의 상부에서부터 수축이 차례로 발생하여 내용물을 큰창자 쪽으로 이동시키는 운동이다.

꿈틀운동은 1분 동안에 느릴 때는 몇 센티미터, 빠를 때는 작은창자 전체에 미친다.

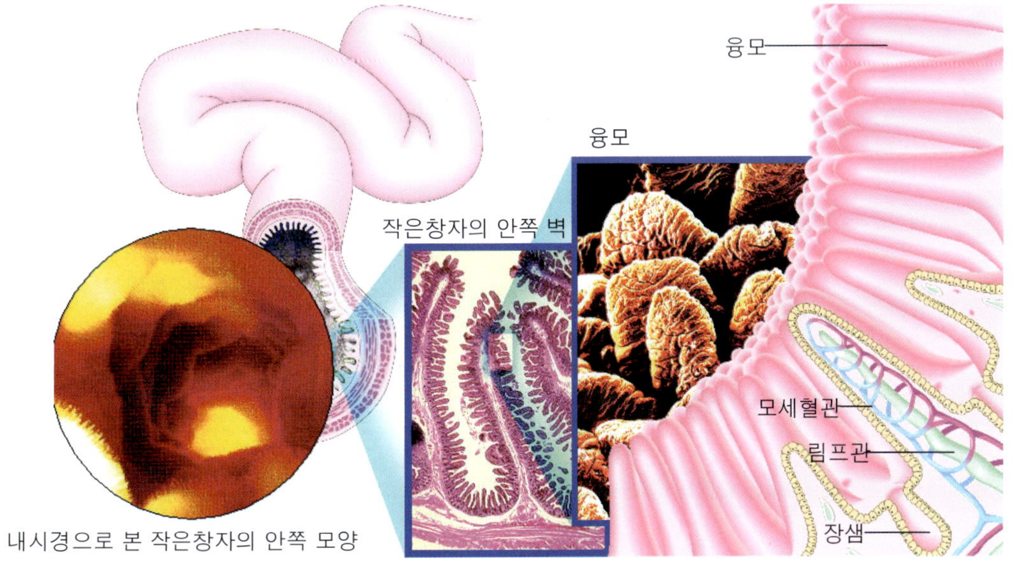

| 그림 3-64 | 작은창자의 점막주름

분절운동은 주로 돌림근의 작용에 의해 일어나는 것으로, 우선 장에 일정한 간격을 두고 고리형 수축이 발생하여 장관이 많은 분절로 나누어지게 된다.

작은창자의 운동과 관련된 신경은 창자벽에 있는 자율신경인 교감신경(억제) 및 미주신경(촉진)이다.

ㄴ. 작은창자의 화학적 소화

작은창자의 화학적 소화는 쓸개즙, 이자액 및 장분비액에 의해 이루어지는데, 이자액의 소화력이 가장 강하다.

쓸개즙은 간장에서 분비되는 황색 또는 녹색의 투명한 알칼리성 액체로, 쓴맛을 가지고 있다.

쓸개즙에는 소화 효소가 없으나 지질의 소화에 없어서는 안 될 쓸개즙색소, 쓸개즙산염, 콜레스테롤 등이 들어 있다.

(2) 작은창자의 임상증례

① 크론병(Crohn's disease)

소화계통의 전층을 침범하는 만성 재발성 염증성 질환이다. 예전에는 이 질환이 말단 돌창자만 침범한다고 보았으나 최근에는 입에서 항문까지 모든 소화기관을 침범하는 것으로 보고 있다.

병이 진행되면 염증이 장벽의 전층을 침범하고, 주위 림프절은 물론 창자간막까지 침범하기도 한다.

병이 진행되면 점막은 결절화되고 궤양의 형태와 같이 자갈모양으로 보이며, 장의 점막은 비후된다. 샛길(누공), 틈새(열구), 농양이 형성되기도 한다.

내시경 영상에서는 조약돌 모양의 선형 궤양이 관찰된다(그림 3-65).

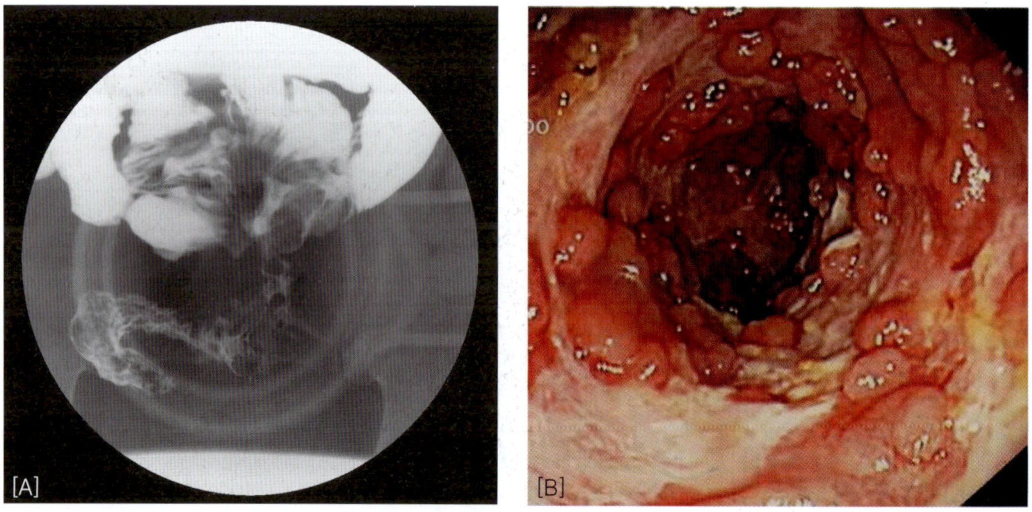

| 그림 3-65 | 작은창자 조영상[A]에 선형의 궤양이 형성되어 점막주름이 소실되고 집중되어 있는 것을 내시경으로 관찰한 영상[B]이다.

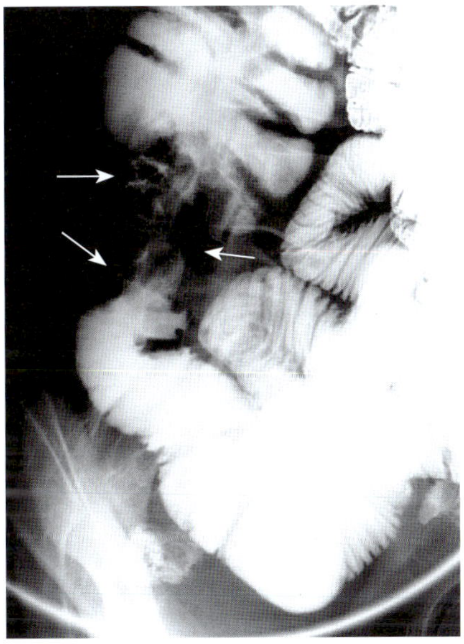

| 그림 3-66 | 화살표 부분에 작은창자의 협착을 관찰할 수 있고 압박 촬영도 병행 촬영한다.

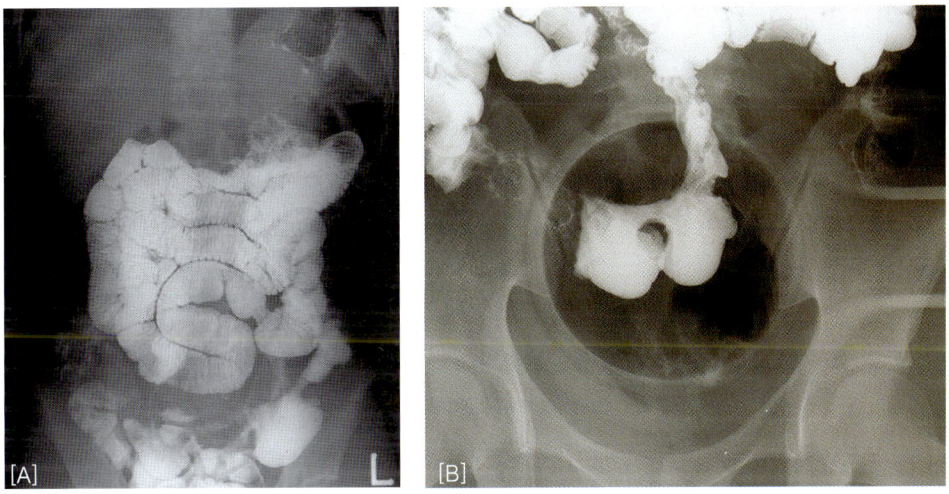

| 그림 3-67 | 돌창자(ileum) 위에 폐색이 관찰[A]되며 오른쪽은 spot 영상[B]이다.

② 작은창자관의 협착(small bowel stricture)(그림 3-66)

반복되는 염증성 질환에 의해 작은창자벽의 섬유화가 진행되어 작은창자가 좁아지는 형태(그림 3-66 화살표)로 협착이 계속 진행되면 폐색된다.

③ 작은창자 폐색(small bowel obstruction)(그림 3-67)

작은창자가 후천적으로 막히는 것을 말한다. 염증성질환이 지속적으로 진행되어 큰창자벽의 섬유화가 심해지고 작은창자가 좁아져 협착을 초래하며 이것이 지속되면 폐색된다.

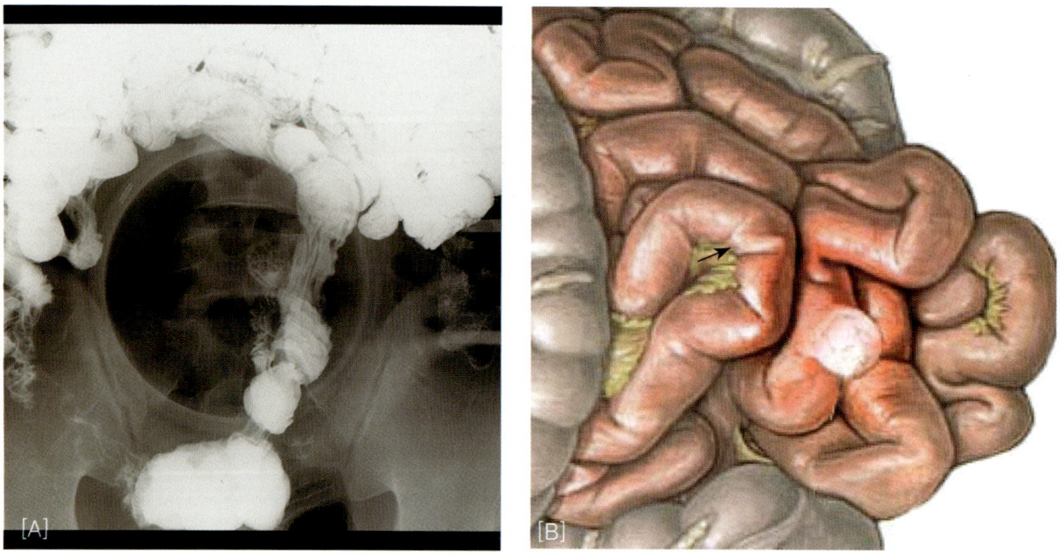

| 그림 3-68 | 작은창자에 발병한 멕켈곁주머니(화살표)의 영상[A]과 모식도[B]

④ 멕켈곁주머니(Meckel's diverticulum)(그림 3-68, 69)

멕켈곁주머니(게실)은 태생기 때 배꼽창자간막관(omphalomesenteric duct)이 폐색되지 않아 발생하는 위장관계의 가장 흔한 기형 중의 하나이다. 돌창자에 생기며 장간막부착부의 반대쪽에 생긴다.

전체 인구의 약 1~2%에서 발견되지만 대부분 증상이 발현되지 않는다.

성인의 경우에는 Meckel's 곁주머니에 의한 가장 흔한 합병증은 창자겹침(장중첩), 창자꼬임(장염전) 또는 유착에 의한 창자폐색이다.

(3) 검사방법

작은창자의 조영검사는 경구법과 튜브법으로 구분한다.

경구법으로는 단순경구법, 위장조영검사 후 소장조영검사법, 변형된 경구소장조영법, Magic tilt method 등이 있으며, 튜브법으로는 고위관장법과 경튜브법으로 구분한다.

이 검사법은 검사목적에 따라 단독으로 시행하거나 병행하여 검사를 하고 있다.

(4) 전처치

위장조영검사에 준하여 작은창자를 깨끗이 비우도록 하기위해 12시간 이상 금식(NPO ; nothing per oral)을 한다. 작은창자에 음식 찌꺼기가 남아 있으면 바륨의 도포가 어려울 뿐만 아니라 병변을 감별하는데 어려움이 있다. 필요 시에는 설사제를 투여한다. 검사 전 배정면을 scout촬영하여 금식여부와 가스음영 및 촬영조건 등을 파악한다.

큰창자검사와 중복될 때에는 먼저 큰창자검사를 하고 2~3일 후에 작은창자검사를 한다.

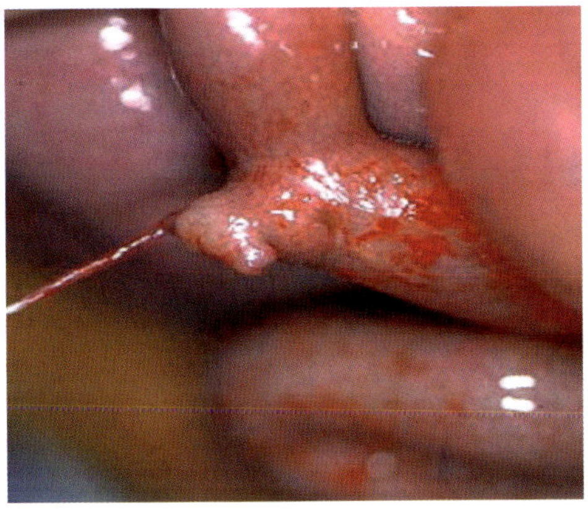

| 그림 3-69 | 수술 중의 멕켈곁주머니의 모습

Ⅲ

■ 소장검사 예약 및 유의사항 ■

1. 준비사항

1) 작은창자검사 전날의 저녁식사는 가볍게 드십시오(죽이나 미음을 드십시오.)
2) 저녁 식사 후부터 다음날 아침 작은창자검사가 끝날 때까지는 일체의 음료수나 물, 음식물을 드시면 안 되고 담배도 금하셔야 합니다.
3) 작은창자검사가 완전히 끝나려면 검사 시작부터 약 90분-180분 정도의 시간이 소요되며 검사소견은 검사가 끝난 후 예약날짜에 진찰받으신 진료과에서 보시면 됩니다.
4) 만 2세 미만의 소아인 경우 댁에서 우유병을 사용하시면 검사 시 필요하오니 검사 당일 빈 우유병을 준비해 오시기 바랍니다.

2. 유의사항

1) 작은창자검사는 작은창자가 깨끗이 비워진 상태에서 검사약을 드신 후 작은창자의 모습을 촬영하는 것입니다.
2) 약은 입으로 투입하며 불쾌감은 있으나 부작용은 없습니다.
3) 검사가 완전히 끝난 후 약 하루 정도는 이 약의 유연한 배설을 위해 음료를 많이 드시기 바랍니다.

* 검사 주의사항을 반드시 읽어보시고 약속드린 시간에 이 용지를 지참하시고 접수로 오십시오.

예약자명 : 서명 :

(5) 검사방법(촬영법)의 종류

① 경구법(oral method)(그림 3-70)

· 작은창자의 기능적 변화, 운동력, 통과시간, 위치이상 등의 목적이며, 미세병변 관찰하는 데는 한계가 있으나, 임상에서 가장 많이 사용하는 검사법이다.

일반적으로 질병에 따라 갑상선 기능항진, 뇌하수체종양, 작은창자의 염증 및 종양은 조영제의 통과시간을 촉진시키며 갑상선 기능저하, 마비성 장폐색(ileus), 폐쇄성 황달 등은 조영제 통과시간을 지연시킨다.

검사 전 금식여부를 확인한 후 배 정면을 scout촬영하여 검사시행 결정과 배의 가스, 석회화 음영, 종괴의 유무 및 촬영조건 등을 확인한다.

검사 전에 환자에게 검사과정을 설명한 후, 황산바륨 수용액 40~70%w/v, 300mL를 입으로 투여한다.

바륨을 복용한 후 20, 40, 60, 90, 120, 180분 단위로 환자는 엎드린자세에서 촬영을 시행하며 바륨이 돌막창자판막(ileocecal valve)에 도달할 때까지 촬영을 한다.

만약 위장에 바륨이 없으면 추가로 100~150mL 바륨을 투여하여 작은창자가 하나의 기둥(column)으로 형성되도록 해야 분절상태나 응집현상을 방지할 수 있다.

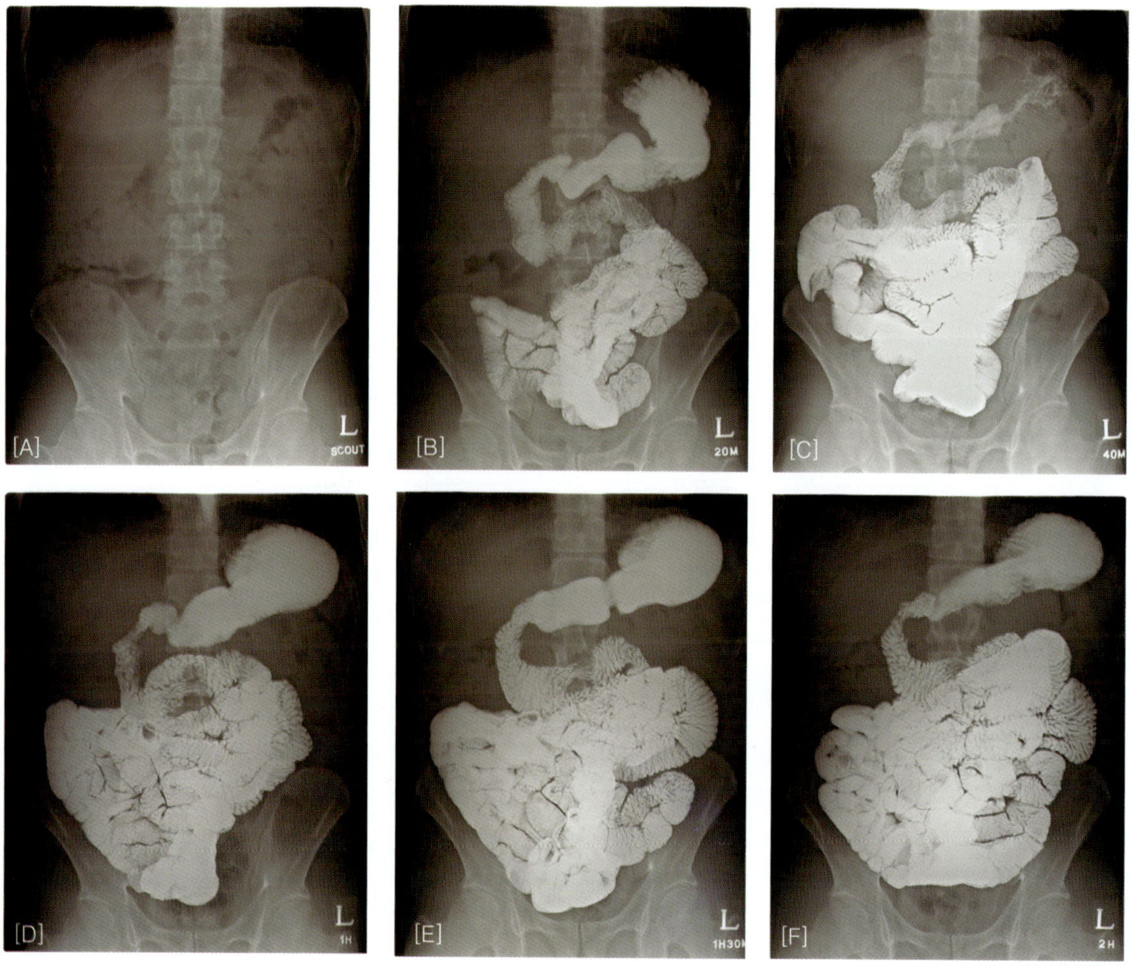

| 그림 3-70 | Scout 영상[A], 경구법 20[B], 40[C], 60[D], 90[E], 120[F]분 영상

경구법의 검사방법은 다음과 같다.

- 환자에게 검사방법에 대해 자세히 설명을 한다.
- 검사 전 금식여부를 확인한 후 배 정면 scout촬영을 한다.
- 전처치의 여부와 배의 가스, 석회화된 음영 및 종괴의 유무를 확인한다
- 황산바륨 40~70%w/v, 300mL를 입으로 투여한다.
- 바륨을 복용한 후 30분까지 위(stomach)를 포함하여 위쪽 작은창자 중심으로 촬영한다.
- 돌막창자판막에 바륨의 도달할 때까지 60, 90, 120, 180분 촬영을 한다.
- 180분 촬영의 돌막창자판막에 바륨의 도달하지 않으면 담당의사와 상의를 하여 추후 검사시간을 결정한다.
- 전체적인 작은창자를 압박하면서 장관을 분리하여 투시 중 촬영을 시행한다.
- 황산바륨 수용액이 돌막창자판막(ileocecal valve)까지 조영되면 검사를 종료한다(그림 3-71).

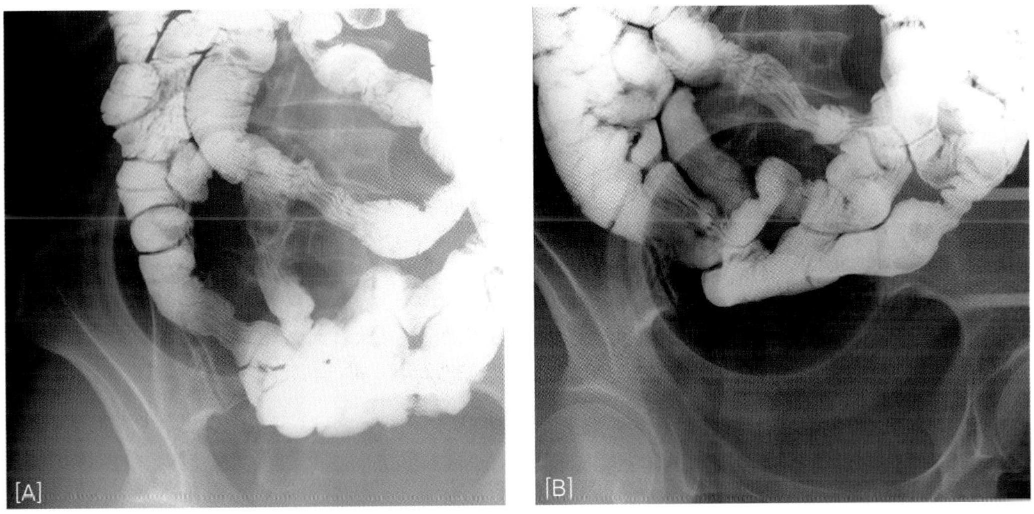

| 그림 3-71 | 경구법에서 돌막창자의 압박영상.

② 변형된 경구소장조영법(그림 3-72)

검사과정은 단순경구법과 같으나 황산바륨과 꿈틀운동 촉진제인 카르복시메틸 셀룰로오즈(CMC용액 ; carboxymethylcellulose solution)를 함께 사용하는 방법과 바륨 복용 후 추가적으로 CMC용액을 따로 입으로 투여하여 검사하는 방법이다.

황산바륨 현탁액의 점도조절과 작은창자의 꿈틀운동을 촉진시켜 바륨통과시간을 단축시키고 영상의 질을 향상시킬 수 있다.

검사방법은 다음과 같다.

- 환자에게 검사방법에 대해 자세히 설명을 한다.
- 검사 전 금식여부를 확인한 후 배 정면 scout촬영을 한다.
- 황산바륨 40~70%w/v, 300mL + CMC용액을 입으로 투여한다.
- 5, 20, 40, 60, 90, 120분 촬영(조영제가 돌막창자판막에 도달 할 때 까지)
- 180분 이상 소요 될 경우 담당의사와 상의하여 지연촬영을 한다.
- 황산바륨이 돌막창자판막을 지나 오름잘록창자가 관찰되면 투시 하에 압박촬영을 한다.

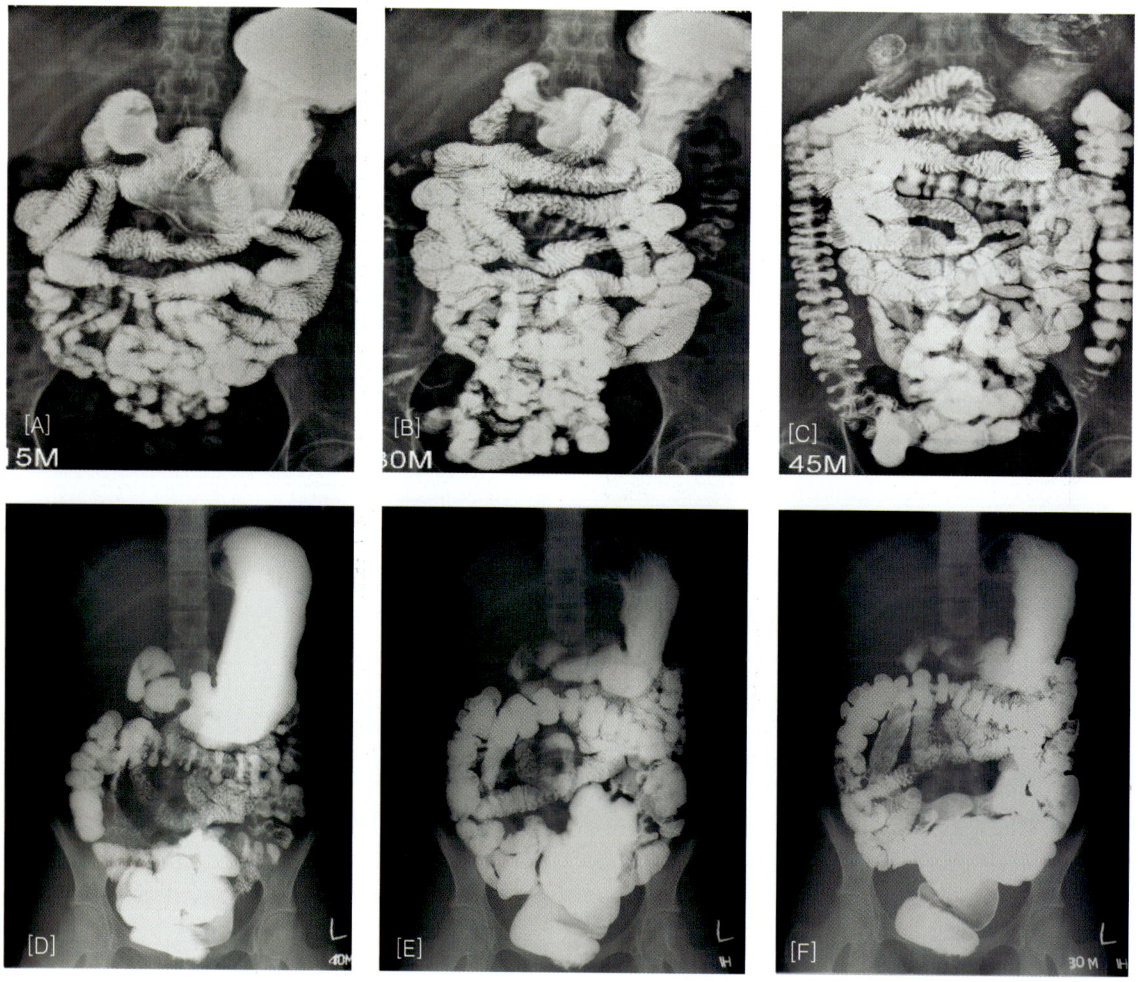

| 그림 3-72 | 변형된 경구소장조영법 영상

③ Magic tilt method(그림 3-73)

경구법에서 추가적으로 시행할 수 있는 검사로서 발포제 6~8g를 경구투여한 후 공기가 작은창자로 쉽게 이동할 수 있도록 좌측 측면자세로 눕게 한다.

공기가 작은창자로 통과되면 엎드린자세에서 투시촬영을 한다. 이 검사 방법은 골반강(pelvic cavity) 내에 조영제의 집적으로 관찰하기 어려운 작은창자를 이중조영으로 관찰이 가능하다.

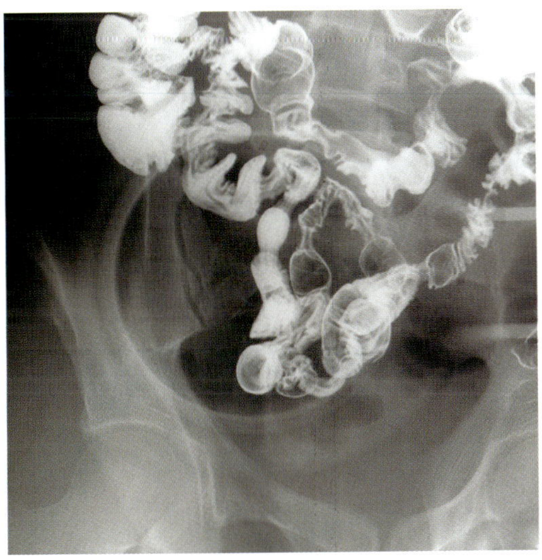

Magic tilt method 영상

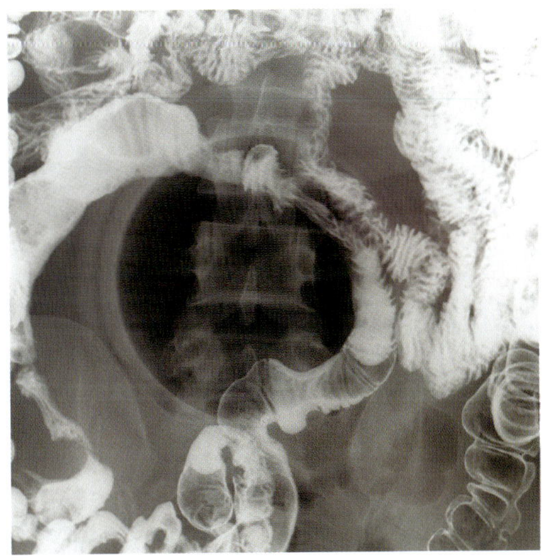

Magic tilt method 영상

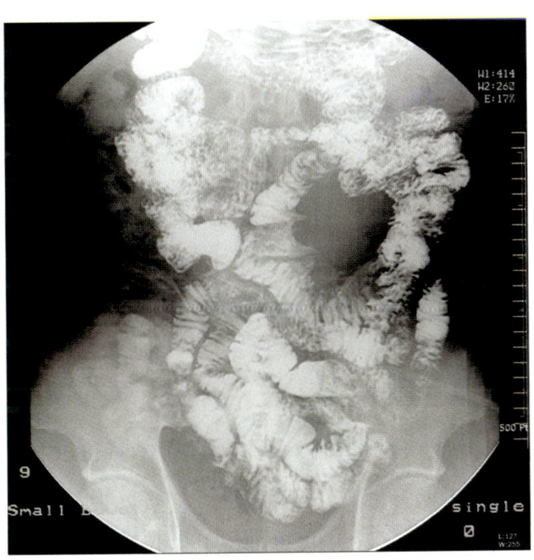

발포제 투여 전 영상

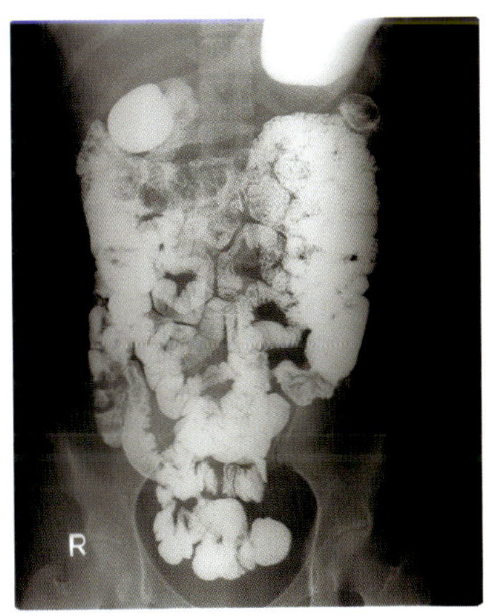

발포제투여 후 영상

| 그림 3-73 | Magic tilt method 영상, 발포제 투여전과 후 영상

④ 위장조영검사 후 소장이중조영검사법

· 위장조영검사(UGI) 후 150~200mL의 황산바륨을 추가로 입으로 투여한다. 황산바륨이 신속히 도달 되도록 RAO자세 또는 우측 측면자세(Rt, lateral position)로 30분 동안 위치시킨다.

· 이 자세는 꿈틀운동을 촉진시켜 작은창자로 바륨의 통과시간을 빠르게 한다.
필요 시에는 코로 튜브를 삽입하여 작은창자에 공기를 주입하고 이중조영검사를 시행한다.

⑤ 고위관장법(enteroclysis)(그림 3-76)

검사목적

작은창자의 국소병변, 유착 등에 의한 부분적 장폐색, 점막내 염증이나 종양 및 Crohn's disease가 의심되고 영양흡수 부족으로 운동장애가 있는 환자에서 효과적이다.

형태학적인 비정상의 병변부위와 경구법에서 바륨이 중복되어 관찰할 수 없는 중.하부 작은창자의 함요성병변 및 미세병변 등을 관찰한다.

환자의 피폭과 고통이 증가하고 기능관찰을 할 수 없으며 검사가 복잡한 단점이 있다. 또 천공이나 심한 작은창자 협착 환자는 검사할 수 없다.

전처치

12시간 이상 금식한다.

조영제 및 기구

황산바륨 40~70%w/v, 300~500mL,

CMC용액 10g + 물2000mL = 0.5% CMC 용액

Sellink tube를 샘창자빈창자굽이까지 공정용 풍선을 부풀려 고정한다.

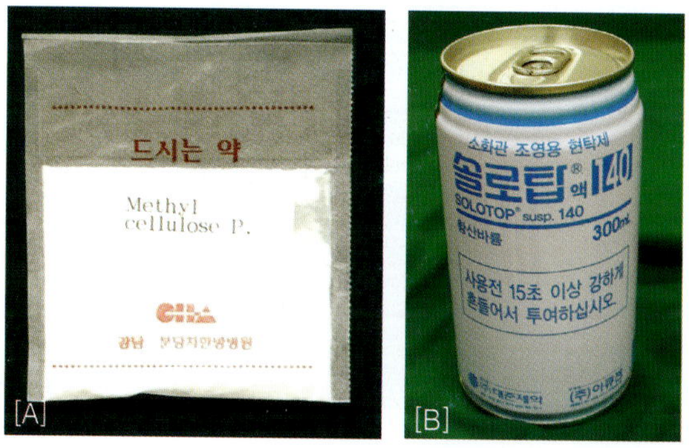

| 그림 3-74 | Methyl celluloes(하제) 용액[A]과 황산바륨[B]

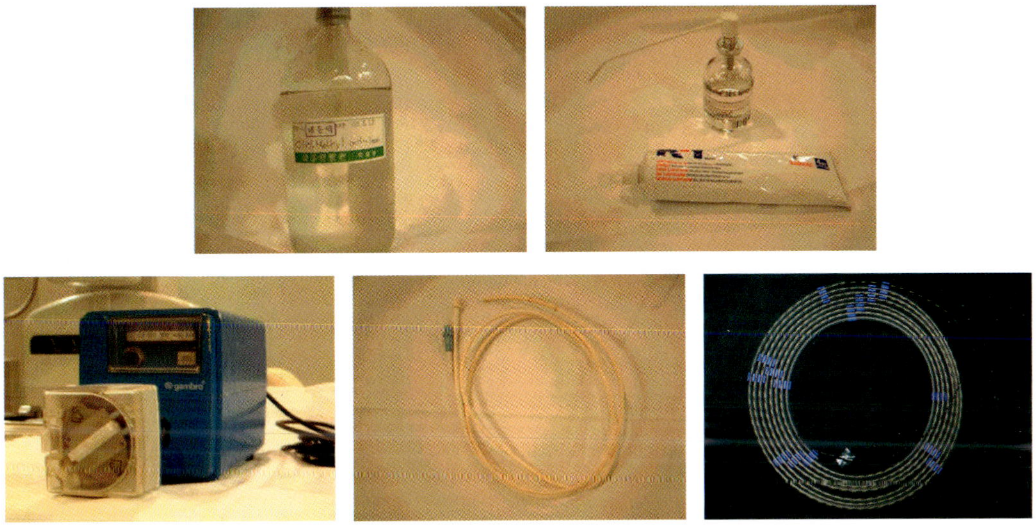

| 그림 3-75 | 고위관장법의 기재 및 약재

검사방법

- 환자는 12시간 이상 금식한다.
- 배정면 scout촬영 후 인·후두부에 분무 마취를 한다.
- Sellink tube를 코 또는 입을 통해 샘창자 빈창자굽이까지 삽입한다. 이때 환자의 자세는 우측 측면자세(Rt, lateral position)를 유지한다.
- Sellink tube가 원활하지 않을 때에는 guide wire(안내철심)을 이용한다.
- Sellink tube 말단부를 풍선을 부풀려 튜브 끝이 움직이지 않도록 고정한다.
  튜브를 고정하는 이유는 황산바륨과 장운동 촉진제가 작은창자에서 샘창자로 역류방지를 할 수 있다.
- 100cm 높이에서 황산바륨과 CMC용액을 서서히 자연낙하 방식으로 주입한다.
  (이때 CMC용액이 100mL/min 주입속도로 하고 바륨을 앞지르지 않게 주의한다)
- 환자의 자세를 변경시키면서 관찰하고 변병 의심부위를 투시 중 촬영한다.
- 바륨의 돌막창자판막(ileocecal valve)를 통과하는 것을 확인한 후 필요한 부위를 투시 중 촬영한다.
- 작은창자의 전체가 나오게 바로누운자세, 엎드린 자세 등을 촬영한다.

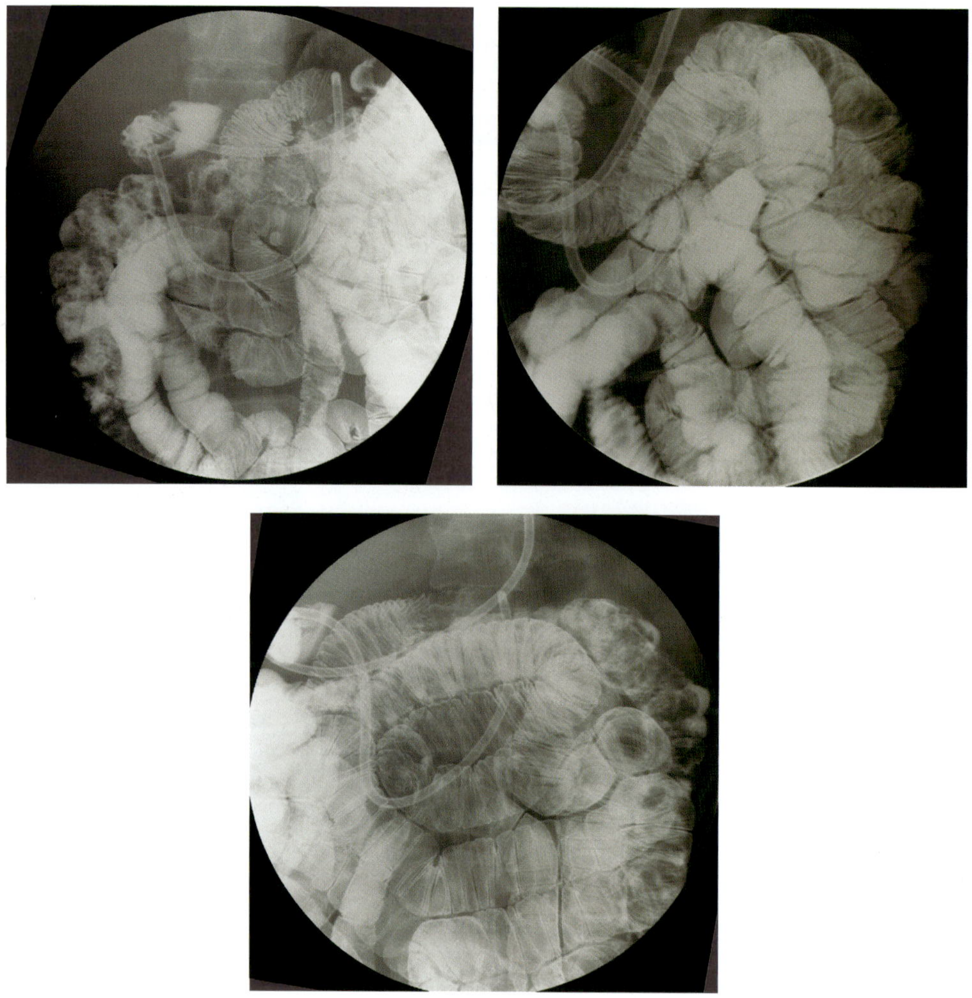

| 그림 3-76 | Sellink tube와 고위관장법(enteroclysis) 영상

⑥ 경튜브법(M-A tube method or intubation examination)(그림 3-77, 78)

검사목적

작은창자 폐색이나 협착환자의 폐색부위의 깊이, 위치와 범위를 확인하고 장내가스 압력을 줄이기 위해 시행한다.

전처치

12시간 이상 금식한다.

조영제 및 기구

황산바륨 대용으로 요오드 혼합수용성 조영제 요오드 혼합수용성 조영제(Gastrografin)를 사용한다.

M-A tube, 안내철심(guide wire), 진경제, 진경제 주입용 주사기와 바늘, 국소부 소독용 알코올, 국소마취제(lidocain), 공기와 조영제 주입용 기구 등

검사방법

- 환자는 12시간 이상 금식한다.
- 배 정면 scout촬영 후 입천장(경구개)과 인.후두부에 분무 마취를 한다.

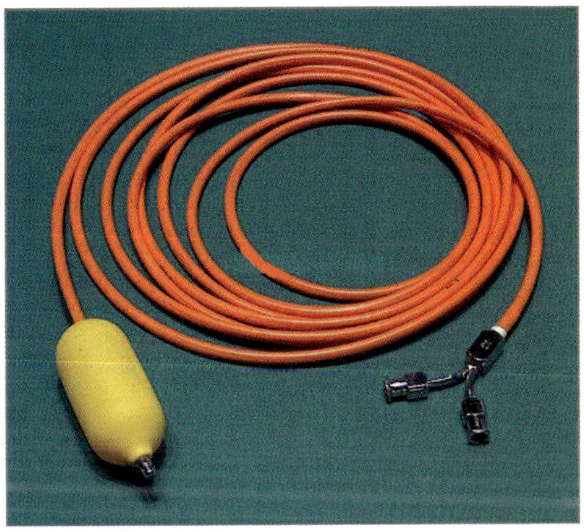

| 그림 3-77 | Miller-Abbott tube의 모습

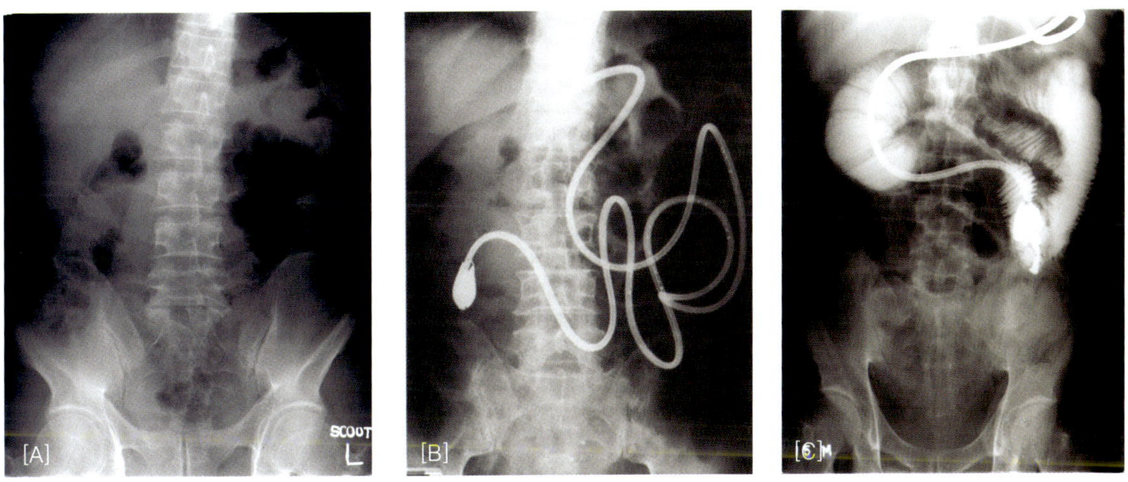

| 그림 3-78 | 장폐색 환자 scout영상[A], 경튜브법 영상[B], [C]

- 코를 통해 M-A tube를 샘창자 끝까지 도달하게 한다.
- M A tube가 샘창자 빈창자굽이에 도달하면 풍선에 수은을 주입한다.
- 폐색부에 도달할 때 까지 주기적으로 배정면상을 촬영한다.
- 폐색부 주위에서 가스와 액체(fluid)를 제거한다.
- 폐색부에 도달하면 요오드 혼합수용성 조영제(gastrografin)를 주입하여 폐색부위를 조영상으로 관찰한다.

⑦ 완전역행성 검사법 : 작은창자의 역류검사

- 작은창자검사 시 황산바륨의 입으로 투여가 불가능한 환자에게 시행한다.
- 검사 전 부스코판을 1 앰플 근육주사 한 후 시행한다.
- 조영제는 묽게 희석해서 많은 양을 관장용 카테터(enema-tip)를 이용하여 항문을 통해 관장(enema)법으로 주입한다. 작은창자에 바륨이 가득차면 큰창자에 있는 바륨은 배설시킨 후 검사한다.
- 큰창자와 작은창자의 중복으로 현재는 거의 시행되지 않는다.

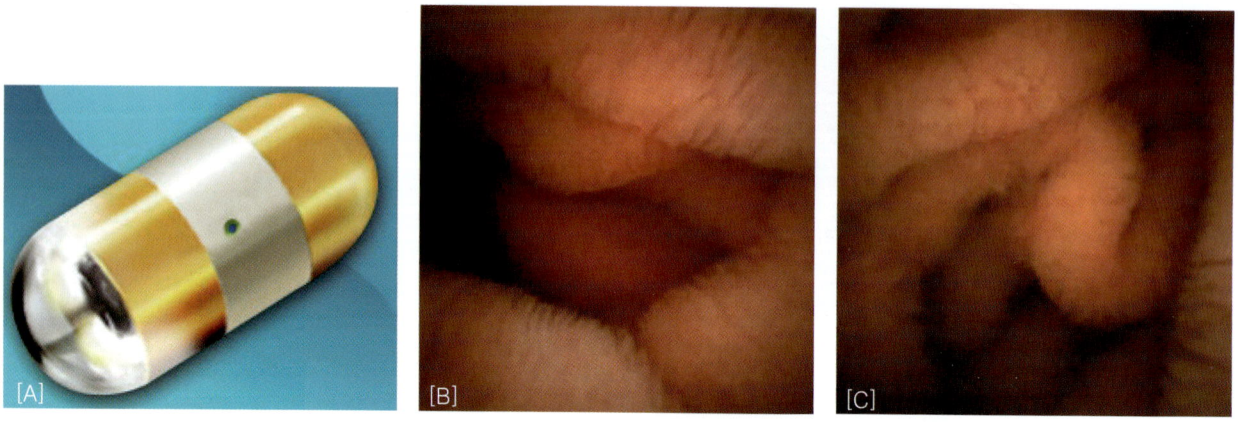

Ⅰ그림 3-79Ⅰ 캡슐내시경[A]과 영상[B,C]

⑧ 기타 소장검사 : 캡슐내시경(Capsule endoscopy)(그림 3-79)

소화관 조영검사 또는 내시경검사가 어려운 작은창자 검사에 유용한 캡슐내시경 검사는 11×26mm 크기의 캡슐에 소형카메라, 플래시, 전송장치가 들어 있으며 장의 운동에 따라 캡슐이 소화관을 통과하면서 1초에 2장씩 사진을 찍어 작은창자와 소화관 전체를 검사하는 방법이다.

검사방법은 소형 캡슐을 복용 후 8시간 동안 일상적인 생활을 하면서 안전하게 시행 할 수 있는 캡슐형태의 1회용 카메라를 이용하여 약 55,000장 정도 촬영하여 저장시킨 다음 진단용 소프트웨어로 진단한다. 그러나 장폐색이나 협착 등 의심되는 환자는 이용할 수 없고 많은 비용과 시간이 소요되는 단점이 있다.

(6) 영상평가(경구법)

① 시간경과 후 촬영에서 작은창자의 전체음영이 보여야 한다.
② 바륨 복용 후 30분 영상까지는 위장(stomach)이 포함되어야 한다.
③ 영상 아래 모서리에는 방향과 촬영시간이 표시되어야 한다.
④ 환자는 정 후전자세(true PA position)가 되어야 한다.
⑤ 척추는 사진의 중간에 위치해 있어야 한다.
⑥ 바륨이 돌막창자판막에 도달했을 때 검사를 끝내야 한다.

(7) 후처치

① 바륨에 의한 변비가 생길 수 있으므로 다량의 수분섭취를 권장한다.
② 변비가 심한 환자의 경우 설사약을 복용하도록 한다.

2) 대장조영검사(colon study)

(1) 큰창자 해부학

① 해부학적 특징(그림 3-80)

큰창자(large intestine)는 소화관의 최종 부위로 작은창자보다 굵고 짧아 전체 길이가 1.5m이다. 큰창자의 기능은 식물성 섬유와 일부 음식물의 소화, 약간의 비타민 제조 외에 주로 수분을 흡수(absorption)하여 대변(feces)을 형성하며 몸 밖으로 배설한다.

큰창자는 막창자(cecum), 잘록창자(colon), 곧창자(rectum)의 3부분으로 나눈다.

ㄱ. 막창자(맹장, cecum)

막창자는 뒤복벽의 오른쪽 아래부위인 엉덩뼈오목(장골와)에 붙어있고, 돌창자 개구부의 아래쪽에 있는 짧은 부분으로 길이는 겨우 5~6cm에 불과하다.

막창자의 뒤안쪽벽에서 막창자꼬리(vermiform appendix)가 아래로 늘어져 있다.

막창자꼬리의 모양, 길이, 위치 등은 인종별, 또는 개인적으로 약간의 차이가 있지만 동양인은 평균길이 약 6~8cm, 지름 6mm 전후이며, 위치는 거의 배꼽과 앞위엉덩뼈가시(상전장골극, ASIS)를 연결하는 선의 중심에 있다.

막창자꼬리는 그 내강이 일부 또는 전부가 막혀있는 경우가 적지 않다.

바깥표피는 전체가 장막으로 덮여 있고, 막창자꼬리간막(충수간막, mesoappendix)이라고 하는 낫모양의 창자간막을 갖고 있다.

ㄴ. 잘록창자(결장, colon)

잘록창자(colon)는 막창자에 이어 오른쪽의 뒤복벽의 앞을 위로 올라가(오름창자, ascending colon) 오른쪽 콩팥(kidney)의 하단 앞에서 왼쪽으로 구부러져 위의 큰굽이를 따라 샘창자의 앞을 왼쪽으로 돌아가서(가로창자, transverse colon) 왼쪽 배안의 상부 모퉁이, 즉 지라의 하단에서 다시 아래로 구부러져 왼쪽의 뒤복벽 앞을 내려가(내림창자, descending colon) 왼쪽의 엉덩뼈오목(장골와)에서부터 골반상구에 걸쳐 S자 모양으로 구부러져(구불창자, sigmoid colon) 골반으로 들어가 곧창자가 된다.

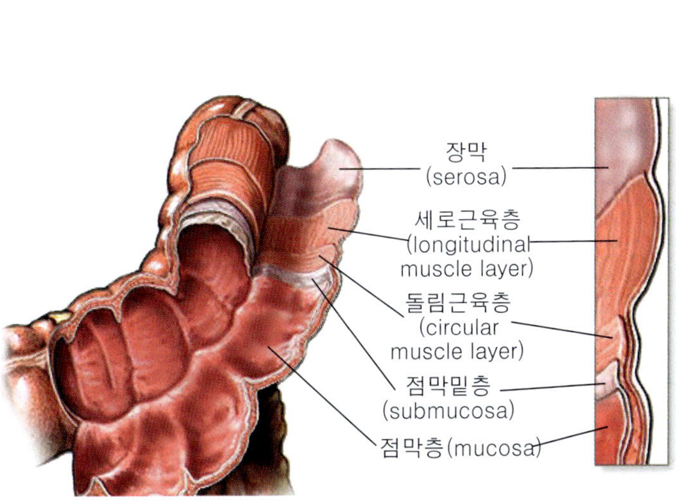

| 그림 3-80 | 큰창자의 점막층

ㄷ. 곧창자(직장, rectum)

· 곧창자는 구불창자에서 이어져 골반의 후벽에 위치한다.
즉 엉치뼈(천골, sacrum)와 꼬리뼈(미골, coccyx)의 앞면을 따라 내려와 꼬리뼈 아래의 앞에서 항문(anus)으로 열려있다.
그 길이는 약 20cm이며 남자에서는 방광 뒤, 여자에서는 자궁과 질 뒤에 있다.

· 항문관(anal canal)에 있는 내부 항문조임근과 항문(anus)에 있는 외부 항문조임근은 분변의 배설, 장의 가스 또는 방귀를 통제한다.
내부 항문조임근은 민무늬근으로 되어 있고 불수의적(involuntary)이다.
내부 항문조임근의 신경자극은 자율신경계(autonomic nervous system)를 통하여 일어난다.
운동자극은 부교감신경계(parasympathetic nervous system)에 의해 수행되고, 억제자극은 교감신경에 의하여 수행된다.

② 생리학적 특징

작은창자에서 소화과정을 거친 노폐물 상태의 미즙(chyme)이 큰창자(large intestine)로 전달된다. 날마다 1500mL의 미즙(chyme)이 큰창자에서 처리되며 수분은 분변으로 제거되는 100mL를 제외하고는 잘록창자의 몸쪽에서 흡수된다.

노폐물은 돌막창자 판막을 통과해서 큰창자의 최초 부위인 막창자로 들어간다.

③ 큰창자의 기능적 협착부위

큰창자에는 7군데의 생리적 협착부위(physiological constriction)가 있으며 특히 Cannon's point에서 병변이 호발한다(그림 3-81).

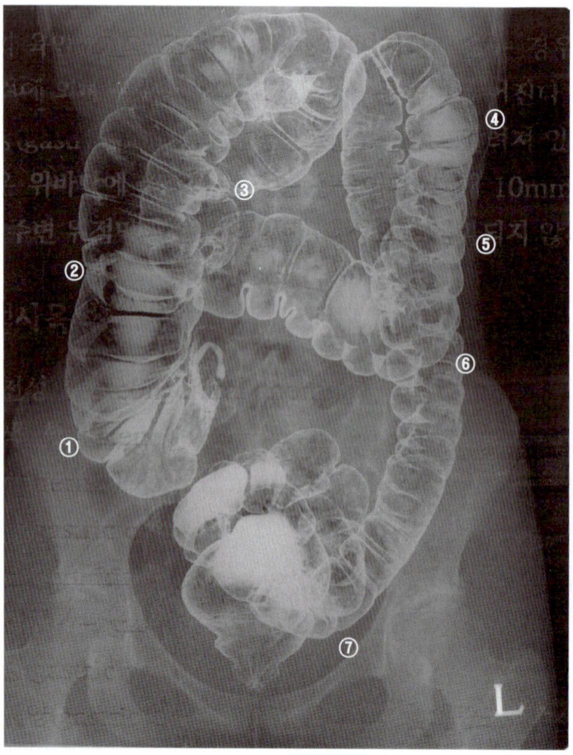

① Busi's point
② Hirsch's point
③ Cannon's point
④ Payer-Straus' point
⑤ Balli's point
⑥ Moultier's point
⑦ Rossi's point

| 그림 3-81 | 큰창자의 생리적 협착 부위 : 선암에 의한 협착과 감별이 요구된다.

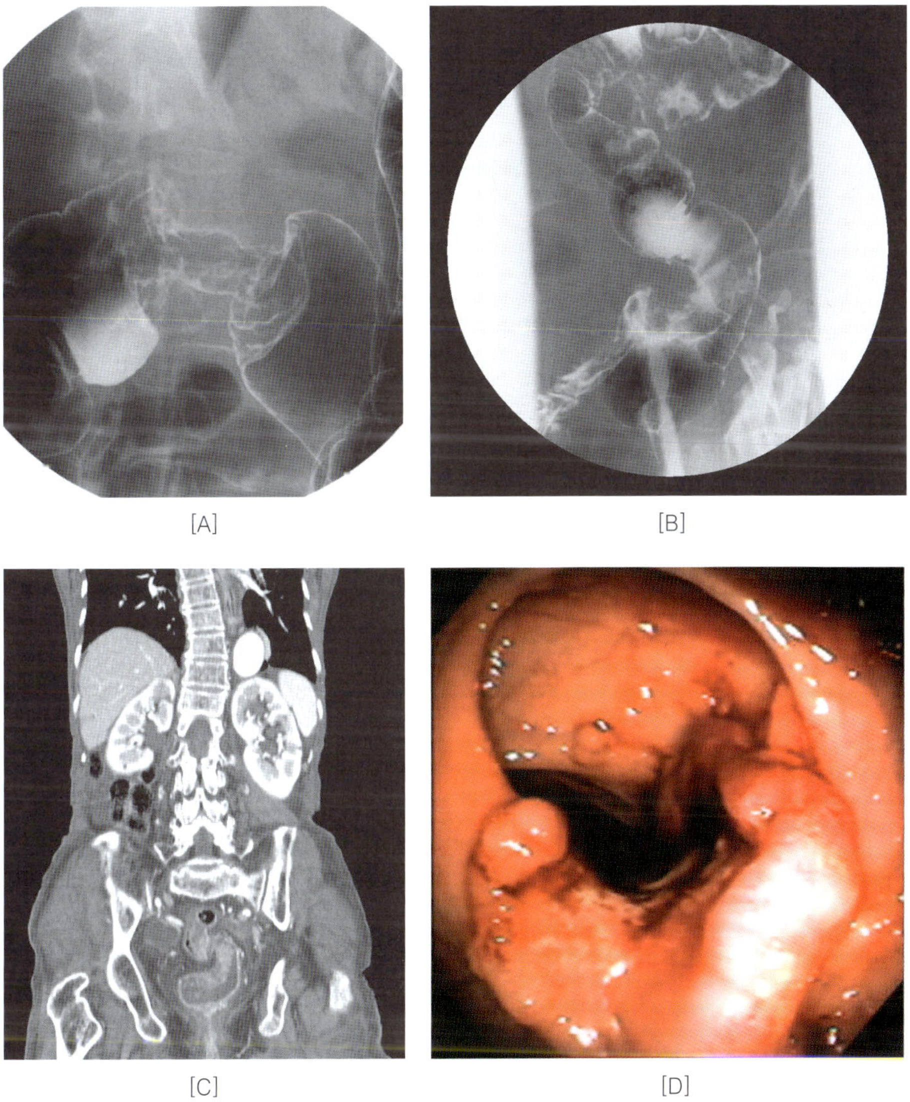

| 그림 3-82 | 큰창자종양 조영상[A, B]과 내강이 협착되어 큰창자암의 Apple's core sign을 볼 수 있고, CT검사[C]와 내시경 영상[D]으로 감별한다.

(2) 큰창자의 임상증례

① 잘록창자암(colon cancer)

형태적으로는 융기형, 표면형, 함몰형이 있다. 출혈과 복통, 배변의 습관과 큰창자의 직경이 변하고 장폐색이 나타난다. 대부분 곧창자와 구불창자에서 다발하며 샘종(adenoma)이 악성으로 변성하여 샘암(adenocarcinoma)으로 이행된다.

조기큰창자암은 암세포의 침윤이 큰창자 점막 또는 점막밑층에 국한되고 림프절 전이와는 관계없다.

진행큰창자암은 윤상형 샘암(annular adenocarcinoma)과 용종형 샘암(polypoid adenocarcinoma)이 가장 많다. 윤상형 샘암은 그림 3-82와 같이 침윤과 경직을 보이고 내강의 협착으로 사과속(Apple's core)의 형태를 보인다.

용종형 샘암은 용종의 크기가 커져 장관안으로 돌출되고 악성화되어 불규칙한 궤양을 동반한다. 막창자에서 많이 발생하며 장중첩의 원인이 된다(그림 3-83).

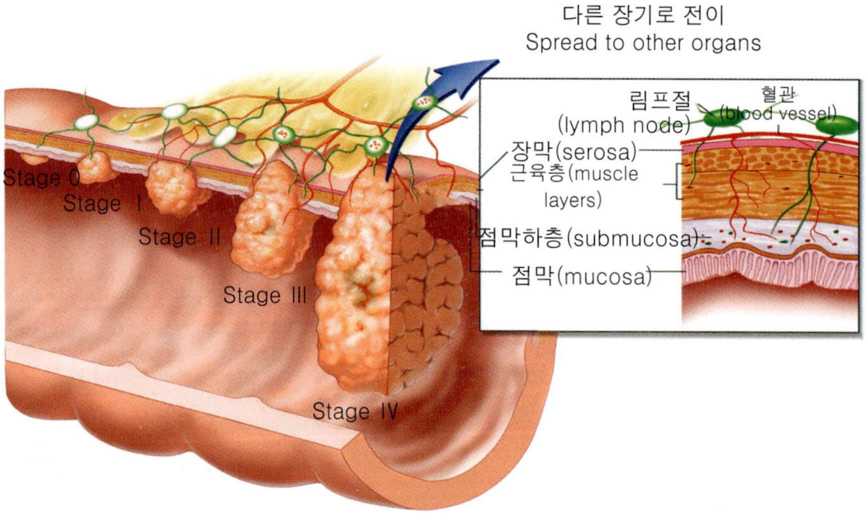

| 그림 3-83 | 큰창자암의 병기(stage)단계

ㄱ. 대장조영검사

방사선학적으로 큰창자점막의 윤곽변화를 보고 큰창자암을 발견하는 검사법이다.
전체 큰창자의 윤곽을 볼 수 있으며 수술 전에 암의 위치를 확인할 수 있다.

ㄴ. 대장내시경

구불창자까지를 관찰하는 짧은 내시경과 막창자까지 모든 큰창자를 관찰하는 긴 내시경이 있으며 대장조영검사와 상호 보완적으로 검사한다.
조직검사를 시행할 수 있어 확진이 가능하고 용종 등을 제거할 수도 있어 큰창자암 진단에 용이한 검사법이다.

② 용종(polyps)(그림 3-84)

일반적으로 큰창자에 발생하여 큰창자안으로 돌출된 종괴를 용종이라고 한다.
조직학적 유형에 따라 샘종성(adenomatous), 과다증식성(hyperplastic) 등이 포함된다.
크기가 5mm 이하일 경우는 염증성 용종일 가능성이 많고 2cm 이상으로 크게 되면 악성일 가능성이 많다. 용종의 크기가 클수록 창자둘레에 테두리가 생기는 'hat sign'이 보이며 충만결손(filling defect) 현상이 나타난다.

③ 곁주머니염(게실염, colonic diverticulitis)(그림 3-85)

곁주머니증(게실증)은 큰창자벽에 생기는 주머니를 말한다. 대개 구불창자 또는 왼쪽 큰창자에 생기는데, 모든 큰창자에 생길 수 있다. 이 주머니 안으로 배설물(feces)과 같은 오염물질이 들어가 염증이나 합병증을 일으키는 경우를 곁주머니염이라고 한다. 이 질환은 전염성이 없고 암으로 발전하지도 않는다.

50세 이상의 연령층 중 30~40%가 곁주머니를 가지고 있으며, 연령이 높아질수록 증가한다. 곁주머니증을 가진 사람들 중 아주 낮은 비율만이 이 증세를 나타내며, 수술이 필요한 경우는 드물다.

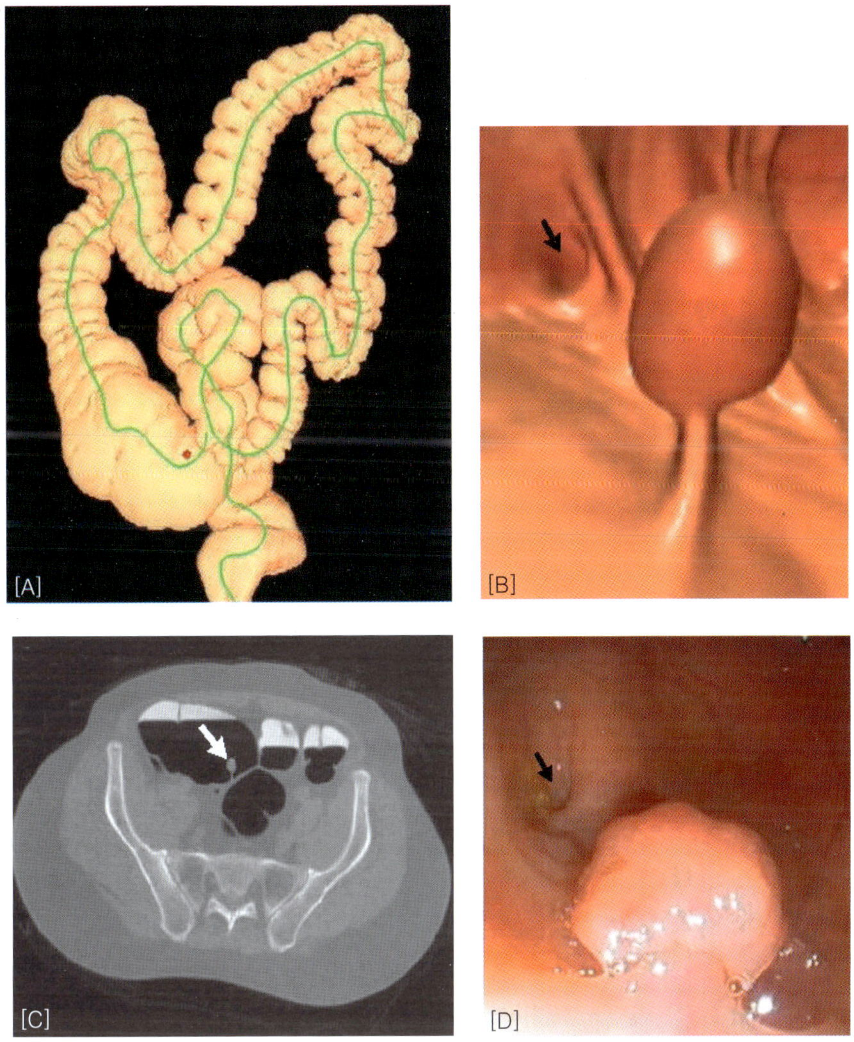

| 그림 3-84 | 큰창자의 3D영상[A]과 목(neck)이 긴 줄기형 용종(stalk polyp)의 내시경[B][D], C-T 영상[C]

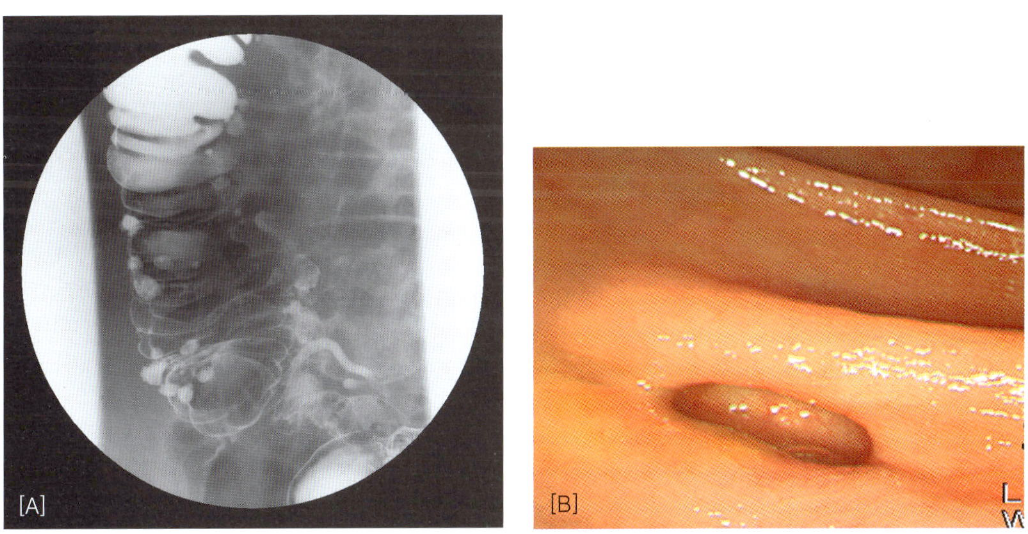

| 그림 3-85 | 오름(잘록)창자부위에 조그만 풍선모양의 곁주머니의 큰창자조영상[A]와 내시경영상[B]

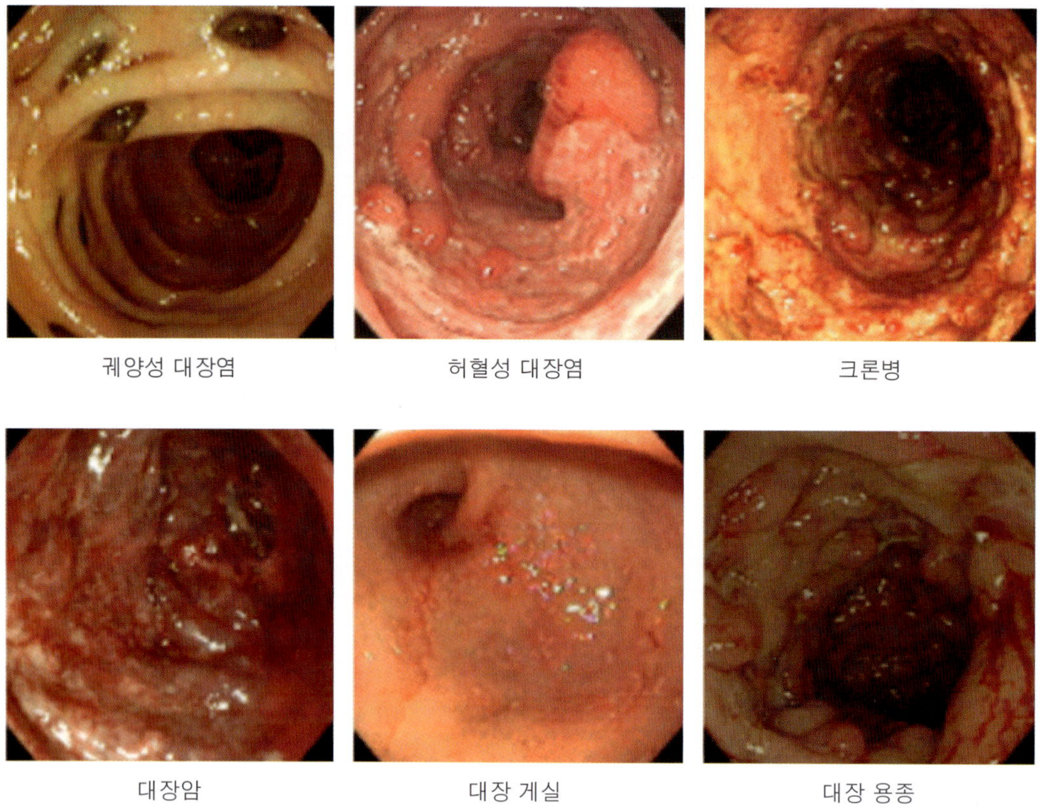

그림 3-86 각종 대장내시경 질병영상

④ 궤양잘록창자염(ulcerative colitis)

큰창자의 안쪽 점막에 짓무름(미란)이나 궤양이 생기는 병으로 대부분은 항문에 가까운 곧창자부터 증상이 나타나기 시작하여 연속적으로 위쪽으로 펴져 나가 큰창자 전체에 이른다.

발병시기는 소년, 청년기에 가장 많은 것이 특징인데, 때로는 고령자에게도 생긴다.

장기간 이 병을 앓고 있는 사람의 경우는 암에 걸리기 쉽다고 한다.

⑤ 허혈잘록창자염(ischemic colitis)

큰창자에 산소와 영양을 공급하는 말초동맥이 막히거나 일시적으로 혈액공급이 적어서 창자에 염증이 생기는 질환이다. 허혈잘록창자염에는 발병기간이 짧은 일과성 허혈성 큰창자염과 발병 후에 장이 좁아지는 협착성 허혈잘록창자염이 있다.

일반적인 증상은 복통과 피가 섞인 설사이다. 그러나 심한 협착이 생기거나 증상이 심하면 수술이 필요하다.

(3) 검사목적

큰창자의 만성설사나 변비, 배의 불쾌감, 복통, 혈변, 혹이 만져지거나 체중이 감소할 때 시행한다.

① 큰창자의 전체적인 형태파악, 폐색, 협착 확인

② 용종(polyps), 곁주머니(diverticulum), 궤양성 큰창자염(ulcerative colitis), 큰창자암 감별

③ 염증성 질환(inflammatory disease)

④ 곧창자 출혈(rectal hemorrhage)

(4) 조영제(그림 3-87)

① 주의사항

$BaSO_4$(W/V)	농도	온도	총사용량(mL)
단일조영검사(single contrast method)	30~50%	29~30°	1000~2000mL
이중조영검사(double contrast method)	70~80%	29~30°	300~600mL(air: 800~1000mL)

· 찬 바륨은 큰창자점막을 자극해서 수축을 일으켜 이중조영을 곤란하게 하므로 금해야 한다.

· 수용성 조영제인 가스트로그라핀(Gastrografin)은 소화관 천공, 샛길(fistula), 급성막창자염(typhlitis), 큰창자 폐색 등의 가능성이 있는 경우에 사용하지만, 큰 창자까지 조영제가 주입되는 동안 희석이 되어 조영부착 효과가 나빠져서 보통 이용하지 않는다.

(5) 촬영실 준비사항

관장용 카테터(enema tip), 유치도뇨관(foley catheter), 풍선유치도뇨관(Bardex Foley Catheter), 조영제 자동주입기, 바륨통, 윤활용 소독젤, 일회용 장갑(polyglove), 공기주입기(air pump), 와위(decubitus)용 받침대, 촬영표시용 마크(R.L. 화살표 등), 50cc 주사기, 고정용 집게, 영상획득용 필름카세트(아날로그 X선 장치용), 디지털 검출기(디지털 X선 장치용)

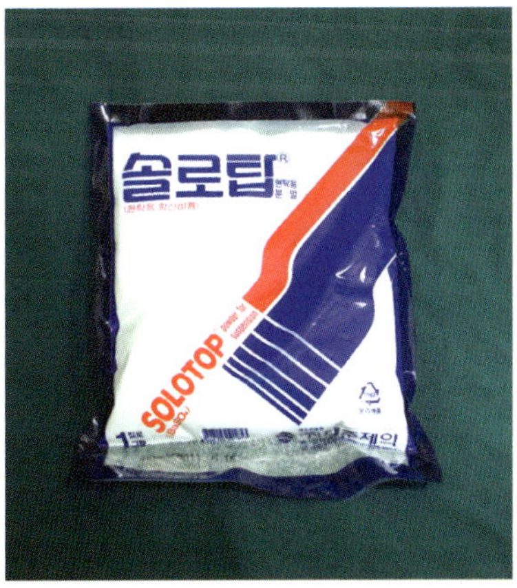

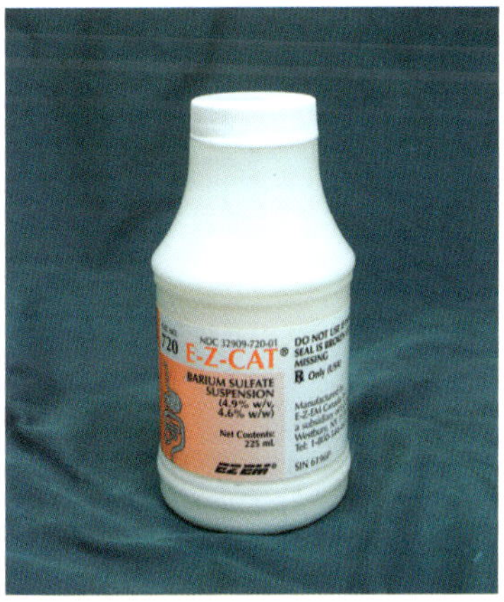

| 그림 3-87 | 분말용 바륨 조영제

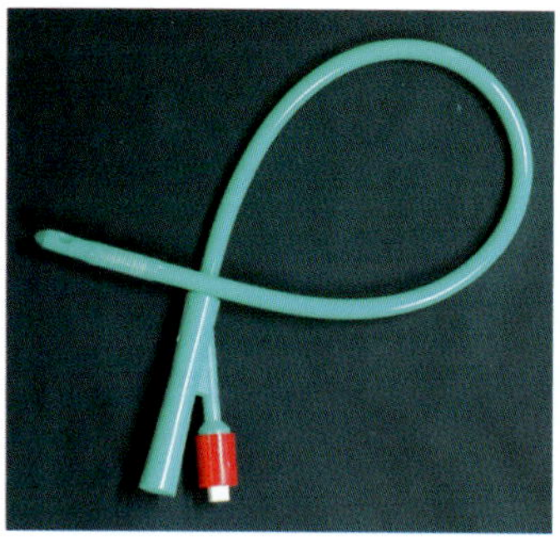

[A] Foley catheter

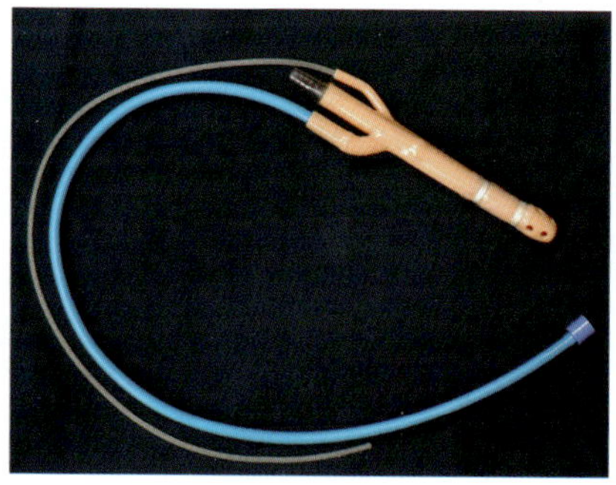

[B] Enema tip

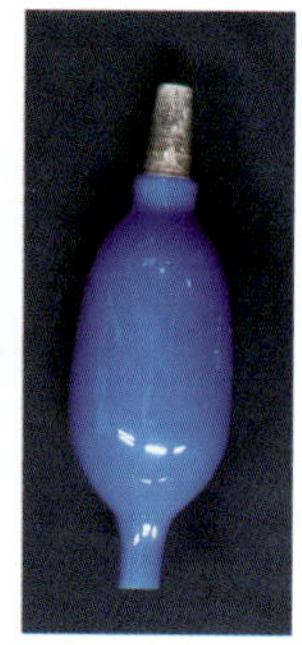

[C] Air pump

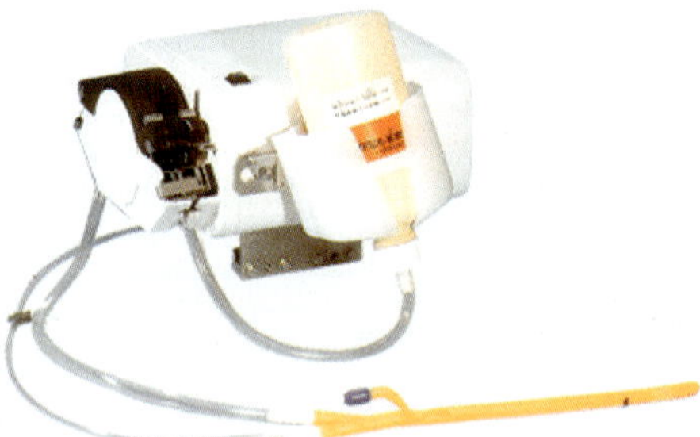

[D] 자동조영제 주입장치

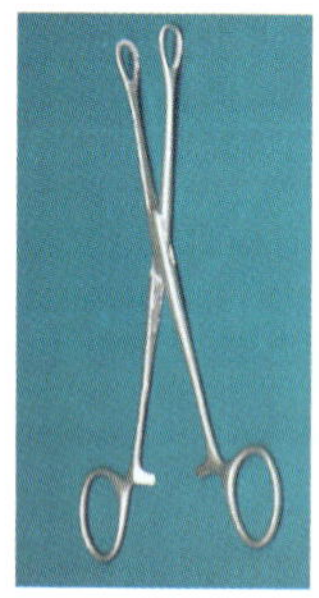

[E] Kelly

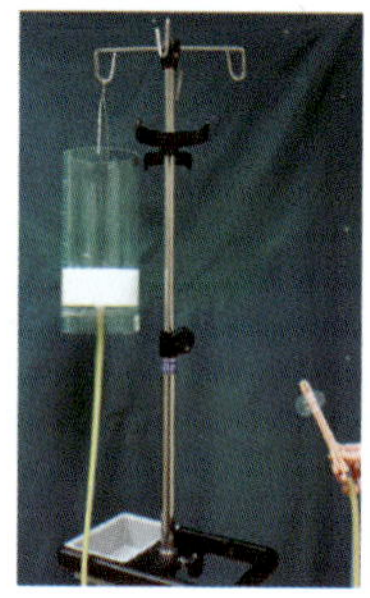

[F] Barium Can

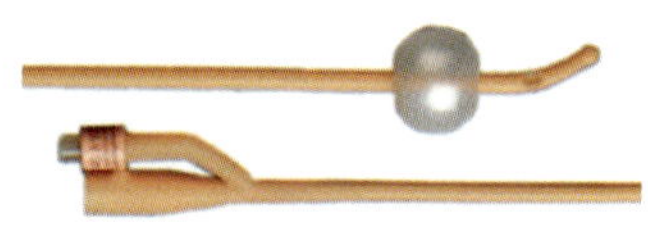

[G] 풍선유치도뇨관
(Bardex Foley Catheter)

| 그림 3-88 | 큰창자조영 촬영에 사용되는 기구들

(6) 검사법의 종류

① 단일조영검사법(SCBE ; single contrast barium enema)(그림 3-89)

· 황산바륨만을 사용해 큰창자의 전체적인 형태, 윤곽, 충만결손, 폐색 등의 병변 유무를 관찰하는 검사이다. 미세질환의 관찰이 어렵다.

· 매우 어리거나, 매우 고령인 경우, 또는 매우 상태가 나쁜 경우에는 바륨만을 집어넣고 검사를 시행하는 경우가 있으나, 현재는 거의 사용하지 않고 있다.

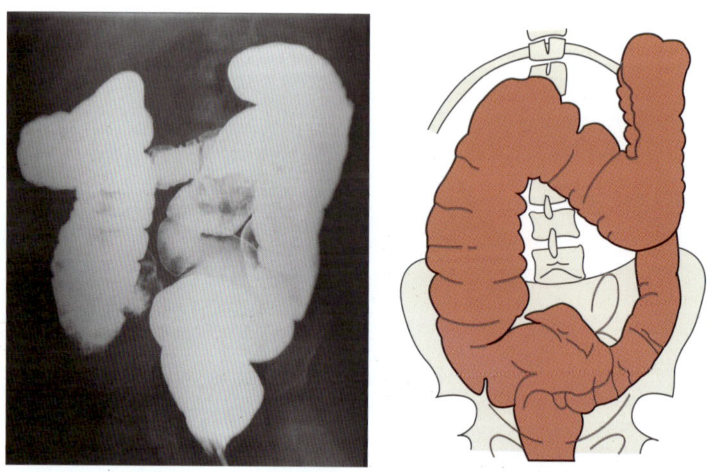

| 그림 3-89 | 대장단일조영검사

큰창자 내에 바륨이 가득차 있는 상태로써 큰창자의 전체적인 형태와 윤곽이 잘 관찰된다.

■ 대장검사 예약 및 유의사항 ■

1. 준비사항(검사 전 식사 및 약(하제) 복용방법)

1) 검사 2~3일전(아침, 점심, 저녁) : 식사는 가능하면 찌꺼기가 적은 음식을 드시고 물을 3컵(600mL) 이상 드십시오.(식사량은 평소보도 적게 드시고 채소류, 육류 등을 피하십시오.)
(검사 5일전부터 수박, 참외, 포도 금지!)

2) 검사 하루전
검사 하루전 아침은 죽을 드십시오.
① 정오12시 : 점심은 미음을 드셔야 합니다.
② 오후 2시 : 물을 한컵 드십시오.(200mL)
③ 오후 4시 : 물을 한컵 드십시오.(200mL)
④ 오후 6시 : 저녁식사는 드시지 마십시오.
⑤ 오후 7시 : 물을 한컵 드십시오.(200mL)
⑥ 오후 8시 : 차게 한 물약(마크롤:설사약) 250mL를 전부 복용하십시오(물약은 냉장고에 보관).
⑦ 오후10시 : 물 한 컵과 알약(둘코락스 :설사약) 2정을 함께 드십시오.(변비가 있으시면 추가로 약국에서 설사약 2정을 구입하여 드십시오.)
⑧ 오후11시 : 물을 한컵 드십시오.(200mL)

3) 검사 당일
오전 7시 : 아침식사는 하지 마시고 물을 반컵(100mL)만 드십시오. 그 이상은 안됩니다.(당일 상복부 초음파 검사가 중복 예약되어 있으신 경우는 아침에 물 금지!)

2. 유의사항

1) 물은 보리차 또는 음료수를 드셔도 무방합니다.
2) 우유나 유제품 음료(요구르트 등), 지방질 음식, 찌꺼기 있는 음식이나 고형음식은 드시지 마십시오.(채소류, 육류 등)
3) 물약은 냉장고나 찬 곳에 보관하십시오.
4) 아침에 물같은 변이 나오는 것은 정상입니다. 나오는 대로 배설하십시오.
5) 타 병원에서 검사하신 엑스선 사진이나 소견서 등이 있으면 꼭 휴대하고 오십시오.
6) 만일 검사예약을 취소할 시에는 24시간 전에 미리 연락하여 주십시오.
7) 검사 결과는 검사가 끝난 후 예약된 시간에 진찰 받으신 과에서 보십시오.
8) 검사 당일 생리를 하시면 검사가 불가능 합니다.(꼭 말씀해 주십시오.)

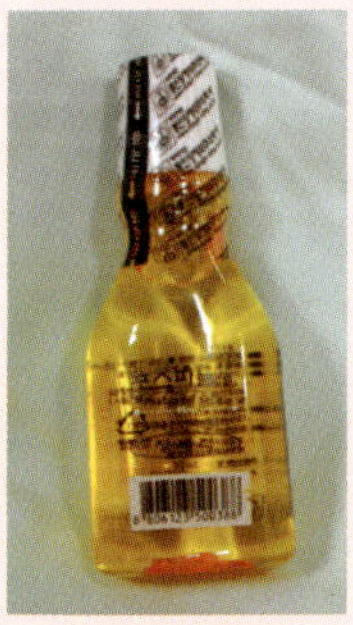

하제 : 포스파놀

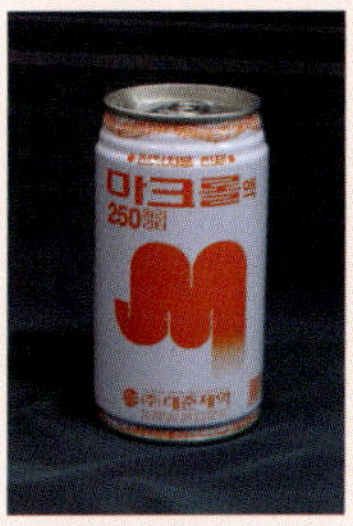

하제 : macorol

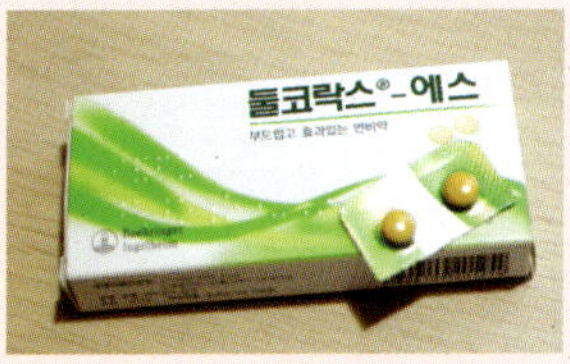

설사약 : 둘코락스

* 검사 주의사항을 반드시 읽어보시고 약속드린 시간에 이 용지를 지참하시고 접수로 오십시오.

예약자명 :　　　　　　　서명 :

② 이중조영검사법(DCBE ; double contrast barium enema)(그림 3-90)

· 바륨으로 점막을 코팅시키고 공기로 적당히 팽창시키면서 큰창자 점막내의 미세질환, 특히 염증, 용종, 조기암 및 융기성 병변, 함몰성 병변 등을 탐색해 내는 기법이다.

· DCBE는 시술자에 따라서 영상의 차이가 다양하다. 5~7mm보다 큰 용종에 대한 DCBE의 민감도는 50~80% 정도이고, 1cm 이상의 큰 용종에 대해서는 민감도 75~90%, 특이도 90%, 제1기와 제2기 큰창자암에 대한 민감도는 55~88%이다.
5년 주기의 DCBE검사가 비용 효과면에서 의의가 있는 것으로 판정되었다.

· 장점으로는 95% 이상에서 막창자까지 전체 큰창자를 검사할 수 있고 장천공(enterobrosia) 등의 심각한 합병증이 낮으며(1/25,000), 방사선조사량이 비교적 적고, 타 검사에 비해 저렴한 비용으로 검사가 가능하다.
그러나 대장조영검사는 시술자에 따라서 정확도가 매우 다르게 나타나는 단점이 있다.

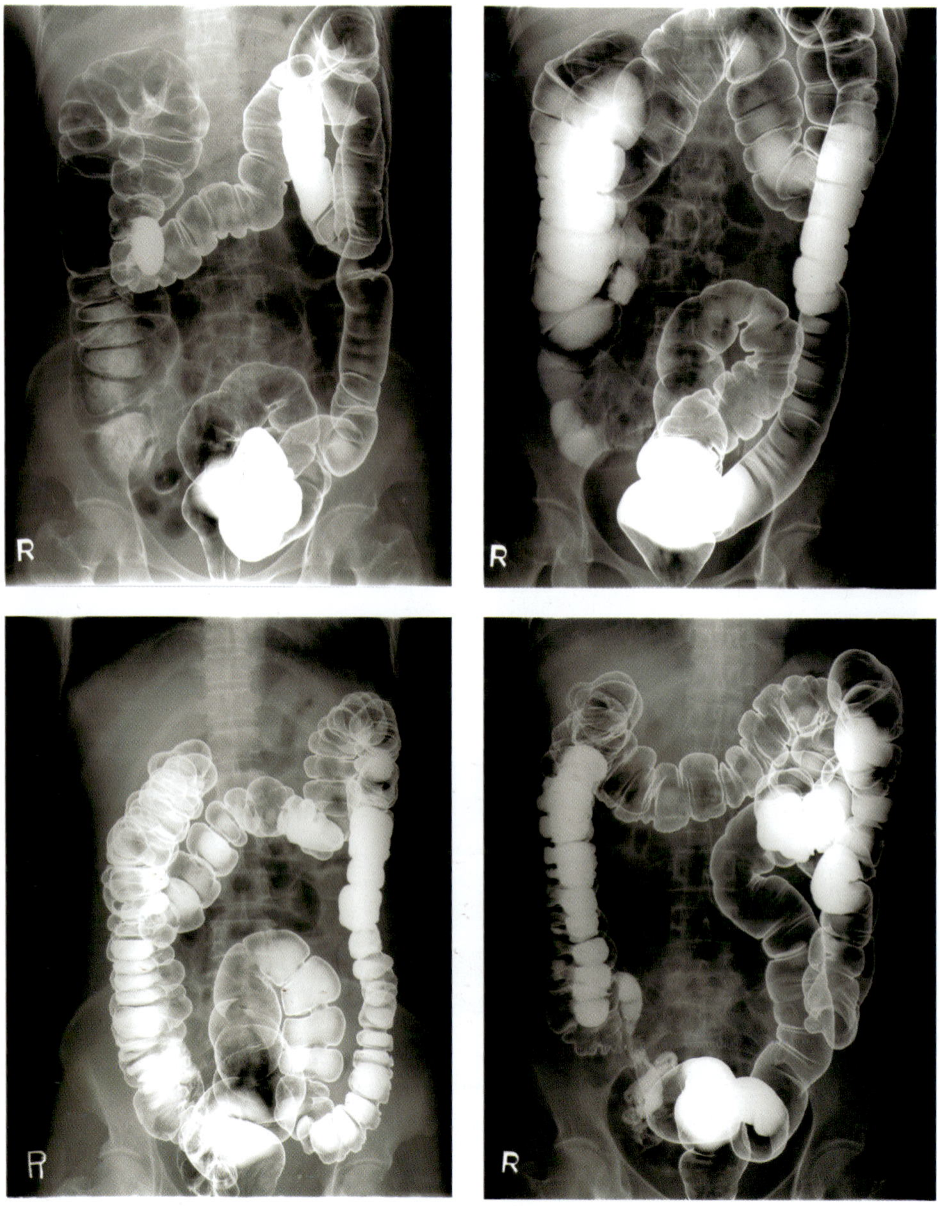

| 그림 3-90 | 대장이중조영검사의 정면상

(7) 검사자세

① 단일조영검사(single contrast barium enema)

· 환자에게 전처치 여부(공복 및 투약)를 확인 후 완전 탈의하고 환자용 까운으로 갈아입게 한다.
· Scout 촬영을 실시하여 검사 시행 여부를 결정한다.
· 환자에게 검사진행 방법 및 주의사항을 알려준 후 촬영대 위에 왼쪽으로 돌아눕게 하고 무릎을 당겨 배에 붙이게 한다(Sim's position).
· 바륨 통의 높이는 테이블에서 100cm가 적당하다.
· 바륨통과 대장조영검사용 카테터(enema tip) 사이 연결되어 있는 튜브안에 공기를 제거 한다.
· 장갑을 끼고 대장조영검사용 카테터에 젤리를 바르고 항문에 삽입 시 환자에게 아~ 소리를 내게 하면서 항문에 삽입한다. 대장조영검사용 카테터를 삽입 후 풍선을 팽창(ballooning)시켜 대장조영검사용 카테터 끝부분(tip)을 고정시킨다. 경우에 따라서 연세가 많은 환자는 풍선유치도뇨관(bardex foley catheter)을 사용하기도 한다.
· 환자를 바로누운자세에서 촬영대를 머리를 낮춘 자세(head down)로 위치시킨 후 켈리(kelly)를 풀어 황산바륨 조영제가 왼창자굽이(splenic flexure)까지 흘러 들어가게 한다.
· 환자를 우측으로 돌아눕게 하여 황산바륨 조영제를 오른창자굽이(hepatic flexure)까지 채우고 다시 바로 눕게 하여 머리를 높인자세(head up)로 위치시켜 돌막창자판막(ileocecal valve)까지 채운다.
· 곧창자(Lt lateral 자세), 구불잘록창자, 내림잘록창자, 왼창자굽이(LAO자세), 가로잘록창자, 오른창자굽이(RAO자세), 오름잘록창자, 막창자, 돌막창자판막 등에 연속적으로 자세를 변화시키며 바륨을 주입하고 이상유무를 관찰하면서 spot촬영을 한다.
· Spot촬영이 끝나면 supine, prone, erect, both decubitus 등의 기본 검사(routine) 촬영을 한다. 필요시 Chassard-Lapine법으로 촬영하기도 한다(그림 3-91).
· 여기까지 검사가 끝나면 환자를 화장실로 보내 충분히 바륨을 배설시킨 후 필요시 배출상(evacuation image)을 촬영한다(그림 3-92).

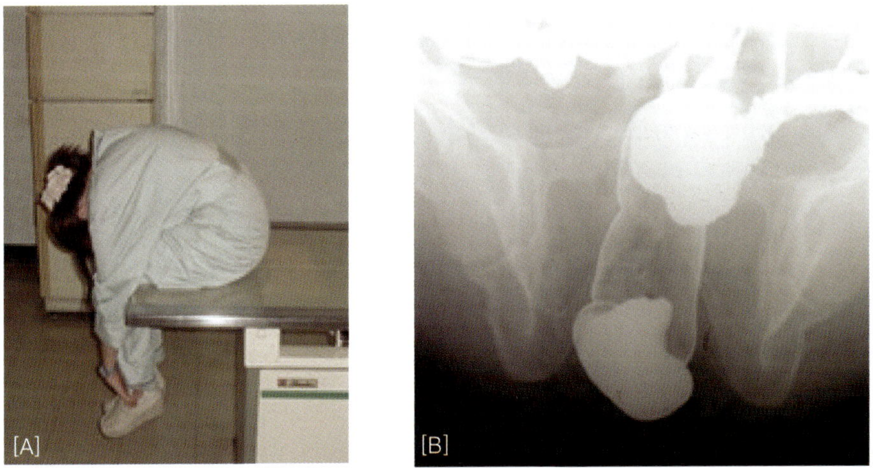

| 그림 3-91 | Chassard-Lapine법의 자세와 영상

곧창자와 구불잘록창자를 관찰한다.

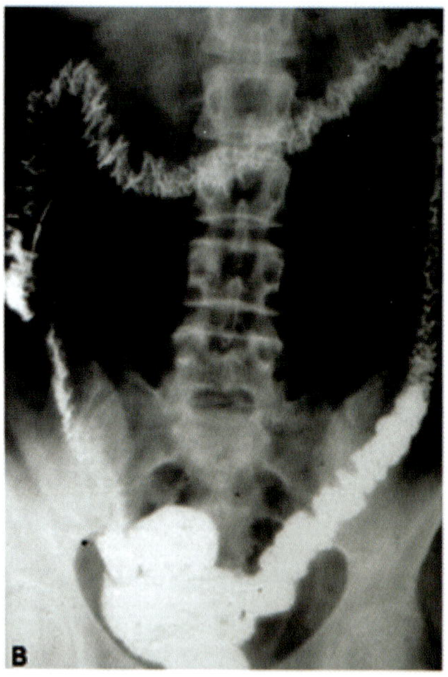

| 그림 3-92 | 바로누운자세의 배출상(evacuation image)

깃털모양주름(우모상추벽)을 관찰한다.

· 배출상은 바륨이 충만으로 관찰되지 않는 부위를 관찰할 수 있다. 바륨이 배설정도와 깃털모양주름(plumous fold, 우모상 추벽) 관찰로 종류성 병변 판별에 도움을 준다.

② 이중조영검사(double contrast barium enema)

· 환자에게 전처치 여부(공복 및 투약)를 확인 후, 완전 탈의하고 환자용 까운으로 갈아입게 한다.
· Scout 촬영을 실시하여 검사 시행 여부를 결정한다.
· 환자에게 검사진행 방법 및 주의사항을 알려준 후, 촬영대 위에 왼쪽으로 돌아눕게 하고 무릎을 당겨 배에 붙이게 한다(Sim's position).
· 바륨 통의 높이는 테이블에서 100cm가 적당하다.
· 장갑을 끼고 대장조영검사용 카테터의 끝부분(enema tip)에 젤리를 바르고 항문에 삽입시 환자에게 아~ 소리를 내게 하면서 항문에 삽입한다. 대장조영검사용 카테터를 삽입 후 풍선을 팽창(ballooning)시켜 대장조영검사용 카테터의 끝부분(tip)을 고정시킨다.
· 탈출치질(prolapsed hemorrhoids) 환자는 대장조영검사용 카테터(enema tip)를 삽입하는데 주의하여야 한다.
· 환자를 엎드리게 하고 X선 테이블을 머리를 아래로 낮춘 자세(head down)로 위치시킨 후 켈리(kelly)를 풀어 바륨이 왼창자굽이(splenic flexure)까지 흘러 들어가게 한다. 잘록창자 내에서 잘 이동되지 않으면 환자를 왼쪽으로 눕히면 원활한 주행이 가능하다.
· 황산바륨 300~600mL와 공기 800~1000mL를 사용한다.
· 왼창자굽이에 바륨이 채워지면 켈리를 잠근 후 투시하에 서서히 공기를 주입한다.

· 곧창자, 구불잘록창자, 내림잘록창자, 왼창자굽이, 가로잘록창자, 오른창자굽이, 오름잘록창자, 막창자 순서로 바륨을 흘러 들어가게 자세를 연속적으로 변화시키며 공기를 주입한다. 이때 공기가 바륨을 앞지르지 않도록 주의한다. 바륨량이 많을 경우에는 곧창자쪽으로 몰아 X선 장치 테이블을 세우고 대장조영검사용 카테터를 통해 배설(evacuation)시킨다.
· 병변이 의심되는 부위를 관찰하면서 spot촬영을 한다.

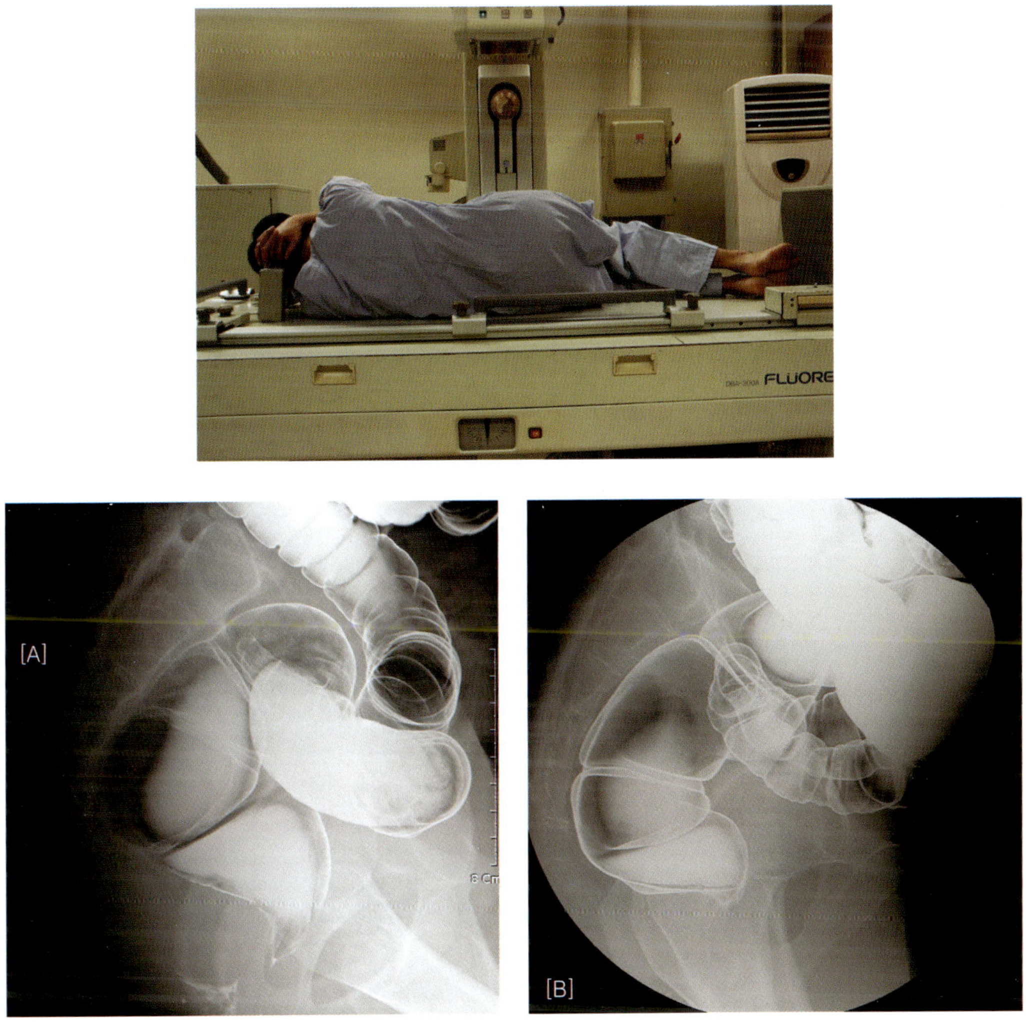

| 그림 3-93 | left lateral position
상·중·하 곧창자판(superior valve)이 잘 펼쳐진 이중조영상.

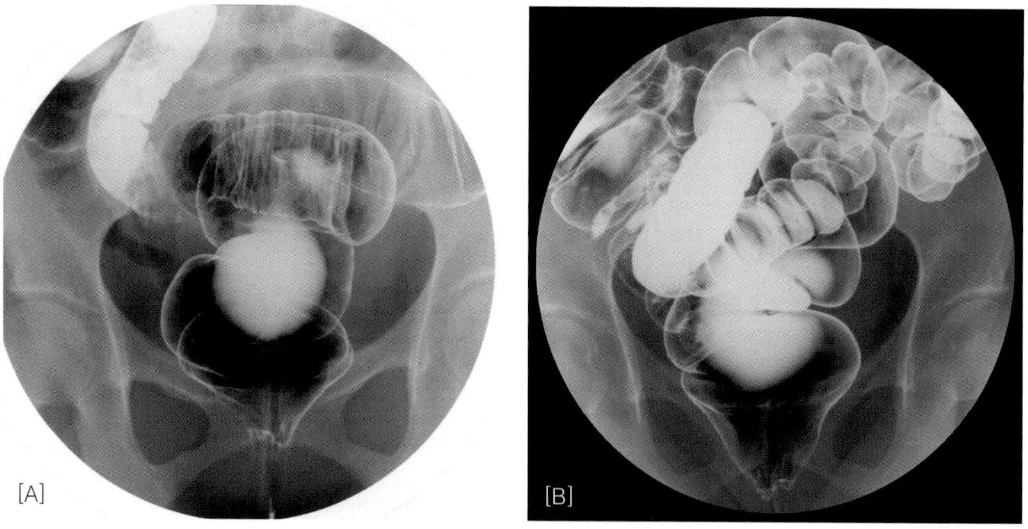

| 그림 3-94 | supine과 prone자세에서 곧창자 영상

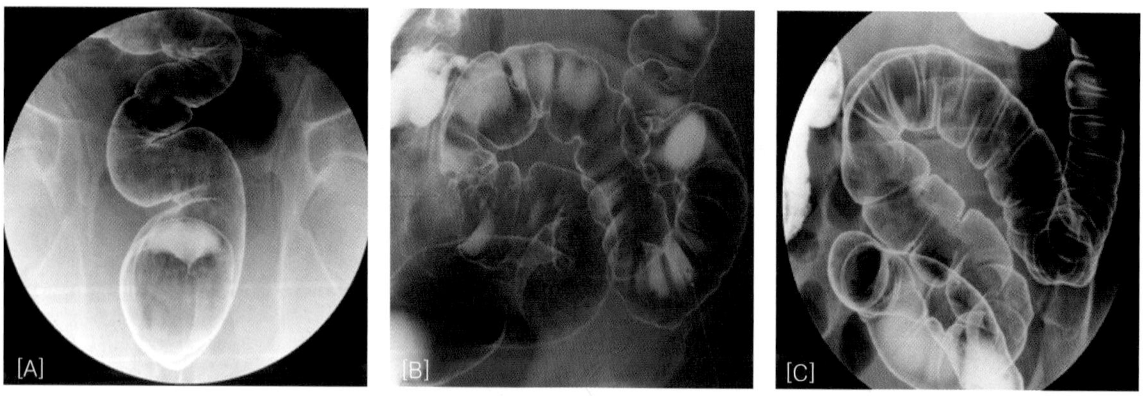

| 그림 3-95 | prone feet 30° [A], LPO자세[B], RPO자세[C]의 구불잘록창자 이중조영상

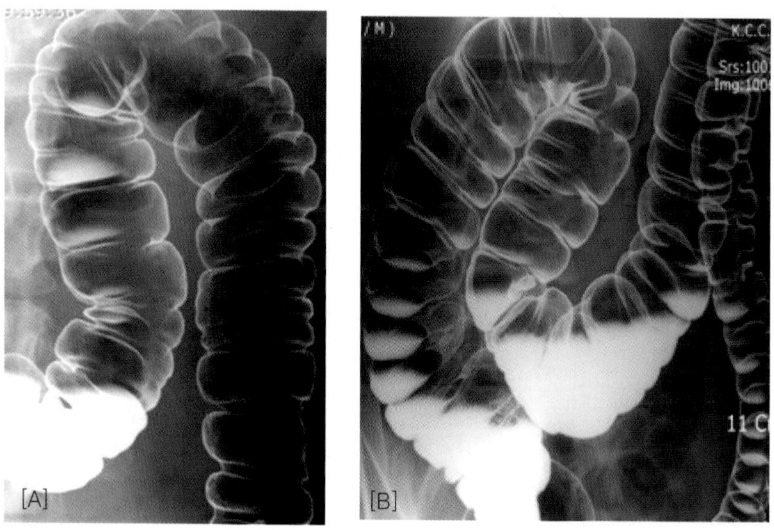

| 그림 3-96 | RPO자세 왼창자굽이[A], LPO자세에서 오른창자굽이[B] 이중조영상.

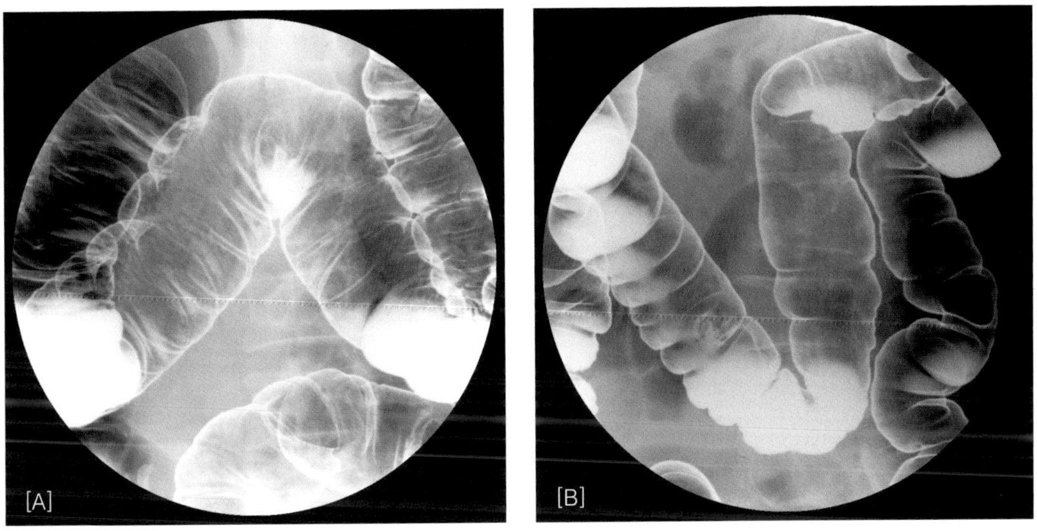

| 그림 3-97 | erect AP자세 가로잘록창자 이중조영상

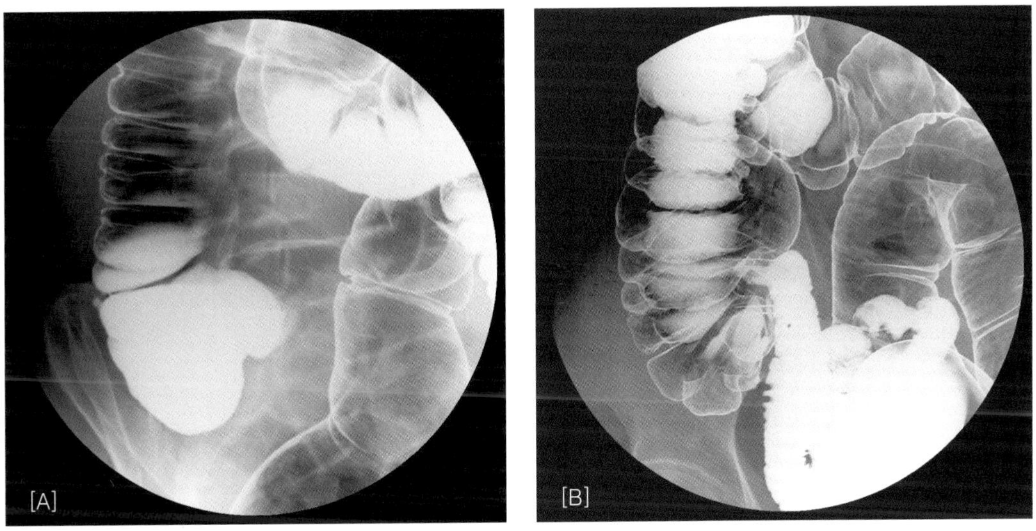

| 그림 3-98 | head up(erect AP)자세 막창자에 바륨이 충만된 영상과 head down자세에서 이중조영상이 관찰

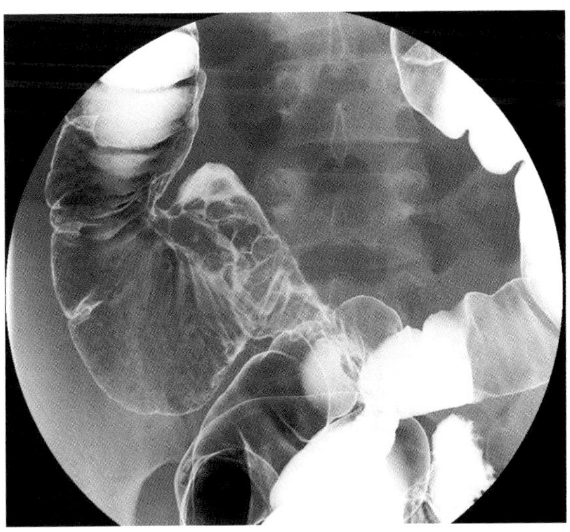

| 그림 3-99 | 돌막창자판막의 이중조영상 관찰

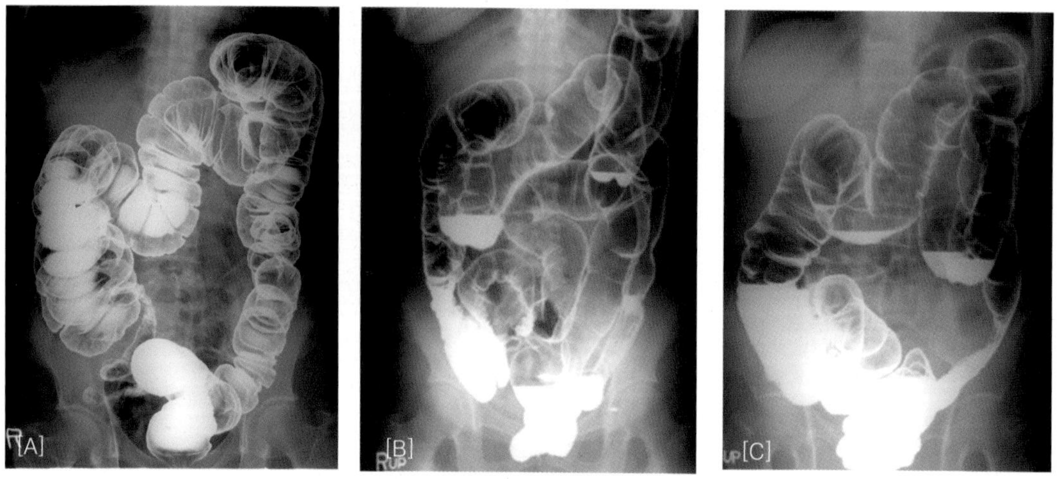

| 그림 3-100 | supine자세[A], erect자세[B] 큰창자 전체의 이중조영상[C]

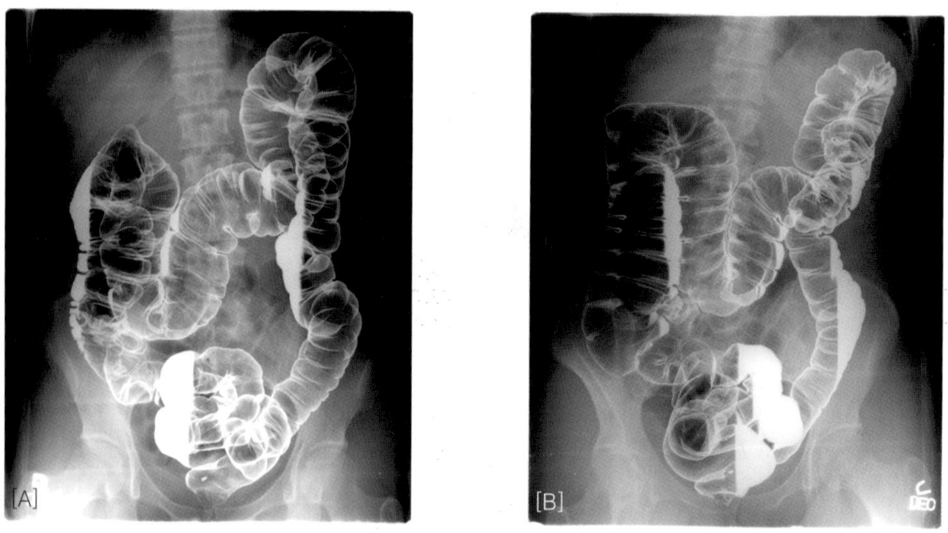

| 그림 3-101 | Rt lateral decubitus 촬영 시에는 오름창자의 안쪽과 내림창자의 가쪽점막 관찰, Lt lateral decubitus 촬영시에는 오름창자의 가쪽과 내림창자의 안쪽점막 관찰.

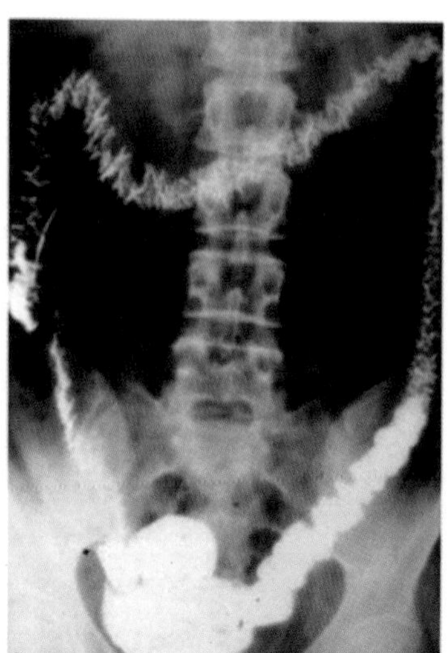

| 그림 3-102 | 배출상(evacuation image)에서는 새 깃털 모양의 주름(우모상 추벽)관찰

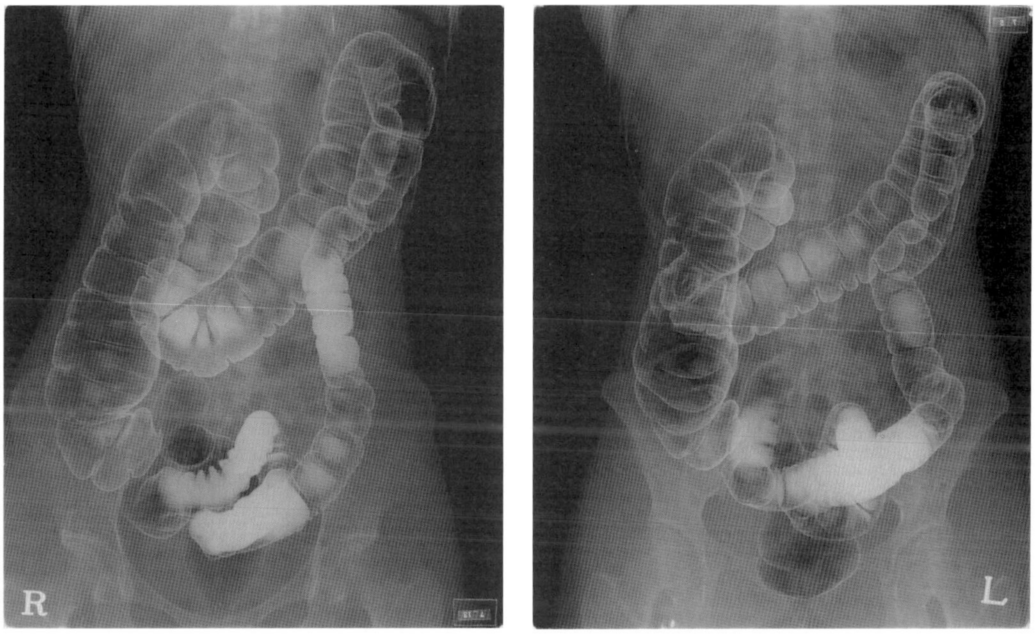

[A] 바로누운자세(supine) 촬영 영상 [B] 엎드린자세(prone)촬영 영상

| 그림 3-103 | 큰창자의 이중촬영영상

· 투시가 끝나면 배전체가 포함되도록 바로누운 자세(supine), 선자세(erect), Rt lateral decubitus 자세, Lt lateral decubitus자세로 기본촬영을 한다. 필요 시에는 배정면 배출상을 촬영한다(그림 100~102).

대장이중조영검사에서 관찰대상 부위별 환자의 자세는 다음과 같이 촬영한다.

· 바로누운 자세(supine), 엎드린자세(prone), Lt, lateral자세, 엎드린자세(prone) 발쪽 30° 각도로 곧창자(rectum)를 촬영한다.
· 바로누운 자세(supine), LPO자세, RPO자세에서 구불잘록창자(sigmoid colon)를 촬영한다.
· RPO자세에서 내림잘록창자(descending colon)를 촬영한다.
· Erect RPO자세에서 왼창자굽이(splenic flexure)를 촬영한다.
· Erect AP자세에서 가로잘록창자(transverse colon)를 촬영한다. 구불창사뱅내가 잘 관찰된다.
· Erect LPO자세에서 오른창자굽이(hepatic flexure)를 촬영한다. 왼창자굽이와 오른창자굽이를 압박할 때에는 갈비뼈골절에 유의해야 한다.
· LPO자세에서 오름잘록창자(ascending colon)를 촬영한다.
· Erect AP자세에서 막창자(cecum)가 바륨에 충만된 영상을 촬영한다.
· 바로누운 자세(supine)에서 head down시킨 후 이중조영으로 막창자(cecum)를 촬영한다.
· 머리를 아래로 낮춘 자세(head down)로 위치시켜 LPO자세가 되게 한 후 막창자가 확장된 상태에서 촬영한다.
· 머리를 아래로 낮춘 자세(head down)로 위치시켜 LPO자세가 되게 한 후 막창자와 돌막창자판막을 압박 촬영한다.

· 바로누운 자세(supine)에서 큰창자 전체의 이중조영상이 잘 관찰된다(그림 3-103).
· Rt lateral decubitus촬영은 오름잘록창자의 안쪽과 내림잘록창자의 가쪽점막 관찰이 좋다.
· Lt lateral decubitus촬영은 오름잘록창자의 가쪽과 내림잘록창자의 안쪽점막 관찰이 좋다.
압박촬영은 대장조영검사에서 아주 유용하게 이용되는 방법으로 주로 굴곡된 부위를 관찰하거나 구불잘록창자의 곁주머니 및 막창자 내의 병변을 관찰하는데 이용된다.
곧창자는 팽창에 매우 민감하고 병변이 호발하는 부위이다.
· 추가적으로 검사에서 놓친 영상이나 관찰부위(focus region)를 중심으로 촬영한다.
· 큰창자의 전체적인 영상관찰이 가능해야 하며, 중심선속은 배꼽(umbilicus) 2cm 아래로 잡아 윈창자굽이와 곧창자가 모두 포함되도록 촬영한다.
· 촬영 영상을 확인 후 담당 영상의학과 의사의 의견에 따라 검사를 종료한다.

③ 기타 검사법

· 경구법(oral method)이 있는데, 이는 관장법에 비해 검사가 간단하다.
· 큰창자의 긴장이나 운동상태의 관찰에만 적합하다.
· 바륨의 큰창자내 도달시간이 길고 작은창자와 겹침으로 인해 관찰이 어렵다.
· 바륨이 작은창자 통과 후 탈수되어 굳어짐으로써 큰창자 내 질환을 자세히 관찰하기가 어려워 현재는 거의 사용하지 않고 있다.

(8) 후처치

① 바륨이 완전히 배출되는데 4~5일이 소요되는데 이 기간 동안 바륨의 부작용은 거의 없다.
② 바륨에 의한 변비가 생길 수 있으므로 다량의 수분섭취를 권유한다.
③ 변비가 심한 환자의 경우 하제를 복용하도록 한다.

(9) 영상평가

① Decubitus 촬영 시에는 윈창자굽이에서 곧창자까지, 오른창자굽이에서 막창자까지 잘 나타나야 한다.
② Decubitus 촬영 시 환자의 갈비뼈와 엉덩뼈가 회전되지 말아야 한다.
③ 조영제가 충만되었을 때, 노출부족과 이중조영 촬영일 경우에는 과다노출이 되지 않아야 한다.
④ 측방향(lateral) 촬영 시에는 엉덩관절과 넙다리뼈가 겹쳐져야 한다.
⑤ 곧창자, 구불창자 부위는 영상의 중앙에 나타나야 한다.
⑥ 기본검사(routine) 촬영에서는 곧창자와 겹쳐서는 안되므로 대장조영검사용 카테터(enema tip)를 빼내야 한다.

결장조루술(잘록창자창냄술, colostomy)

결장조루술에는 큰창자부분절제술과 큰창자완전절제술이 있다. 종양, 곁주머니질환, 창자꼬임, 출혈의 경우에는 큰창자 부분절제를, 궤양성큰창자염, 크론병, 가족성 용종증의 경우에는 큰창자 완전절제를 한다. 큰창자 수술시 특히 주위 보존해야 할 부분은 뇨관과 샘창자이다.

결장조루술은 잘록창자를 복부 밖으로 내는 것으로 영구적/일시적인 목적으로 할 수 있다.

형태적으로는 loop colostomy, end colostomy, divided end colostomy로 나눌 수 있다.

loop colostomy는 주로 일시적인 목적이며 암으로 인한 장 폐색시 감압을 위하여 주로 시술한다.

end colostomy는 영구적 사용목적으로 하며 곧창자(직장)암 수술 후에 주로 한다.

divided end colostomy는 심한 항문 손상, 회음부 손상 등의 경우에 fecal diversion을 목적으로 사용한다.

결장조루술의 위치는 수술 전에 표시해 두는 것이 좋고 특히 APR환자에서는 환자가 직접 관리가 가능하고 혁대에 걸리지 않는 부위가 좋다.

촬영법

① 인공적으로 대변을 몸 밖으로 배출 가능하게 복벽을 통해 개구부를 만드는 수술이다.
② Colostomy는 곁주머니염이나 궤양성 잘록창자염에서 일시적이든 혹은 영구적으로 대변 덩어리를 돌려 놓는 것이지만 대부분 큰창자 하부와 곧창자의 악성질환 때문이다.
③ 예비촬영을 하기 전에 방사선사는 일회용 고무장갑을 착용하고 여러 부착물을 제거해야 한다.
④ 개구부에 catheter나 tube는 수용성 윤활제를 발라(너무 과하지 않게) 삽입한다.
⑤ 조영제가 개구부로 유출되지 않도록 하는 몇 가지 기구를 제외하고는 잘록창자창냄술을 시술한 상태에서 이용된 장비는 보통 관장법에 사용되는 것과 거의 같다.
⑥ 장비는 철저하게 깨끗해야 하고 일회용품 사용으로 감염에 주의해야 한다.

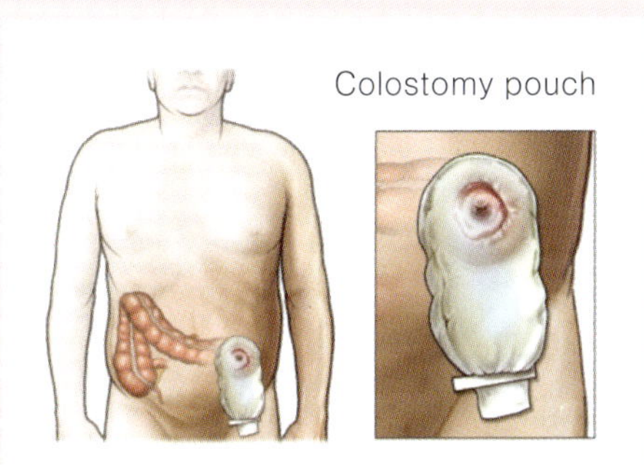

Colostomy support bag의 모습

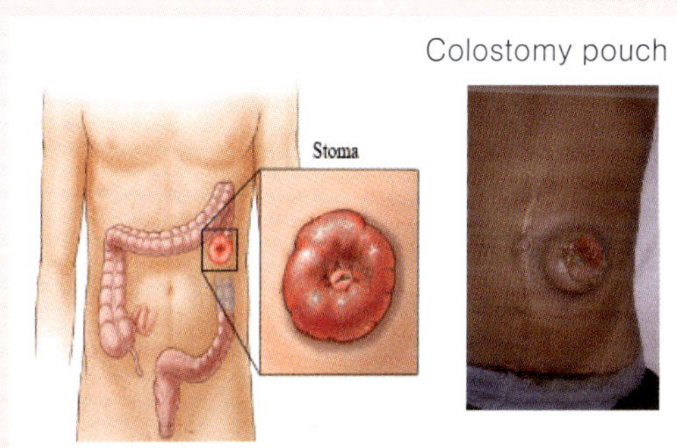

Colostomy stoma(구멍)의 모습

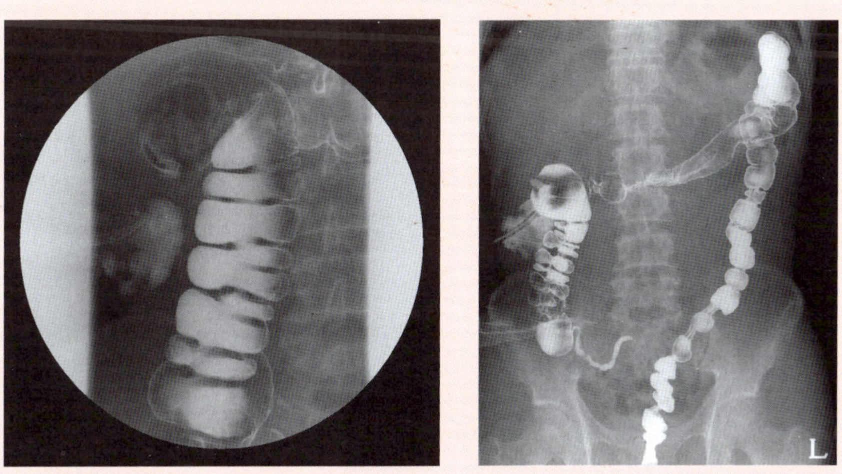

잘록창자 창냄술 환자의 이중조영 촬영의 spot image와 전체적인 잘록창자 영상

3) 배변조영검사(defecography)

(1) 곧창자 해부학

① 해부학적 특징

곧창자(직장, rectum)는 구불(잘록)창자에서 이어져 골반의 뒤벽, 즉 엉치뼈(천골)와 꼬리뼈(미골)의 앞면을 따라 내려와 꼬리뼈 아래끝(미골 하단)의 앞에서 항문(anus)에 이르는 부위이며 길이는 약 20cm이다. 곧창자는 남자에서는 방광의 뒤, 여자에서는 자궁과 질 뒤에 있다.

항문관의 길이는 남녀의 차이가 있어 남자는 약 4cm, 여자는 2.5~3cm이다. 항문곧창자 연결부는 골반바닥에 있고 항문올림근의 일부인 두덩뼈곧창자근과 전방으로 항문곧창자각을 이루고 있다.

항문관 아래끝 피부와 점막이행부에 치대(치륜, hemorrhoidal zone)가 있으며, 여기에는 곧창자정맥얼기(직장정맥총, rectal venous plexus)가 발달해 있다.

치대의 위쪽에는 세로로 가는 5~8개의 항문기둥(항문주, anal column)이 있으며, 항문기둥 사이에는 항문굴(항문동, anal sinus)이 있다. 항문기둥이 종창되어 염증을 나타내는 증상이 치핵(hemorrhoids)이며 배변 시에 출혈이 빈발한다.

② 생리적 특징

항문관(anal canal)에 있는 내부항문조임근과 항문(anus)에 있는 외부항문조임근은 분변의 배설, 장의 가스(방귀)를 통제한다. 내부항문조임근은 민무늬 근조직으로 되어 있고 불수의적(involuntary)이며 신경자극은 자율신경계를 통하여 일어난다.

운동자극은 부교감신경계에 의해 수행되고, 억제자극은 교감신경에 의하여 수행된다.

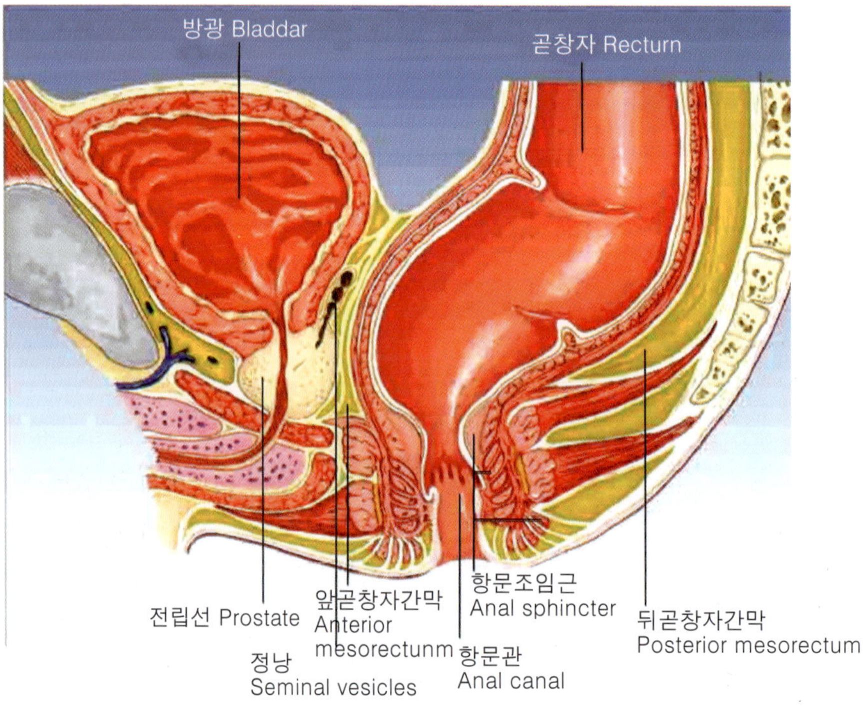

| 그림 3-104 | 항문 곧창자의 해부학적 구조

(2) 곧창자의 임상증례

① 곧창자탈출증(직장류, rectocele)(그림 3-105)

곧창자가 질 뒷벽으로 돌출된 것으로 대개 잦은 분만과 노화 등으로 인해서 발생한다. 곧창자와 질 뒷벽을 지지하는 근육의 결합조직이 약화되어 곧창자가 질에 인접할 정도로 처진다. 곧창자허니아(직장허니아, rectal hernia)는 종종 작은창자가 질로 탈출하는 탈장(장벽허니아, cnterocele)과 함께 발생한다. 경미한 곧창자허니아나 탈장을 앓는 여성은 큰 고통 없이 지낼 수 있으나 심한 곧창자허니아가 있을 경우 골반통이 있고 골반 부위에 뭔가 축 처진 듯한 느낌이 있으며 배변 시 어려움을 겪는다.

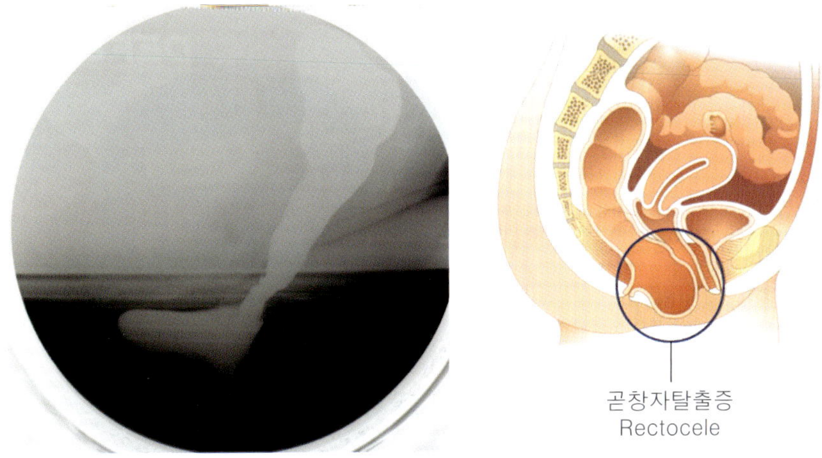

| 그림 3-105 | 배변 시에 바륨 주머니 형태의 곧창자탈출증(화살표)이 정상 이상으로 밀려나는 것이 관찰된다.

② 곧창자탈(직장탈, rectal prolapse)(그림 3-106)

작거나 일시적 곧창자탈의 경우 배변조영검사에서도 진단이 힘들다. 곧창자탈은 곧창자가 항문 속으로 빠져 나오는데 꽃잎 모양의 치핵과는 달리 동심원상의 주름 모양으로 길게 빠져 나온다. 곧창자탈에는 항문조임근의 전위를 수반하지 않는 부분곧창자탈, 항문조임근의 전위를 수반하는 완전곧창자탈, 외부로 탈출하지 않고 곧창자 위와 아래가 중첩되는 내완전곧창자탈 등이 있다.

배변조영검사는 수술 후 재발유무를 확인하는데 주로 촬영된다.

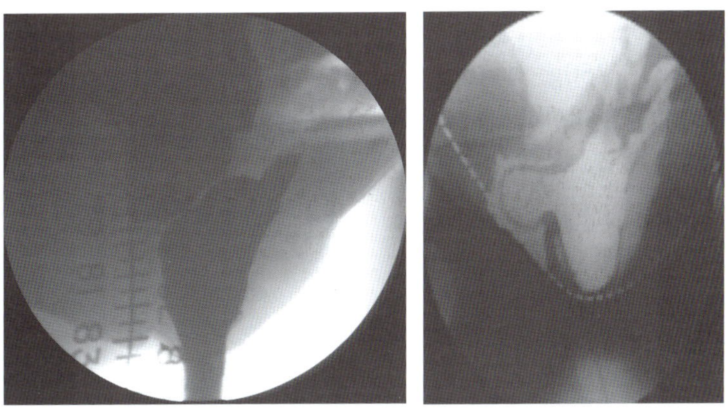

| 그림 3-106 | 곧창자(rectum)의 점막(mucosa)이 화살표 한 부위로 이탈한 것이 관찰된다.

(6) 전처치

① 검사 당일 검사시간 전 한끼식사 정도 금식한다.
② 검사시작 약 2시간 전에 좌약(2정)을 투여하여 변을 보도록 한다.

(7) 검사방법

① 배변조영검사은 환자에게 수치심을 유발할 수 있으므로 가능한 검사실 분위기를 환자에게 편안하도록 유지하고 환자를 대할 때는 이해심 있고 동정적인 마음가짐을 가져야 한다.
② 환자를 투시테이블에 왼쪽 측방향자세로 눕힌다.
③ 항문에 윤활제를 바르고 코킹건(caulking gun)을 곧창자 안으로 삽입하여 조영제를 주입한다.
④ 용량은 환자가 배변절박감을 느끼거나 200mL 주입 후에도 구불잘록창자에 조영제가 보이지 않으면 300~350mL를 모두 주입한다.
⑤ 곧창자내 주입 후 코킹건(caulking gun)을 서서히 빼내면서 항문속으로 주입 한다(항문곧창자각 측정 용이).
⑥ 환자를 테이블에서 내려오게 한 후 테이블을 수직으로 세우고 변기를 테이블 앞에 위치한 후 환자를 변기에 앉게 한다(환자의 왼쪽을 테이블면에 밀착).
⑦ 4장의 정지영상을 먼저 촬영한다.
- resting stage(휴식기-안정상태)
- squeezing(항문을 오므림-압착상태)
- straining(배변하듯이 힘을 줌-힘준상태)
- defecation(실제로 배변을 시킴-배변상태)

⑧ 배변조영검사의 전 과정을 투시녹화 하는 동영상촬영을 병행하기도 한다.
⑨ 배변 후 영상(post evacuation image) - 완전히 배설시킨 후 다시 정지영상을 촬영.

(8) 검사자세

① 안정상태(resting image)

긴장을 풀고 안정된 상태에서 촬영을 한다.

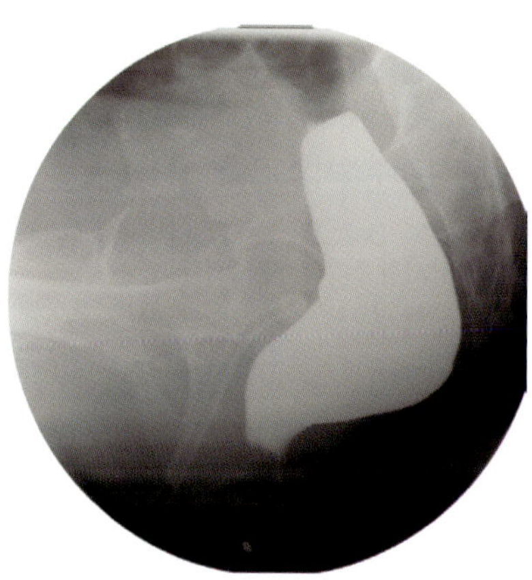

② 압착상태(squeezing image)

변을 참듯이 항문조임근을 수축시킨 후 촬영한다.

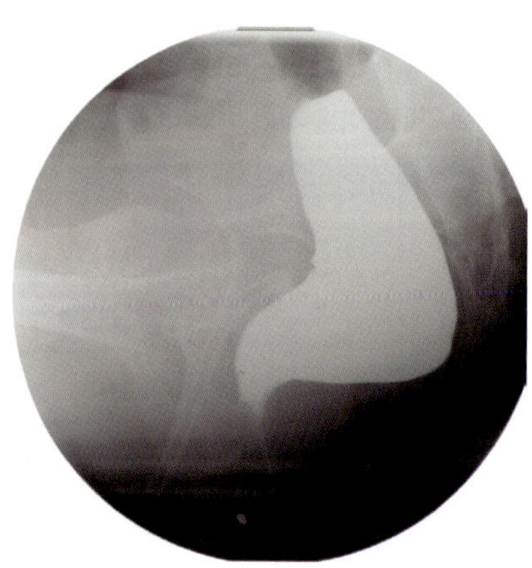

③ 힘준상태(straining image)

변을 보는 것처럼 아랫 배에 힘을 주고 복압을 높여 촬영한다.

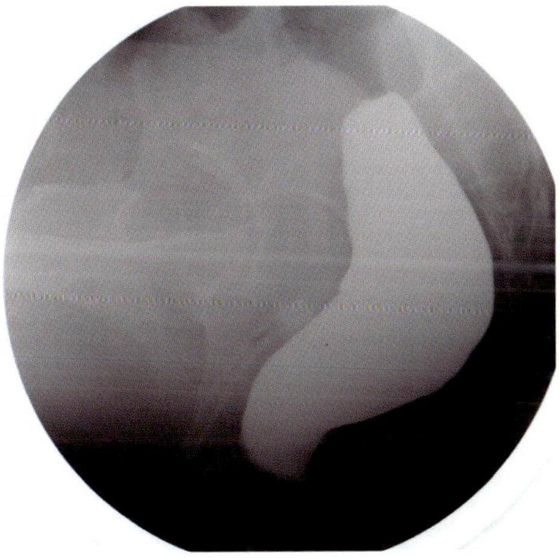

④ 배변상태(defecation image)

실제로 배변을 하면서 촬영한다.

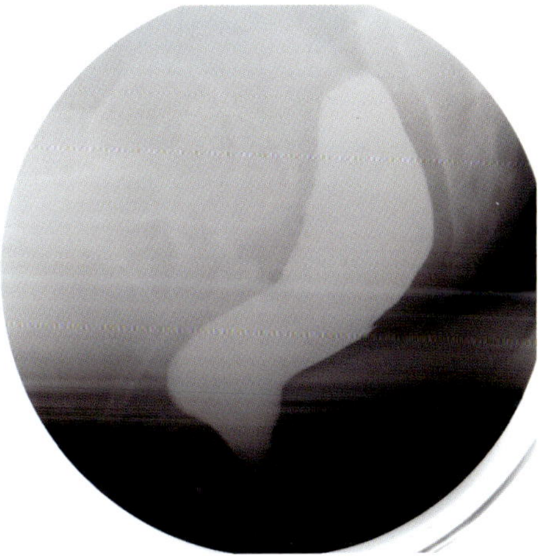

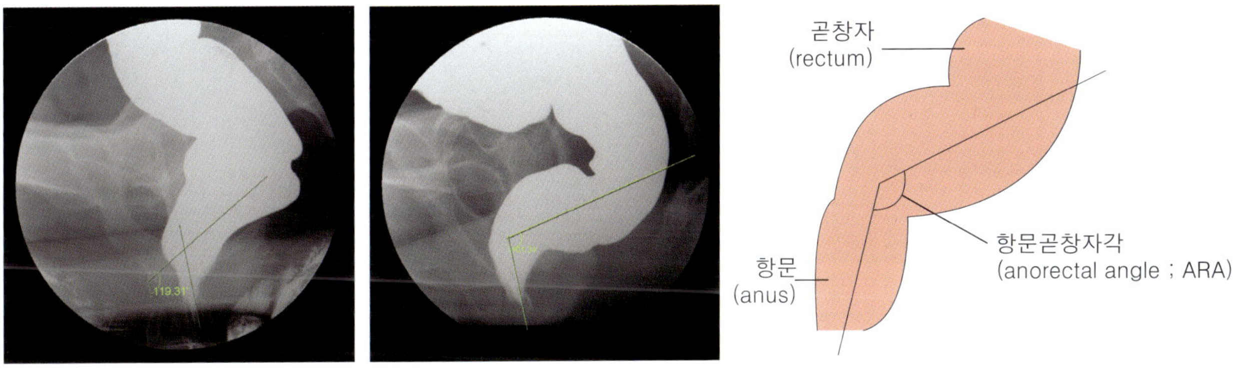

| 그림 3-109 | 항문곧창자각(ARA)의 측정값을 나타내고 있는 영상

항문곧창자각(anorectal angle : ARA)(그림 3-109)

항문과 곧창자아래가 이루는 각을 측정하여 큰창자의 운동성 질환을 판별한다.
항문과 곧창자 뒤쪽아래부위(lower posterolateral portion)가 이루는 각이라고 하며, 90~110°가 정상치이다.

※ 정상각도 범위

상 태	항문곧창자각(ARA)
Resting	85°~ 140°
Squeezing	75°~ 85°
Straining	140°~ 180°

(9) 영상평가

① 항문 곧창자각이 잘 나타나야 한다.
② 두덩 곧창자근에 의한 눌림으로 소실이 나타난다.
③ 항문까지 영상에 포함되어야 한다.
④ 곧창자 내용물의 배출여부를 확인한다.
⑤ 골반바닥의 우수한 저항력(good resistance)으로 항문곧창자각 경계가 명확히 나타나야 한다.

4) 대장정복술(reduction of large bowel), 장중첩증정복술(intussusception reduction)

(1) 해부학

① 해부학적 특징(그림 3-110)

청지겹침증(장중첩증, intussusception)은 영아기 장폐색의 주요 원인 중 하나로서 흔히 위쪽창자가 아래창자 속으로 말려들어 가는 것을 말한다. 돌막창자가 큰창자 안으로 발려들어 가는 것이 95% 정도로서 가장 흔하다.

한아의 80%가 1년 미만의 영아인데, 이 중 5~11개월 사이의 호발연령이고, 여아보다 남아에게서 3배 정도 더 많다.

일반적으로 창자겹침증의 원인은 밝혀지지 않았다.

② 생리적 특징

심한 복통으로 울며 다리를 배위로 끌어당기고 이때 구토를 동반한다. 발작 후에 5~15분간의 무증상 시기가 있으며 이를 반복한다. 증상 발현 후 초기 몇 시간 동안은 정상적인 대변이 나올 수 있으나 그 후에 대변 및 방귀 배출은 거의 없다.

발병 12시간 이내 특징적인 혈액이 혼합된 대변을 환자의 60%에서 관찰할 수 있다.

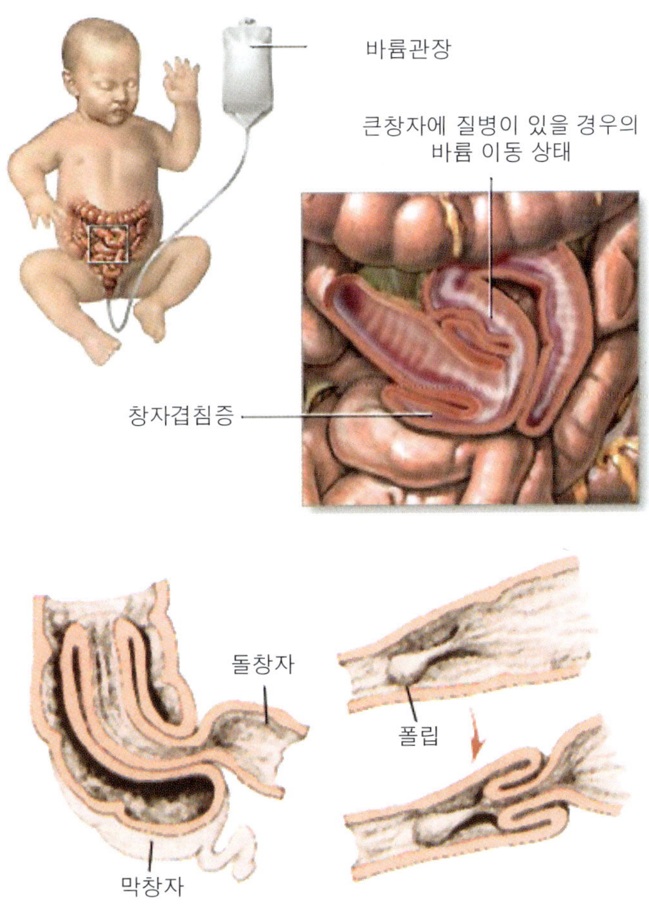

| 그림 3-110 | 창자겹침증(intussusception)의 모식도

(2) 창자겹침증의 임상증례(그림 3-111, 112)

급성 창자겹침증으로 진단이 되면 금기사항이 없는 한 비수술적인 방법으로 정복술을 시행한다. 응급으로 엑스선 투시하에 공기나 바륨을 주입하여 정복술을 시행하는데, 교정하는 과정에서 장천공의 부작용이 발생할 수도 있다.

24~48시간 이상 장시간 경과되었거나 장천공, 장벽 내에 공기음영, 복막 자각증상이 있거나 또는 탈진 및 쇼크 등의 중독증상이 있을 때에는 수술적 치료를 해야 한다.

대개 창자에 손상을 입히지 않은 상태로 수술적 교정이 가능하지만 비가역적 손상(괴사된)을 입은 부분은 절제해야 한다.

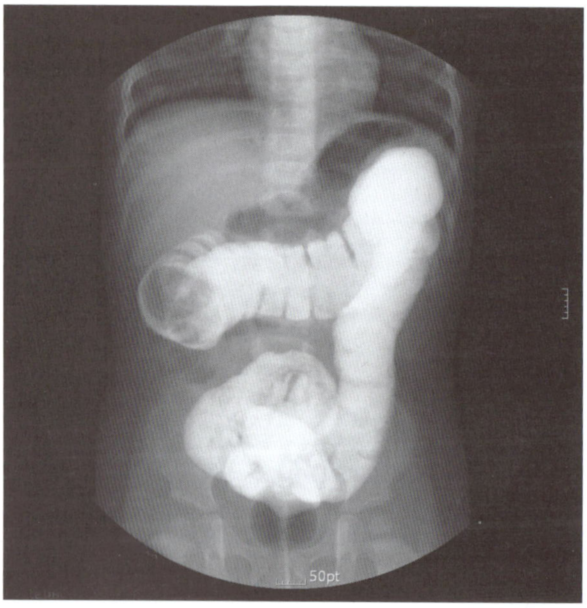

| 그림 3-111 | 코일(coil spring) 같은 모양으로 나타나면 확진된다.

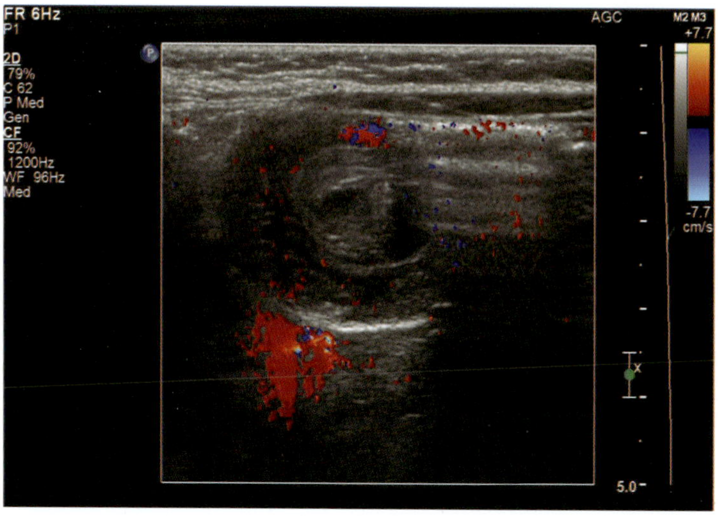

| 그림 3-112 | 초음파상 표적(target) 또는 도넛(doughnut)모양이 관찰된다.

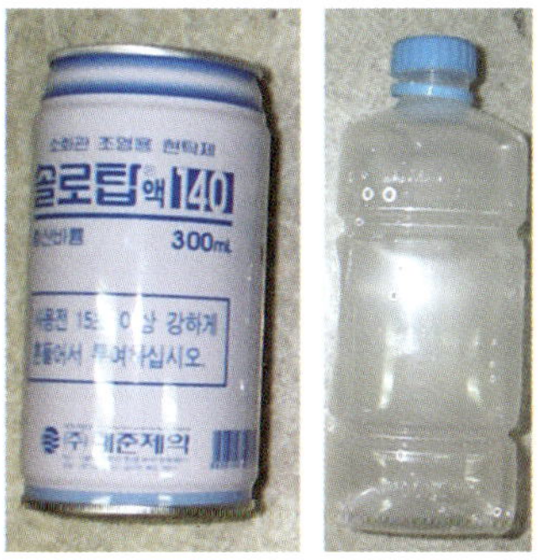

| 그림 3-113 | 황산바륨조영제와 saline

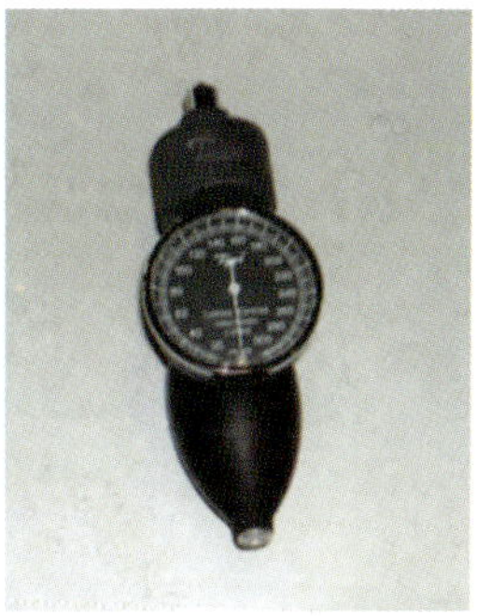

| 그림 3-114 | air intu의 압력계

(3) 검사목적

창자겹침증(장중첩증,intussusception) 환자의 원인을 파악하고 폐색 부위의 위치와 범위를 관찰함과 동시에 황산바륨 또는 공기의 압력을 이용하여 코일형태의 창자겹침증을 푸는 시술로 치료목적이며, 미세한 병변을 진단하는 위해 검사를 하는 것이 아니다.

(4) 조영제(그림 3-113)

① 황산바륨 15%W/V, 1000mL 또는 요오드혼합 수용성조영제(gastrografin)- 장천공이나 파열이 의심되는 환자에게 적용.
미세병변을 진단하는 것이 아니고 폐색부위의 관찰과 창자겹칩증을 푸는 것이 목적이므로 고농도 황산바륨을 사용할 필요가 없다.

② 음성조영제(공기) ; 공기정복술

(5) 촬영전 준비사항(그림 3-114, 115)

① 바륨통(enema can)
② 대장조영검사용 카테터(enema tip) 또는 유치도뇨관(foley catheter)
③ 수술용 장갑
④ 젤리
⑤ 공기펌프(공기 성복술시 이용)
⑥ 압력계
⑦ 정맥주사거치대(I.V. stand)

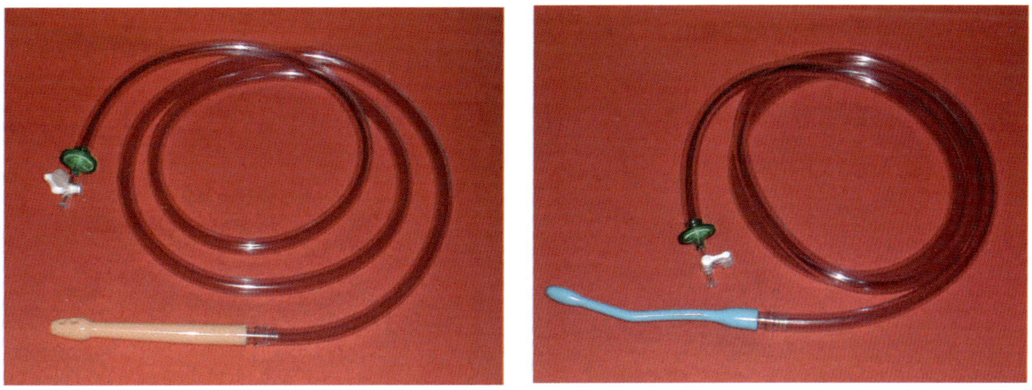

| 그림 3-115 | 큰창자정복술 시에 사용되는 enema tip의 모습

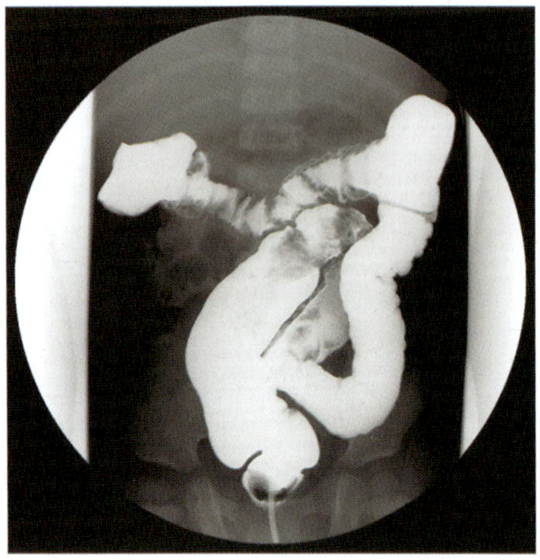

| 그림 3-116 | 오른쪽 가로잘록창자 폐색의 바륨정복술의 영상

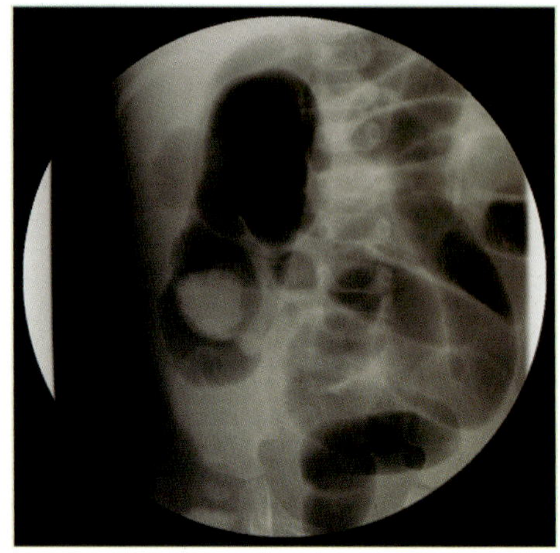

| 그림 3-117 | 오른쪽 오름창자 폐색의 공기정복술의 영상

(6) 검사방법

① 바륨정복술(barium reduction)(그림 3-116~121)

바륨정복술은 수술요법에 비해 마취의 위험성이 없이 비교적 간단히 중첩된 장을 푸는 방법으로 시술 후 합병증이 적고 입원이 불필요하여 환자에게 경제적 부담을 줄일 수 있다. 그러나 무리하게 시행하면 장이 파열될 가능성이 있어 3.3.3법을 준수하여 시행하여야 하며 방사선피폭도 문제가 될 수 있다.

- scout촬영(abdomen supine, erect)을 하여 창자겹침증 여부를 관찰한다.
- 환자는 왼쪽 옆으로 누운자세(Lt. lateral decubitus)에서 대장조영용검사용 카테터(enema tip) 또는 유치도뇨관(foley catheter)을 항문에 삽입하고 엉덩이를 고정시킨다.
- 환자를 바로누운 자세로 하고 대장조영용검사용 카테터가 빠지지 않게 하며, 바륨통은 촬영대에서 100cm 높이에 설치하며 자연낙하 방식으로 바륨을 주입한다.
- 투시상태에서 겹침 부위를 관찰하고 spot 촬영을 한다(3.3.3법 준수 : 1회 3분을 초과하지 않도록 하여 3회까지 실시).
- 코일형태의 창자겹침증이 풀리면 돌막창자(ileocecal valve)까지 조영제가 유입되는 것을 확인하고 돌막창자를 spot 촬영한다(환아의 울음소리가 그치면 창자겹침 시술이 성공하였다는 것을 직감할 수 있다).
- 주입한 바륨 또는 공기를 배출시키고 복부정면의 배출(post evacuation)상을 촬영한다.
- 재발 발생여부를 확인하기위해 환자의 상태를 관찰하고 10~12시간 사이에 배정면 지연상을 촬영한다.

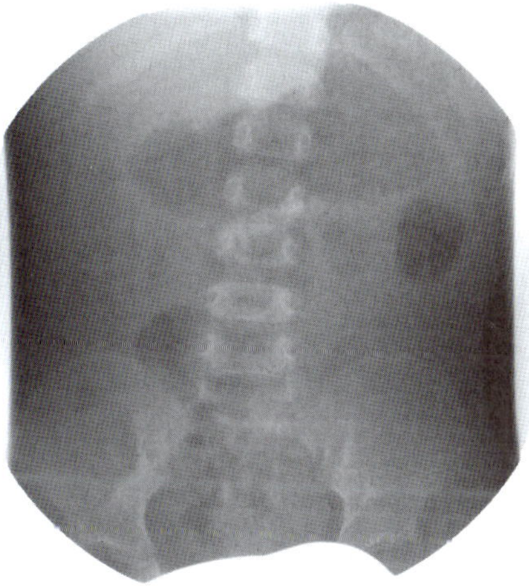

❙그림 3-118❙ 영아 창자 겹침증 scout 촬영상

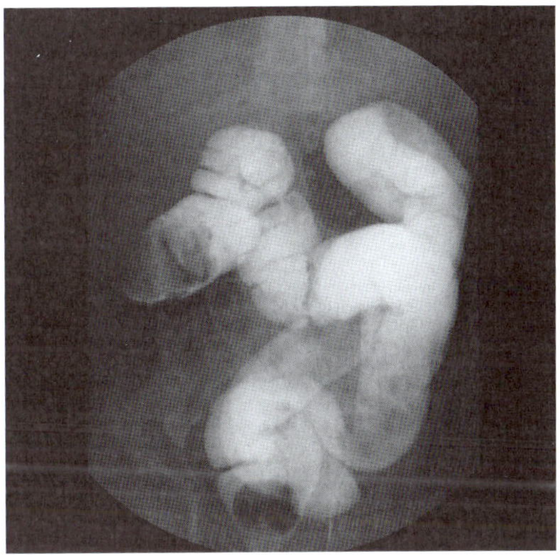

❙그림 3-119❙ 폐색에 의한 바륨음영이 관찰된다.

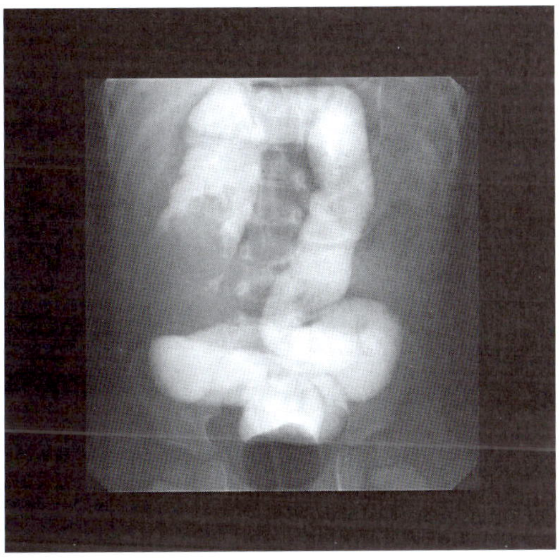

❙그림 3-120❙ 가로창자를 통과한 바륨음영이 오름창자까지 진행된 것이 관찰된다.

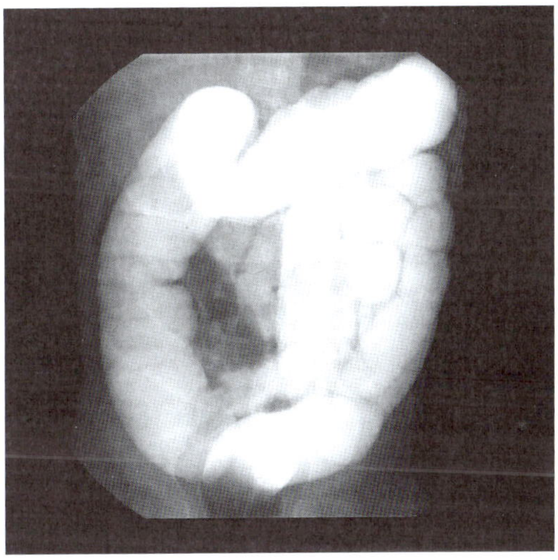

❙그림 3-121❙ 돌막창자를 통과하여 작은창자로 바륨이 유입된 것이 관찰된다. 바륨정복술이 성공했음을 보여준다.

② 공기정복술(air reduction)(그림 3-122)

공기정복술은 공기를 이용해 창자겹침증을 해소시키는 방법으로 바륨정복술에 비해 절차가 간단하고 압력조절을 자유롭게 할 수 있어 장천공 위험이 상대적으로 낮고, 천공이 되어도 복막염 부작용이 훨씬 경미하다.

그러나 초보자의 경우 창자겹침증에 의한 장내가스와 주입되는 공기와의 판별이 어려움에 의해 진단과 정복과정 및 추적관찰이 어려운 단점이 있다.

· 단순복부촬영(abdomen erect, supine)을 하여 창자겹침증 여부를 관찰한다(scout 촬영).
· Y자형 유리관으로 혈압계의 수은주와 관장튜브(또는 foley catheter)를 연결하여 공기주입 시 장내 압력이 수은주로 나타나게 하며, 관장튜브는 다른 한편으로 Y자형 유리관을 거쳐 카테터(catheter)의 풍선(balloon)에 연결하여 공기를 주입한다.
· 공기주입 중 창자속 압력이 갑자기 증가할 경우 공기가 기구내로 역류하지 못하도록 완충역할을 담당한다.
· 유치도뇨관(foley catheter)을 곧창자 안으로 삽입하고 약 20cc 공기로 풍선을 부풀려(ballooning) 대장조영검사용 카테터(catheter)가 항문에 걸려 빠지지 않게 고정시킨다.
· 투시조영 하에서 공기 주입구를 천천히 눌러 창자속 압력을 80mmHg 이하로 유지하면서 창자겹침증 앞과 끝부위를 확인하여 spot 촬영을 한다. 압력계를 주시하면서 공기를 주입시킨다.
· 창자내 압력이 100mmHg를 넘으면 장천공 및 경색의 위험이 있으므로 그 이하의 압력을 유지해야 한다.
· 가압조작을 반복하여 공기가 돌막창자판(회맹판)을 통과하여 작은창자내로 역류되게 하고 일단 돌막창자판을 통과한 후에도 계속하여 공기를 주입하여 돌창자-돌창자형의 창자겹침증이 있는지 확인하고 공기가 충만된 작은창자를 spot 촬영한다.
· 교정의 성공여부는 투시상 작은창자내 공기가 충만되면서 압력이 갑자기 떨어지고 아이의 울음이 그치고 조용해지는 것으로 또는 투시상으로 판정할 수 있다. 검사종료 후 단순복부촬영을 시행한다.
· 교정이 성공되었다고 판단이 되거나, 실패하여 교정을 포기할 경우 단순복부 X선 수평측방향 검사(simple abdomen trans lateral view)나 선자세 검사(erect view)로 촬영하며 장천공에 의한 자유공기(free air)의 유무를 확인하여야 한다.
· 위의 방법으로도 성공할 수 없을 경우에는 관장튜브를 제거한 후 약 5분 정도 기다렸다가 다시 시도한다.

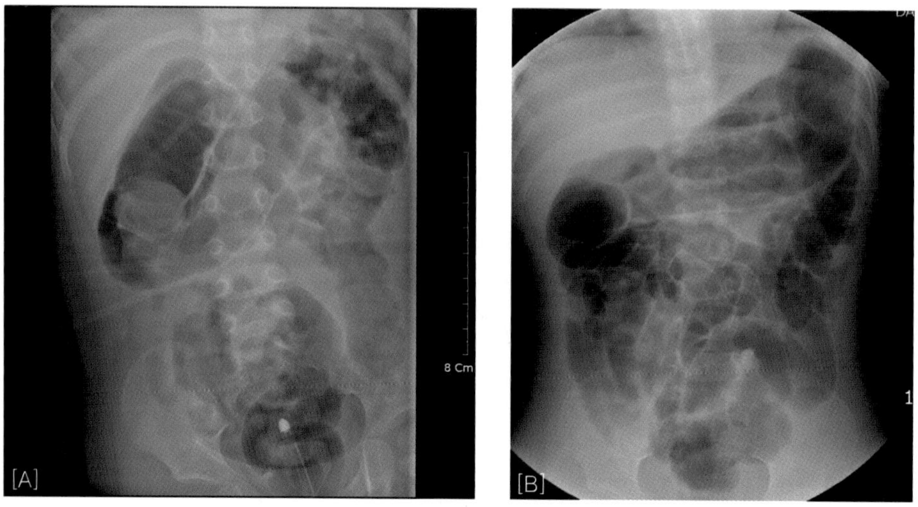

| 그림 3-122 | 공기정복술 시행전[A]과 후[B]의 영상

대장정복술(intussusception reduction) 시행상 주의사항

- 3.3.3법칙을 준수한다.
- 3세 이하의 어린이에게 1회 교정시간을 3분 이내로 한정하여 3회까지 시행한다.
- 만일 장중첩이 풀리지 않으면 진경제(meperidine hydrochoride : 2mg)를 투여하고 5분 후에 시행하며 그래도 교정되지 않으면 포기하고 수술적 방법으로 대치하여야 한다.

③ Gastrografin-reduction

· 조영제는 가스트로그라핀(Gastrografin)을 생리식염수에 1 : 5로 희석하여 장천공이나, 장파열 시 배안의 수분을 극소화시킬 수 있다.
· 주입기로는 바륨관장법과 동일한 캔형 주입장치가 사용되고 있다.

④ Sono 유도화 진단 및 교정

이 방법은 식염수가 담긴 용기를 100cm 높이에 고정하며 소아의 상태에 따라 10cm 유동성을 주어 식염수가 중력에 의해 주입되도록 한 다음 식염수를 따라서 스캔한다.

바륨정복술과 공기정복술의 비교 및 조영제별 특징

- 바륨이나 공기정복술은 수술에 비해 장의 손상이 적다.
- 시술 후 합병증이 적으며 입원을 할 필요가 없다.
- 공기정복술은 바륨정복술보다 간단하고 교정시간이 빠르다.
- 장천공의 부작용이 적어 공기정복술을 많이 시행하고 있다.
- 공기정복술은 시술준비가 간단하나, 추석관찰이 곤란하다.
- 바륨정복술은 추적관찰이 용이하나, 천공에 의한 부작용이 크다.

조영제별 특징

	Air	Barium	Gastrografin
시술편의	용이	보통	용이
소요시간	짧다	길다	비교적 짧다
장내압력	약 80~100mmHg	약 85mmHg	약 100~125mmHg
정복률	90~95%	60~90%	90~93%

※ 최근에는 대부분 공기 정복술(Air reduction)로 대체하고 있으며, 황산바륨 조영제(Barium)나 요오드 함유 수용성 조영제(Gastrografin)는 거의 사용하지 않고 있음.

Ⅲ

5) Wangensteen rice view

(1) 검사목적

① 신생아의 선천적 질환인 항문 폐쇄증
② 장의 회전이상(failure of rotation)
③ 거대잘록창자(mega colon)
④ 미소잘록창자(micro colon)
⑤ 항문과 폐색부의 위치, 길이 및 범위 등을 평가하여 수술적 지표를 나타내기 위함

(2) 전처치

없음

(3) 검사에 필요한 물품

납볼(lead ball), 조영제(바륨 등), 반창고

(4) 검사방법

① 환자의 항문에 납볼을 붙이거나 조영제로 표시한다.
② 곧창자내 가스를 항문의 폐색부까지 나타내기 위해 환자의 머리를 1~2분간 아래로 내리게 한다.
③ 환자의 머리를 아래로 한 선자세에서 비뇨기계 단순 복부검사(KUB) 전후(AP), 측면 촬영을 한다.
④ 폐색된 곳까지 가스의 위치와 항문부의 불투과성 물질과의 거리 및 형태가 잘 나타났는지를 확인한다.

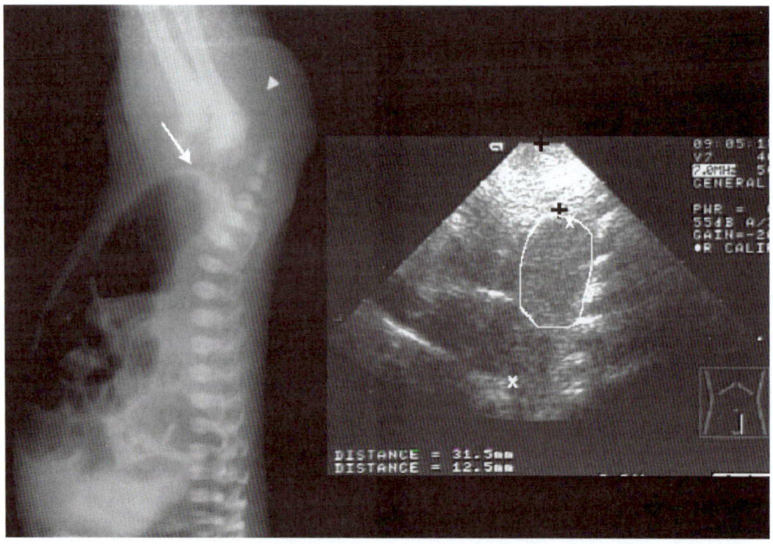

| 그림 3-123 | Wangensteen rice view 영상(좌)과 초음파 영상(우)

거꾸로 한 측면(reverse erect lateral)영상으로 곧창자 말단에 장내 가스가 보이고(화살표) 그 위에 조영제로 표시한 항문부위가 관찰된다.

6) 대장 통과시간측정검사(colonic transit time study : CTTS)

(1) 항문곧창자관의 해부학

① 해부학적 특징(그림 3-124)

변비(constipation)는 큰창자의 꿈틀운동작용이 약해지면서 대변의 움직임이 느려져 큰창자에서 수분이 지나치게 흡수되어 대변이 굳어지면서 배변이 어려워진 상태이다.

원인은 여러 가지이다. 가장 큰 원인은 섬유질(fibroid material)이 부족한 식생활과 운동부족으로 인한 장무력증 현상이다. 그 외에 과로, 신경과민, 흥분, 스트레스 등도 원인이 된다.

어린이의 경우 우유의 과량섭취가 원인이 되는 경우도 있다.

② 생리적 특징

변비는 체외로 배출되어야 할 독소가 재흡수 되므로 곁주머니증, 치질, 탈장, 종양, 큰창자암, 소화불량, 비만, 정맥류, 입냄새, 불면증 등의 원인이 된다. 변비완하제(laxatives)의 연속적인 사용은 오히려 장의 기능을 약화시킬 수 있으므로 주의를 요한다.

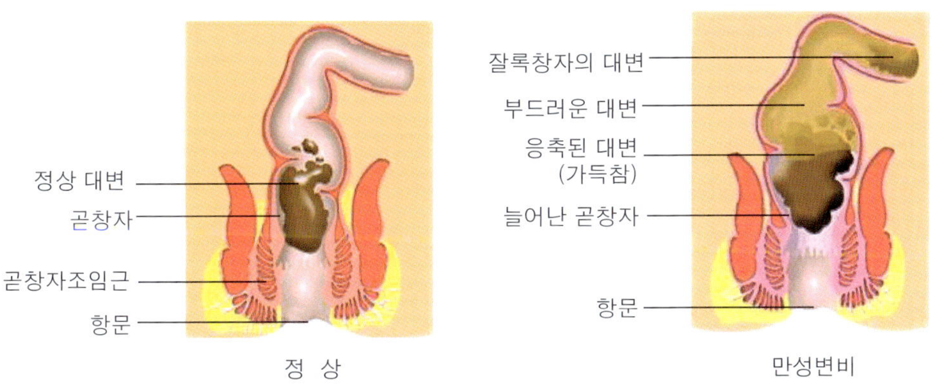

| 그림 3-124 | 항문 곧창자의 기능적 해부학적 구조

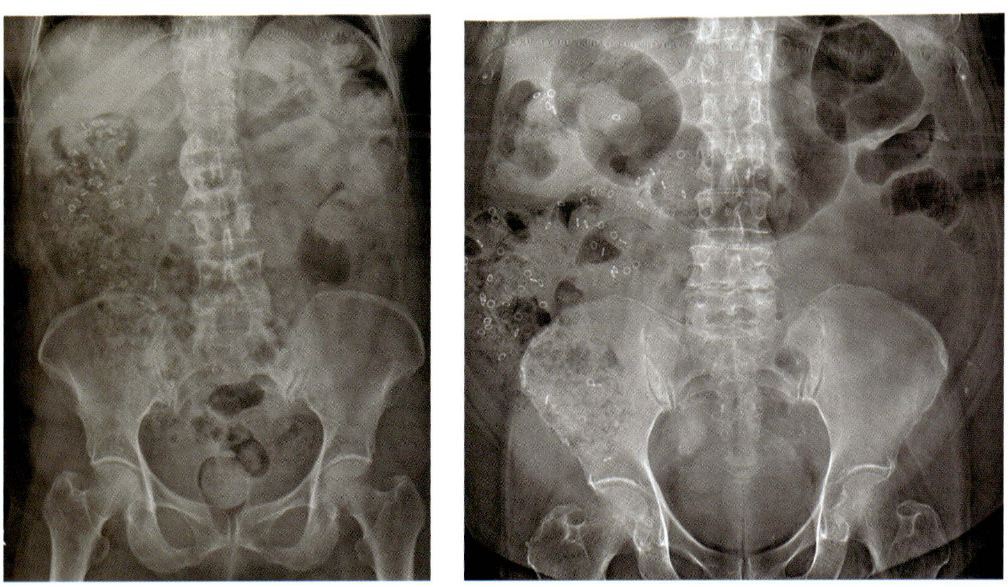

| 그림 3-125 | 오름창자에 방사선 비투과성 표지자가 많이 남아있는 영상

(2) 변비의 임상증례

① 큰창자무력형 변비(colonic inertia : Rt. colon)

전체 큰창자의 운동기능이 저하되어 변을 큰창자에서 밀어내지 못하여 생기는 현상이다. 평상시 큰창자운동은 정상인과 유사하나 식사 후 혹은 자극성 하제(bisacodyl) 투여 후 큰창자운동 저하를 관찰할 수 있다.

과거에는 창자신경얼기(장신경총, enteric nerve plexus)의 이상으로 생각하고 있다. 심한 경우 식도나 작은창자, 기타 방광과 비뇨기 증상을 동반할 수 있다.

오름창자(ascending colon)와 내림창자(descending colon)에 걸쳐 통과시간이 지연되는 경우이며 서행성 변비(slow transit constipation)라고도 한다.

② 뒤창자(후장) 기능장애형 변비(Hindgut dysfunction : Lt. colon)

왼쪽 큰창자에 방사선 비투과성 표지가 많이 남아있는 경우로 뒤창자 기능장애형(hindgut dysfunction type)변비라고 한다.

③ 출구폐쇄형 변비(outlet obstruction : rectum, sigmoid colon)

배출장애형 변비라고도 하며 배변 시 과도한 힘주기(straining), 잔변감 혹은 항문 주위를 손가락으로 눌러야 변을 보는 현상이다. 몸쪽 큰창자(proximal colon)의 운동기능은 정상이지만 배변의 마지막 단계에서 이상이 발생한 경우이다.

배출장애형 변비는 골반바닥 근육협동장애(골반저근실조, pelvic floor dyssynergia)와 속항문조임근 기능장애로 나누어 볼 수 있다.

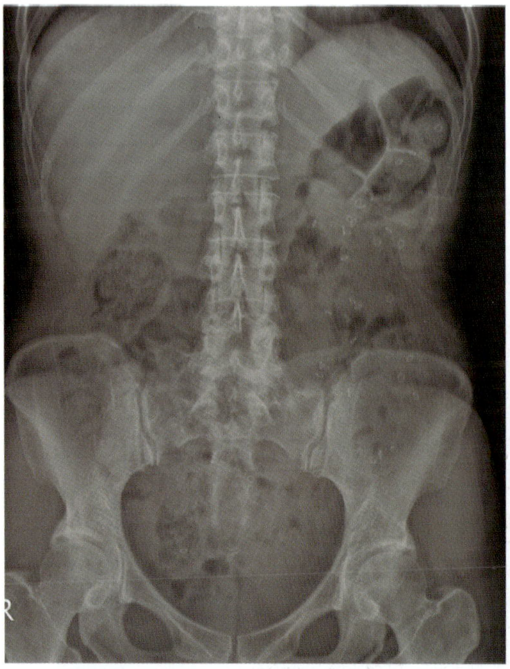

| 그림 3-126 | 내림창자에 방사선 비투과성 표지자가 많이 남아 있는 영상

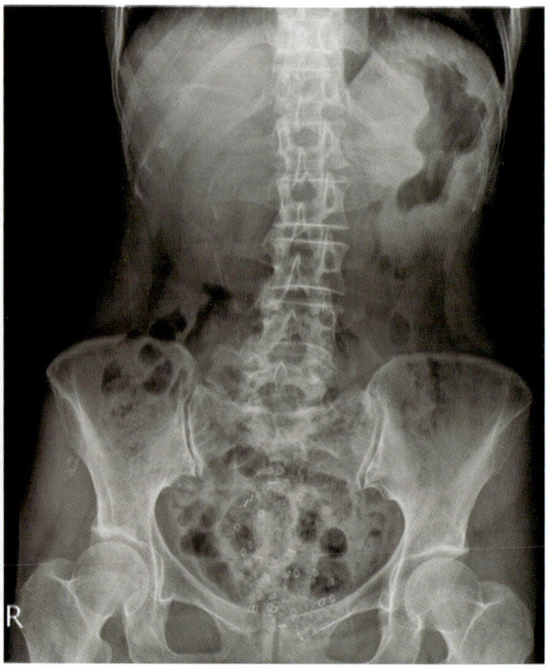

| 그림 3-127 | 곧창자 및 잘록창자에서 통과시간이 지연되는 영상

(3) 검사목적

① 큰창자 운동기능을 평가하는 기본적인 검사
② 만성 특발성 변비(chronic idiopathic constipation)
③ 만성 기능성 변비(chronic functional constipation)
④ 과민성 큰창자 증후군(irritable bowel syndrome)

(4) 조영제

Kolomark, Sitzmark 3 capsule / 1인
① 검사 예약 3, 2, 1일 전 같은 시간 : 각각 1일 1캡슐씩 경구 투여(3 cap)
② 검사 당일(4일째) 같은 시간 : 단순복부 X선 영상 검사 촬영

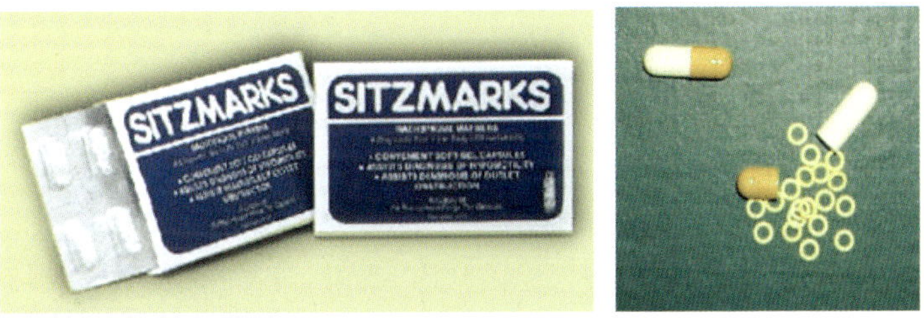

| 그림 3-128 | 방사선 비투과표지자 젤라틴 캡슐(1정)은 고리(ring)가 20개 또는 24개로 구성되어 있다.

■ 대장통과시간 측정검사 예약 및 유의사항 ■

1) 검사를 예약하신 후 영상의학과 접수에서 받으신 KOLOMARK 캡슐 3캡슐 중에 1캡슐씩을 첫째날, 둘째날, 셋째날 3일 연속으로 오전 9시에 물과 함께 복용하십시오.
2) 복용 후 4일째 되는 날(즉, 만 3일째) 영상의학과에서 일반 복부 방사선촬영을 하시면 됩니다.(1회)
3) 복용 후 7일째 되는 날(즉 만 6일째) 영상의학과에서 일반 복부 방사선촬영을 하시면 됩니다. (2회)
   ① 첫째날 - 오전 9시 : KOLOMARK 1캡슐 복용
   ② 둘째날 - 오전 9시 : KOLOMARK 1캡슐 복용
   ③ 셋째날 - 오전 9시 : KOLOMARK 1캡슐 복용
   ④ 넷째날 - 오전 9시 : 일반 복부 방사선촬영
   ⑤ 칠일째 - 오전 9시 : 일반 복부 방사선촬영
4) 캡슐을 복용 후 검사가 끝날 때 까지 관장이나 좌약 등의 사용을 절대 하시면 안됩니다.
5) 본 검사는 식사와 무관하오니 평상시처럼 생활하시면 됩니다.
6) 촬영 후 진료 예약한 날짜에 진료과에서 결과를 보시면 되고 추가 검사를 할 수도 있으니 진료과에서 설명을 들으시기 바랍니다.

* 검사 주의사항을 반드시 읽어보시고 약속드린 시간에 이 용지를 지참하시고 접수로 오십시오.

예약자명 : 서명 :

(5) 검사법의 종류

① 단일 표지자 사용법(single marker technique)

· 20개(또는 24개)의 방사선 비투과 표지자가 포함된 젤라틴 캡슐 한개를 일정한 시간(오전 9시)에 물과 함께 복용하고 5일 후 가로막과 두덩결합을 포함되도록 단순복부(KUB) 촬영을 하여 대장통과시간(colonic transit time)의 측정을 실시한다.
· 방사선 비투과 표지자의 20%인 4개(또는 5개) 미만을 정상으로 판독하고, 20% 이상 남아 있으면 변비라고 판정한다. 정상 상한선은 평균 +2표준편차 20% 미만이기 때문이다.
· 각 병원마다 약간의 차이가 있다. 또는 한 개의 방사선 비투과 표지자를 복용하고 24시간 간격으로 방사선 비투과 표지자가 모두 배출될 때까지 복부 엑스선촬영을 시행하는 방법으로 큰창자 구역통과시간 및 큰창자 전체통과시간의 정량적 측정은 가능하나, 변비 환자에서는 수일(간혹 10일 이상)이 소요되고 방사선 노출이 심하여 다수 표지자 사용법으로 대체되었다.

② 다수 표지자 사용법(multiple marker technique)(그림 3-130)

· 20개(또는 24개)의 방사선 비투과 표지자가 포함된 젤라틴 캡슐 한 개를 매일 일정한 시간에 3일간 연속적으로 복용시키고 4일째(마지막 캡슐 복용 후 24시간) 단순복부촬영을 실시한다.
· 엑스선 영상에 방사선 비투과 표지자가 남아 있으면 3일 간격(7일째, 10일째, 13일째)으로 방사선 비투과 표지자가 모두 배출될 때까지 단순복부촬영을 한다.
· 비뇨기계 단순복부촬영(KUB) 영상을 척추와 골반의 뼈구조를 지표로 하여 오른쪽 큰창자, 왼쪽 큰창자, 곧창자 및 구불잘록창자의 세 구역으로 구획을 나눈다.

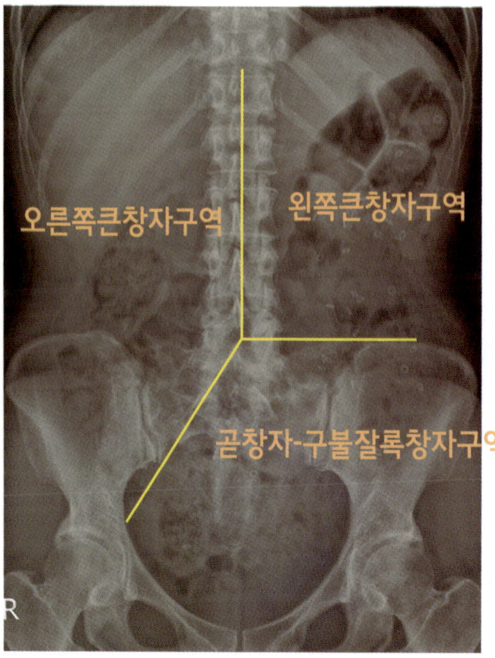

| 그림 3-129 | 큰창자 구역의 구획방법

· 구획구분방법은 연구자에 따라 다소 차이는 있으나, 일반적으로 척추의 가시돌기(spinous processes)를 이은 선과 제 5허리뼈몸통 가시돌기에서 오른쪽 골반문(pelvic outlet)을 연결한 선의 오른쪽을 오른쪽 큰창자구역으로 하고, 5허리뼈몸통에서 왼쪽으로 엉덩뼈능선(iliac crest)을 이은 선의 위쪽을 왼쪽 큰창자구역으로 한다.
· 제 5허리뼈몸통에서 오른쪽 아래쪽 골반문(pelvic outlet) 연장선 아래와 왼쪽의 엉덩뼈능선연장선 아래쪽을 곧창자 및 구불잘록창자구역으로 나누어 판독한다.
· 변비환자 유형에 따라 세가지로 분류하여 측정한다.
큰창자 무력형 변비(서행성변비)는 큰창자 전체에 걸쳐 통과시간이 지연되는 현상, 출구폐쇄형 변비는 곧창자와 구불잘록창자에서 통과시간이 지연되는 현상, 정상 통과시간형 변비는 정상범위로 나타나는 경우로 분류한다(표 3-2).

| 표 3-2 | 큰창자의 분절통과시간과 통과시간 측정(24개 방사선 비투과 표지자)

위치	4day	7day	total colon
Rt. colon	13	0	13
Lt. colon	14	0	14
rectosigmoid	12	1	13
total	39	1	40

* 큰창자 평균통과시간의 계산
-방사선 비투과 표지자의 수를 확인 후 1.0(20개인 경우 1.2)를 곱하여 계산

(6) 검사방법

본 검사는 식사와 무관하나 변비약 복용은 금지한다(단 평소의 지병으로 인한 약은 복용하도록 한다).

① GS(일반외과) 환자

· 검사 전 조영제를 복용하기 전에 scout 사진을 촬영한다.
· 검사 전날 오전 9시에 조영제 Kolomark 1캡슐을 복용한다.
· 조영제 복용 후 24시간 촬영을 한다.
· 그 후 24시간 간격으로 조영제가 완전 배설될 때까지 촬영한다.(약 7일간)
· 검사 중 조영제가 완전 배설(elimination)되면 검사를 종료한다.

② GI(내과) 또는 RM(재활의학과) 환자

· 검사 전 조영제를 복용하기 전에 scout 사진을 촬영한다.
· 검사 전날 오전 9시에 조영제 Kolomark 1캡슐씩을 3일간 복용한다.
· Kolomark 복용 후 4일째에 KUB 촬영을 하고 검사를 종료한다.

Ⅲ

③ 촬영방법

모든 촬영은 KUB로 한다.

(7) 후처치 ; 특별한 후처치는 없다.

(8) 영상평가

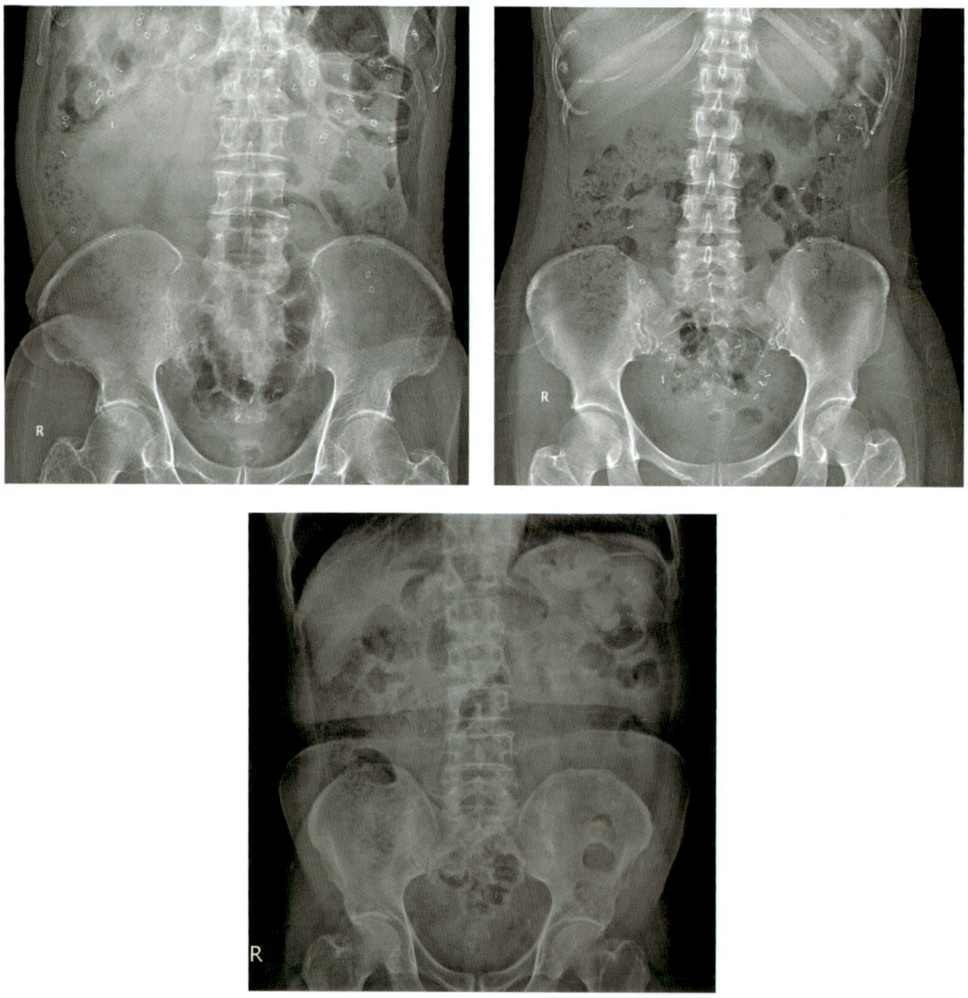

| 그림 3-130 | 다수 표지자를 이용한 다양한 영상

4일째 영상에서 내림창자구역에 방사선 비투과성 표지가 많이 남아 있는 영상

04 소아 투시 검사법

1) 촬영준비

(1) 환자의 상태에 따라 촬영검사 전 어린이와 원만한 관계를 유지한다.
(2) 검사에 대한 민감도를 파악한다.
(3) 친밀감을 유지하도록 노력한다.
(4) 어린이 수준에 맞게 언어를 사용하고 행동하며 그림이나 설명서를 사용하여 검사에 대한 이해력을 도모한다.

① 6개월 이하의 어린이
환자 고정 도구를 이용한다.

② 3세 이하의 어린이
스트레스에 대해 민감하다. 환자 검사 시 반드시 고정이 필요하며 어린이를 검사대 위에 혼자 두지 말아야 한다.

③ 3~5세의 어린이
의사소통이 가능한 연령이며, 어린이의 긴장감을 해소시키기 위하여 협조가 잘될 때는 칭찬을 아끼지 말아야 한다.

④ 학령기
검사 전 충분히 설명하고 응급환자의 경우를 제외하고는 강요하지 말아야 한다.

⑤ 소년기
사춘기의 환자이기 때문에 신체적 변화에 예민, 수줍음이 많은 시기이기 때문에 환자의 사생활을 최대한 존중해 주어야 한다.

2) 촬영 시 유의사항

(1) 환자의 진정

가능한 진정제 투입을 지향하고 진정제를 투입하였을 시는 주의 깊게 관찰하여야 하며 진정제의 부작용으로 구토 등을 일으킬 수도 있다.

검사에 대한 특별 조치사항

- 검사에 방해가 될 신체적 문제가 있는지 파악한다.
- 정맥내 투입하는 약물에 대한 유입속도, 시간 등의 검토한다.
- 환자의 상태에 따라 담당의사와 상의하고 조치한다.
- 감염관리에 주의한다.

(2) 엑스선 촬영실의 보호자 출입

엑스선 피폭에 유의한다.

(3) 환자의 보호

영상의학과에서의 기본적 조치를 숙지한다.

(4) 미숙아에 대한 간호

체온저하(hypothermia)에 유의하고 가능한 보온기에서 촬영검사를 시행한다(체표온도 36.5℃ 유지, 35℃ 이하가 되면 보온기내에 넣어 체온 유지).

3) 방사선피폭의 방어

(1) 생식선 차폐

복부 및 골반을 검사할 때(생식선 차폐용 납판 : 0.5mmPb) 정상적 해부학적 구조가 방해되지 않게 차폐하고 가능한 조사야를 좁게 조절한다.

(2) 피폭선량을 최소화 할 수 있는 장비를 사용한다.

대용량의 발생장치 및 고감도 검출기를 사용한다.

4) 소아 엑스선 촬영 장치

방사선 발생장치는 0.01~0.02sec 정도의 단 시간 조사가 가능해야하고 125kV 이상의 관전압을 사용하는 것이 좋다(대용량의 장치).

5) 환자의 고정기구 준비

침대보(포), 마름모꼴천(diapers), 접착테이프, 거즈붕대(gauze bandage), 탄력붕대, 환자고정용 보조 의류, 스펀지, 모래주머니(sand bags), 압박대, 머리고정장치

영상투시 검사시 일반적인 유의사항

- 검사시간 최소화, 체온유지(신생아, 영아) 주의한다.
- 조영제 종류선택, 양과 농도에 유의한다.
- 금식시간은 연령에 따른 차이가 있게 됨에 유의한다.
- 조영제 정맥주입은 영아나 어린 소아에서는 혈관이 작아서 순간주사(bolus injection)는 피해야 한다.

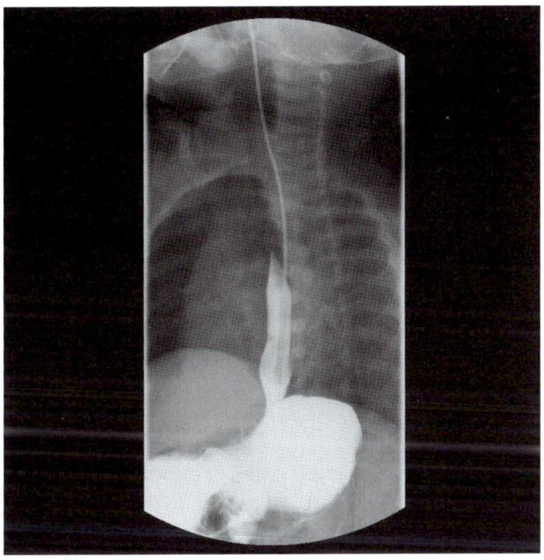

| 그림 3-131 | Naso-gastric tube로 바륨 공급영상

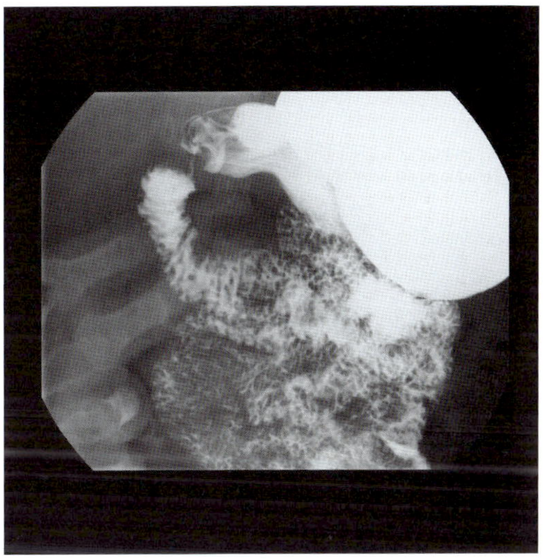

| 그림 3-132 | 손으로 압박(compression)한 영상

6) 검사법

(1) UGIS(upper gastrointestinal series)

① 전처치

금식(식이간격에 맞춘다.)

② 준비물

- 140% 황산바륨조영제와 물을 1 : 2 또는 1 : 4 희석(따뜻하게) 한다.
- Naso-gastric tube 또는 우유병을 준비한다.
- 보온기(warmer)
- 공갈 젖꼭지
- 50cc 주사기(naso-gastric tube 사용시)
- 설탕(경구 투여(oral feeding) 시)

③ 검사방법

- 조영제 경구투여(feeding) 방법 : 우유병(bottle) 또는 naso-gastric tube로 공급한다.
- 누운 자세로 수유와 같은 방법으로 조영제를 투여 시켜가면서 식도(esophagus), 위장(stomach), 샘창자(duodenum) 통과상태를 관찰한다.
- 작은 창자의 통과상태를 관찰, 투시한다.
- 필요에 따라 지연필름을 촬영한다.

※ Naso-gastric tube 삽입 시 끝의 위치는 위장에 있도록 한다.

※ 병변 검사가 목적(두꺼운 바륨 도포 사용)일 경우 압박(유아의 경우 손으로)과 이중조영까지 한다.

(2) Esophagography(gastric esophageal reflux)

① 전처치

금식(식이간격에 맞춘다.)

② 준비물

· 140% 황산바륨 조영제를 1 : 4 또는 1 : 5로 희석(따뜻하게) 한다.
· Naso-gastric tube 또는 우유병을 준비한다.
· 보온기(warmer)
· 공갈 젖꼭지
· 50cc 주사기(naso-gastric tube 사용시)
· 설탕(경구 투여시 사용)

③ 검사방법

· 조영제 경구 투여(feeding) 방법 : 우유병 또는 Naso-gastric tube로 공급한다.
· 바륨양 : 평상시 아기가 먹는 우유의 양을 되도록 빨리 먹게 한다.
· 누운 자세에서 관찰한다.
· 5분 동안 간헐적으로 투시로 관찰한다.

(3) Barium enema(congenital largecolon)

① 전처치

특별한 전처치 없음. 남아 있는 대변으로 이행부위(transitional zone)를 쉽게 확인한다.

② 준비물

· 희석 바륨(140% $BaSo_4$ 1 : 4 희석)을 사용한다.
· 카테터(가장 얇은 것)를 준비한다.
· 관장용주사기(enema syringe)를 준비한다.
※ 주의사항 : 카테터의 고정용 풍선을 부풀리지(catheter ballooning) 않는다.

③ 검사방법

· Scout 촬영을 한다.
· 탄성고무(rubber) 카테터를 항문(anal canal)에 1cm 이하로 넣는다.
· 왼쪽측면으로 누운(Lt. down decubitus)자세를 취하고 조영제를 가득 넣은 후 spot 촬영한다.
· 누운 자세 후 전후방향으로 spot 촬영한다.
· 곧구불창사 이행부위(transitional zone)가 보이면 종료해도 무방하다.
· 24시간 지연촬영을 한다(주치의와 상의하여 48시간 지연촬영을 할 때도 있다).

(4) VCUG(voiding cystourethrogram)

① 전처치

배뇨(voiding)를 시킨다.

② 준비물

· 조영제는 1 : 4로 희석(체중의 7배 정도로 희석액)한다.
· 유치도뇨 카테터(foley catheter)를 준비한다.
· 주사기를 준비한다.
※ 주의사항 : 짙은 조영제를 사용하면 소변을 예사로 보아 넘길 경우가 발생하고 방광점막을 자극해서 방광염을 일으킬 수 있다.

③ 검사방법

· 희석한 조영제를 카테터를 통해 점적 주입한다.
· 충만상 전후방향(AP), 양측 사방향(both oblique)으로 촬영한다.
· 배뇨(voiding)하면서 spot 촬영한다.
· 배뇨(voiding) 시 체위 : 영, 유아 → 바로누운 자세로 촬영한다.
취학 이상 → 일어선 자세로 촬영한다.

④ 검사소견

· 요도의 선천성 이상유무
· 누공(fistula)
· 방광요관역류(vesicourethral reflux, VUR)

Chapter 4
간·담관계통 조영검사

학습목적

■ 간은 혈액의 화학적 조성을 여러 방법으로 조절하는 기능을 가지며 쓸개즙을 생산하고 분비하는 장기이다. 간은 생체내의 최대의 장기일 분만 아니라 당대사나 단백질대사 등의 많은 기능을 가지고 있다. 간과 관련된 질환 또한 대단히 많고 다양하다.
본 장에서는 간질환 진단을 위한 조영검사의 목적과 조영방법을 학습하며, 조영영상에 대한 평가법을 익힌다. 또한 임상증 법 질환의 특징과 해부학적 구조를 이해하고 전·후처리 등 patient care와 관련한 지식 습득을 목적으로 한다.

학습목표

■ 간쓸개관계의 해부학적 구조와 생리적 특징에 대해 설명할 수 있어야 한다.
■ 간쓸개관계 조영검사의 영상에서 정상 또는 비정상 해부학적 구조를 구분할 수 있어야 한다.
■ 검사에 대한 적응 및 금기사항에 대해 숙지하여 후처치가 잘 이루어질 수 있도록 한다.
■ 간쓸개관계 조영검사와 특수검사와 병행시 상관관계를 알고, 적응증에 맞는 검사를 인지하여야 한다.
■ 간쓸개관계 조영검사에서 이상소견을 숙지하고, 중재적 시술을 통한 치료법에 대해 설명할 수 있어야 한다.

개 요

간·쓸개관계 조영검사에는 경구법, 정맥내주입법, 직접천자법 및 튜브법 등이 있다. 경구법인 경구담낭조영검사(oral cholecystography ; OCG)는 조영제를 입안으로 투여하여 쓸개 및 쓸개관을 관찰하는 배설성 조영검사로서 기능적 이상유무를 관찰할 수 있다. 하지만 이 검사법 보다 최근에는 컴퓨터단층촬영 및 초음파검사의 진단율이 높아 사양화되고 있는 검사가 되었다.

2001년 이후 검사에 사용되던 조영제인 Biloptin도 생산이 중단되었다. 정맥내주입법인 경정맥성담도조영검사(IVC)와 점적주입담도조영검사(DIC)도 피부경유로 정맥에 조영제를 주입하여 간·쓸개관계의 기능성 질환을 검사하는 방법으로 경구법에서 관찰되지 않은 경우에 실시해 왔지만, 이 검사 또한 초음파 검사와 컴퓨터단층촬영의 효율성이 높아 거의 시행하지 않고 있다. 직접천자법은 쓸개관 폐색부위에 직접 천자하여 폐색 부위와 그 원인을 파악하기 위해 시행하고 있다.

최근에는 내시경을 이용한 검사법이 활발히 시행되고 있다. ERCP는 내시경을 이용한 진단과 치료법으로서, 비록 CT 등에 의하여 병변이 진단되었더라도, ERCP로 다시 병변을 확인할 수 있으며 병변의 상태에 따라서 즉시 내시경적으로 치료를 수행할 수 있다.

ERCP는 쓸개관 및 이자의 엑스선영상을 얻는 것 외에도 유두를 직접 관찰할 수 있고, 조직검사, 세포진검사 등도 가능하며 CT나 초음파 등이 갖고 있지 않은 다양한 진단 및 치료 기능을 보유하고 있다.

ERCP는 샘창자내시경을 사용하여 샘창자 유두부에서 역행성으로 조영제를 주입시켜 이자, 쓸개 등을 한 번에 검사하는 방법으로 생검(biopsy)이나 세포진검사를 병행할 수 있다.

그 외에도 내시경의 발달로 유두조임근이 폐색되어 있을 때 이를 개통하는 내시경적 유두괄약근 절개술(EST), 샘창자 유두부를 확장용 풍선카테타로 넓혀 내강을 확보하는 내시경적 유두부 풍선확장술(EPBD), 경직된 이자조임근을 절개하여 이자를 검사하는 내시경적 췌관괄약근 절개술(EPST), 코를 통해 외부로 쓸개즙을 배액하는 내시경적 경비적 담즙배액술(ENBD) 및 쓸개관의 협착 부위에 스텐트를 설치하여 내류법으로 쓸개즙을 배액시키는 내시경 역행성 담즙배액술(ERBD)의 시술방법이 개발되어 쓸개관의 진단 및 치료에 많은 도움을 주고 있다.

주입방법	검 사 명
1) 경구법(oral)	경구담낭조영검사(Oral cholecystography ; Oral G.B)
2) 정맥내 주입법 (intra venous)	경정맥성 담도조영검사(Intra venous cholangiography ; I.V.C)
	점적주입 담도조영검사(Drip infusion cholangiography ; D.I.C)
3) 직접 주입법 (direct)	경피경간 담도조영검사(Percutaneous transhepatic cholangiography ; P.T.C)
	경피경간 담즙배액검사(Percutaneous transhepatic biliary drainage ; P.T.B.D)
	내시경적 역행성담도 · 췌관조영검사 (Endoscopic retrograde cholangiopancreatography ; E.R.C.P)
	내시경적 역행성 담즙배액검사(Endoscopic retrograde biliary drainage ; E.R.B.D)
	내시경적 경비적 담즙배액검사(Endoscopic nasobiliary drainage ; E.N.B.D)
	수술 중 담도조영검사(Operative cholangiography ; O.P.C)
	수술 후 담도조영검사(Post-operative cholangiography ; Post O.P.C)

1) 간(liver)

간(liver)은 배안의 RUQ(오른위쪽배)에서 가로막 바로 아래에 위치하는 우리 몸 속에서 가장 큰 소화장기이며, 무게는 약 1,000~1,500g으로 정상 상태에서는 갈비뼈 안에 보호되어 있기 때문에 잘 만져지지 않는다(그림 4-1). 간의 오른엽(right lobe)과 왼엽(left lobe)은 간낫인대(falciform ligament)에 의해 2엽으로 나누어지고 오른엽은 다시 네모엽(quadrate lobe)과 꼬리엽(caudate lobe)으로 구분된다. 네모엽과 꼬리엽 사이의 부분에는 간문(portal hepatis)이 있으며 이곳을 통해 고유간동맥(proper hepatic artery), 문맥(portal vein), 신경(nerve) 및 림프(lymph) 등이 출입한다(그림 4-2).

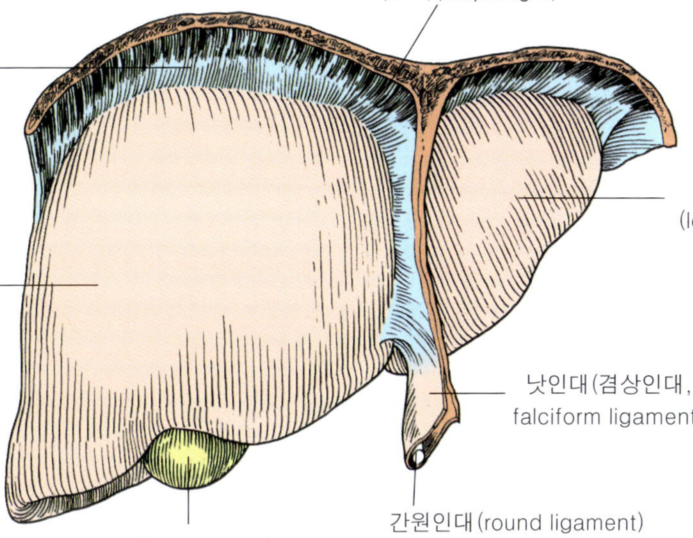

| 그림 4-1 | 간의 해부학(앞모습)

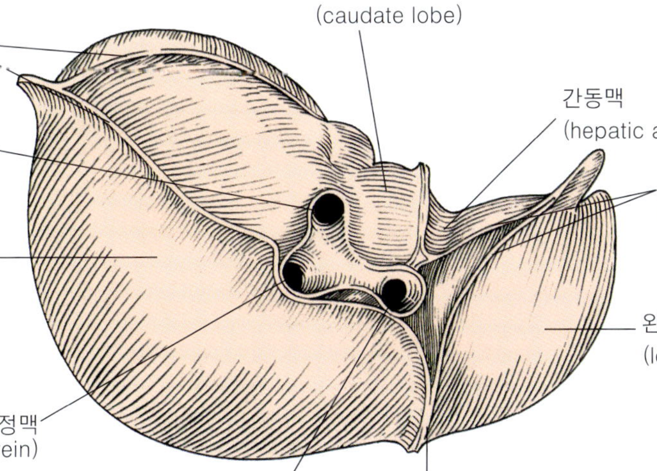

| 그림 4-2 | 간의 해부학(뒷모습)

(1) 간의 분절(segmentation of the liver)(그림 4-3)

① 오른엽과 왼엽의 지표 : 가운데정맥(middle hepatic vein)
② 오른엽의 구분 : 오른간정맥(right hepatic vein)을 지표로 앞구역과 뒷구역으로 구분
③ 왼엽의 구분 : 왼간정맥(left hepatic vein)을 지표로 간왼엽의 안쪽구역과 바깥구역
④ 간문맥에 의해 상세구분 : 오른엽의 4개 구역(S8, S5, S7, S6), 왼엽의 3개 구역(S4, S2, S3)
⑤ 간의 아래쪽에서 머리쪽을 향하여 보는 방향에서 꼬리엽(S1)으로 구분한다.

(2) 간의 기능(function of the liver)

① 쓸개즙을 생산하며 지방소화의 중요한 역할을 한다.
② 해독작용이 있다.
③ 간내에 글루코스(glucose)를 글리코겐(glycogen)으로 바꾸어 저장하고, 글루코스(glucose)가 필요할 때는 간내에 저장된 글리코겐(glycogen)을 분해하여 글루코스(glucose)를 혈액내로 배출한다.
④ 철분 및 비타민 저장소이다.
⑤ 암모니아 → 요소 합성(과도한 아미노산을 지방산과 요소로 바꾸어 소변을 통해 배출한다)
⑥ 적혈구가 파괴되어 색소가 유리된 빌리루빈이 담즙내로 분비된다.
⑦ 헤파린(heparin), 프로트롬빈(prothrombin), 알부민(albumin) 등의 각종 화학물질을 생산하고 혈액으로부터 영양분을 운반한다.
⑧ 단백질, 지방, 탄수화물 대사의 중요한 기능을 수행한다.
⑨ 박테리아나 수명이 다한 적혈구를 처리하는 식세포작용을 한다.

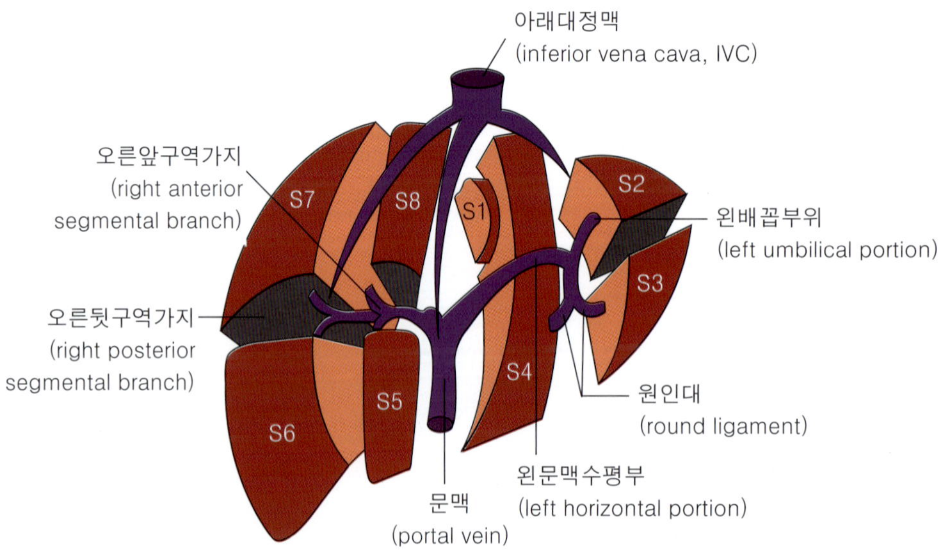

| 그림 4-3 | 간의 구역 해부학(간전면에서 본 상태)

S1 : 꼬리엽(caudate lobe)
S2 : 왼가쪽위구역(left lateral superior segment)
S3 : 왼가쪽아래구역(left lateral inferior segment)
S4 : 왼안쪽구역(left medial segment)
S5 : 오른앞쪽아래구역(right anterioir inferior segment)
S6 : 오른뒤쪽아래구역(right posterior inferior segment)
S7 : 오른뒤쪽위구역(right posterior superior segment)
S8 : 오른앞쪽위구역(right anterior superior segment)

2) 쓸개(gall bladder) 및 쓸개관(bile duct)

(1) 쓸개(gall bladder)

① 바닥(fundus) : 샘창자팽대와 인접해 종종 쓸개돌(담석)로 오인될 수 있고, 쓸개암의 호발부위이기 때문에 자세한 검사를 요한다.
② 몸통(body)
③ 목(neck) : 쓸개몸통과 쓸개관의 사이에 있다(그림 4-4).

(2) 쓸개관(bile duct)

① 간속쓸개관(intrahepatic duct ; IHD) : 간속에서부터 왼·오른간관이 합류되는 곳까지를 말한다.
② 간밖쓸개관(extrahepatic duct ; EHD) : CBD(온쓸개관)과 CHD(온간관)를 말하며 질병의 위치를 파악하는 데 유용하다.
ⓐ 온간관(common hepatic duct ; CHD) : 길이 2~3cm, 폭 : 5~6mm 이하이다.
ⓑ 온쓸개관(common bile duct ; CBD) : 길이 약 10cm, 폭 : 6~8mm 이하이다.
ⓒ 말단부 온쓸개관(distal CBD) : 이자관과 함께 1.5cm 정도의 바터 팽대부(ampulla of Vater)를 형성해 샘창자로 열려있다.
③ 쓸개관(cystic duct ; CD) : 간가쪽 쓸개관에 합류하여 온쓸개관을 형성하며 길이는 3cm 내외이고, 나선형 밸브이며, 쓸개즙의 역류를 방지한다(그림 4-5).

(3) 쓸개의 생리적 기능

쓸개즙에서 수분과 전해질을 흡수하여 농축하고 저장하며 소화기능의 효율을 높이는 역할을 한다.

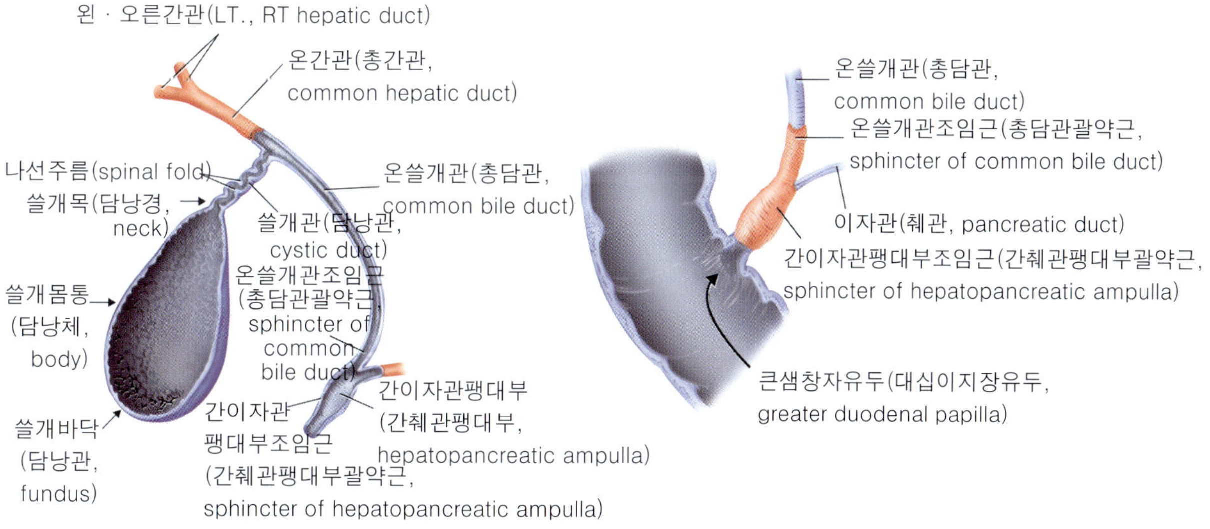

| 그림 4-4 | 쓸개와 쓸개관의 해부학적 구조

(4) 쓸개즙의 구성

① 수분, 쓸개즙색소, 쓸개즙산염, 콜레스테롤, 지방산, 무기물염을 포함한다.
② 소화효소는 없으나 소화액을 분비하고 장에서 지방을 흡수하는 역할을 한다.

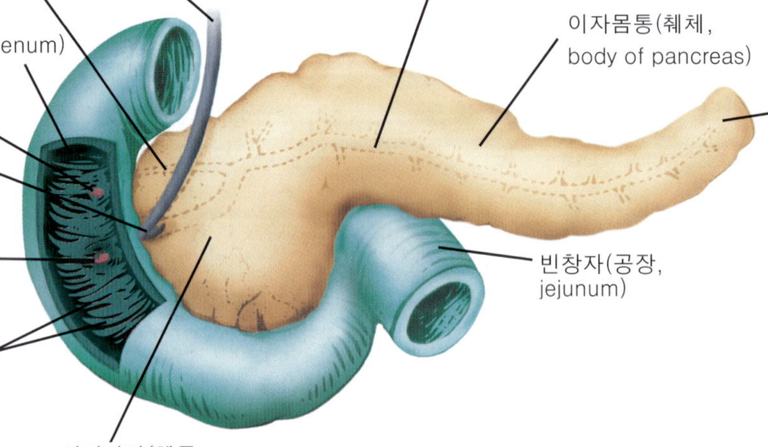

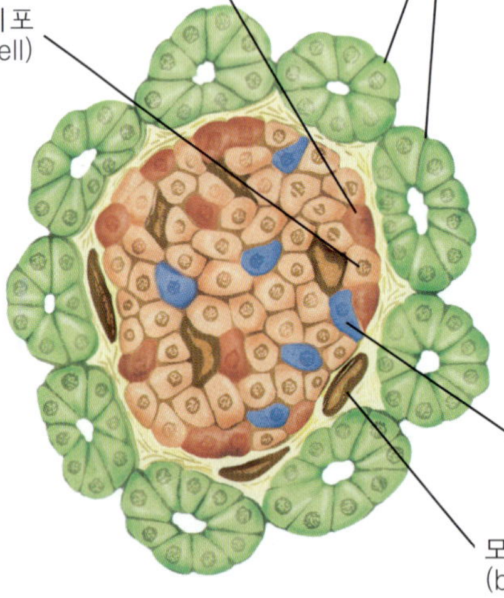

| 그림 4-5 | 온쓸개관과 이자관의 구조적 형성

(5) 쓸개즙의 배출기전(그림 4-6)

간세포에서 생성되어 간소엽에 있는 쓸개즙 모세관이 모여 간관(hepatic duct)이 되고 이를 통하여 배출된다. 쓸개즙의 양은 하루에 약 500~1,000mL 정도 분비된다.

분비된 쓸개즙은 오른간엽 아래에 위치하는 쓸개에 저장되며 저장된 쓸개즙은 수분을 흡수하여 6~10배로 농축된다.

음식물이 샘창자를 자극하면 콜레시스토키닌(cholecystokinin ; CCK)호르몬이 작용하여 쓸개를 수축시켜 쓸개즙이 쓸개관(cystic duct)을 거쳐 온쓸개관(common bile duct)을 통하여 큰샘창자유두(greater duodenum papilla)로 분비되어 소화에 관여한다. 공복 시에는 쓸개즙의 역류가 일어나지 않게 나선형 구조로 되어 있고, 온쓸개관 내의 오디 조임근이 수축하여 더 이상 쓸개즙이 분비되지 못하고 쓸개에 저장된다.

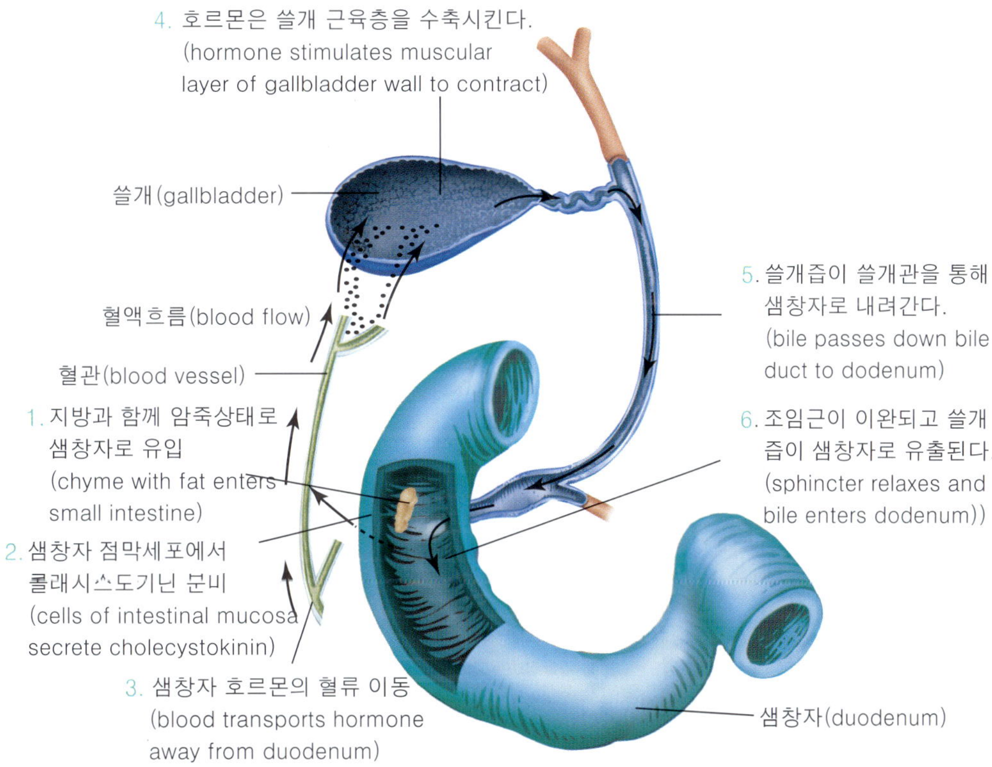

| 그림 4-6 | 쓸개즙 분비 및 배출기전

3) 이자(췌장, pancreas)

이자는 허리뼈 1~2번 높이에서 위(stomach)의 뒤에서 척주 전면에 위치하는 장기이다. 전체 길이는 약 12~15cm, 폭 5cm, 두께 2cm, 무게 70g 정도의 장기이며, 이자머리(head), 이자목(neck), 이자몸통(body), 이자꼬리(tail)의 4부분으로 나눈다(그림 4-7).

이자는 2개의 배출관으로 이자액을 분비하는 동시에 호르몬을 분비하는 내분비선이기도 하다. 이자관(pancreatic duct)은 머리에서 꼬리까지 이어져 온쓸개관(common bile duct)과 합류하여 샘창자의 아래로 구멍이 나있다. 또 일부는 덧이자관(accessory pancreatic duct)을 통하여 이자구멍보다 약 2cm위에서 샘창자와 구멍이 나있다(그림 4-8).

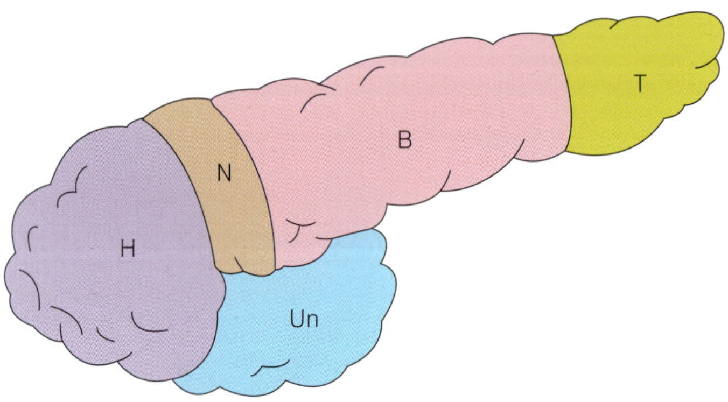

| 그림 4-7 | 이자의 해부학적 구조

H : head(머리) N : neck(목)
B : body(몸통) T : tail(꼬리)
Un : uncinate process(갈고리돌기)

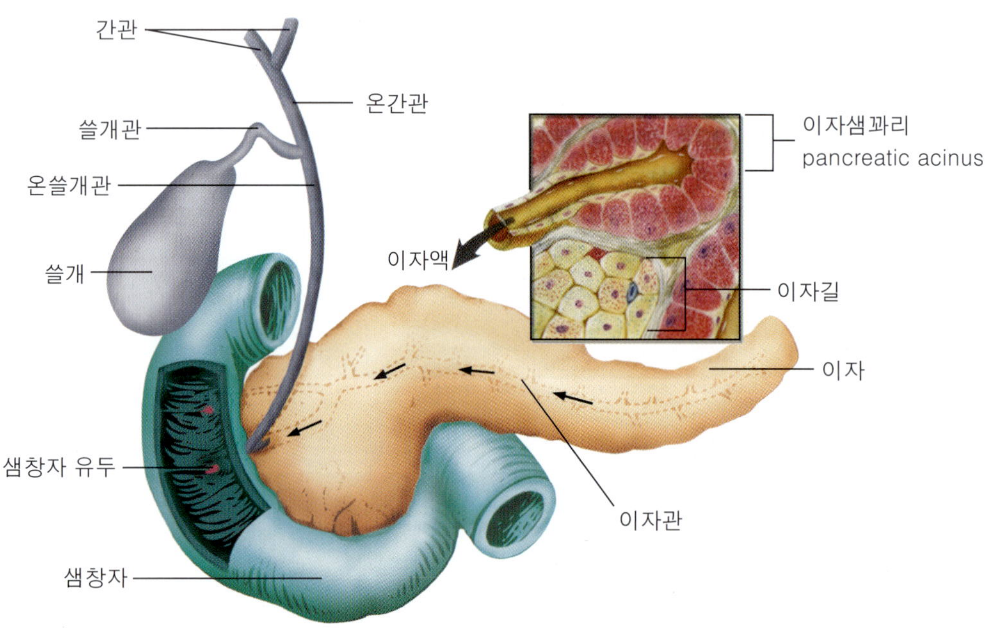

| 그림 4-8 | 이자관을 통한 이자액의 분비

이자관은 온쓸개관과 결합하여 샘창자 아래로 쓸개즙과 이자액을 내보낸다.

4) 이자의 기능(그림 4-9)

이자액은 약 알카리성(pH 8.5)으로 하루에 약 1~1.5L 정도 분비하며 위 내용물이 샘창자로 들어오면 샘창자 점막에서 분비되는 secretin에 의하여 알카리성액을 분비하여 샘창자 내용물을 중화하고 cholecystokinin(CCK)은 소화효소의 생산을 촉진한다.

① 이자의 기능은 내분비 기능(2%)과 외분비기능(98%)을 갖는다.

② 내분비기능 담당 : 랑게르한스섬(Langerhan's island)

③ 랑게르한스 섬 : 베타세포(75%), 알파세포(25%), 델타세포(5%)로 구성되었다.

④ α-세포 : 인슐린과 반대작용을 하는 glucagon을 혈액 속에 분비하여 혈당량을 높여주는 역할을 한다.

⑤ β-세포 : 인슐린을 분비하여 혈당을 낮추는 작용을 한다.

⑥ 외분비 기능으로는 선방세포에서 소화효소와 전효소를 포함하는 중탄산염의 액체를 하루에 1~1.5L 정도 생산한다.

⑦ 이자액의 구성(components of pancreatic juice)

ⓐ 아밀라제(amylase) : 탄수화물 소화

ⓑ 리파아제(lipase) : 지방 소화

ⓒ 트립신(tripsin) : 단백질 소화

⑧ 이자에 주로 발생하는 질환

이자에 주로 발생하는 질환은 크게 3가지 유형으로 나눌 수 있다.

첫째, 기형이나 cyst로서 이자조직이 본래의 위치에 있지 않고 다른 곳에 위치하는 경우이고 선천적 이상에 의해 나타날 수 있다.

둘째, 염증성 질환으로 급성 또는 만성 이자염이 있다.

셋째, 이자돌(췌결석)인 경우 드물게 이자관 내에 존재하게 된다.

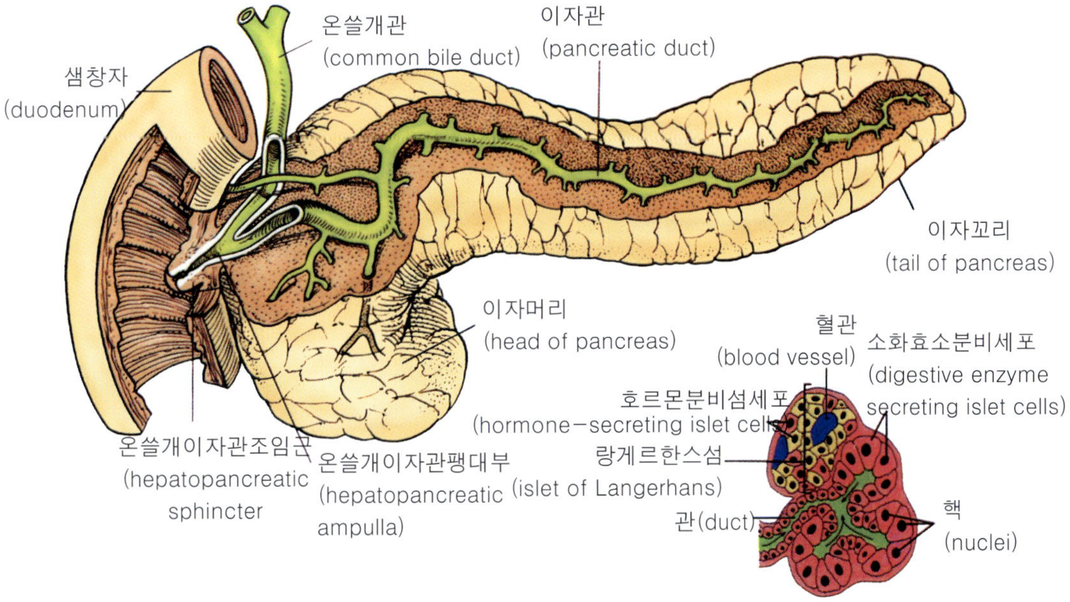

| 그림 4-9 | 이자의 내분비와 외분비 기능

01 내시경적 역행성 담도 · 췌관 조영검사 (endoscopic retrograde cholangio pancreatography : ERCP)

1) 쓸개계통 해부학

(1) 해부학적 특징(그림 4-10)

① 쓸개(gall bladder)

ⓐ 형태 : 서양배 또는 가지모양의 주머니로 되어 있다.
ⓑ 길이 : 6~8cm 폭 : 2.5~4cm 용적 : 30~60mL
ⓒ 쓸개벽 구조 : 점막층, 근육층 및 장막하층(3층 구조)으로 되어 있다.
ⓓ 구분 : 바닥(fundus), 몸통(body) 및 목(neck)으로 되어 있다.

② 쓸개관(bile duct)

ⓐ 간속쓸개관(intrahepatic duct ; IHD) : 간안에서부터 좌우간관의 합류까지
ⓑ 간밖쓸개관(extrahepatic duct ; EHD) : 온쓸개관(CBD)과 온간관(CHD)
㉠ 온간관(common hepatic duct ; CHD) : 길이 2~3cm, 폭 : 5~6mm 이하
㉡ 온쓸개관(common bile duct ; CBD) : 길이 약 10cm, 폭 : 6~8mm 이하
㉢ 말단부 온쓸개관(distal CBD) : 이자와 함께 1.5cm 정도의 바터 팽대부(ampulla of Vater)를 형성해 샘창자로 구멍이 나있다.
ⓒ 쓸개관(cystic duct ; CD) : 간밖쓸개관에 합류하여 온쓸개관을 형성한다.

③ 이자(그림 4-11)

ⓐ 위치 : 복막뒤공간 장기로 허리뼈의 1~2번 높이에 위치한다.

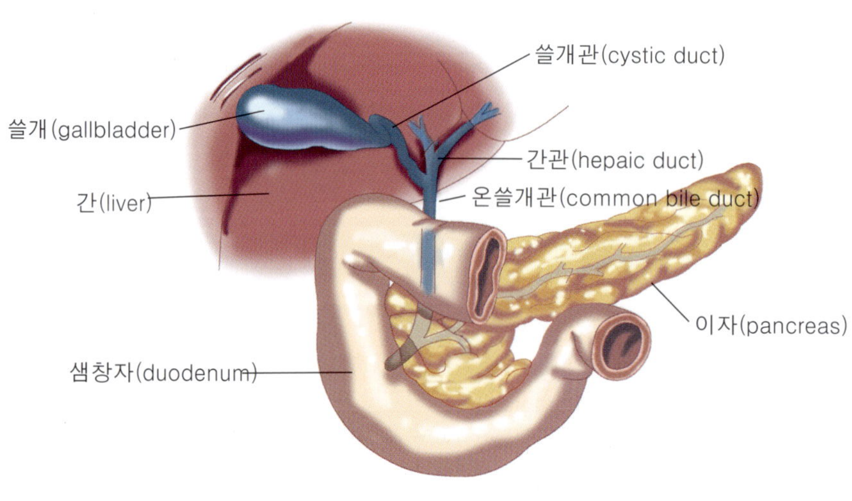

| 그림 4-10 | 쓸개와 쓸개관의 해부학적 구조

③ Removal stone(쓸개돌제거), Stent insertion(스텐트 삽입) 등의 중재적 시술을 위해 시행한다.

4) 조영제

(1) 종류

수용성 조영제(그림 4-20)

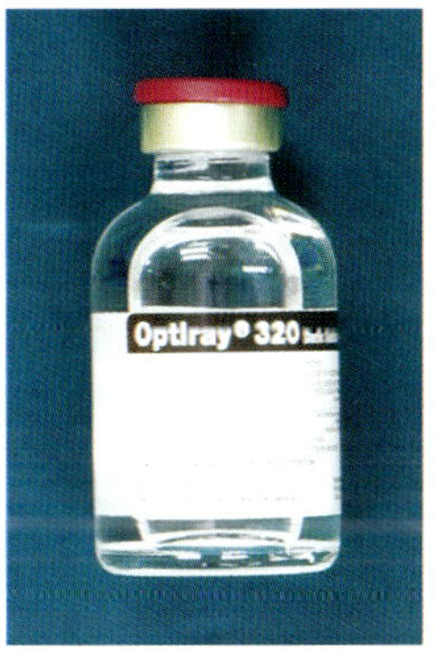

| 그림 4-20 |
수용성 조영제

(2) 주의사항

① 수용성소잉세 ; 생리식염수 = 1 : 1

② 이자·쓸개계통의 감염예방 ; 조영제 + 항균성 화학요법제

5) 검사 전 준비사항

(1) 방사선사

① 투시 장비

② 납 차폐복(apron), 갑상샘 차폐(thyroid shield)

③ 조영제

(2) 간호사

① 샘창자 내시경

② Cannula

검사 필요기구

① 샘창자 내시경(duodenofibroscopy)
ERCP에 사용되는 기계로서 측시형의 샘장사 내시경이 이용되고 있으나, 빌로스(Billroth) - II 형의 위 절제술을 받은 환자에서는 직시형의 위내시경을 준비하는 경우도 있다.

② 조영용 cannula
조영용 cannula는 앞이 짧은 것과 긴 것의 여러 형태가 있지만, 끝이 가는 cannula는 앞이 예리하기 때문에 샘창자 점막이나 쓸개관에 상처를 내기 쉽고 점막하 조영이나 조영제의 조직내 삼출을 일으키기 쉽다.

③ 조영제
수용성 조영제와 생리식염수를 1 : 1로 희석하여 사용한다.
때로는 이자·쓸개계통의 감염예방을 위해서 상기 조영제와 항균성 화학요법제를 섞어 쓰기도 한다.
원칙적으로 조영제의 농도는 검사 목적에 따라 달라져야 한다.
쓸개관계의 조영에는 25~30%의 저농도의 조영제가 좋다고 알려져 있다.
그러나 저농도의 조영제는 이자관계를 인지하기가 어려우며 따라서 많은 양의 조영제를 이자관계에 주입할 위험성도 있다.

③ 내시경 비디오 모니터
④ 흡인기(suction apparatus)
⑤ 산소포화도 모니터(saturation monitor)
⑥ 산소 흡입기(O_2 set)
⑦ 기포제거제(gasocol), 근육주사, 신경안정제, 인후두 마취제
⑧ 교합 고정기(bite block)

(3) 환자(전처치)

① 검사 전 12시간 이상 금식한다.
② 기포제거제(gasocol)투여 : 검사 15~30분 전에 입으로 먹게 하여 샘창자 점막표면의 점액 제거 및 기포를 제거한다.
③ Buscopan or Algiron : 검사 30분 전 근육주사하여 꿈틀운동을 저하시킴으로써 위액과 침의 분비를 억제시킨다.
④인후두의 4% 분사형 리도케인(lidocaine) : 국소마취를 시행하여 고통의 감소 및 구토를 방지한다.
⑤ 신경안정제 : 미다졸람(Midazolam), 황산아트로핀(atropine sulfate) 1/150mg(불안 해소 및 심리적 안정을 유지)을 투여한다.

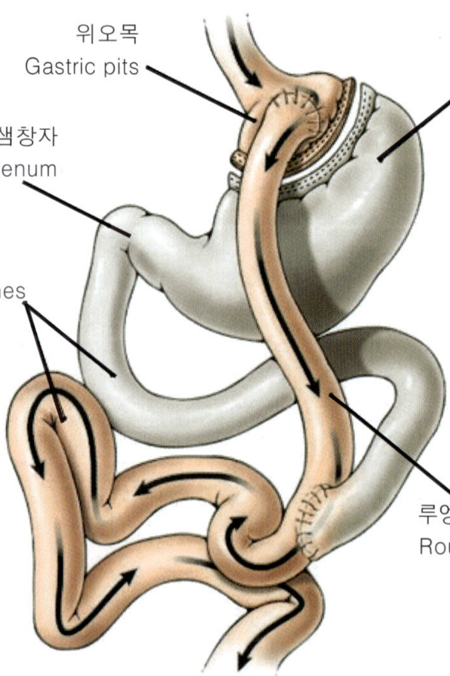

| 그림 4-21 | 루엥와이 연결

루-엔-Y 십이지장공장문합술(Roux-en-Y anastomosis)

절단된 빈창자의 몸쪽부위를 위, 창자, 쓸개관, 기타 다른 기관과 연결하고 몸쪽부위를 먼쪽부위와 어느정도 거리를 유지하여 빈창자와 연결하는 수술로 창자의 모양이 Y자 형태를 이루게 된다.

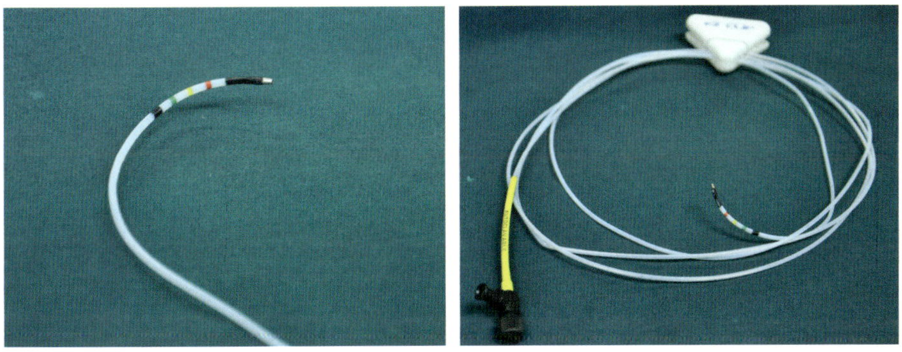

[A] 삽입용 cannula

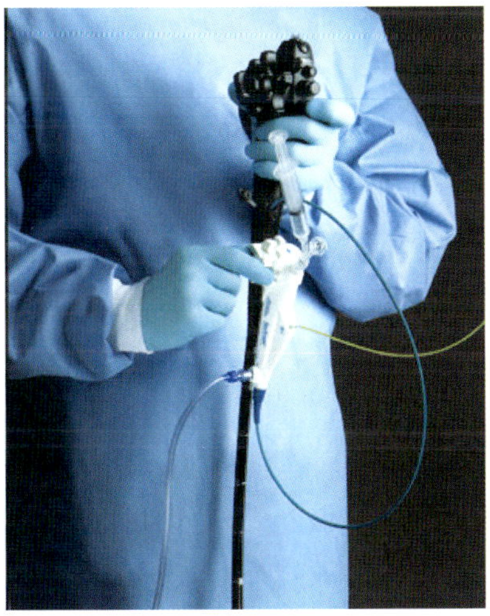

[B] 샘창자 내시경

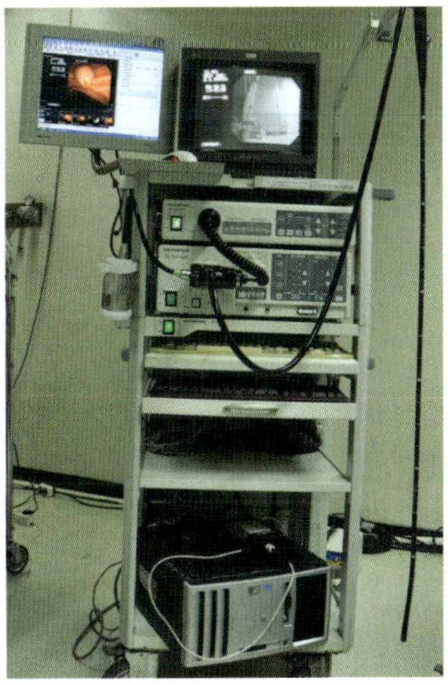

[C] 내시경 비디오 모니터

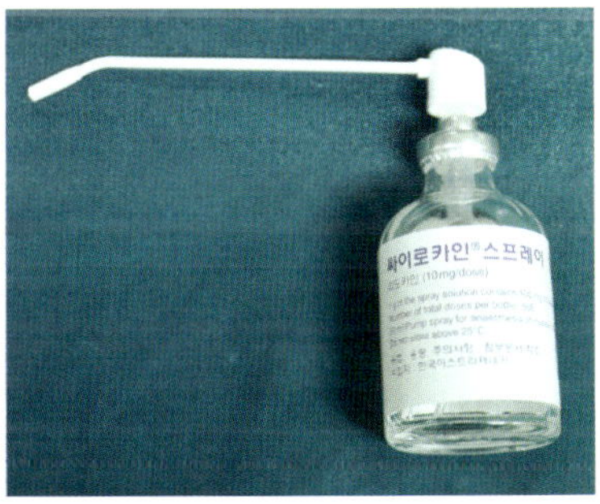

[D] 인후두 국소 마취제

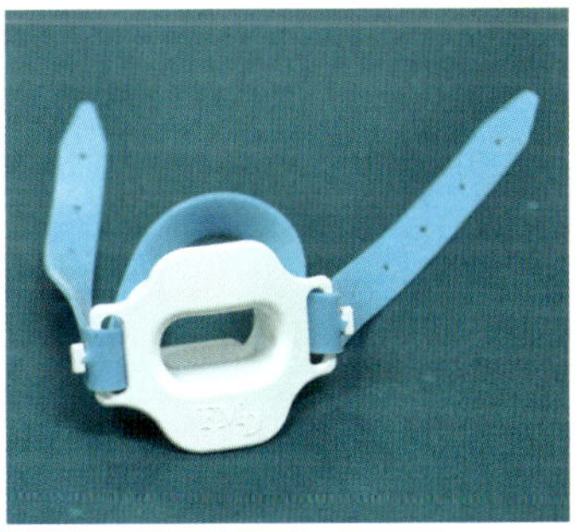

[E] bite block

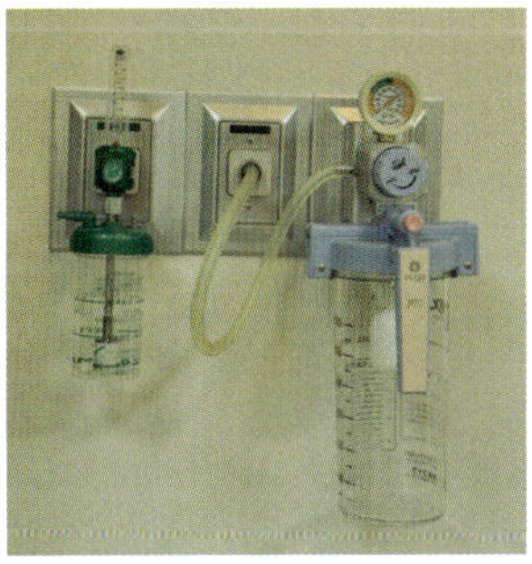

[F] 흡인기 suction apparatus

| 그림 4-22 | ERCP 검사 기구

ERCP 동의서(내시경적 역행성 담도·췌관 조영검사동의서)

검사 시술자인 내과의사는 검사 전 보호자 및 환자에게 검사에 대한 방법과 검사를 함으로써 얻을 수 있는 진단상 이득에 관하여 설명하고 치료계획에 관한 내용을 설명해 주어야 한다. 또한 검사에 대한 환자 및 보호자에게 정당한 동의를 구한 후 시행해야 한다.

■ 내시경적 역행성 담도 · 췌관조영검사 및 내시경적 유두괄약근절개술 동의서 ■

등록번호

성명 성별

내시경적 역행성 담도·췌관조영검사란?

내시경을 이용하여 샘창자로 개구된 쓸개관(담도) 및 이자관(췌관)에 가는 관을 삽입하고 조영제를 주입하여 간 안팎의 쓸개 및 이자 질환을 진단하는 검사방법으로, 진단뿐 아니라 치료를 병행하는 시술입니다. 그러나 일반 내시경보다 시술이 복잡하고 시간이 오래 걸리기 때문에 합병증이 있을 수 있으며 환자의 협조가 절대적으로 필요한 시술입니다.

내시경적 유두괄약근 절개술이란?

샘창자 벽으로 쓸개 및 이자관이 개구하는 젖꼭지 모양으로 돌출되어 있는 구조물인 유두조임근과 연부조직 그리고 샘창자 벽내의 온쓸개관을 전기소작(electrocay tery)을 이용하여 절개하는 일종의 내시경적 치료술입니다.

내시경적 역행성 담도·췌관 조영검사의 합병증은?

진단적 위내시경과 마찬가지로 진정제, 진경제, 또는 조영제에 과민반응이 있는 경우 가벼운 알레르기 반응으로부터 심한 경우 쇽 및 심장마비로 발생 할 수 있습니다. 또한 시술 후 쓸개관염(5%) 및 이자염(3.8%)이 생기거나 악화될 수도 있으며, 출혈(0.9%)과 장관천공(1.1%) 등이 생길 수 있습니다. 그러나 대부분의 합병증은 보존적 요법 및 항생제 치료로 호전되는 비교적 안전한 시술방법입니다(참고문헌 : Gastrointest Endoscopy 2004 : 60 : 721-31).

내시경적 유두괄약근 절개술의 합병증은?

진단적 위내시경과 마찬가지로 진정제, 진경제, 또는 조영제에 과민반응이 있는 경우 가벼운 알레르기 반응으로부터 심한 경우 쇽 및 심장마비로 발생할 수 있습니다. 또한 시술의 합병증으로는 출혈(4.8%), 천공(〈1%), 이자관염(2.6%), 기타(1%) 등이 있으며, 출혈, 천공 등의 합병증으로 외과적 처치가 필요할 수 있습니다(참고문헌 : PRACTICE OF THERAPEUTIC ENDOSCOPY 2nd).

본인은 본인(또는 상기환자)에게 행하여질 내시경적 역행성 담도·췌관조영검사(및 내시경적 유두괄약근 절개술)의 필요성, 내용, 예상되는 합병증과 후유증에 대하여 자세한 설명을 의사(　　)로부터 들었으며, 결과에 대해서는 아무 이의를 제기하지 않을 것이며, 이에 따른 의학적 처리를 주치의의 판단에 위임하여 내시경적 역행성 담도·췌관조영검사(및 내시경적 유두괄약근 절개술)를 신청합니다.

20 년 월 일 시 분 오전 / 오후

설명 의사

상기환자 또는 대리인 (인)

주소

* 본 신청서는 본인의 서명이나 날인으로 유효하나 미성년자 또는 본인이 서명하기 어려운 신체적, 정신적 지장이 있을 때는 보호자 또는 가까운 가족이 대리서명 또는 날인해야 한다.

6) 검사법(촬영법)의 종류

(1) Spot 촬영(저격 촬영)

· LAO 자세
· 바로 누운 자세(supine position)
· RPO 자세
· LPO 자세
· Lateral 자세

(2) 응용 촬영

· Trendelenburg 자세 : 환자 테이블의 머리쪽을 아래로 기울인 후 촬영(조영제의 샘창자 유출을 억제)한다.
· 압박(compression) 촬영 : 돌(결석)과 공기를 확인한다.

7) 검사방법

① 검사전 바로누운자세에서 배정면 scout 촬영을 한다.
② 환자는 LAO 자세로 한다. 이 자세는 침의 배출이 쉽고, 날문방이나 샘창자 내림부분에 소화액이 고이지 않는다는 이점이 있다.
③ 입에 bite block을 고정한 다음, 인후두를 4% 리도케인(lidocain)으로 국소마취한다.
④ 내시경을 샘창자 내림부분에 위치시킨다. 이때 샘창자의 꿈틀운동을 일으키지 않도록 주의해야 한다. 가능한 위내시경의 통과시간을 짧게, 그리고 위내의 공기 주입량도 적게 해야 한다(그림 4-23).
⑤ 내시경을 큰 유두(major papilla)에 위치시킨 후 내시경을 통해 캐뉼라(cannula)를 유두에 삽입시키고 조영제를 주입한다.

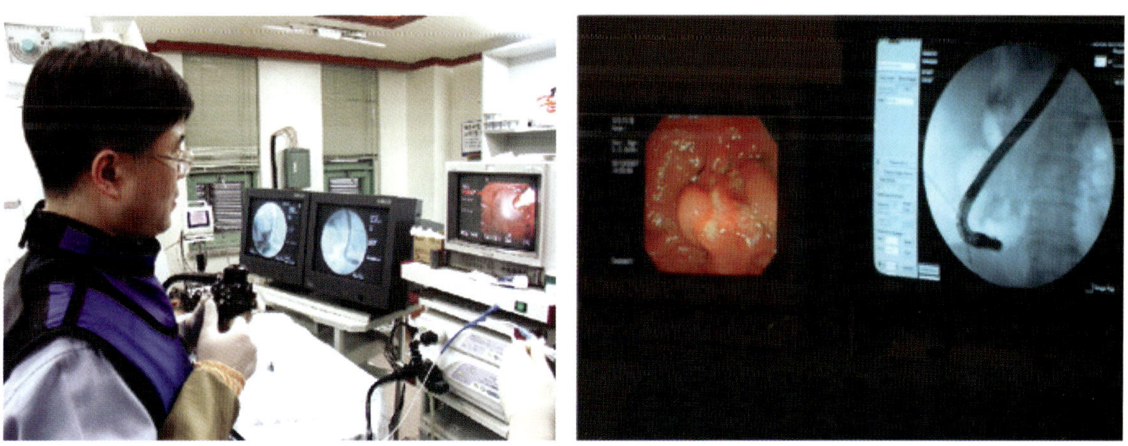

| 그림 4-23 | ERCP 검사

관을 넣기 전에 유두를 방향을 확인하지 않고 관넣기를 시도하게 되면 캐뉼라(cannula)의 자극으로 인하여 부종, 출혈 및 샘창자 꿈틀운동의 항진을 초래하여 관넣기는 점점 불가능해지게 된다.

⑥ 조영제 주입은 이자관, 온쓸개관, 온간관, 왼·오른간관, 쓸개관, 쓸개의 순서로 역행성으로 조영시키면서 투시 중 저격촬영을 한다(그림 4-24).

⑦ 투시를 통해 돌(결석) 및 병변의 유무를 확인하고 투시 중 촬영이 끝나면 내시경을 제거한다.

⑧ 내시경 제거 후 조영제가 유출되기 전에 빠른 시간 내에 바로 누운자세(supine position), RPO 자세, LPO 자세, Trendelenburg 자세로 변형시키며 투시 중 촬영한다. 이때 압박(compression)하여 촬영하기도 한다. RPO 자세 촬영은 온쓸개관, 오른쪽간관, 쓸개관찰에 효과적이며, LPO 자세는 왼간관, 왼·오른쪽 간관의 경계부가 잘 나타난다(그림 4-25).

⑨ 쓸개관 배출기능의 이상유무 진단을 위해 내시경을 제거하고 5, 15, 30, 45분 지연촬영을 한다. 이때 조영제가 30분 이상 잔류하게 되면 쓸개관 배출기능의 이상이 있는 것으로 판단하여 EST나 배액술 등 추가적인 시술을 시행하여 합병증을 방지한다.

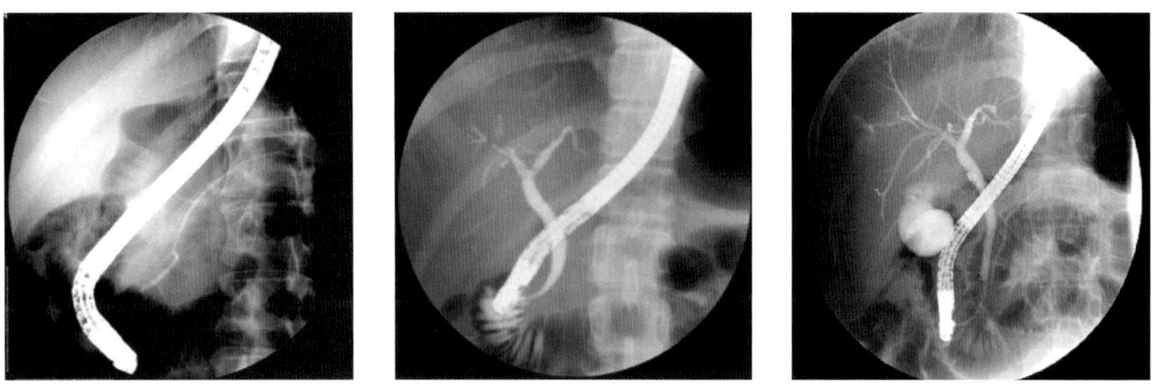

[A] ERCP 영상 [B] ERCP 영상 [C] ERCP영상

| 그림 4-24 | ERCP 투시 영상

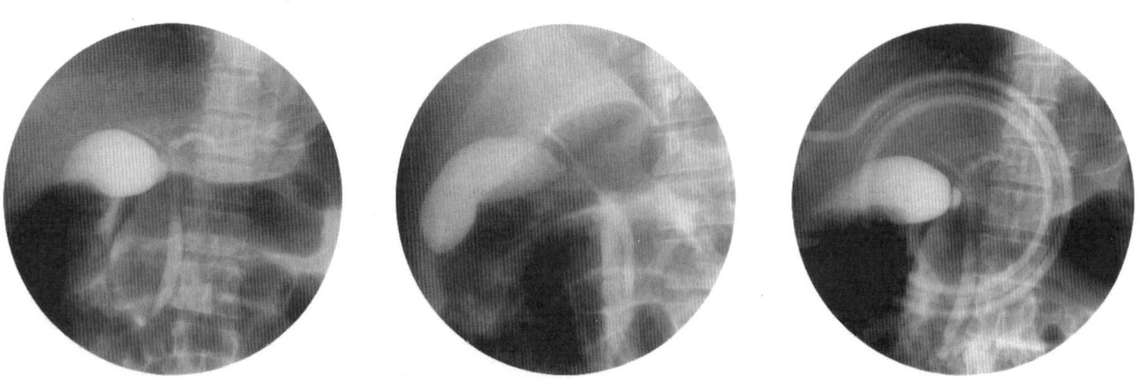

[A] 바로 누운 자세 [B] RPO 자세 [C] 압박(compression)

| 그림 4-25 | 내시경 제거 후의 저격촬영

8) 영상평가(그림 4-26)

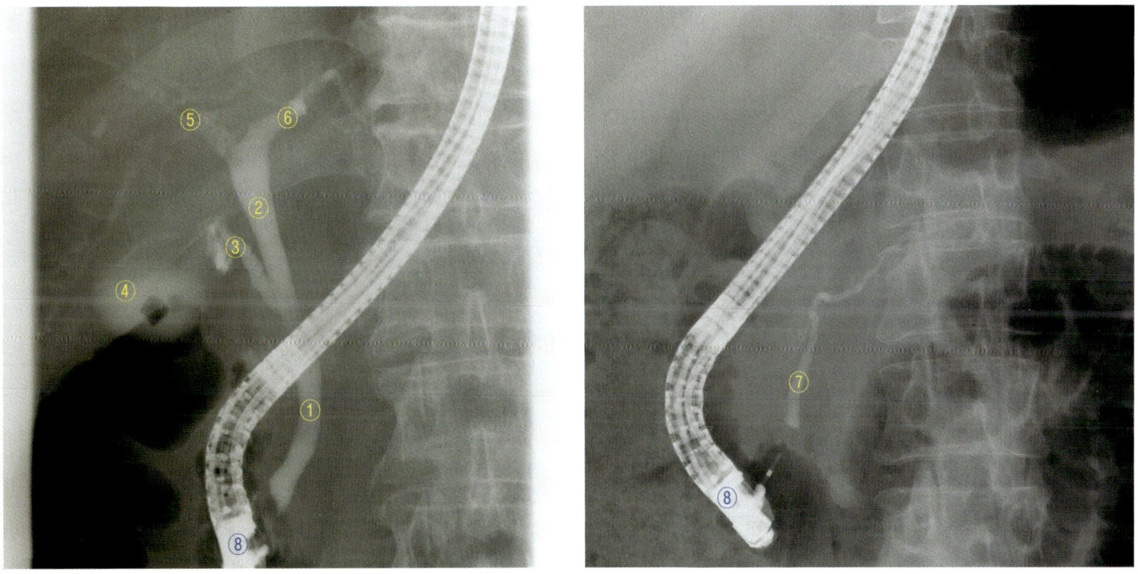

| 그림 4-26 | ERCP 투시 영상

① CBD(온쓸개관)	② CHD(온간관)
③ CD(쓸개관)	④ GB(쓸개)
⑤ RHD(오른쪽간관)	⑥ LHD(왼쪽간관)
⑦ Pancreatic duct(이자관)	⑧ Duodenofibroendoscope(샘창자내시경)

ERCP의 판독시 주의점

일단 ERCP로 조영된 간속 쓸개관의 이상 유무를 논하기 위해서는 충분한 조영제가 쓸개관 내로 조영되었음을 전제로 한다. 이러한 전제조건이 충족된 상태에서 다음의 소견들을 눈여겨 살펴보아야 한다.

① 쓸개관의 폐색이나 단절 소견이 있는가?
② 쓸개관의 폭은 정상인가 또는 협착되어 있는가?
③ 쓸개관의 폭은 미만성으로 확장되어 있는가 아니면 국소적인 확장이 있는가?
④ 간속 쓸개관의 확장이 있다면 이때 간 밖 쓸개관의 직경은 어떠한가?
⑤ 간속 쓸개관은 정상적으로 분지 되어 있는가?
⑥ 쓸개관의 주행은 정상적인가?

9) 후처치

(1) 조영촬영 후 6~10시간 정도 음식섭취를 해서는 안 되며, 가래를 심하게 뱉지 않도록 지시한다.

(2) 약간의 출혈이 있을 수 있으나 출혈이 계속되는 경우에는 합당한 처치가 필요하다. ERCP 후에는 급성이자염, 쓸개관 감염은 드문 일이지만 장관천공, 쇼크 등의 합병증 여부에 대한 관찰이 필요하다.

(3) ERCP 후의 아밀라제(amylase) 상승의 기전은 이자관 내의 이자액이 혈중으로 역류하는 것이라고 생각되고 있다. 보통 혈중 아밀라제는 ERCP 후 2시간 내에 최고치로 올라가고(정상치의 4~5배), 그 후 내려가서 다음날 아침에는 정상화하므로 그다지 걱정할 것은 없다. ERCP로 인하여 야기될 수 있는 합병증의 예방책으로 가장 중요한 것은 안전한 조작과 빠른 시간 내에 검사를 완료하는 것이다.

검사 우선순위 결정

- 영상의학적 검사(초음파, 컴퓨터 단층촬영 시행) : 쓸개, 쓸개관, 이자 등의 돌 및 협착, 종양의 유무를 관찰한다.
- 내시경적 역행성 담도·췌관 조영검사를 시행한다.
- 내시경적 역행성 담도·췌관 조영검사 시 쓸개관돌(담관결석) 및 협착으로 인한 쓸개즙과 이자액의 배출 문제가 발생하면 내시경적 유두괄약근 절개술을 시행하여 배출을 원활하게 한다.
- 내시경을 통한 중재적 치료(stone remove, stent insertion)를 시행한다.

02 내시경적 유두괄약근 절개술 (endoscopic sphincterotomy ; EST)

1) 내시경적 유두괄약근 절개술 (endoscopic sphincterotomy ; EST)

(1) 큰샘창자유두 해부학

① 해부학적 특징

위(stomach)의 날문에서 약 10cm 아래에 온쓸개관과 이자관이 합쳐진 간이자팽대부(hepatopancreatic ampulla), 일명 바터 팽대부(Vater's ampulla)가 있고 연결된 큰샘창자유두(major duodenal papilla)가 있다.

이 곳에는 간이자조임근(hepatopancreatic sphincter) 일명 오디조임근(Oddi's sphincter)이 있어 조절되고 있다(그림 4-27).

② 생리적 특징

간에서 생산된 쓸개즙과 이자에서 분비되는 이자액은 각각 온쓸개관과 이자관으로 이동하면서 합쳐져 1.5cm의 바터팽대부를 통해 큰샘창자유두로 배출되어 작은창자내 음식물의 분해를 촉진하여 흡수 및 소화를 돕는다(그림 4-28).

이때 쓸개관 및 이자관돌, 쓸개돌, 쓸개암, 이자암, 이자염증, 오디조임근 기능이상 등으로 인한 쓸개즙과 이자액의 배출에 문제가 생기면 가장 대표적인 황달, 발열, 오른위쪽배 통증, 소화불량, 변비 등의 임상증상이 나타나게 된다.

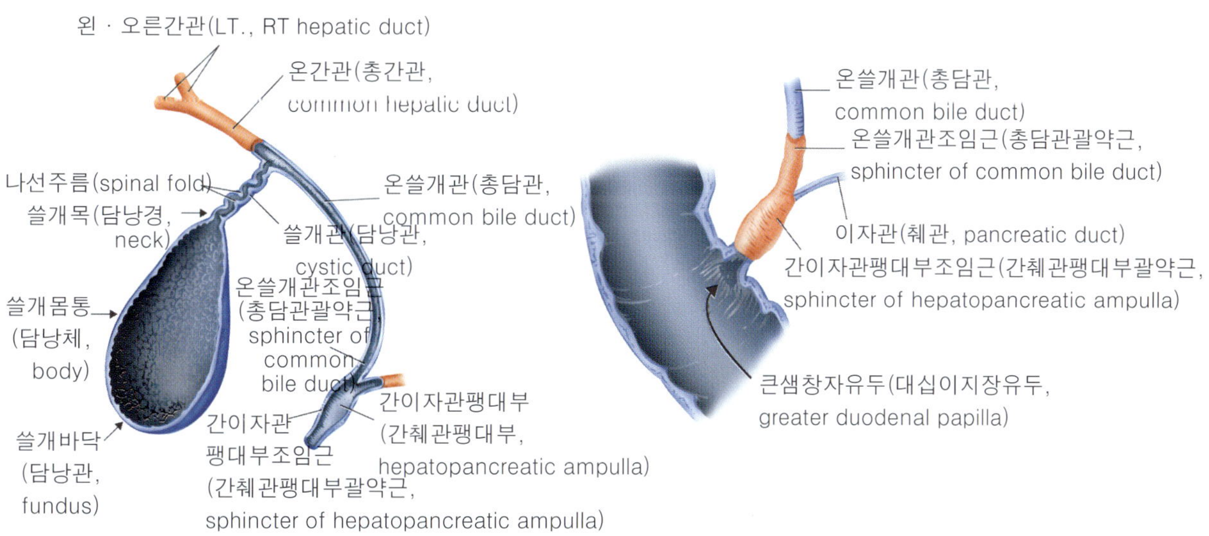

| 그림 4-27 | 큰샘창자 유두의 구조

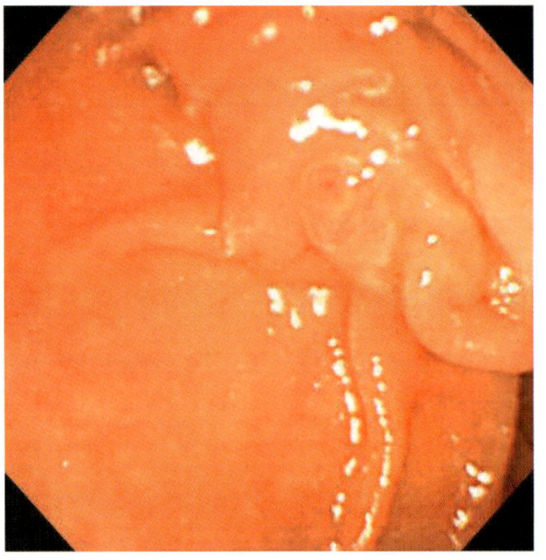

| 그림 4-28 | 내시경상의 큰샘창자유두(major duodenal papilla)

(2) 임상증례

① 말단 온쓸개관 종양으로 인한 쓸개관 폐색 (distal CBD tumor with biliary obstruction)

그림 4-29는 내시경으로 먼쪽 온쓸개관의 종양을 촬영한 영상이다. 종양으로 인한 쓸개관 폐색으로 인해 쓸개관확장 및 배출을 목적으로 stent 넣기를 하였다. 오른쪽 초음파로 촬영한 영상에서 간 밖으로 배출되는 온쓸개관내 2cm 정도의 음향(echo)을 가진 종양의 생성으로 온쓸개관이 넓어진 것을 관찰할 수 있다(그림 4-30).

진단적 검사로 내시경적 역행성 담도·췌관 조영검사를 시행하며 온쓸개관의 막힘을 확인한 후 쓸개즙 배출을 위해 내시경적 유두괄약근 절개술을 시행한다.

어느 정도의 쓸개즙을 배출 시키고, 내시경적 역행성 담즙배액술을 시행하는 것이 좋다. 경우에 따라 배액술이 실패하면 경피경간 담즙배액술(PTBD)를 통해 쓸개즙배출을 꼭 시켜줘야 한다.

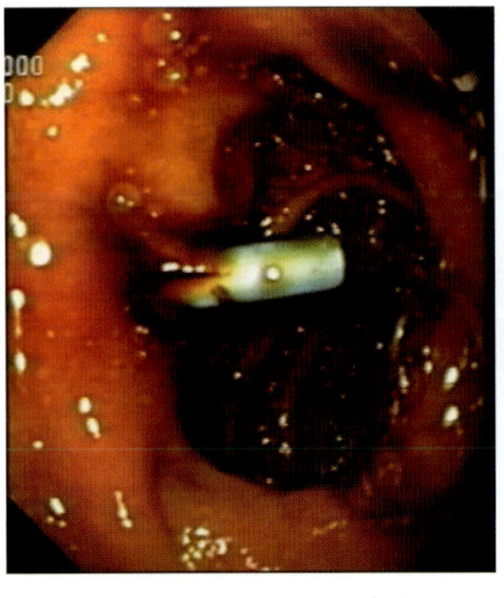

| 그림 4-29 | 내시경하의 먼쪽 온쓸개관 종양

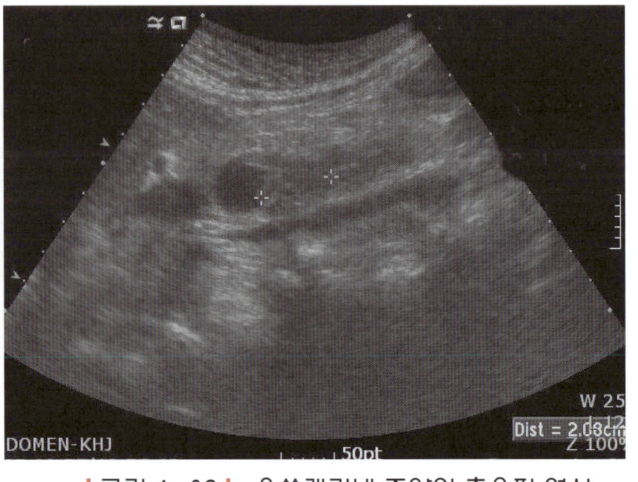

| 그림 4-30 | 온쓸개관내 종양의 초음파 영상

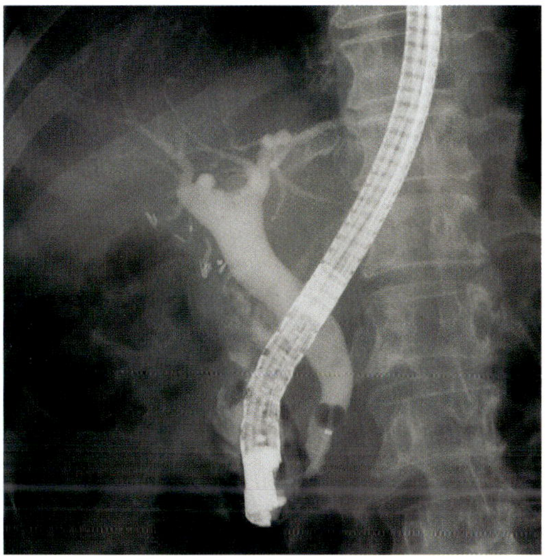

Ⅰ그림 4-31Ⅰ 온쓸개관이 확장된 ERCP영상

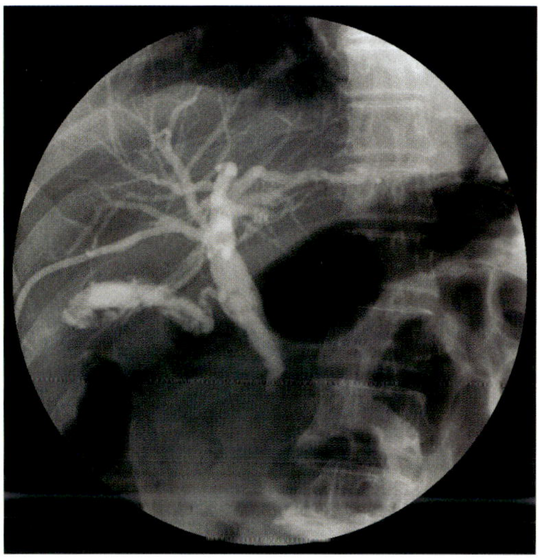

Ⅰ그림 4-32Ⅰ PTBD 영상

그림 4-32는 오른쪽 간내 쓸개관을 천자하여 8Fr pigtail catheter를 넣은 후 배액관을 연결한 주머니를 통해 쓸개즙을 배출하는 영상이다.

(3) 검사목적

① 유두조임근의 기능 이상으로 쓸개돌 제거 및 배액술 등 중재적 시술을 원활하게 시행하기 위해
② 유두협착증
③ 쓸개관폐색치료
④ 쓸개관, 이자관 돌 제거 및 감압(decompression)

적응 및 금기

① 적응증
- 돌(결석)제거술 ; 온쓸개관돌, 쓸개 절제 후 남아 있는 잔존 돌, 간내 돌, 거대돌
- 쓸개즙 배액술(쓸개관염, 쓸개돌, 이자염, 쓸개관 협착)
- 진단적 쓸개관 및 이자관 생검

② 금기
- 출혈성 환자
- 급성 이자염
- 온쓸개관 먼쪽의 긴 협착

(4) 조영제

① 종류

수용성 조영제(그림 4-33)

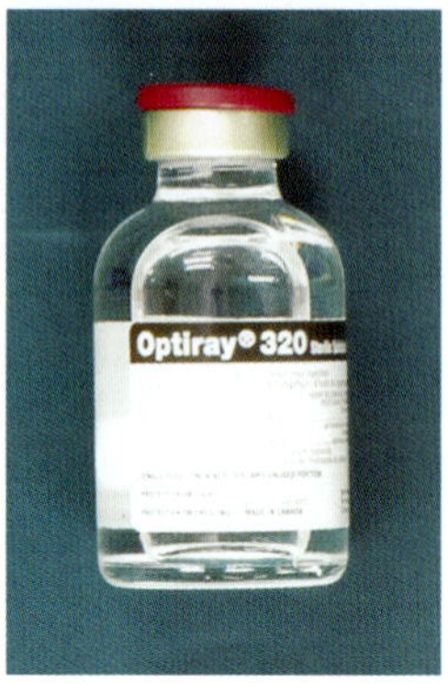

| 그림 4-33 |
수용성 조영제

② 주의사항

ⓐ 수용성조영제 : 생리식염수 = 1 : 1
ⓑ 이자·쓸개계통 감염예방 - 조영제 + 항균성 화학요법제

(5) 검사 전 준비사항

① 방사선사

ⓐ 투시 장비
ⓑ 납 차폐복(apron), 갑상샘 차폐(thyroid shield)
ⓒ 조영제

② 간호사

ⓐ 샘창자 내시경
ⓑ 캐뉼라(cannula)
ⓒ 내시경 비디오 모니터
ⓓ 흡인기(suction apparatus)
ⓔ 산소포화도 모니터(saturation monitor)
ⓕ 산소 흡입기(O_2 set)
ⓖ 기포제거제(gasocol), 근육주사, 신경안정제, 인후두 마취제, 지혈액
ⓗ 안내 철심(guide wire)
ⓘ 안내 도관(guide catheter)
ⓙ 전기조작기
ⓚ 유두 절개도

③ 환자(전처치)

내시경적 역행성 담도·췌관 조영검사(endoscopic retrograde cholangio pancreatography)의 전처치에 준한다.

(6) 검사법

① ERCP를 시행하여 샘창자 유두부의 주위를 관찰한다(그림 4-34, 35).
② 조영제를 주입하면서 조임근의 절개여부를 확인한다.
③ 조임근 절개도를 쓸개관내에 충분히 삽입한다.
절개도를 용도에 따라 선택하여 사용한다.
④ 조임근 절개도를 1/2~2/3 정도 유두 밖으로 서서히 빼낸다(절개 전 전기조작기를 연결하고, 환자에게 petch를 종아리쪽에 붙인다).

⑤ 조임근 절개도의 방향이 쓸개관 주행방향과 일치하도록 11시와 12시 또는 12시와 1시방향으로 유도한다(그림 4-36).
⑥ 유두부 주위의 액체를 흡입하여 절개를 용이하게 한다.
⑦ 조임근 절개도를 elevator를 통해 거상시키고, 전기조작기의 120W 전류를 1~2초씩 통전시키면서 역 V자형으로 절개한다. 절개 범위는 보통 10mm 내외이다(그림 4-37).
⑧ 절개 후 염산 에피네프린(epinephrine)을 첨가한 생리식염수를 살포하여 혈관을 수축시켜 지혈한다(에피네프린 희석액 = epinephrine 10000 : 1).

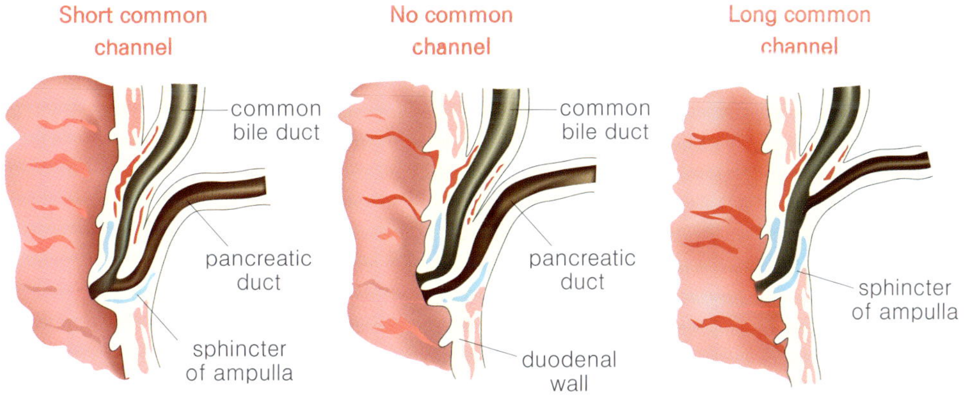

| 그림 4-34 | 큰샘창자유두부의 형태

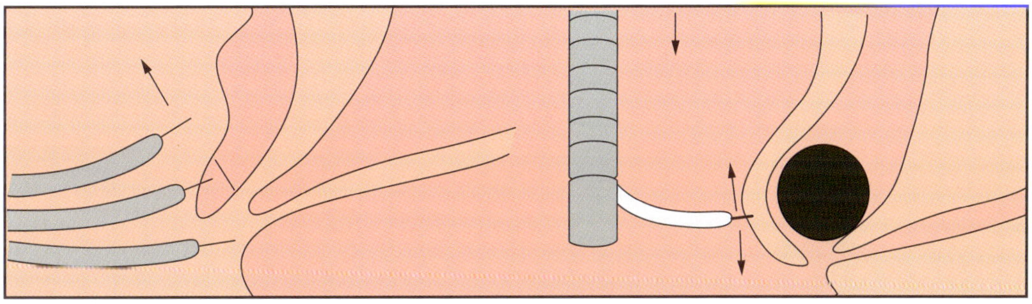

| 그림 4-35 | 유두조임근절개술 모식도

유두 절개용칼(papillotome)로 절개하는 방법

① 예비절개(precut) : 유두구멍 주위를 약간 절개한다.
② 깔대기절개(infundibulotomy) : 팽대된 유두의 정상부위를 절개한다.
③ EST할 때 깔대기 구멍에서 유두팽대부의 상단까지 절개한다.
④ 유두의 절개방향은 정면에서 11시~1시 사이가 적당하며 절개길이는 보통 1cm 정도가 되게 한다.

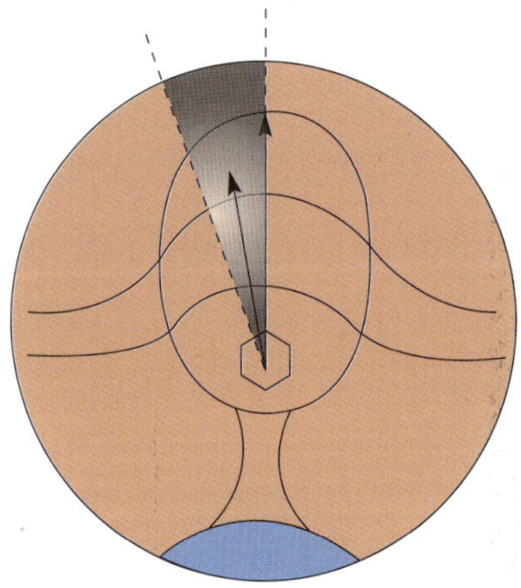

| 그림 4-36 | 내시경적 내시경적 유두괄약근 절개술 방향 및 길이

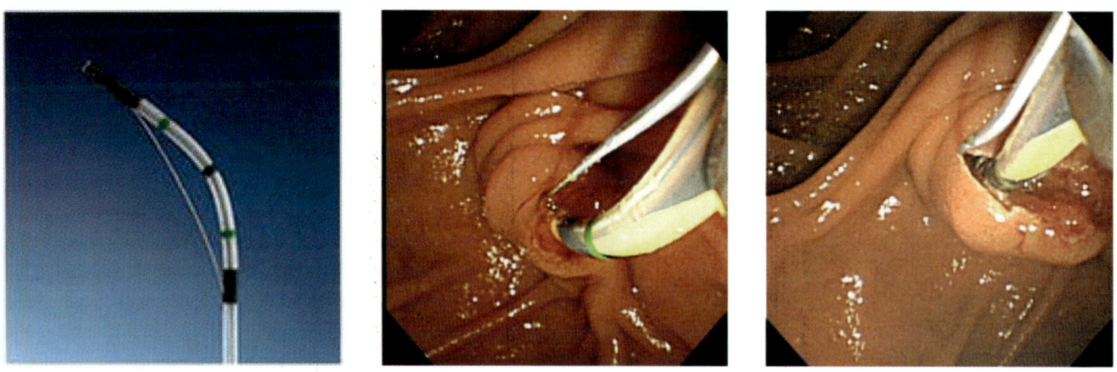

[A] pull type papillotome　[B] 절개전의 절개도 삽입 영상　[C] 절개도를 이용한 절개 영상

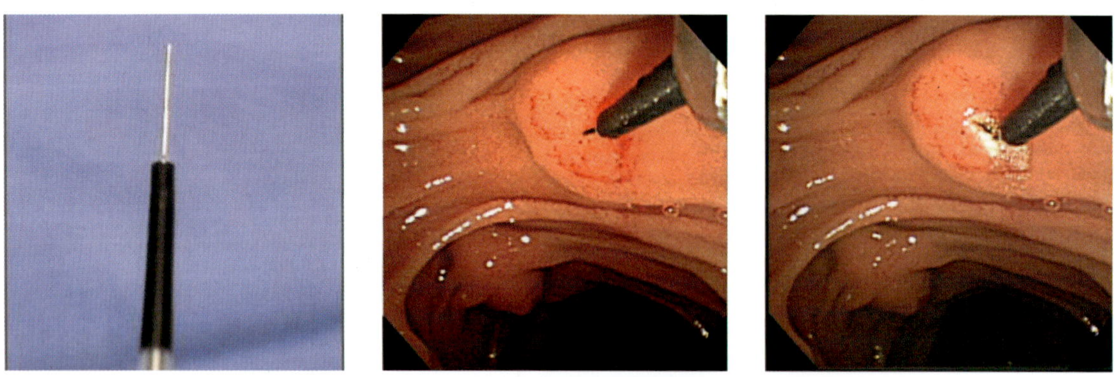

[D] needle knife papillotome　[E] 절개전의 절개도 삽입 영상　[F] 절개도를 이용한 절개 영상

| 그림 4-37 | 내시경적 내시경적 유두괄약근 절개술 (endoscopic sphincterotomy ; EST)의 전후 내시경 영상

유두 절개용칼(Papillotome)의 종류

① 당김형 유두 절개용칼(pull type papillotome) : 가장 많이 사용되는 예비절개와 누두 절개에 모두 이용되고 있는 칼이다(그림 4-38).

② 침형 유두 절개용칼(needle knife papillotome) : 돌(결석)의 유두부에 박혀있는 경우 유두가 종창되어 개구부와 관주입이 어려울 때 예비 절개용으로 사용되는 칼이다.

③ 기타

ⓐ 밀기형 유두 절개용칼(push type papillotome) : 예비절개용 칼

ⓑ 상어지느러미형 유두 절개용칼(shark fine type papillotome)

ⓒ S자형 유두 절개용칼(sigmoid shape papillotome) : 침형 절개용칼과 함께 위 절개술을 받은 환자의 유두 절개에 이용한다.

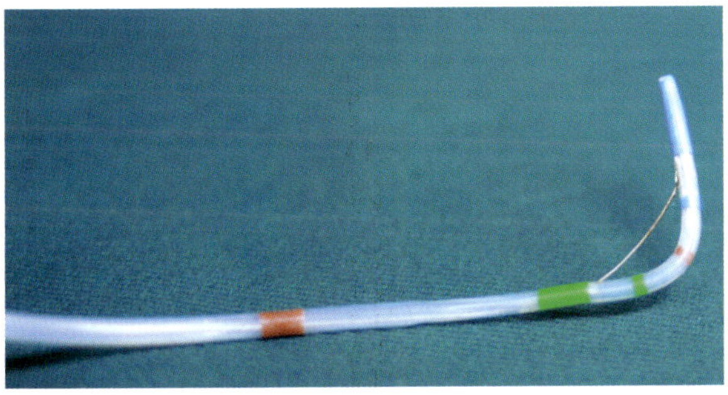

[A] pull type papillotome

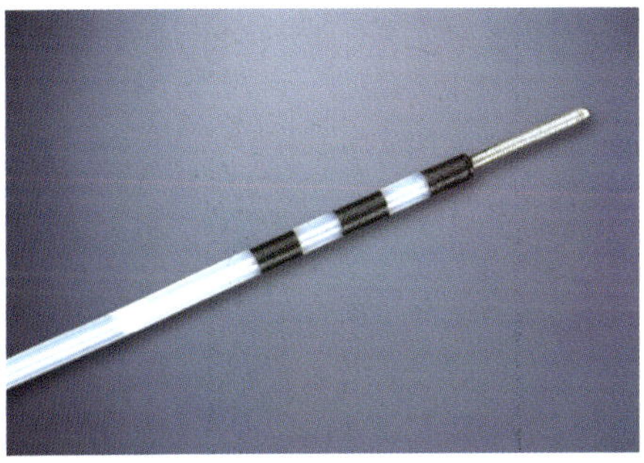

[B] needle knife papillotome

| 그림 4-38 | 유두 절개용칼의 종류

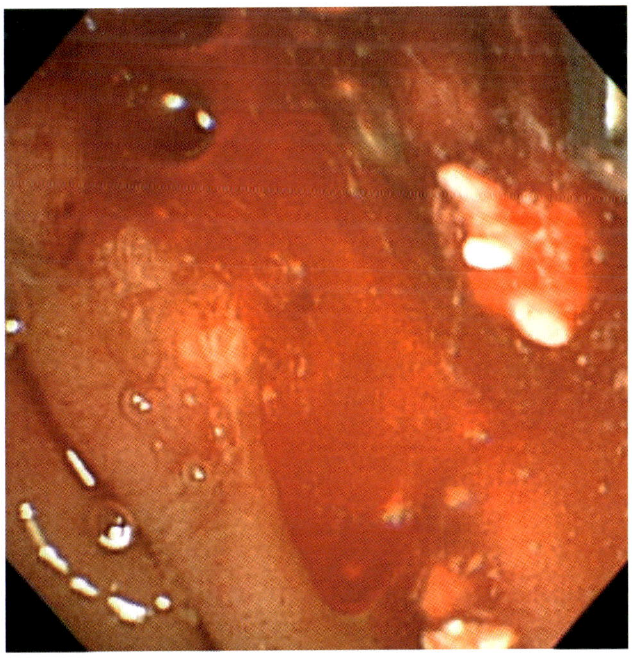

| 그림 4-39 | 출혈 부위에 에프네피린 희석액 살포

(7) 후처치

시술 후 24시간 이상 금식 해야 하며, 다음날은 유동식으로 한다.

24시간 vital sign(호흡, 맥박, 체온, 혈압)을 check한다(합병증에 대한 증상이나 징후 관찰).

(8) 합병증

① 출혈

에피네프린 희석액(epinephrine 10000 : 1)을 살포, 혈관을 수축시켜 지혈시킨다(그림 4-39).

② 천공

ⓐ 곁주머니(diverticula) 내의 유두절개를 할 경우나 무리한 기구조작에 의해 발생한다.
ⓑ 천공이 의심될 때 simple abdomen 촬영으로 후복막 기종을 관찰한다.

③ 이자관염 및 쓸개관염

ⓐ 이자관구의 부종과 이자관의 자극으로 papillotome의 사용 시 발생 확률이 높다.
ⓑ 유두절개용칼을 사용할 때 쓸개관의 자극으로 쓸개관염이 발생할 우려가 있을때 내시경적 경비 담즙배액술(ENBD)로 쓸개관염을 예방한다.

03 내시경적 경비적 담즙 배액술 (endoscopic nasobiliary drainage ; ENBD)

(1) 임상증례

① 말단부 온쓸개관암(distal CBD cancer)

온쓸개관암(CBD cancer)은 쓸개관을 침범하여 협착이나 폐색을 일으켜 전체적인 쓸개관의 확장과 샘창자강내로 돌출하는 종괴가 나타난다. 또한 인접한 이자 머리에 침습하여 이자암을 유발하기도 한다.

그림 4-40은 말단부 온쓸개관암 및 이자머리암 진단을 받은 환자의 ERCP영상이다.

말단부 온쓸개관의 협착이 보이며 몸쪽 온쓸개관과 온간관 및 간속쓸개관의 심한 확장이 동반되어 있다. 내시경적 유두괄약근 절개술을 시행하고 쓸개관을 확장시킨 다음, 코경유쓸개관을 삽입하면 쓸개즙배설에 도움을 줄 수 있다(그림 4-41, 42).

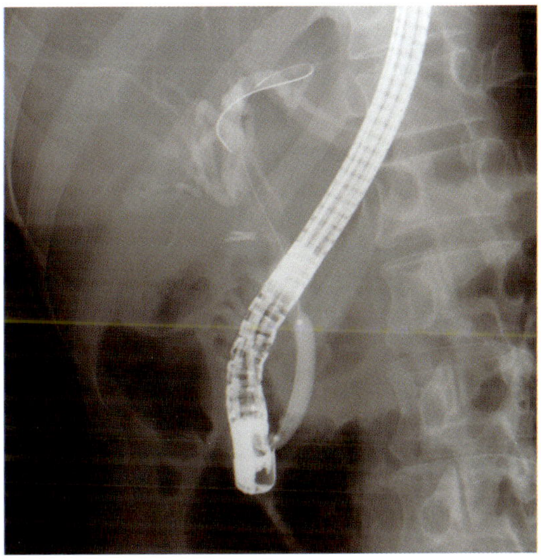

| 그림 4-40 | ERCP상 온쓸개관 확장시키는 영상

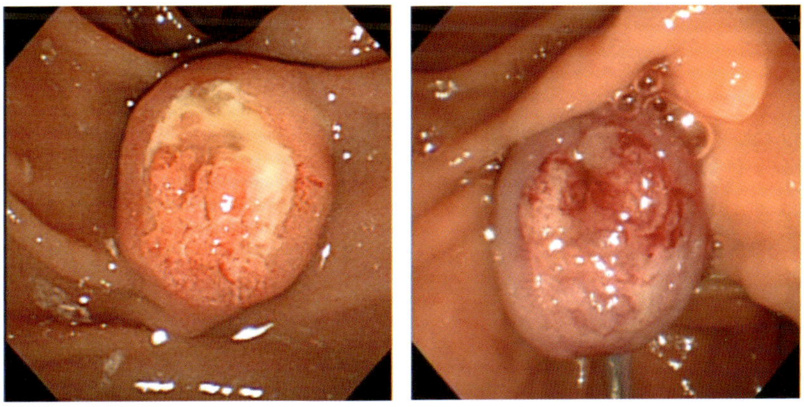

| 그림 4-41 | 내시경으로 관찰된 큰샘창자유두부 종양

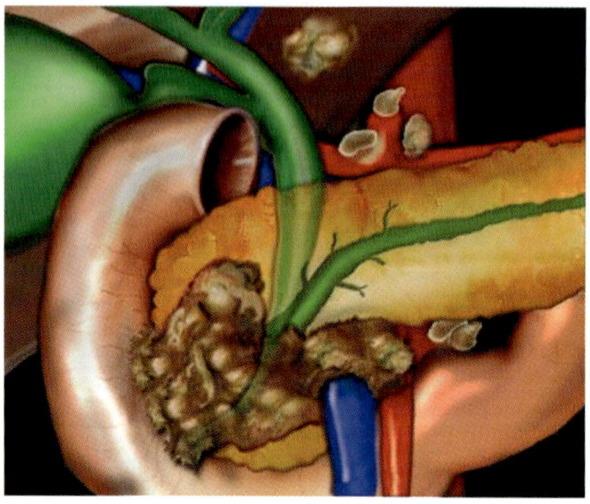

❙그림 4-42❙ 말단부 온쓸개관 및 이자머리의 종양

② 쓸개관염을 동반한 쓸개관돌(담관결석)

쓸개관염은 대개의 경우 쓸개돌(담석)증이나 쓸개염과 합병되고 있으며 쓸개관만의 염증은 극히 드물다. 증세·진단·치료 등은 모두 쓸개돌증이나 쓸개염에 준한다. 쓸개돌이나 쓸개관암, 쓸개관협착 등으로 쓸개관이 막혀서 쓸개즙이 정체되고 여기에 이차적으로 세균이 감염되어 쓸개관에 염증을 일으키는 질환으로 쓸개관계의 급성질환 중 가장 위험하다.

우리 몸에서 생성되는 쓸개즙은 간에서 생성되어 분비된 후 쓸개에서 저장되었다가 쓸개관을 통해 샘창자로 배출된다. 쓸개관이 막히게 되면 쓸개즙의 배출이 안되어 쓸개즙이 정체된다.

쓸개관을 막는 원인으로는 쓸개관돌이 85%로 가장 많고 그 밖에 쓸개관암, 쓸개관협착 등이 원인이 될 수 있다(그림 4-43). 쓸개관염의 원인은 쓸개관돌이 가장 흔하고 암에 의해 쓸개관이 막히는 경우에는 15% 정도만 발생한다.

이러한 이유는 쓸개돌 환자에게는 이미 쓸개관 내에 세균이 있는 경우가 많고 쓸개관을 막아 샘창자에 있는 세균이 쓸개관으로 올라가 감염을 유발할 수 있는 기회가 많기 때문이다.

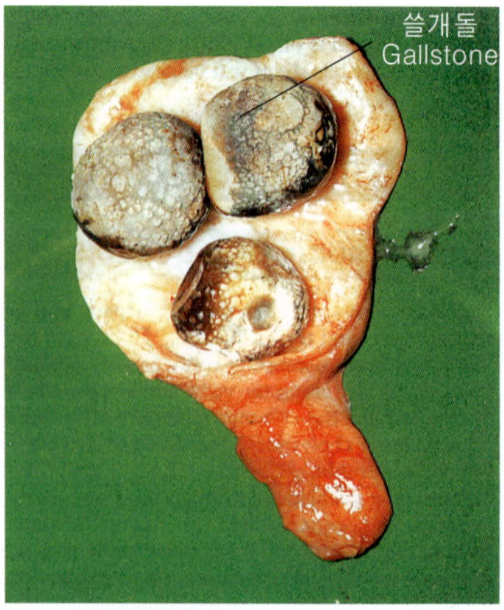

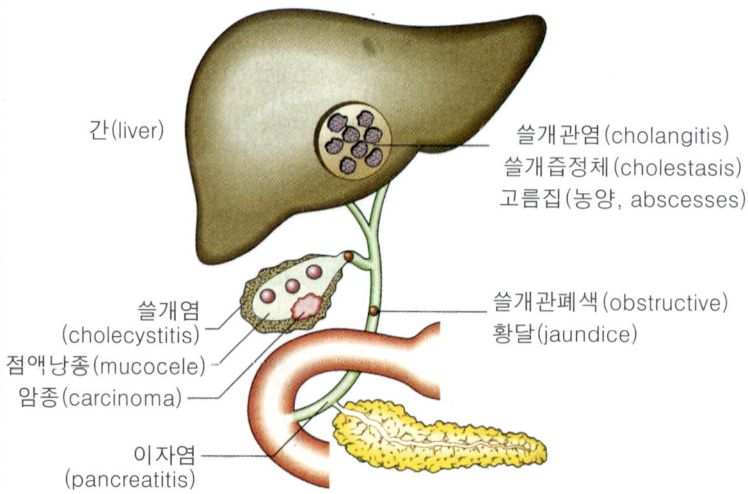

❙그림 4-43❙ 온쓸개관속의 돌과 협착

쓸개관염은 남녀 모두에게 일어날 수 있으나 여성의 경우 더 많이 일어나며, 성인에게 나타나는 것이 보편적이지만, 드물게는 어린이나 사춘기의 청소년에게도 나타난다.

지방질이 풍부한 음식 섭취를 습관화 한 경우, 증세를 유발하든 하지 않든 상관없이 쓸개돌(담석)이 있는 경우, 만성 또는 급성 이자염, 관상동맥질환이 있을 경우 위험하다.

(2) 검사목적

① 쓸개관계 폐색성 황달환자의 삼황, 쓸개관염환지의 쓸개즙 긴급배액을 하고자 할 때
② 수술이 불가능한 환자 또는 수술 전 쓸개즙을 감압하고자 시행할 때
③ 코경유쓸개관의 배액관을 이용한 약물을 투여하고자 할 때

(3) 조영제

① 종류

수용성 조영제(그림 4-44)

② 주의사항

ⓐ 수용성조영제 : 생리식염수 = 1 : 1
ⓑ 이자·쓸개관계 감염예방 - 조영제 + 항균성 화학요법제

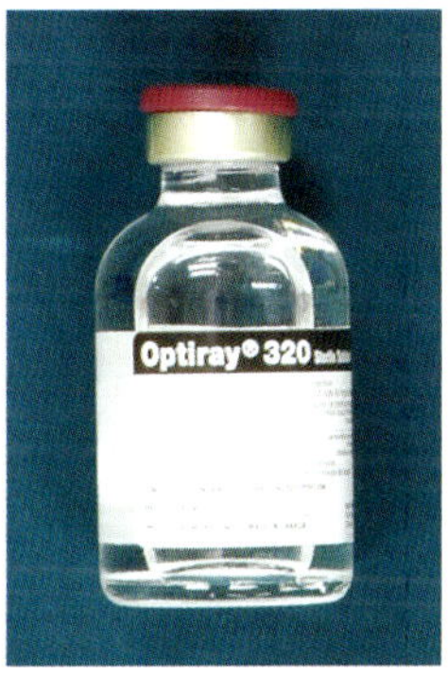

| 그림 4-44 |
수용성 조영제

ENBD의 특징

- 쓸개즙이 체외로 배출되기 때문에 외류법(external drainage method)이라고 한다.
- 내시경과 코를 통한 쓸개즙 배액관을 이용해 폐색부의 쓸개즙을 코를 통하여 배출시키는 방법
- 쓸개즙을 채취하여 세균학적 검사 및 세포진 검사를 하고, 배액관을 통해 쓸개즙을 배출시킴으로써 황달을 감황시킨다.
- 쓸개돌(담석) 및 찌꺼기(sludge)를 제거하기 위해 환자에게 쓸개돌 용해제를 주입한다.
- 배액관을 통해 항생제 및 부신피질호르몬을 직접 투여하여 경화성 쓸개관염을 치료한다.
- 지속적으로 코를 통한 쓸개즙 배액관을 통해 생리식염수를 주입하여 배액관으로 작은 돌 및 찌꺼기(sludge)를 제거한다.
- 수기가 비교적 양호하며 성공율이 높다. 쓸개관의 세척이 용이하다.
- 단점 : - 합병증이 비교적 많다.
  - 시술 후 안정이 필요하다.
  - 간속 쓸개관이 확장되지 않은 경우는 곤란하다.
  - 시술 후 관리가 번거롭다.

ENBD의 적응증

화농성 쓸개관염의 응급 배농
- 쓸개즙의 자연적 유출이 불완전 할 때
- 쓸개관돌(담관결석)의 쇄석술 후
- 쓸개돌(담석)의 접촉성 용해제 사용을 위해
- 코경유이자관 배액(drainage)

ENBD 금기증

심폐질환자, 급성복증, 혈액응고장애 환자 등

IV

(4) 검사 전 준비사항

① 방사선사

ⓐ 투시 장비운영
ⓑ 납 차폐복(apron)과 갑상샘 차폐(thyroid shield) 방어를 한다.
ⓒ 조영제를 준비한다.

② 간호사

ⓐ 샘창자 내시경
ⓑ Cannula
ⓒ 내시경 비디오 모니터
ⓓ 흡인기(suction apparatus)
ⓔ 산소포화도 모니터(saturation monitor)
ⓕ 산소 흡입기(O_2 set)
ⓖ 전기조작기
ⓗ 경비쓸개관 배액관(5~7Fr, side hole, pigtail type)(그림 4-45)
ⓘ 안내 도관(guide catheter)(그림 4-46[A])
ⓙ 안내 철심(guide wire)(그림 4-46[B])
ⓚ 기포제거제(gasocol), 근육주사, 신경안정제, 인후두 마취제, 지혈제

③ 환자(전처치)

ⓐ 검사 전 12시간 이상 금식한다.
ⓑ 내시경적 역행성 담도·췌관 조영검사(endoscopic retrograde cholangio pancreatography)의 전처치에 준한다.

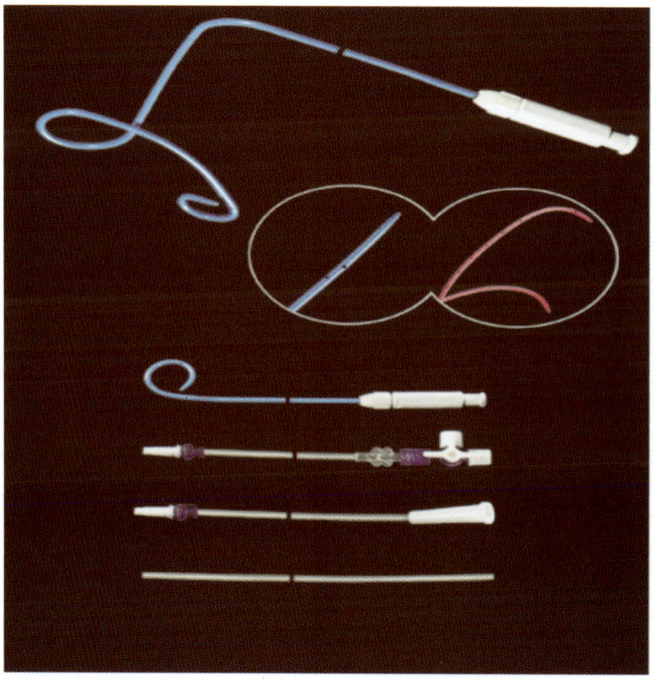

| 그림 4-45 | 코경유쓸개관 배액관 조영용 기구

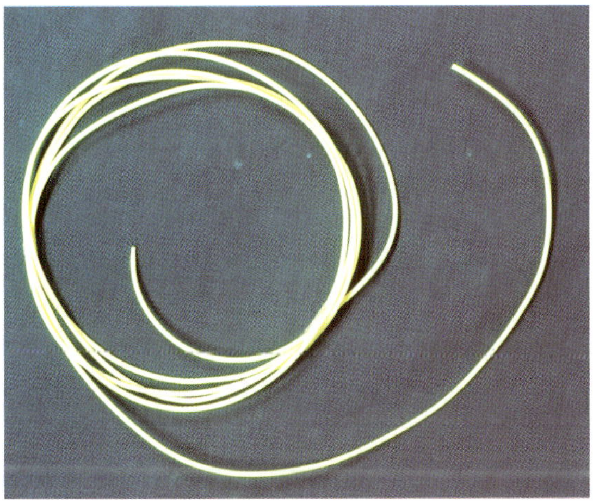

[A] 안내 도관(guide catheter)

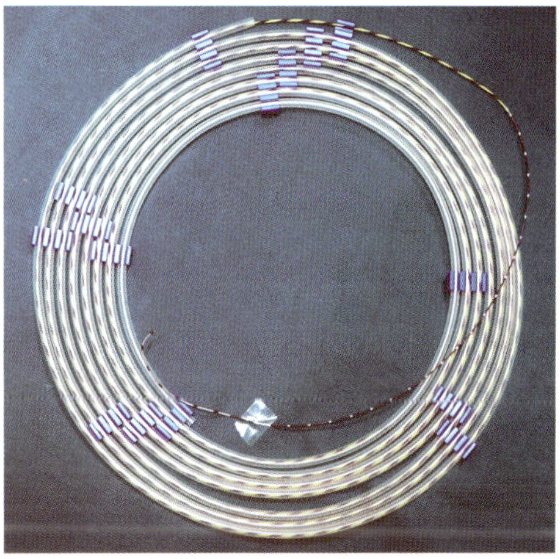

[B] 안내 철사(guide wire)

| 그림 4-46 | 내시경적 코경유쓸개관 배액술의 필요기구

(5) 검사방법

① 환자의 인·후두부에 점액 및 기포를 제거하기 위하여 기포억제제(gasocol)을 투여하고 국소마취제 리도케인(lidocaine)을 이용하여 국소마취한다.

② 환자는 LAO 자세 또는 left lateral recumbent 자세로 한다.

③ 시술자가 샘창자 유두를 통하여 온쓸개관에 카테터를 삽입시키고 투시 하에 조영제를 서서히 주입한다.

④ 투시 하에 협착 또는 폐색 부위를 확인한다.

⑤ 내시경을 통해 안내 도관(guide catheter)을 온쓸개관에 넣고(그림 4-47) 안내철심(guide wire)을 병변부위를 지나 간속쓸개관까지 충분히 밀어 넣는다(그림 4-48).

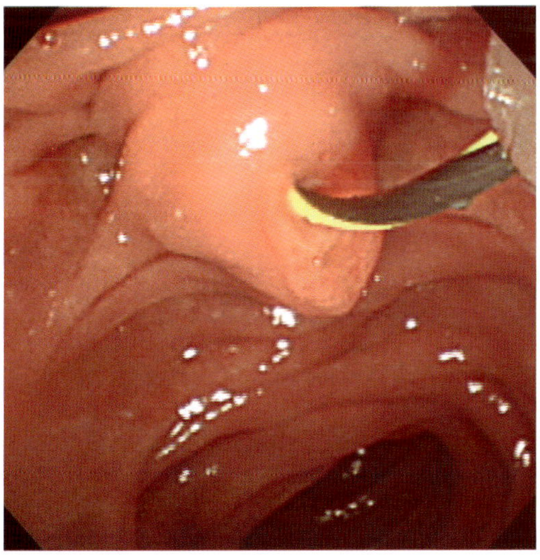

| 그림 4-47 | 내시경을 통해 guide catheter 온쓸개관에 넣는다.

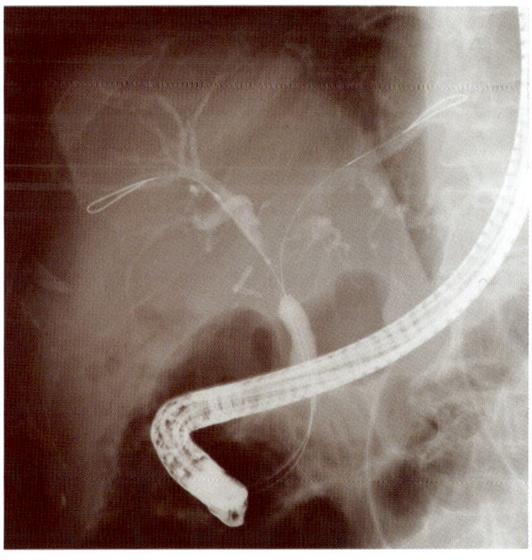

| 그림 4-48 | 투시하에 안내 철심을 간속쓸개관까지 넣은 영상

⑥ 안내철심을 통해 코경유쓸개관 배액관을 삽입한다(그림 4-49).
⑦ 안내철심을 제거하고 배액관을 코안을 통해 체외로 빼낸다(그림 4-50).
⑧ 코경유쓸개관 배액관을 통해 쓸개즙배출 여부를 확인한다(5~7 french, side hole, pigtail type) 조영용 카테터(그림 4-51).

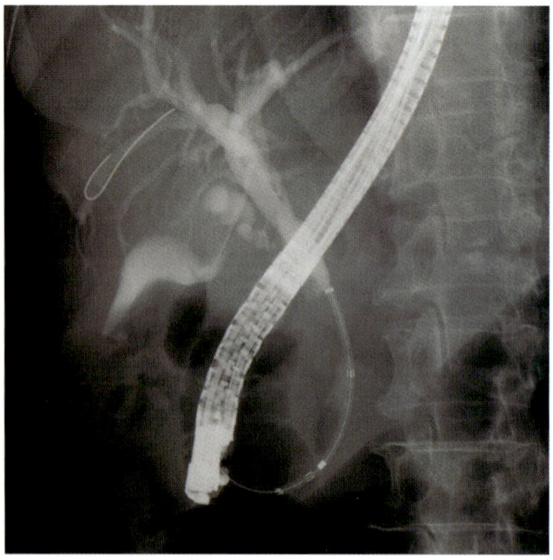

| 그림 4-49 | 투시하에 코경유 쓸개관배액관을 간속쓸개관까지 삽입시키는 영상

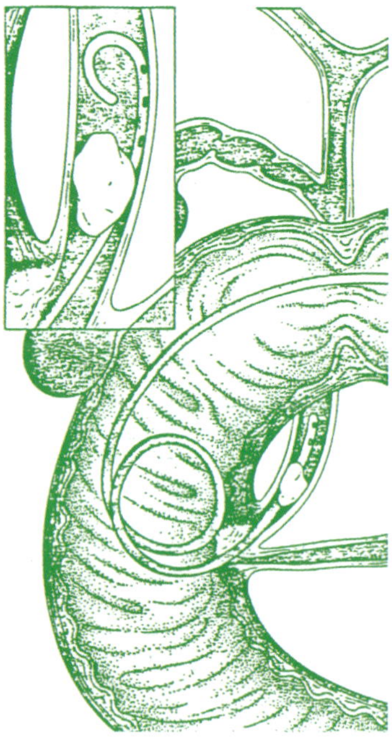

| 그림 4-50 | ENBD 모식도

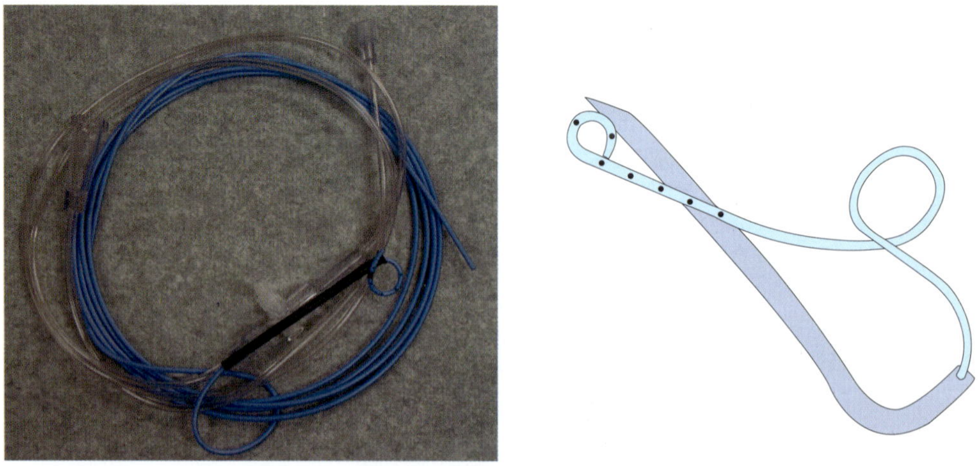

| 그림 4-51 | 코경유쓸개관 배액관

⑨ 쓸개즙배출이 원활하게 이루어지면 bile bag에 연결 후 종료한다(그림 4-54).

▶ ENBD는 진단과 치료, 그리고 예방목적으로 다양하게 이용되는 일시적 배액술로 보통 1주간의 비교적 짧은 기간의 쓸개즙 배출을 위해 사용된다. EST를 시행하지 않아도 시술이 가능하지만, 시술의 용이함이나 다른 치료 및 시술을 위해 EST를 시행한 후 설치한다(그림 4-52, 53).

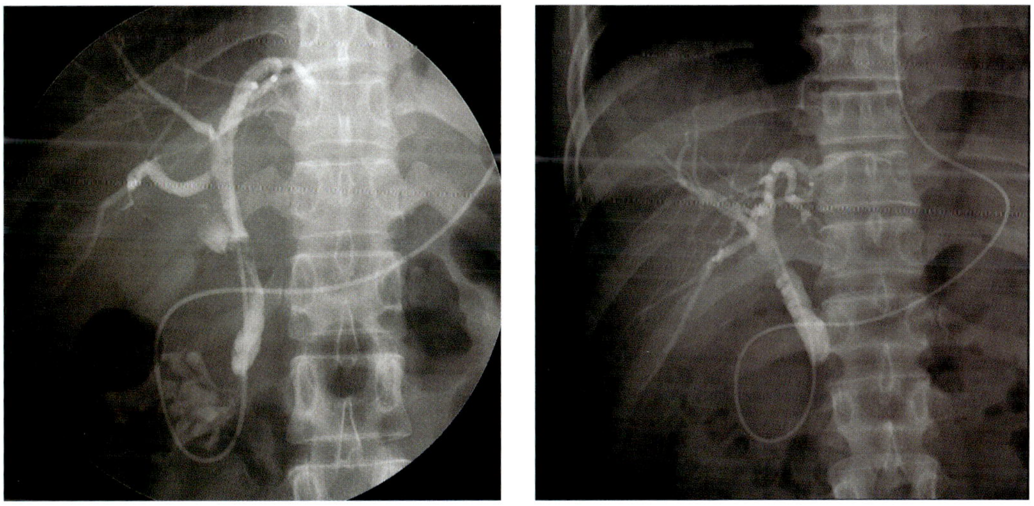

| 그림 4-52 | ENBD 영상

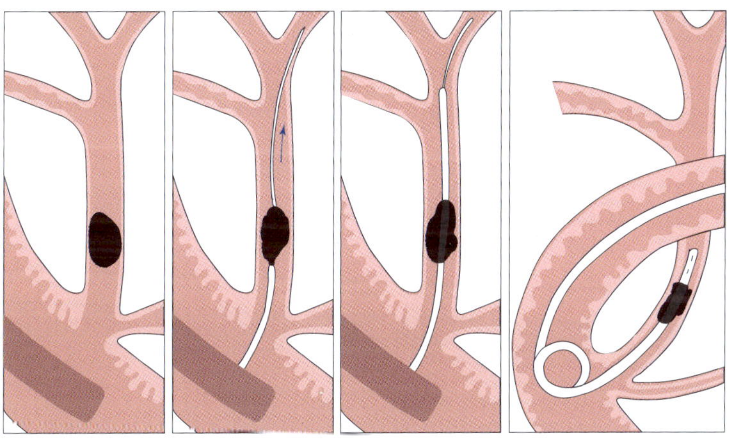

| 그림 4-53 | ENBD 모식도

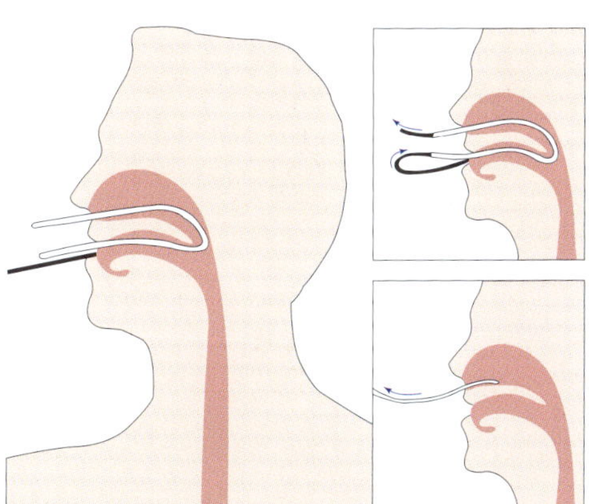

| 그림 4-54 | 입안으로 빠져나온 배액관을 코안으로 연결하는 방법

(6) 영상평가

① ERCP촬영에서 쓸개돌(담석)의 유무가 확실히 나타나도록 한다.
② 촬영 시 온쓸개관 말단부의 캐뉼라(cannula), 간속쓸개관에 조영된 영상이 포함되도록 촬영한다.
③ 조사야 조절을 적당히 제한한다.
④ 투시 하에 안내철심을 통해 간속쓸개관까지 넣은 후 코경유쓸개관 배액관을 코안으로 빼내면서 배액관의 이탈 유무를 확인하며 검사에 임한다.
⑤ 삽입된 배액관을 중심으로 spot 촬영을 한다.
⑥ 촬영시 환자의 호흡 및 장내 가스로 인해 영상의 질이 떨어지지 않게 주의시킨다.

(7) 후처치

① EST를 시행하지 않을 시에는 6시간 이상 NPO를 해야하지만, 대부분 EST를 병행하므로 24시간 이상 NPO를 한다.
② 코경유쓸개관 배액관으로 쓸개즙이 배출되는지 여부를 관찰한다.

04 내시경적 역행성 담즙 배액술 (endoscopic retrograde biliary drainage ; ERBD)

(1) 임상증례

① 상부쓸개관암(Klatskin tumor)(그림 4-55)

왼·오른쪽의 간관이 만나는 곳을 중심으로 생기는 상부 쓸개관암으로, 고령에서 호발하며 남자가 여자 보다 약간 많이 발생한다.

림프절 확장을 동반하며 원인으로는 쓸개관암 환자의 20~30%에서 쓸개돌(담석)이 동반되고 있어 쓸개관돌(담관결석)과의 관계가 알려져 있다. 그외에 쓸개관암의 관련질환으로 궤양성 큰창자염, 경화성 쓸개관염, 쓸개관 낭종 및 간흡충 감염증이 있다.

Ⅳ

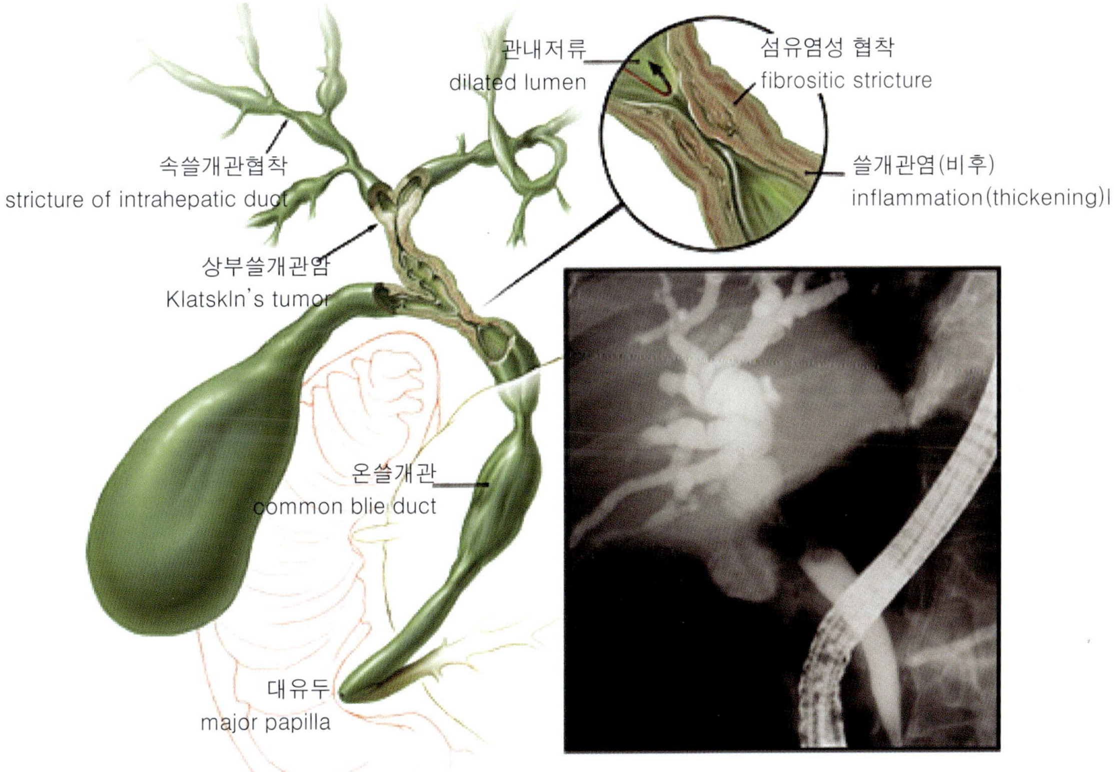

| 그림 4-55 | 상부쓸개관암(Klatskin tumor)

초음파적 특징으로는 왼·오른쓸개관의 단락 및 왼·오른쓸개관의 뚜렷한 확장과 간바깥 쓸개관은 관찰하기 어려울 정도로 위축된다(그림 4-56). 간 조직과 동질의 에코를 내며 크기도 작아 초음파로 관찰하기 어렵고, 쓸개는 극도로 수축되어 나타난다.

상부쓸개관암 진단환자의 중재적 치료로써 쓸개관내 협착부위에 금속스텐트를 삽입하였다.

계속되는 황달과 오른위쪽배 통증 및 발열으로 ERCP 시행 시 쓸개관 내 종양의 성장으로 인한 온쓸개관의 협착이 나타나며 좌우 간내 쓸개관의 확장이 나타났다(그림 4-56).

이에 내시경적 유두괄약근 절개술을 시행후 협착된 온쓸개관 위쪽부터 말단부 온쓸개관까지 플라스틱 스텐트를 삽입하여 협착된 쓸개관을 확장시켜 쓸개즙배액이 원활히 될 수 있도록 한다(그림 4-75 참조).

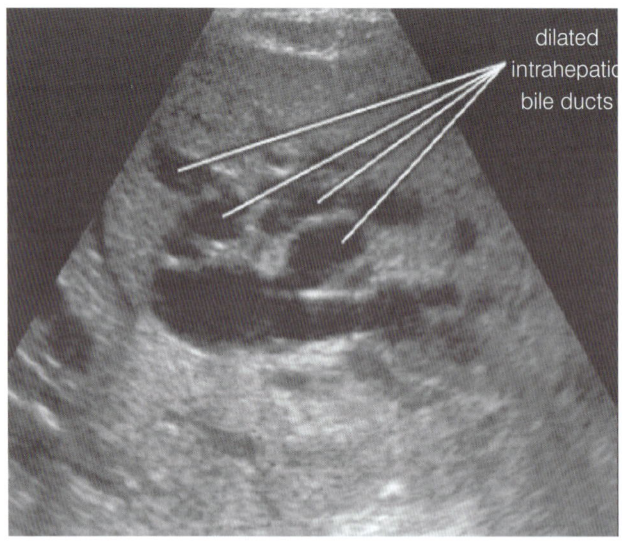

| 그림 4-56 | 초음파상 왼 · 오른쓸개관의 단락 및 왼 · 오른쓸개관의 뚜렷한 확장

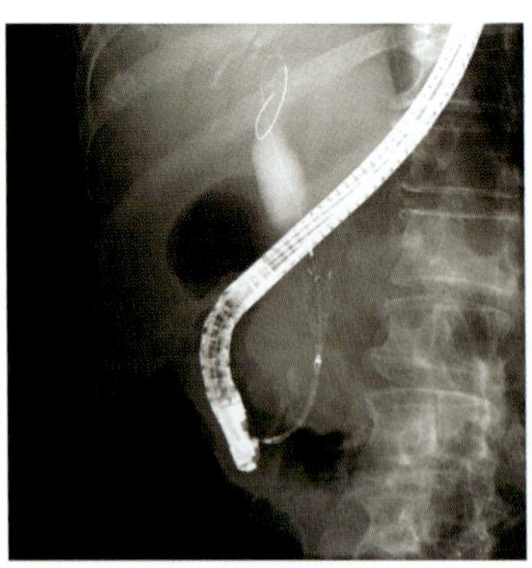

[A] 금속스텐트를 삽입하는 영상

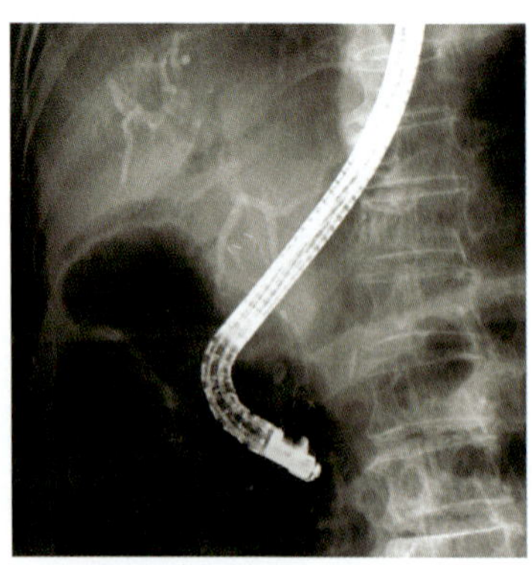

[B] 금속스텐트를 삽입 후 안내철심 제거된영상

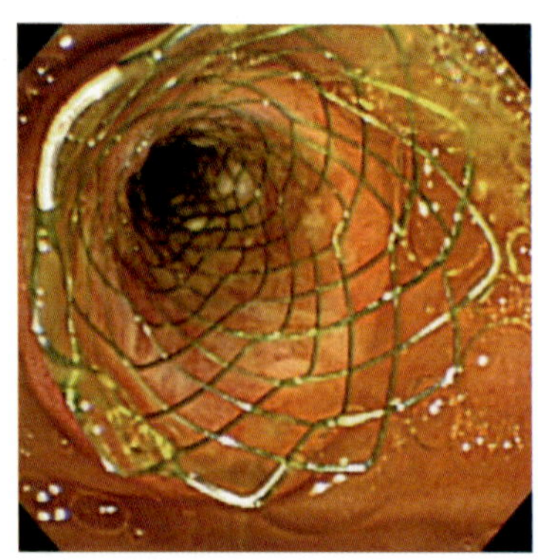

[C] 금속스텐트를 삽입 한 내시경 영상

| 그림 4-57 | ERBD 시술과정의 영상

(2) 검사목적

① 폐색성 황달환자의 비수술적 감황
② 수술이 불가능한 유두부 종양 환자의 감황
③ 수술이 불가능한 쓸개관협착 환자의 감황

(3) 조영제

① 종류

수용성 조영제(그림 4-58)

② 주의사항

ⓐ 수용성조영제 : 생리식염수 = 1 : 1
ⓑ 이자·쓸개관계 감염예방 - 조영제 + 항균성 화학요법제

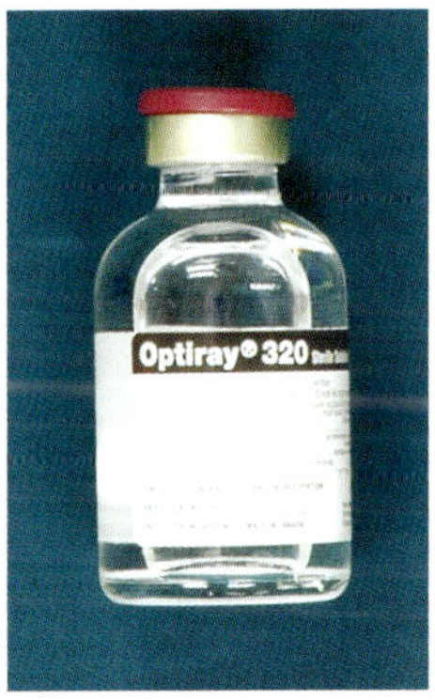

| 그림 4-58 | 수용성 조영제

(4) 검사 전 준비사항

① 방사선사

ⓐ 투시 장비
ⓑ 납 차폐복(apron), 갑상샘 차폐(thyroid shield)
ⓒ 조영제

② 간호사

ⓐ 샘창자 내시경
ⓑ 캐뉼라(cannula)
ⓒ 내시경 비디오 모니터
ⓓ 흡인기(suction apparatus)
ⓔ 산소포화도 모니터(saturation monitor)
ⓕ 산소 흡입기(O_2 set)
ⓖ 기포제거제(gasocol), 근육주사, 신경안정제, 인후두 마취제, 지혈액
ⓗ 안내 철심(guide wire)
ⓘ 안내 카테터(guide catheter)
ⓙ 전기조작기
ⓚ 유두 절개도
ⓛ 밀기카테터(pusher catheter), 밀대(pusher tube)
ⓜ 스텐트(stent)

사용법

1. 플라스틱 스텐트(plastic stent)의 구조(교체용이, 가격저렴, 3~6개월 단기사용)
   1) 스텐트 직경(stent diameter)이 7, 10, 11, 15 french로 다양한 구성
   2) 스텐트 길이(stent length)는 5cm, 7cm, 9cm, 12cm, 15cm(각 Fr 별로 구성)

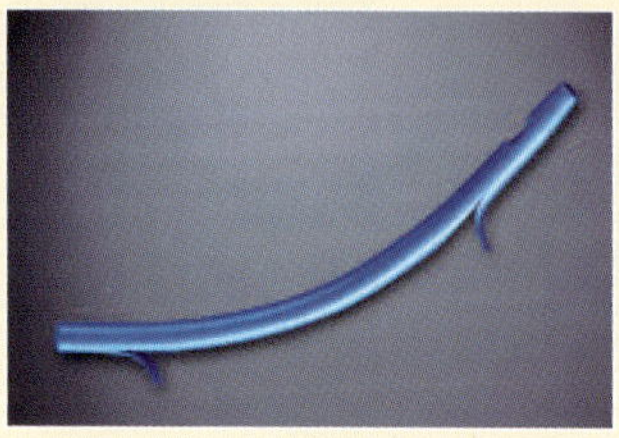

가장 일반적으로 사용하는 biliary stent side hole이 배액을 도움

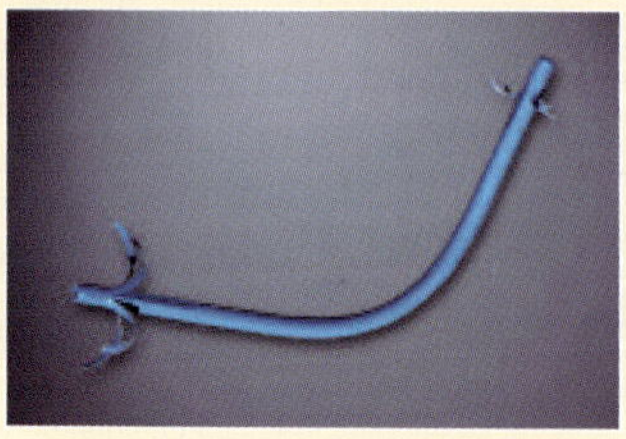

stent 양끝의 나뭇가지 모양의 flat들이 stent의 migration, dislod-gement를 방지

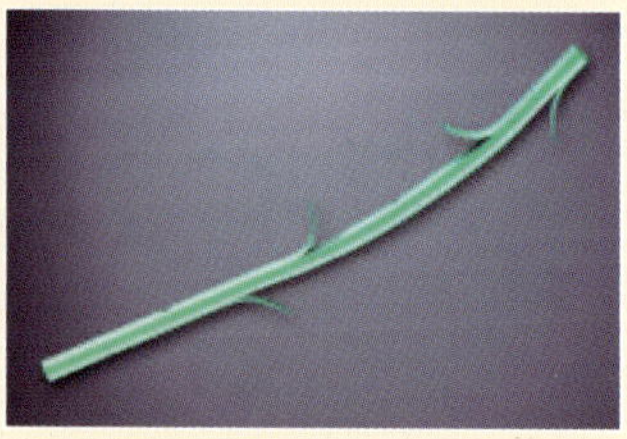

pancreatic stent

플라스틱 스텐트의 종류

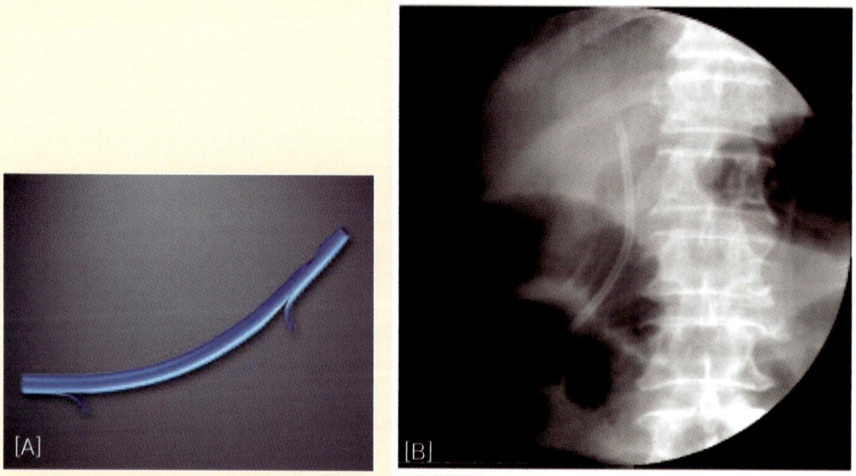

Biliary stent[A]와 시술 후 영상[B]

2. 금속스텐트(metalic stent)(교체불가능, 가격고가, 6개월 이상 장기사용)

   금속스텐트는 플라스틱스텐트에 비해 쓸개관확장이 가능하고 이탈가능성이 적어 폐색과 감염이 적다.

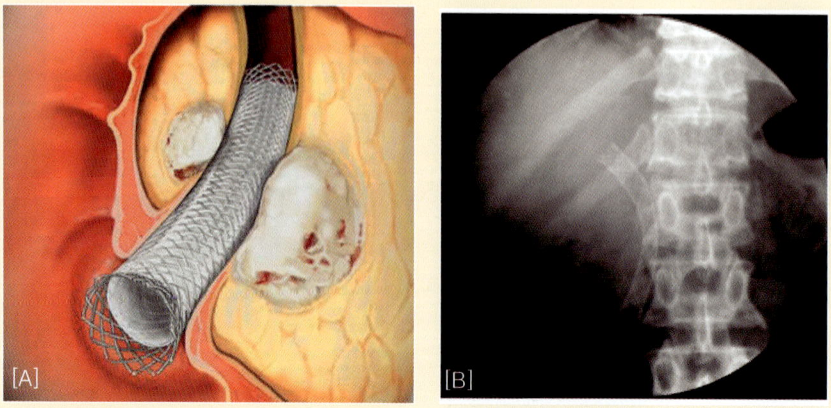

금속 스텐트의 삽입[A]과 시술 후 영상[B]

(5) 환자(전처치)

내시경적 역행성 담도·췌관 조영검사의 전처치에 준한다.

(6) 검사방법

① ERCP를 시행하여 협착 또는 폐색 부위를 확인한다(그림 4-59, 60).
② 병변의 범위에 따라 도관을 통한 stent의 삽입을 용이하게 하기 위하여 내시경적 유두괄약근 절개술(EST)을 시행한다(그림 4-61).
③ 내시경을 통해 안내철심을 협착부 위쪽에 위치시킨다(그림 4-62).
④ 철심을 통해 인내 도관(guide catheter)을 밀어 넣고 안내 철심을 제거한다.
⑤ 안내 도관을 따라 stent를 넣고 밀기 도관(pusher catheter)를 삽입한다.
⑥ Stent를 협착부위에 위치시키고 밀대를 사용하여 stent를 고정시킨다.
⑦ 조영제를 주입하여 stent를 통해 샘창자로 배출이 이루어지는가를 확인한 후 내시경을 제거한다(그림 4-63).

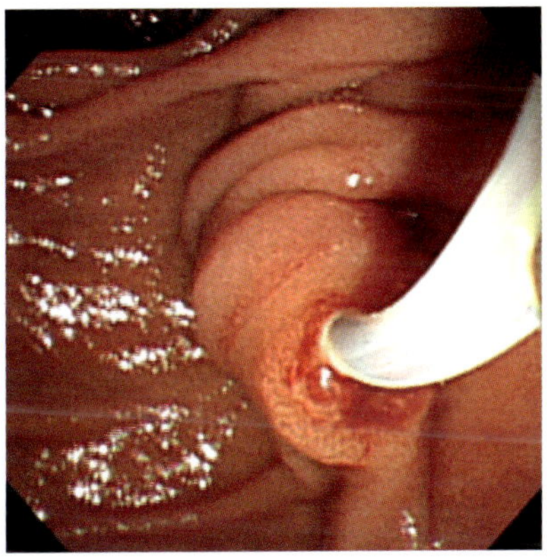

| 그림 4-59 | 내시경상 큰샘창자 유두내 cannula 삽입

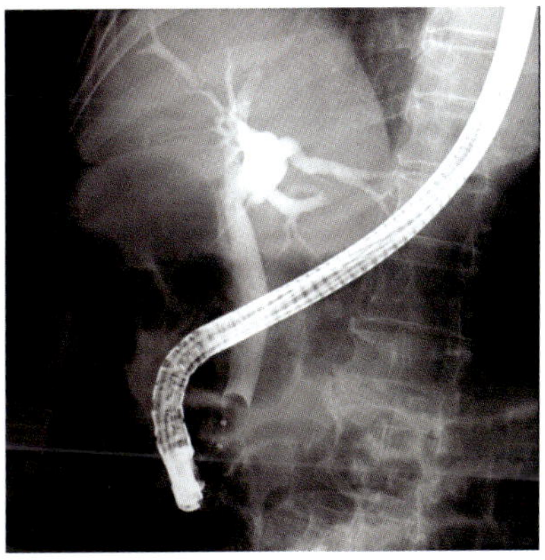

| 그림 4-60 | 온쓸개관내 조영상

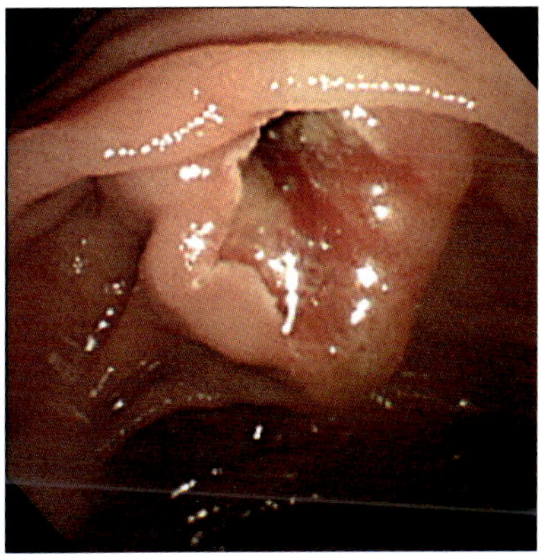

| 그림 4-61 | 전기조작기로 역 V자형으로 내시경적 유두괄약근 절개술

ERBD의 특징

- 간·쓸개관 내에 협착 또는 폐색성 질환으로 쓸개즙 배설이 원활이 이루어지지 않을 경우 내시경을 통한 플라스틱 스텐트(plastic stent) 또는 금속 스텐트(metalic stent)를 삽입하여 내강을 확보하여 반영구적으로 쓸개즙을 체내로 배설시키고자 하는 시술이다.
- 장점 : - 쓸개즙 소실로 인한 수분, 전해질의 불균형 방지.
  - 시술 후 환자의 고통이나 생활에 제한을 받지 않는다.
  - 쓸개즙 소실로 인한 소화·흡수장애를 받지 않는다.
  - 쓸개즙이 체내로 배설시키는 내류법(internal drainage method)으로 반영구적이다.
- 단점 : - 수기가 비교적 어렵다.
  - 쓸개관의 완전 폐색은 곤란하다.
  - 쓸개관의 세척이 어렵다.
  - 간속 쓸개즙의 선택적 배출이 곤란하다.
  - 장기 속에 삽입하므로 stent가 막히기 쉽다(현재는 3~4개월마다 교체가 가능한 플라스틱 스텐트를 주로사용).
- ERBD 금기증 : 급성이자염환자, 출혈성환자

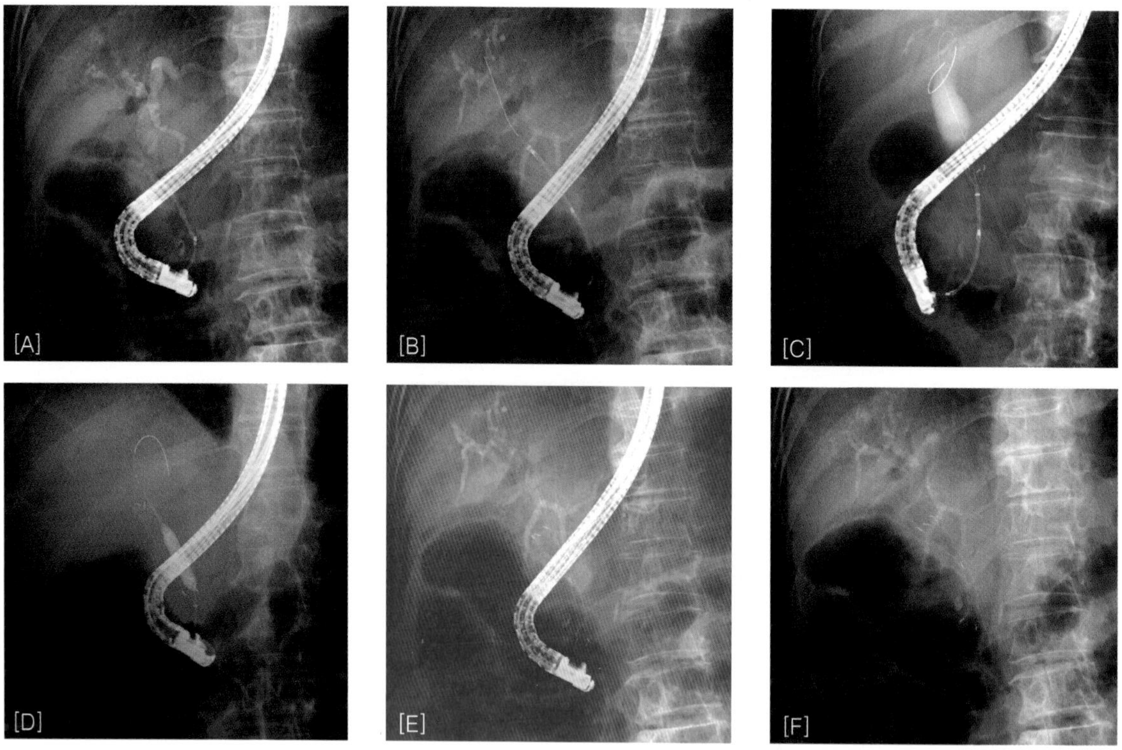

| 그림 4-62 | ERBD 시술과정의 영상

A. 조영제를 주입하여 온쓸개관 협착부를 확인하는 영상, B. 간속쓸개관내 안내철심을 협착부 위쪽에 위치시킨 영상, C. 금속스텐트를 팽창시키기 직전 영상, D. 금속스텐트 설치 후 잔여협착의 있어 추가적인 풍선카테터로 팽창시킨 영상, E. 금속스텐트를 팽창시킨 후 안내철심을 제거한 영상, F. 온쓸개관에 금속스텐트를 설치하고 내시경을 제거한 ERBD 영상

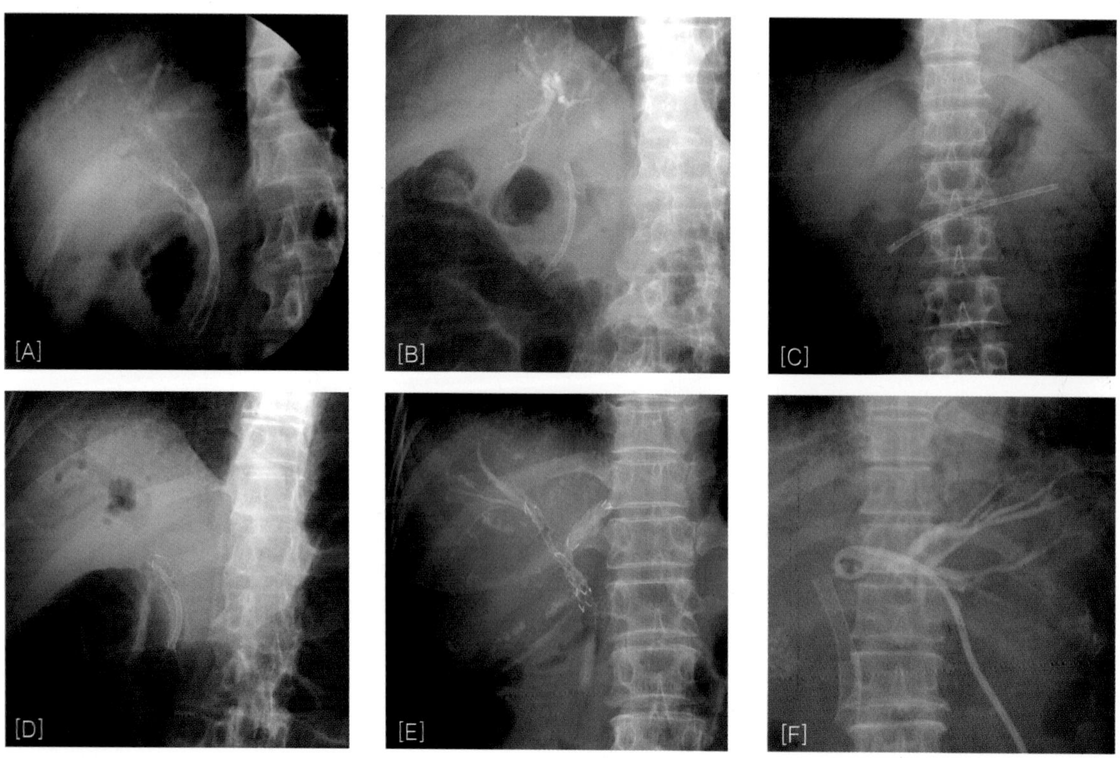

| 그림 4-63 | ERBD 여러 가지 영상

A. 온쓸개관에 금속스텐트를 설치한 영상, B. 온쓸개관에 플라스틱스텐트를 설치한 영상, C. 이자관에 플라스틱스텐트를 설치한 영상, D. 온쓸개관에 금속스텐트를 설치한 후 폐색이 재발하여 플라스틱스텐트를 추가로 설치한 영상, E. 왼.오른쪽 쓸개관과 온간관에 금속스텐트를 설치한 영상, F. 온간관에 금속스텐트를 설치 후, 왼쪽쓸개관이 폐색되어 PTBD를 설치한 영상

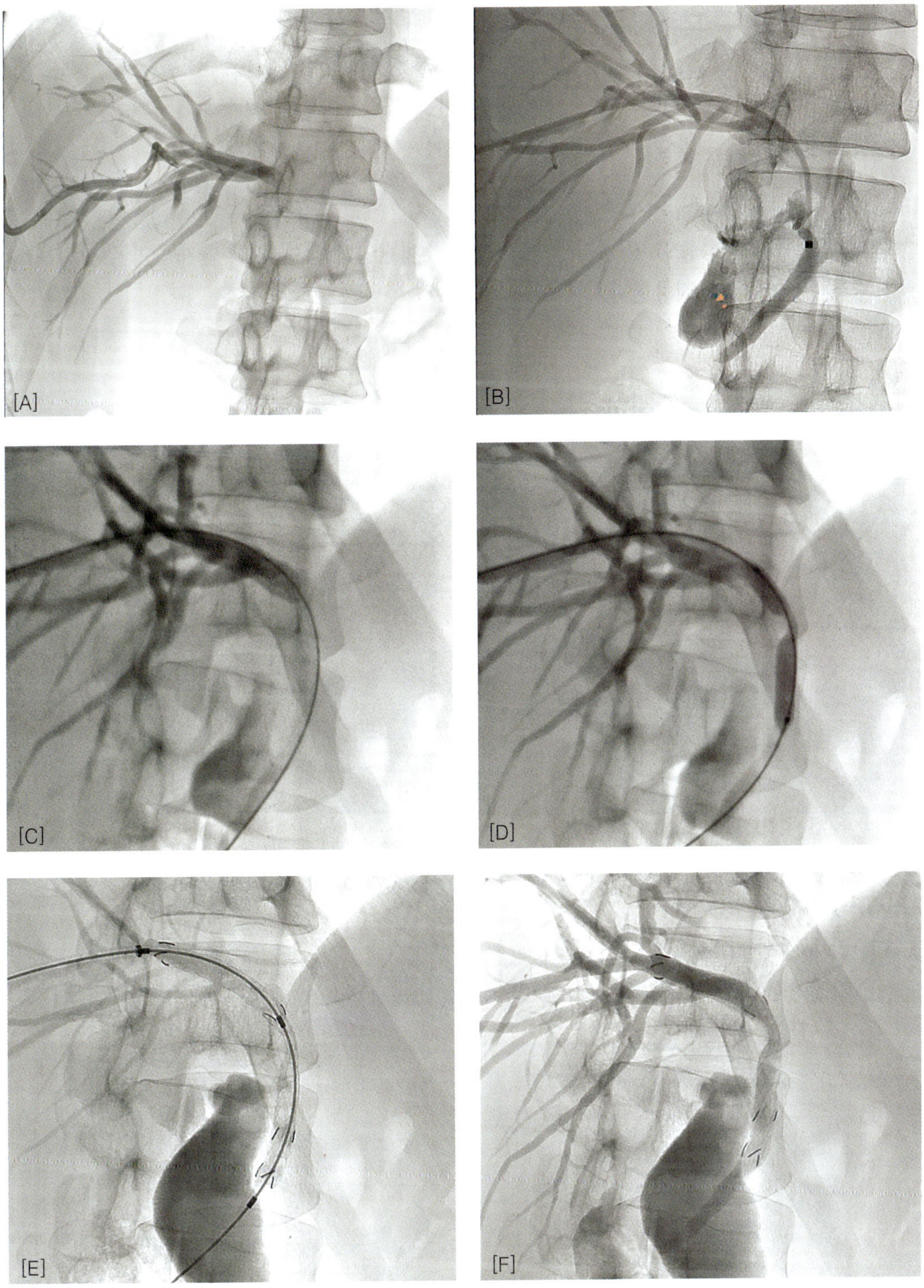

| 그림 4-64 | PTBD 경로를 이용한 스텐트 설치술(Stent insertion) 시술과정 영상

A. PTBD Tubography 영상, B. C. 배액카테타와 안내철심으로 삽입한 영상, D. 확장형 풍성카테터로 온쓸개관을 확장하고 있는 영상, E. 금속스텐트를 삽입하고 있는 영상, F. 금속스텐트가 설치된 영상.

(7) 영상 평가기준

① ERBD상 협착부위를 중심에 오게 촬영한다.

② 조사야 조절을 적당히 제한한다.

③ 삽입된 스텐트가 영상에 모두 포함되도록 촬영한다.

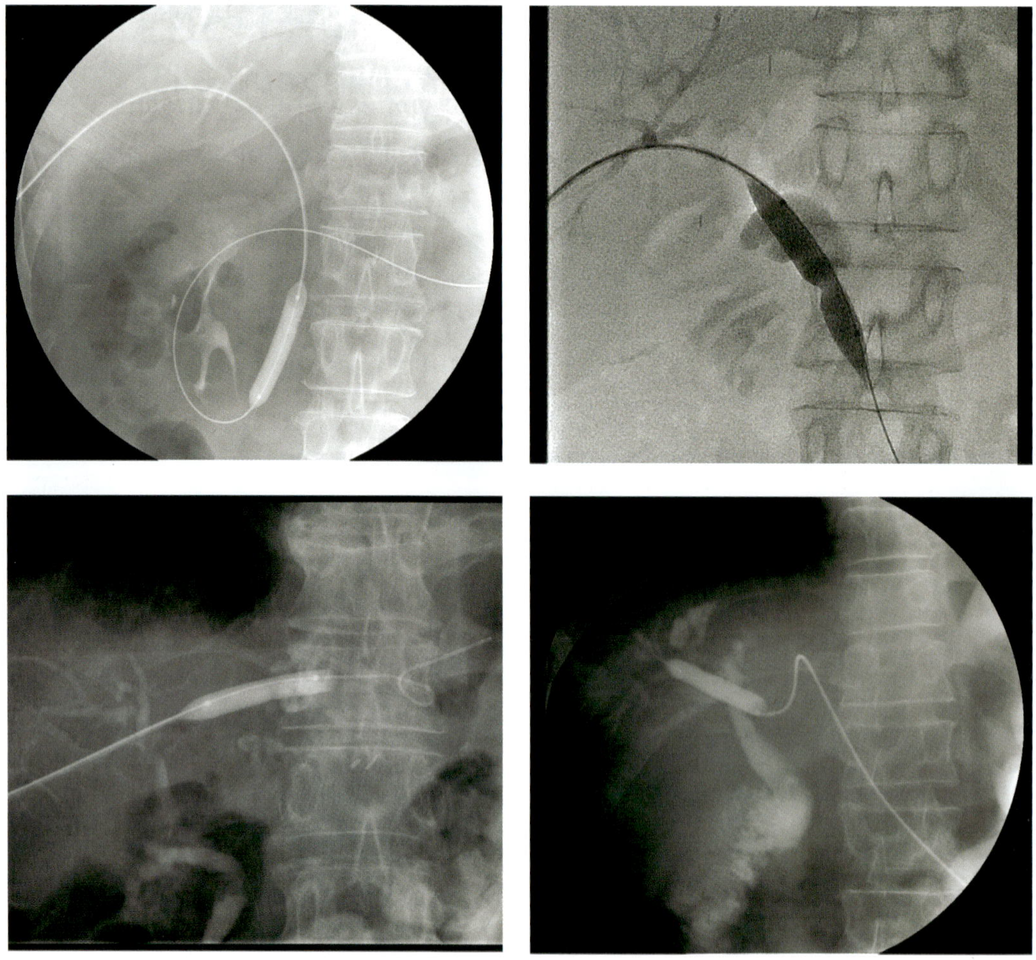

| 그림 4-67 | PTBD 경로를 이용하여 온쓸개관과 간내쓸개관에 풍선카테터로 확장을 시행하는 영상

(4) 영상평가

① ERCP 또는 PTCS catheter를 중심으로 조영제 주입 시 나타나는 쓸개관이 모두 포함되도록 촬영한다.

② 협착이 되어 확장된 병변부위를 중심으로 촬영하며 조영제가 샘창자로 유출 유무를 확인한다.

③ 잔류 돌과 공기 음영이 선명하게 나타나 구별이 되어야 한다.

④ 촬영 시 환자의 호흡 및 장내 가스로 인해 영상의 질이 떨어지지 않게 주의시킨다.

06 결석(쓸개돌) 제거술 (Biliary stone removal)

(1) 쓸개관 해부학

① 해부학적 특징

간속쓸개관(intrahepatic bile duct)은 간속에서 미세분지들로 이루어져 간문을 향하여 서로 만나 점점 직경이 증가하며 왼·오른간관을 형성한다. 그리고 왼·오른간속쓸개관의 합류까지를 간속쓸개관(intrahepatic bile duct)이라 말한다.

정상 쓸개관의 직경은 간속쓸개관의 2~3차분지까지는 1mm 정도이고, 왼·오른간속쓸개관는 2mm 정도이다.

간바깥쓸개관(extra hepatic duct)은 간문맥 및 간동맥과 함께 간세동이(portal triad)를 형성하며, 온쓸개관(CBD)과 온간관(CHD)으로 되어 있고 쓸개관(cystic duct)의 연결부위가 경계가 된다.

온간관(common hepatic duct ; CHD)은 간문(porta hepatis)에서 간실질로 빠져 나온 좌우간관이 합쳐서 형성한다. 온간관의 길이는 2~3cm 정도이며, 폭은 5~6mm 이하이다.

쓸개관 경계 이후를 온쓸개관(CBD)이라 하며, 이자 머리 뒤쪽을 지나 이자관과 합쳐 큰샘창자 유두부로 구멍이 나있다.

온쓸개관(common bile duct, CBD)의 길이는 약 10cm 전후이며, 폭은 6~8mm 이하이다.

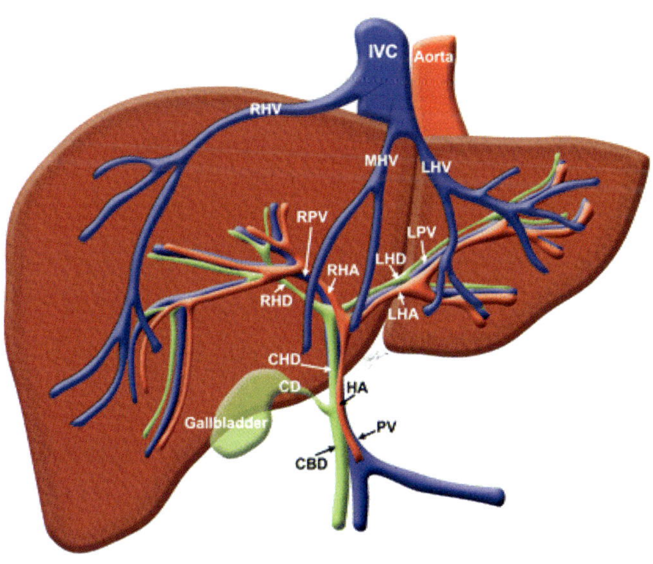

| 그림 4-68 | 간세동이(Portal triad)의 간내 주행

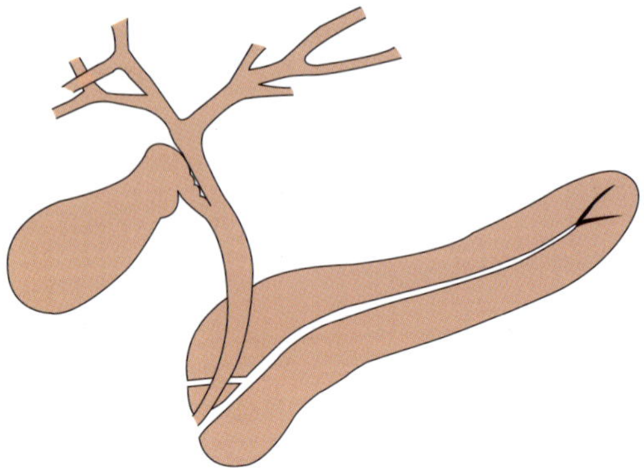

| 그림 4-69 | 쓸개관의 주행

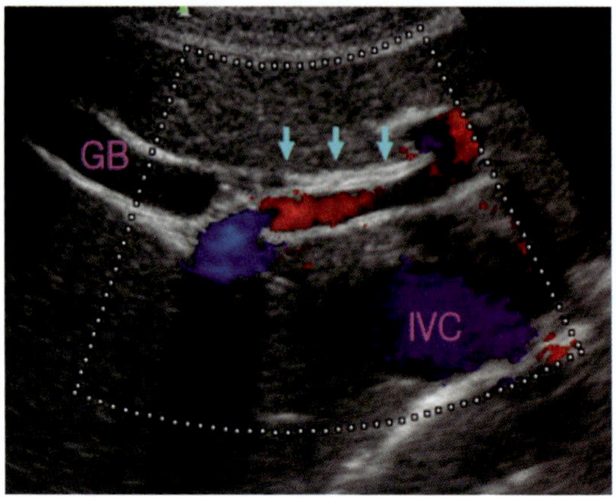

| 그림 4-70 | 초음파상의 오른간속쓸개관

② 생리학적 특징(그림 4-68, 69, 70)

쓸개관 및 이자관내 돌, 쓸개돌(담석), 쓸개암, 이자암, 이자염증, 오디조임근 기능이상 등으로 인한 쓸개즙과 이자액의 배출에 문제가 생기면 가장 대표적인 3대 증상인 통증, 황달 및 소화장애가 나타나게 된다.

통증은 주로 명치부위(epigastric region, 심와부) 또는 오른쪽명치에서(epigastralgia) 나타나며 이러한 통증은 급격히 나타나서 지속되다가 대개 수시간 후 없어지며 등이나 어깨뼈 꼭지로 방사통(부채살통증, radiating pain)을 동반하기도 한다.

염증이 심하면 열이 나고 때로는 쓸개가 만져지기도 하며, 누르면 통증을 호소하기도 한다.

간밖쓸개관 폐색시의 황달은 대변의 색이 엷어지거나 점토 빛으로 변하며, 소변은 검붉은 색으로 때로 가려움증이 동반된다.

소화장애(dysplasia)는 식사 직후에 윗배에 불쾌감이 있거나 심한 트림, 잦은 방귀, 팽만감, 오심, 변비에서 나타나며, 유달리 기름에 튀긴 음식이나 지방식에서 소화불량을 일으킨다.

(2) 임상증례

① 쓸개염(cholecystitis)을 동반한 쓸개관돌(담관결석)(그림 4-71, 72, 73)

대개는 쓸개관돌에 의하여 생기는 질환으로 염증이 심하지 않으나 만성적인 염증이 나타난다. 원인은 쓸개관돌의 종류에 따라 다르며, 동양인에게 호발하는 검은 색소의 쓸개관 감염이 한 원인으로 파악되며, 간경화나 용혈성 빈혈도 원인으로 밝혀져 있다.

만성쓸개염의 80%는 쓸개관돌을 동반하며, 쓸개관돌의 40%는 아무런 증상이 없으며, 복부통증 등의 증상이 나타나면 수술을 시행해야 한다.

급성 쓸개염에서 만성으로 진행되며, 심한 경우 쓸개농양이나 쓸개천공 등의 합병증이 발생할 수 있다. 또한 작은 쓸개관돌이 쓸개관을 통과하여 온쓸개관으로 들어간 경우는 온쓸개관돌이 되어 내시경 중재적 치료로써 돌제거 및 수술 등의 처치가 필요하게 된다.

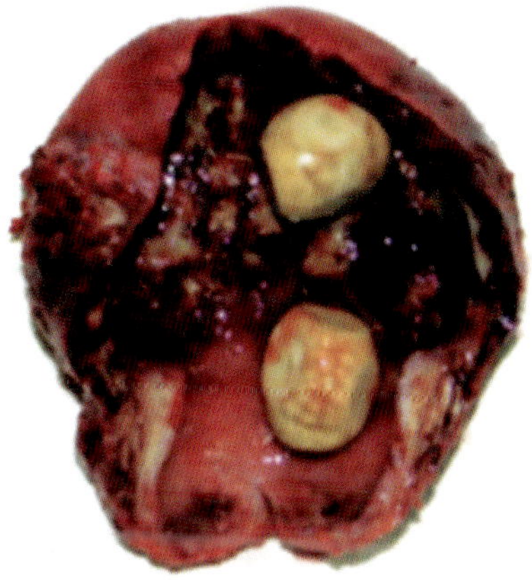

| 그림 4-71 | 쓸개관돌을 동반한 쓸개

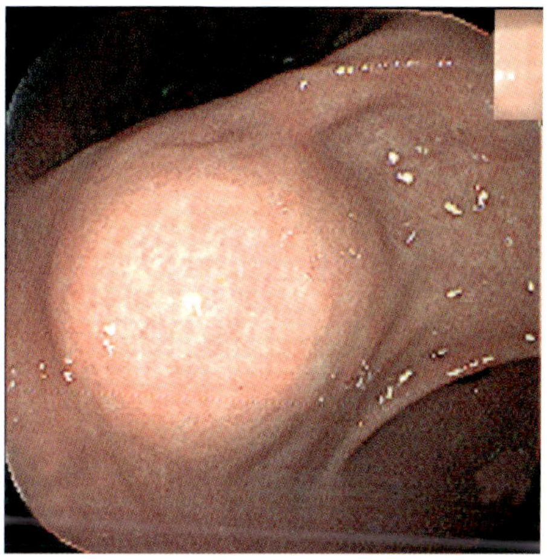

| 그림 4-72 | 내시경상 쓸개바닥이 위바닥을 압박하였다.

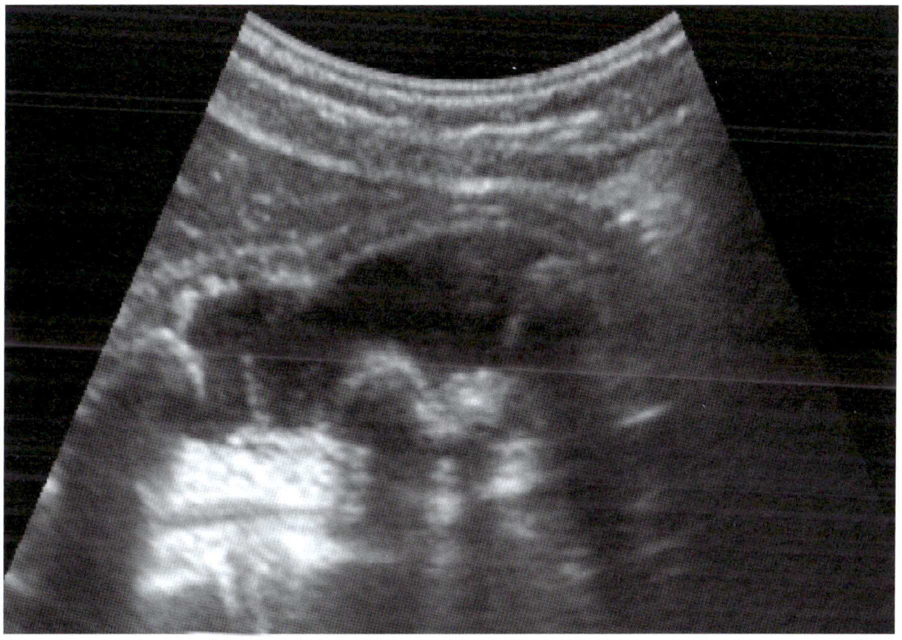

| 그림 4-73 | 쓸개바닥에 위치한 쓸개돌의 초음파영상

Ⅳ

Basket catheter로 포획한 샘창자 유두부에 캐뉼라(cannula)를 넣을 후 투시 하에 조영을 하면서 온쓸개관 안의 돌이 있음을 확인한 후, 투시 하에 돌이 있었던 온쓸개관 내 위쪽으로 basket catheter를 올려 돌을 포획하여 큰샘창자 유두부 밖으로 빼낸다(그림 4-74, 75, 76).

그림 4-76은 basket catheter로 포획한 쓸개관돌의 내시경 영상이다.

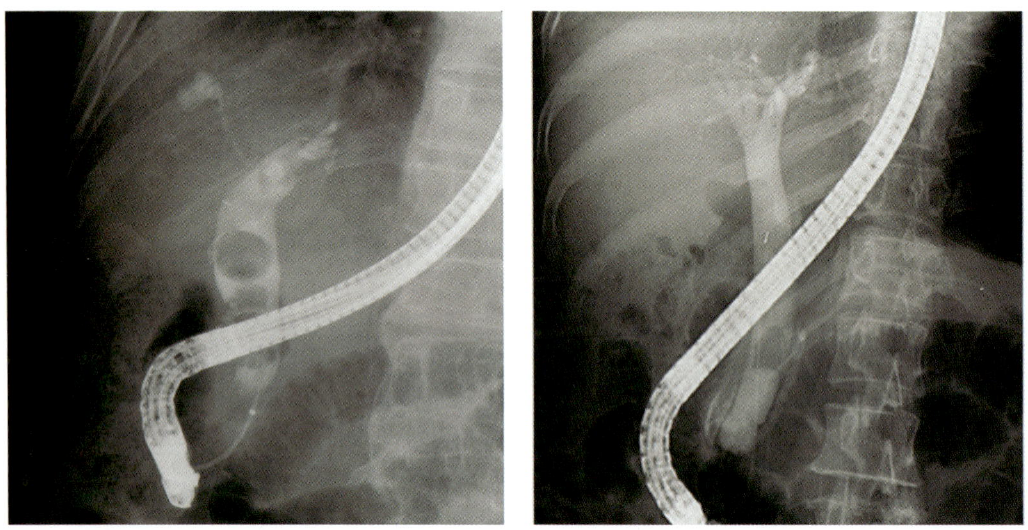

| 그림 4-74 | 온쓸개관 안의 돌이 있는 영상

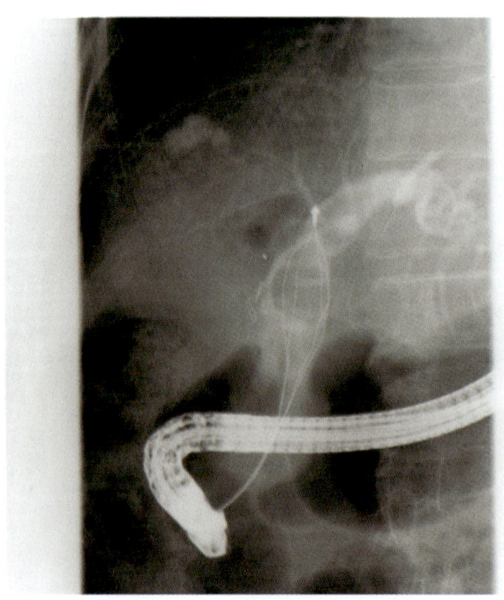

| 그림 4-75 | 온쓸개관 안의 돌을 basket catheter로 포획하는 영상

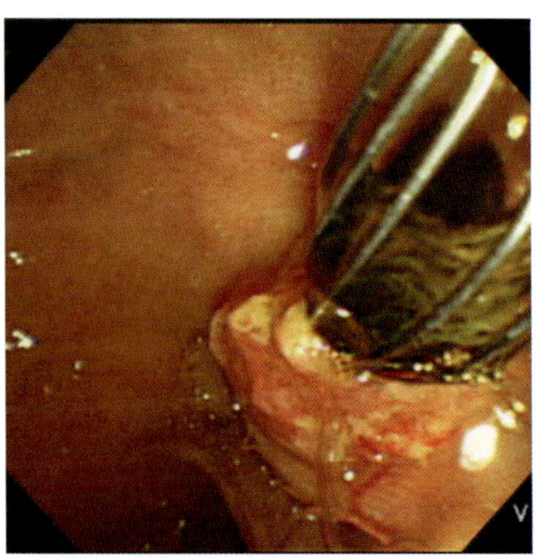

| 그림 4-76 | 온쓸개관 안의 돌을 basket catheter로 포획한 내시경 영상

(3) 개요

* 쓸개관 돌 제거방법

① 외과적 수술

② 비수술적인 중재적 시술

- 담도내시경(choledochoscopy)과 basket catheter, balloon catheter를 이용한 방법
- 경비적 배액관(nasobiliary tube)을 이용한 용해제 주입 방법
- 각종 쇄석술 : ESWL, EHL, mechanical lithotripsy, laser lithotripsy

* 중재적 시술

① 경피경간 중재적 시술 : 돌 제거 시 basket or balloon catheter를 이용하여 체외로 쓸개돌을 제거하는 시술

② 내과적 내시경적 제거술 : 내시경적 유두괄약근 절개술(EST)을 시행한 후, 돌 제거 시 basket or balloon catheter를 이용하여 샘창자로 쓸개돌을 제거하는 방법

(4) 검사목적

① 쓸개관 내 돌 제거

② 쓸개관폐색 치료를 통한 쓸개즙배설

(5) 조영제

① 종류

수용성 조영제(그림 4-77)

② 주의사항

ⓐ 수용성조영제 : 생리식염수 = 1 : 1

ⓑ 이자·쓸개관 감염예방 - 조영제 + 항균성 화학요법제

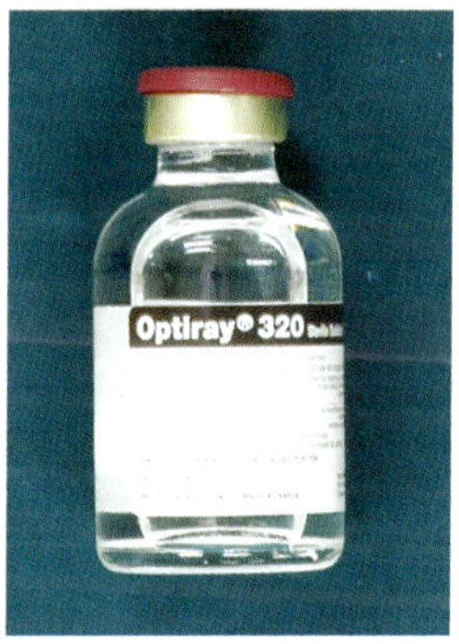

| 그림 4-77 | 수용성 조영제

(6) 검사 전 준비사항

① 방사선사

ⓐ 투시 장비

ⓑ 납 차폐복(apron), 갑상샘 차폐(thyroid shield)

ⓒ 조영제

② 간호사

ⓐ 샘창자 내시경

ⓑ 캐뉼라(cannula)

ⓒ 내시경 비디오 모니터

ⓓ 흡인기(suction apparatus)

ⓔ 산소포화도 모니터(saturation monitor)
ⓕ 산소 흡입기(O_2 set)
ⓖ 기포제거제(gasocol), 근육주사, 신경안정제, 인후두 마취제, 지혈액
ⓗ 안내 철심(guide wire)
ⓘ 안내 도관(guide catheter)
ⓙ 전기조작기
ⓚ 유두 절개칼
ⓛ Basket catheter, Balloon catheter

(7) 검사방법

① 시술 전 scout 촬영을 하고, 환자에게 시술 과정을 자세히 설명한다.
② ERCP를 먼저 시행하여 돌 크기와 위치를 확인한다(그림 4-78, 79).

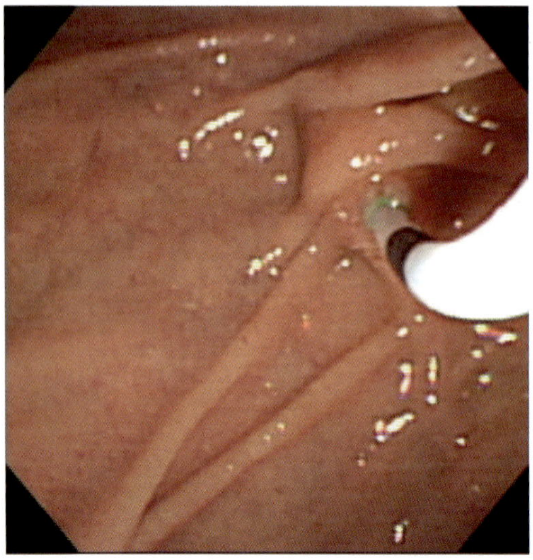

| 그림 4-78 | 큰샘창자유두에 cannula를 넣은 내시경 영상

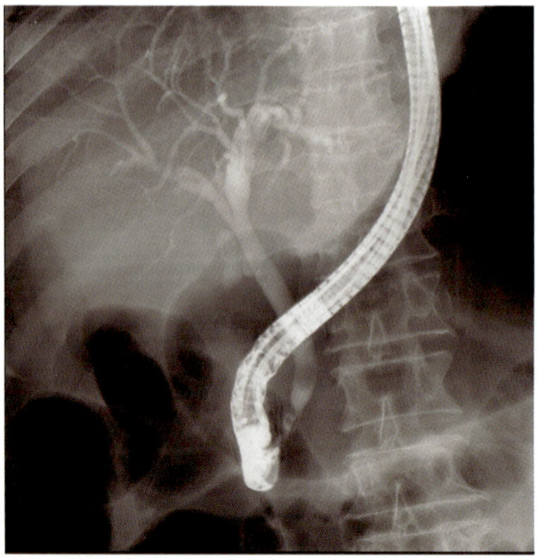

| 그림 4-79 | ERCP 영상

③ 쓸개돌의 크기를 고려하여 내시경적 유두괄약근 절개술(EST)을 시행한다(그림 4-80).

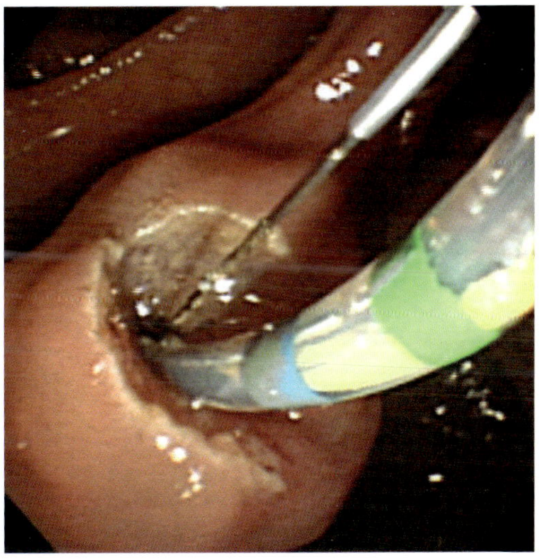

| 그림 4-80 | 전기조작기를 이용해 절개한 유두조임근

IV

④ 큰 돌은 basket catheter로 포획 후 돌을 제거한다(그림 4-81, 82).

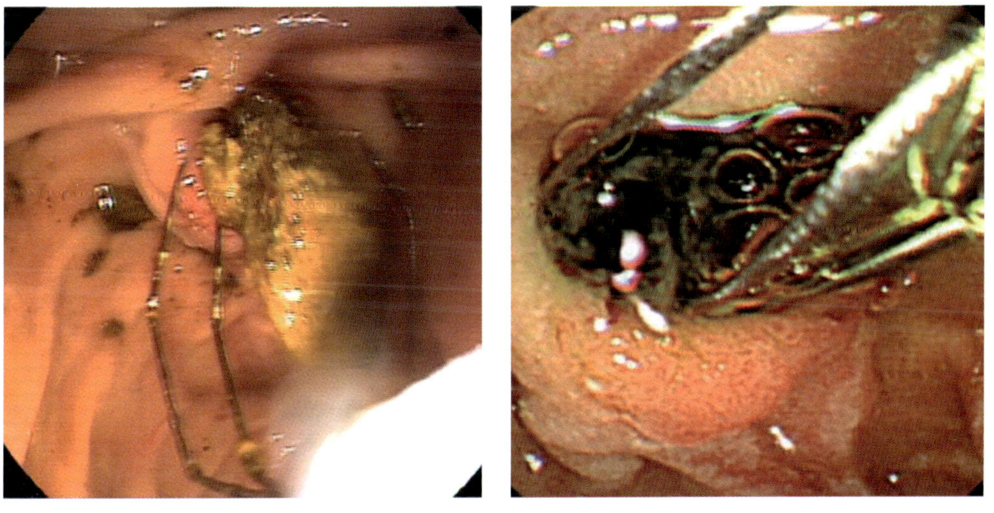

| 그림 4-81 | basket catheter로 포획한 돌

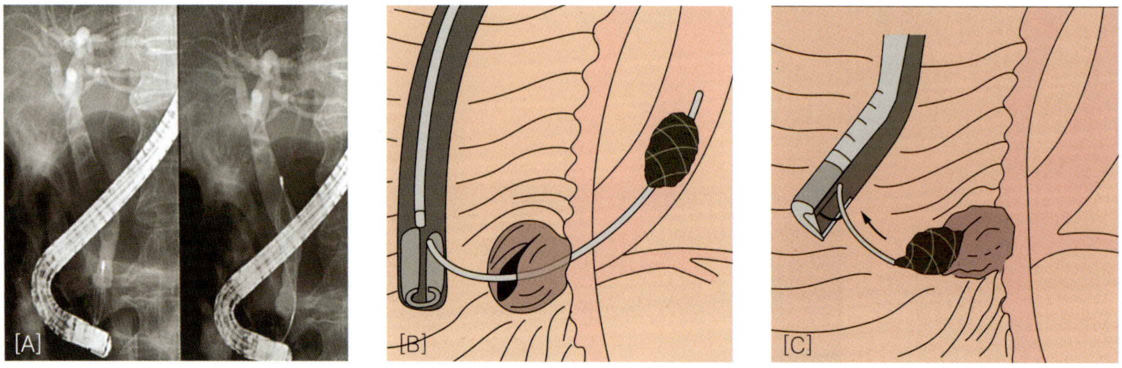

| 그림 4-82 | 온쓸개관 안의 돌을 basket catheter로 포획한 투시영상과 모식도

⑤ 작은 돌은 basket catheter로 포획이 어려우므로 balloon catheter를 이용해 돌을 훑어 내리듯 제거한다(그림 4-83, 84). 돌이 완전히 제거될 때까지 반복하여 시행한다.

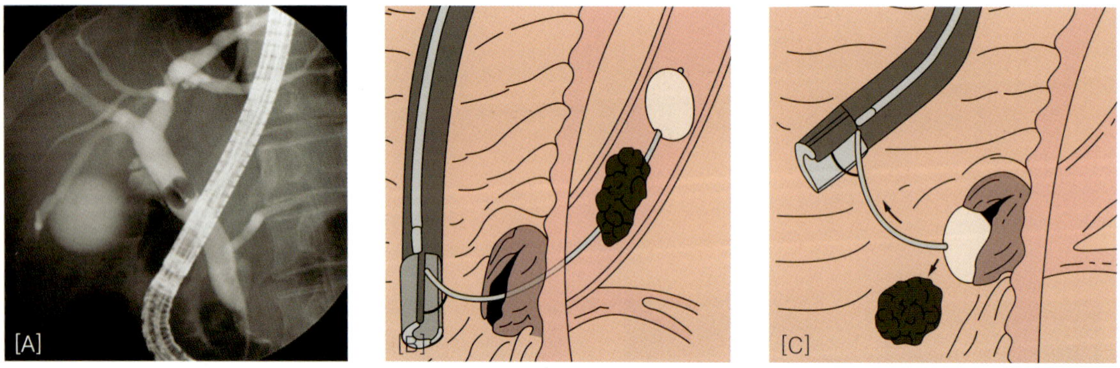

| 그림 4-83 | 온쓸개관 안의 돌을 balloon catheter로 제거하는 영상과 모식도

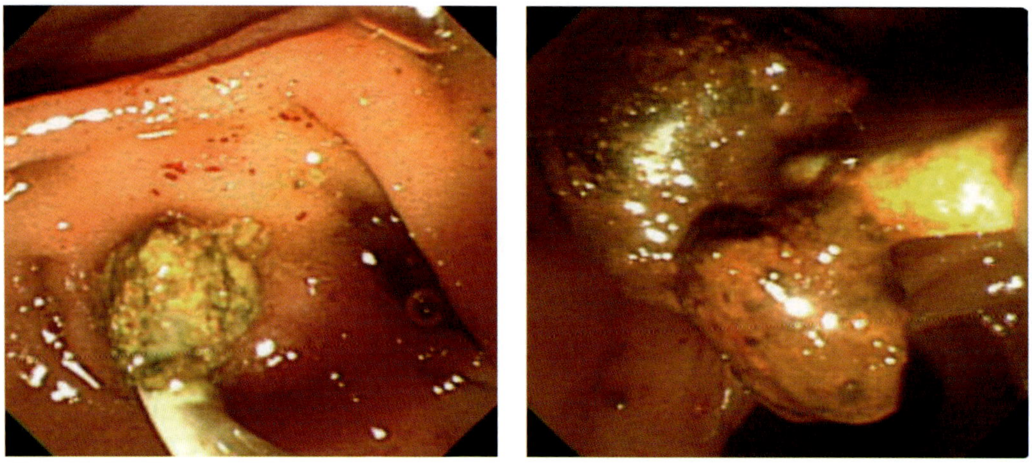

| 그림 4-84 | 온쓸개관 안의 돌을 balloon catheter로 제거하는 내시경 영상

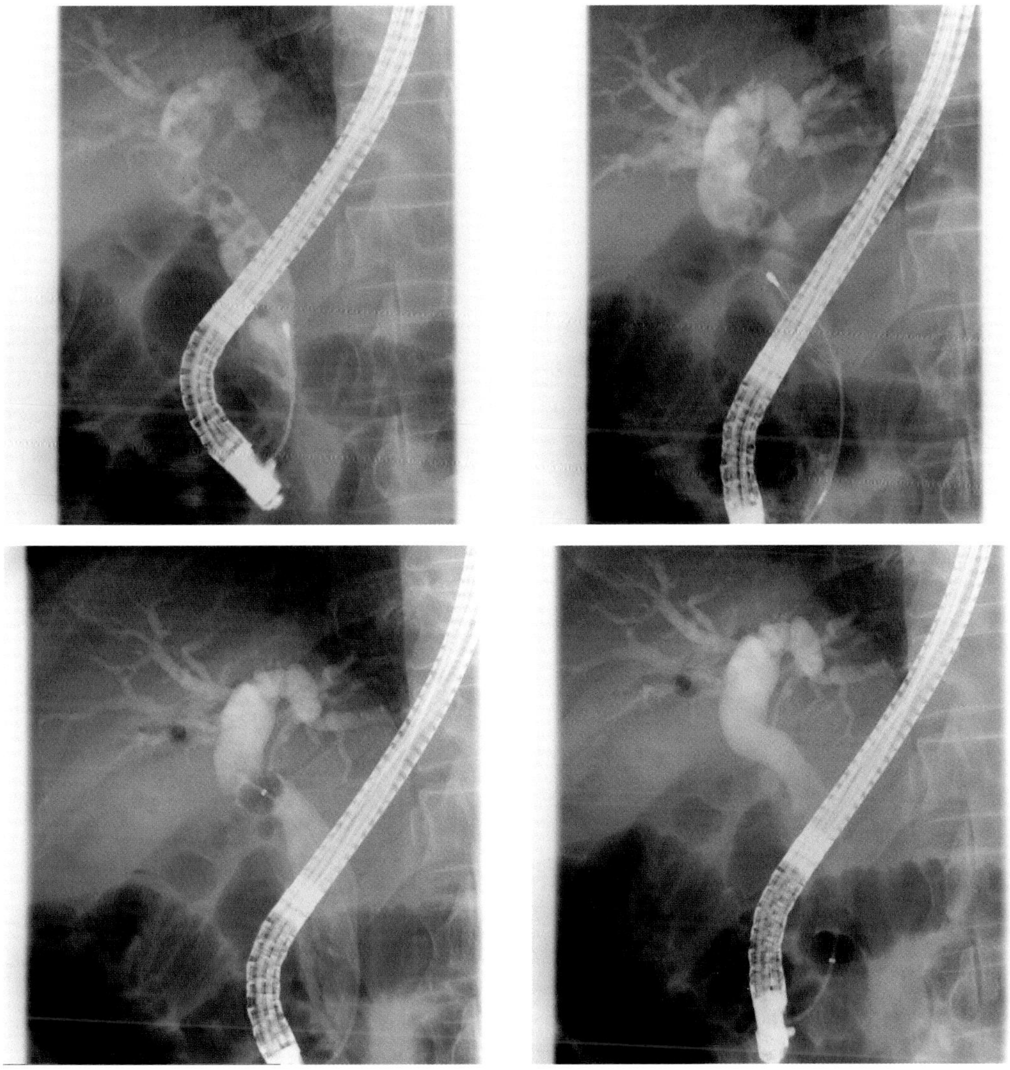

❙ 그림 4-85 ❙ basket과 balloon catheter를 이용하여 결석을 제거하는 영상.
마지막에는 balloon catheter를 이용하여 담도조영검사(balloon cholangiography)를 시행하여 잔류결석의 유무를 확인한다.

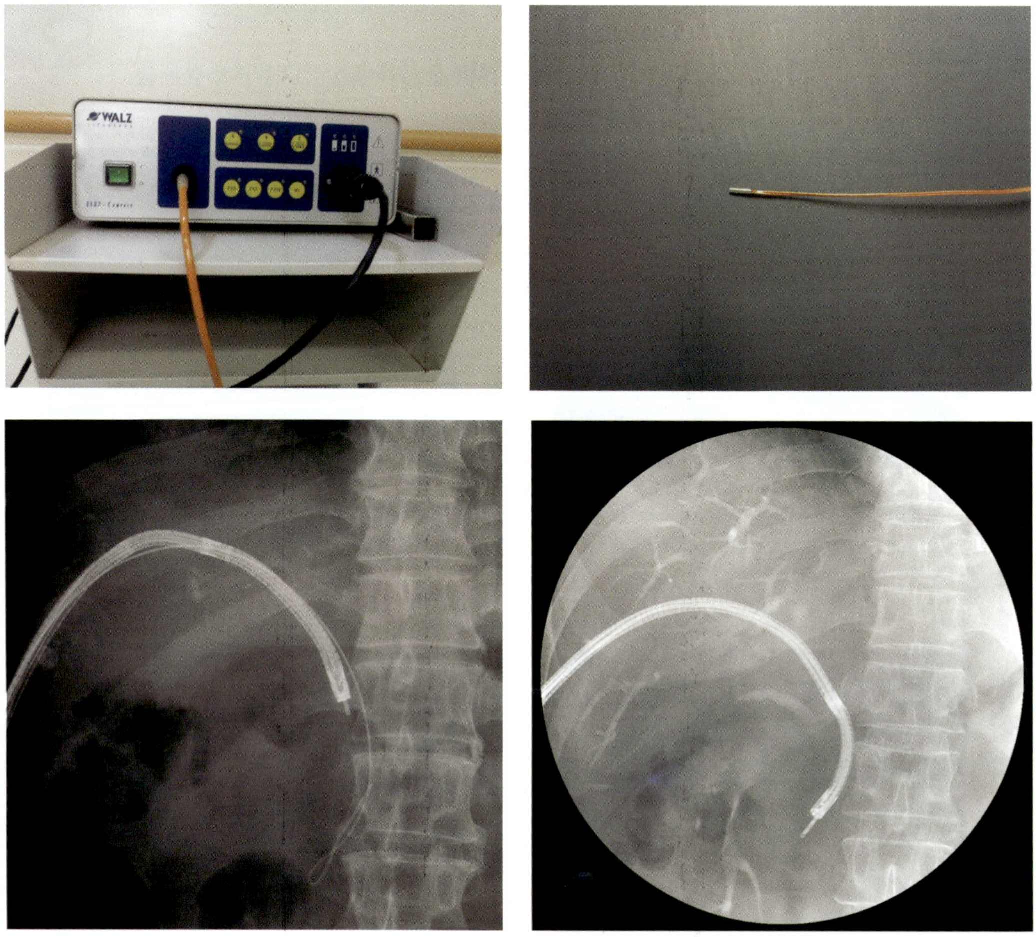

전기수압쇄석술

③ 기계적쇄석술(mechanical lithotripsy ; MCL)

- 강도가 매우 강한 basket을 이용하여 돌을 견고하게 포획 후 핸들 조작으로 분쇄시키는 방법이다.

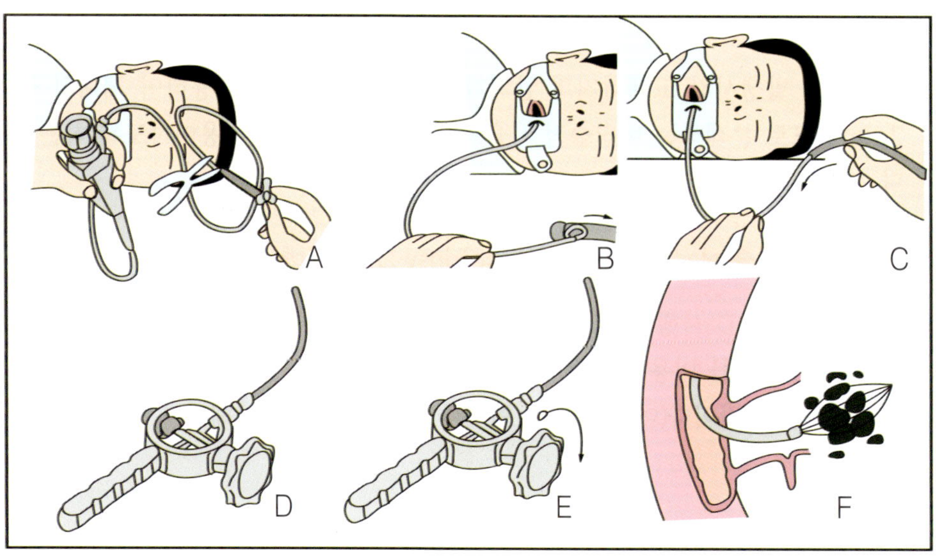

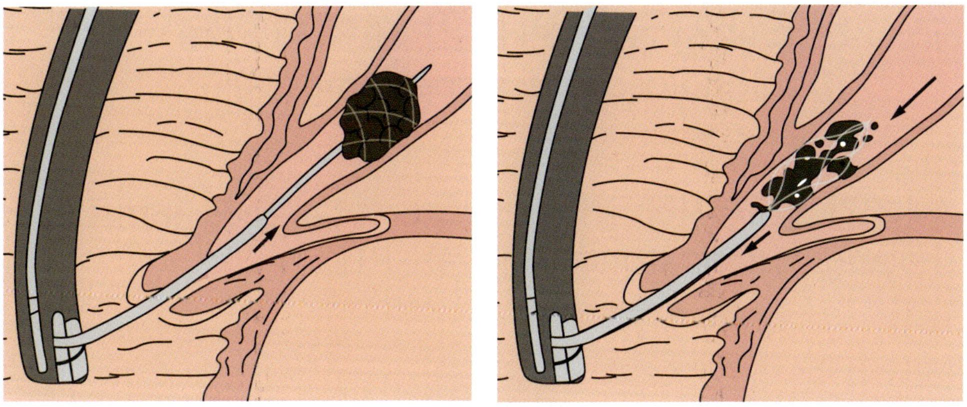

기계쇄석술

④ 레이저쇄석술(Laser lithotripsy)

- EHL과 시술방법은 같으나 source가 laser로 위험성은 경감되어 좋으나, 시술비용이 높아 임상에서 활용이 제한적이다.

(9) 영상평가

① ERCP촬영에서 돌의 유무가 확실히 나타나도록 한다.
② 촬영 시 온쓸개관 말단부의 cannula, 간속쓸개관 조영영상이 포함되도록 촬영한다.
③ 조사야 조절을 적당히 제한한다.
④ 돌을 제거한 영상에서 제거기구가 확인되도록 촬영한다.
⑤ 촬영 시 환자의 호흡 및 장내 가스로 인해 영상의 질이 떨어지지 않게 주의시킨다.

(10) 후처치

① 시술 후 24시간 이상 금식 해야하며, 다음날은 유동식으로 한다.
② 24시간 vital sign을 check한다(합병증에 대한 증상이나 징후 관찰).

07 담도내시경을 이용한 결석제거술 (Cholangioscopic stone removal)

1) 경피경간 담도내시경 결석제거술(percutaneous transhepatic cholangioscopic stone removal ; PTCS)

(1) 임상증례

① 쓸개관암(cholangio carcinoma)

쓸개관암(cholangio carcinoma)이란 간에서 만들어진 쓸개즙이 샘창자로 배출되는 통로인 쓸개관에 발생하는 암이다(그림 4-86). 쓸개관암은 주로 왼·오른간관이나 온간관, 온쓸개관 말단에서 발생하는 원발성 악성종양이다. 쓸개암보다는 발병률이 낮으며 50~70세의 연령층에서 많이 발생하고 남성이 여성보다 발병률이 높다.

쓸개관암은 쓸개관 폐색의 가장 중요한 원인이고 대부분 황달을 일으키게 된다.

보통 통증은 명치 부위나 등에서 생기는데 아주 약하거나 못 느끼는 경우가 있다.

쓸개관암이 간속쓸개관에 국소적으로 발생한 경우 황달은 없고 경미한 복통과 심한 간수치 증가 소견이 보일 수 있다.

원발성 경화성 쓸개관염 환자에서 갑자기 황달이 심해지면서 새로운 협착 부위가 쓸개관 조영검사상 나타나면 쓸개관암 발생을 의심해 보아야 한다.

(2) 검사목적

① 경피경간 담도내시경 결석제거술(그림 4-87, 88)로 돌 제거 후 쓸개즙 배액
② 경피경간 담즙 배액술 시행 후 잔류 돌의 유무와 적출
③ 종양과 염증성 병변 진단 및 쓸개관염, 미란, 궤양유무의 진단 등

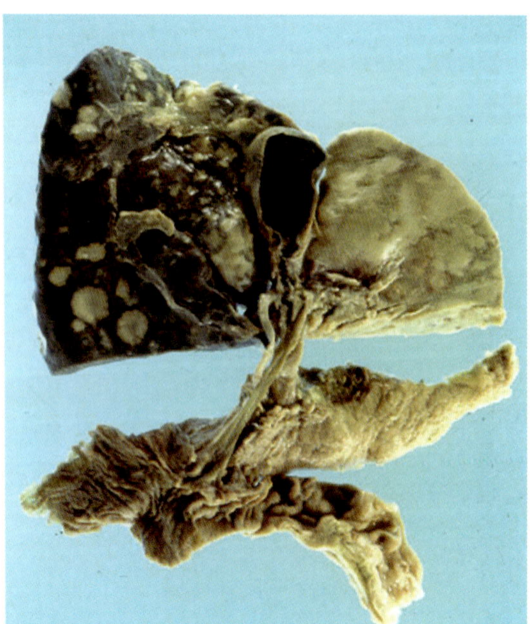

그림 4-86 쓸개관암(cholangio carcinoma)

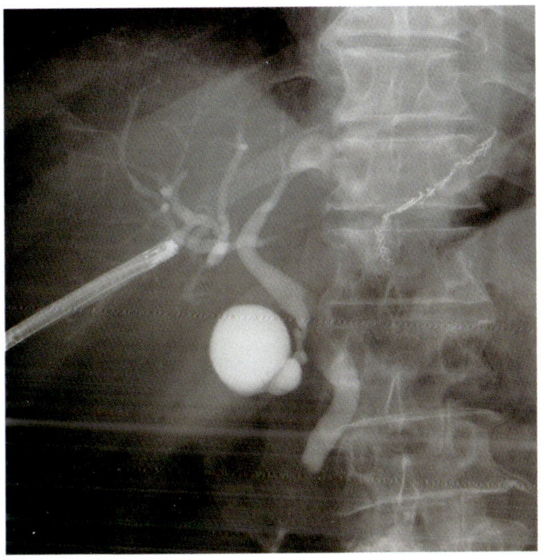

| 그림 4-87 | 쓸개관내시경을 통해 쓸개관 조영

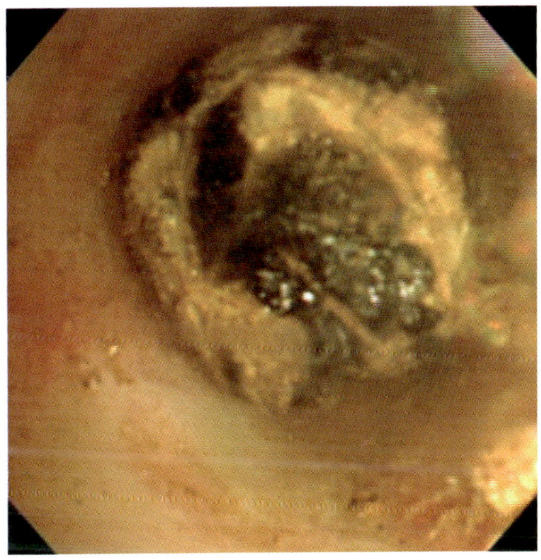

| 그림 4-88 | 쓸개관내시경으로 관찰된 쓸개관내 돌

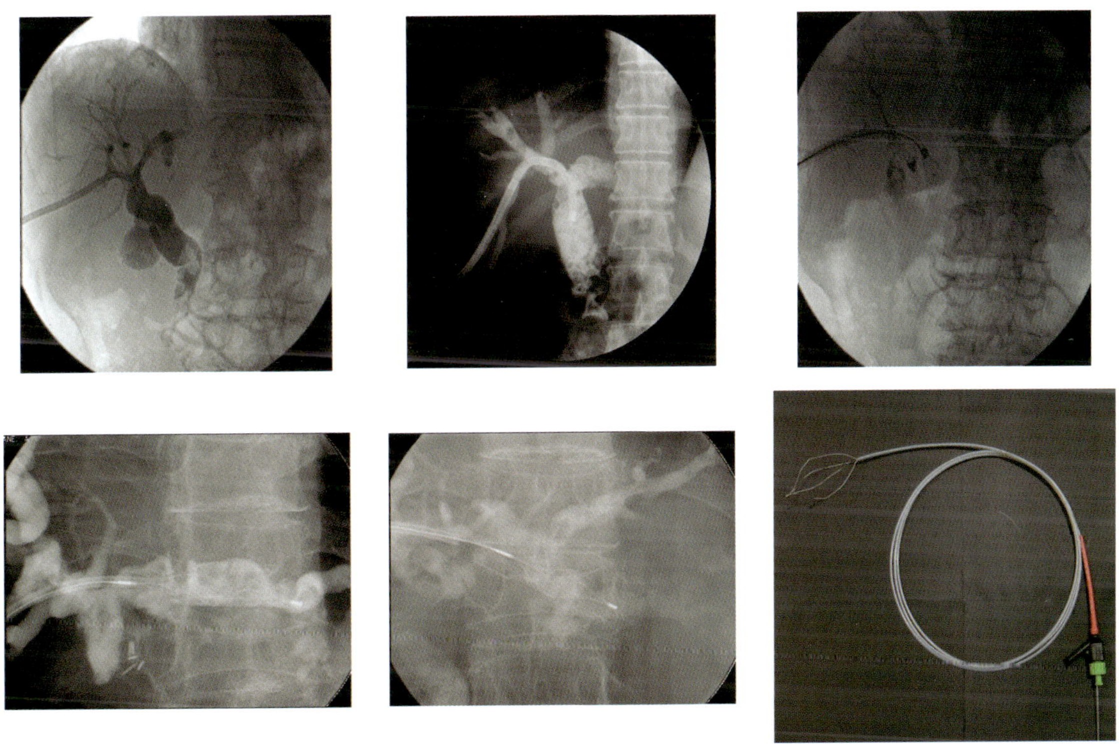

| 그림 4-89 | PTBD경로를 이용하여 온쓸개관 안의 돌을 basket catheter로 포획하는 영상

(3) 검사 전 준비사항

① 방사선사

ⓐ 투시 장비

ⓑ 납 차폐복(apron), 갑상샘 차폐(thyroid shield)

ⓒ 조영제

② 간호사

ⓐ 쓸개관내시경(cholangioscope)
ⓑ PTCS catheter
ⓒ 내시경 비디오 모니터
ⓓ 흡인기(suction apparatus)
ⓔ 산소포화도 모니터(saturation monitor)
ⓕ 산소 흡입기(O_2 set)
ⓖ 안내 철심(guide wire)
ⓗ 풍선 도관(balloon catheter)
ⓘ 16~18Fr 배액관
ⓙ 확장관(dilator)

PTCS catheter

1) 용도
경피경간 담도내시경 결석제거술을 실시한 후, 16~18Fr의 배액관을 삽입하여 쓸개즙을 체외로 배출시켜 주고 tract를 다음 검사 시까지 유지시켜 주며 좁아진 쓸개관를 넓혀준다.

2) 구조 및 명칭
재질은 폴리에틸렌수지로 되어 있으며 길이는 60cm, 직경은 9, 10, 12, 14, 16, 18, 20, 22, 24Fr까지 있으며 주로 16, 18Fr을 사용한다.

3) 사용법
담도내시경을 이용해 협착부위를 확인한 후 안내 철심을 협착부위를 지나 위치시킨 다음, 유도철사가 빠지지 않도록 주의하며 쓸개관내시경을 제거한다. 안내 철심을 따라 관을 삽입한다.
쓸개즙 배액용 주머니를 연결하여 배액을 시킨다.
이때 사용되는 관은 쓸개즙이 잘 빠질 수 있도록 쓸개관의 길이만큼 구멍을 낸다.

4) 관리법
쓸개관 악성 종양의 경우, 경피경간 담도내시경 결석제거술 후 통로를 확장시키고, 배액관으로 유치시키는 데도 이용되며 통로를 넓힌 후 쓸개관속 공간을 통한 종양치료에 이용될 수 있다.
따라서 위에서 말한 치료목적으로 사용 시 환자의 고통이 거의 없어 16Fr까지 tract를 확장시키는데 2주면 충분히 치료가 가능하다.

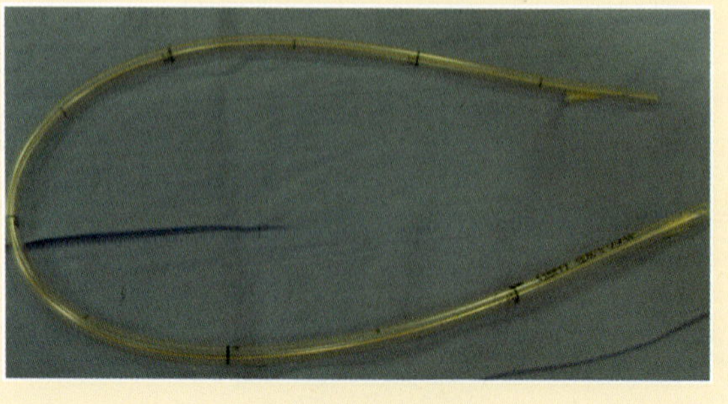

PTCS catheter

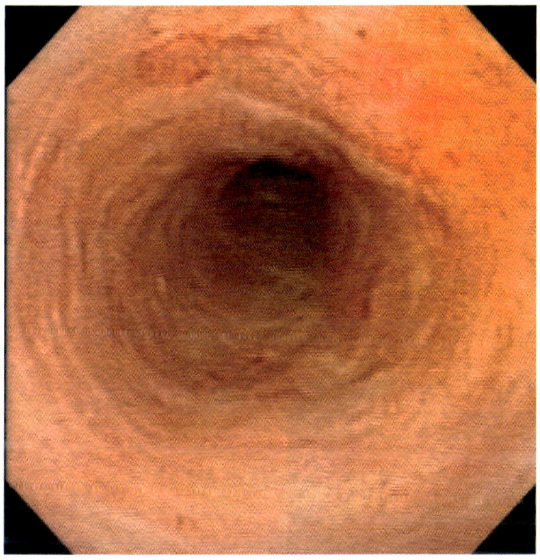

| 그림 4-90 | 쓸개관 내시경 영상

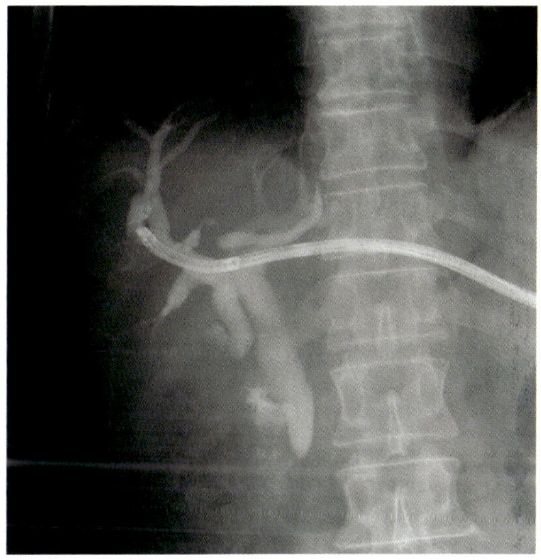

| 그림 4-91 | 쓸개관내시경(cholangioscope)을 간속쓸개관속에 삽입시킨 후의 조영상

③ 환자(전처치)

검사 전 12시간 동안 금식한다.

(4) 검사방법

① PTBD(8Fr, 2.7mm)의 시행 후 2주이내에 넓은 직경의 확장관(dilator)을 이용하여 16Fr(5mm) 이상까지 샛길(누공, syrinx)을 확장한다.
② 샛길에 서서히 담도내시경(5mm)과 PTCS catheter를 삽입시켜 돌을 제거한다.

경피경간 담도내시경 결석제거술

1) PTCS의 장전
① 현재의 경피경간 담즙배액술을 위한 통로를 매우 짧은 시간에 크게 확장 시킬 수 있다.
② 시술 후 담도내시경의 삽입이 가능해지면 돌의 제거, 협착부위의 관찰 및 생검, 종양의 국소적인 치료 등 다양한 치료를 할 수 있다.
③ 입원기간의 단축을 기대할 수 있다.
④ 돌 제거(removal stone)
ⓐ 작은 크기의 돌 : Basket catheter을 이용하여 돌을 제거한다.
ⓑ 큰돌 : 전기 수압식 쇄석술(electrohydroulic lithotripsy ; EHL)을 이용해 작게 분쇄한 다음 basket catheter로 제거한다.

2) PTCS의 단점
① 시술을 여러 차례 반복해야 해서 환자의 고통이 심하다.
② 쓸개관의 끝부분에 돌이 있는 경우 제거하기가 어렵다.
③ 출혈이나 천공과 같은 심각한 합병증이 동반될 수 있다.
④ 내시경의 내구성이 떨어진다.

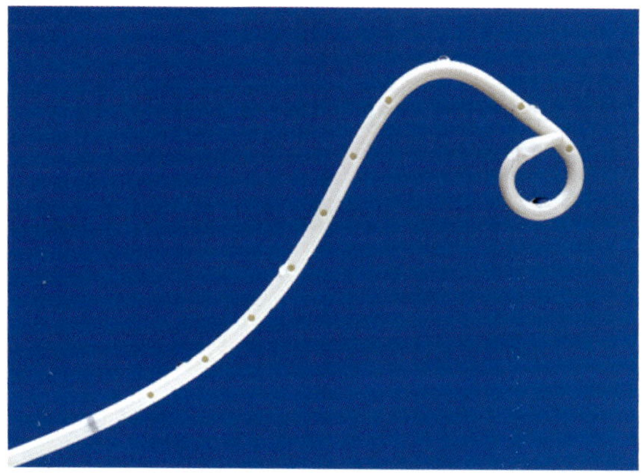

| 그림 4-110 | Drainage catheter(pigtail catheter)

② 환자(전처치)

ⓐ 검사방법을 환자에게 설명하고 서약서(permission note)를 작성한다.
ⓑ 검사 전 최소한 12시간 정도 공복을 유지한다.
ⓒ 18G needle을 이용하여 왼쪽 팔에 5% D/W 1,000cc를 정맥주사하여 line을 확보한다.
ⓓ 시술 30분전에 진경제(valium 1 amp)를 주사한다.
ⓔ 출혈성 검사(bleeding tendency)를 한다.

(5) 검사법의 종류

① 외류법(External drainage method)(그림 4-111)

쓸개관암이 진행되어 수술이 불가능할 경우 수술을 하지 않고 배액도관(drainage catheter)을 쓸개관에 삽입하여 정상적으로 배출되지 못하는 쓸개즙을 지속적으로 체외로 배출시켜 감황시키고자 시행하는 검사이다.

ⓐ 환자는 바로 누운자세에서 오른쪽 가로막을 포함하여 scout 촬영을 한다.
ⓑ 병변의 위치와 방향이 확인되었으면 천자부위를 소독을 하고 국소마취를 한다.
ⓒ 오른쪽 겨드랑선에서 7~9 갈비뼈 사이에 22~21G chiba needle로 투시 또는 초음파를 보면서 천자한다.
ⓓ 천자침의 needle에서 쓸개즙이 나오는지를 확인한다.
ⓔ Needle사이로 안내철심(guide wire)을 넣고 needle은 제거한다.
ⓕ 안내철심을 통하여 확장기(dilator)를 넣고 배액도관(drainage catheter)의 크기에 맞추어 구멍을 넓힌다.
ⓖ 확장기를 제거하고 안내철심을 통하여 배액도관을 삽입시키고 안내 철심은 제거한다.
ⓗ 조영제를 주입하여 배출이 되는지를 확인한다.
ⓘ 도관이 빠지지 않도록 고정하고 감염에 주의한다.
ⓙ 도관을 통해 쓸개즙이 잘 나오는가를 관찰하고 bile bag에 연결 후 종료한다.

경피경간 담즙 배액술(PTBD)의 특징

- 쓸개관암이 진행되어 수술이 불가능한 환자로서 쓸개관 폐색을 일으킬 경우 배액도관을 이용하여 쓸개즙을 체외로 배출시키기 위한 시술이다.
- 체외배출 시 배액도관의 관리 등의 문제점으로 최근 새로운 스텐트의 개발로 내류법의 시술이 증가 추세이다.

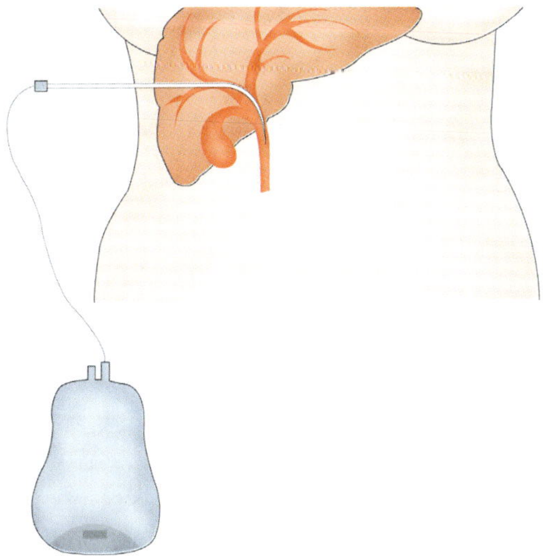

| 그림 4-111 | 외류법(external drainage method)

단 점

ⓐ 체외로 노출된 배액도관의 관리문제가 있다.
ⓑ 쓸개즙의 체외배출로 인한 수분과 전해질의 불균형이 나타난다.
ⓒ 쓸개즙산의 소실로 인한 소화흡수 장애가 나타난다.

② 내류법(Internal drainage method)

배액도관을 쓸개관에 삽입하여 샘창자로 쓸개즙이 배출될 수 있도록 하는 검사법이다.

ⓐ~ⓕ번까지 외류법과 동일하다.
ⓖ 쓸개관으로 안내철심을 삽입하고 철심을 따라 내·외 배액도관(internal-external drainage catheter)를 온쓸개관을 통하여 샘창자에 위치시킨다.
ⓗ 내강확보를 위하여 stent를 삽입할 경우에는 협착된 부위에 풍선 도관(balloon catheter)를 이용하여 확장시킨 후 플라스틱 또는 금속 스텐트를 설치한다.
ⓘ 배액 도관 삽입의 경우 도관이 빠지지 않도록 고정하고 감염에 주의한다.
ⓙ 조영제를 주입하여 샘창자 내로 배설이 원활이 이루어지면 검사를 종료한다.

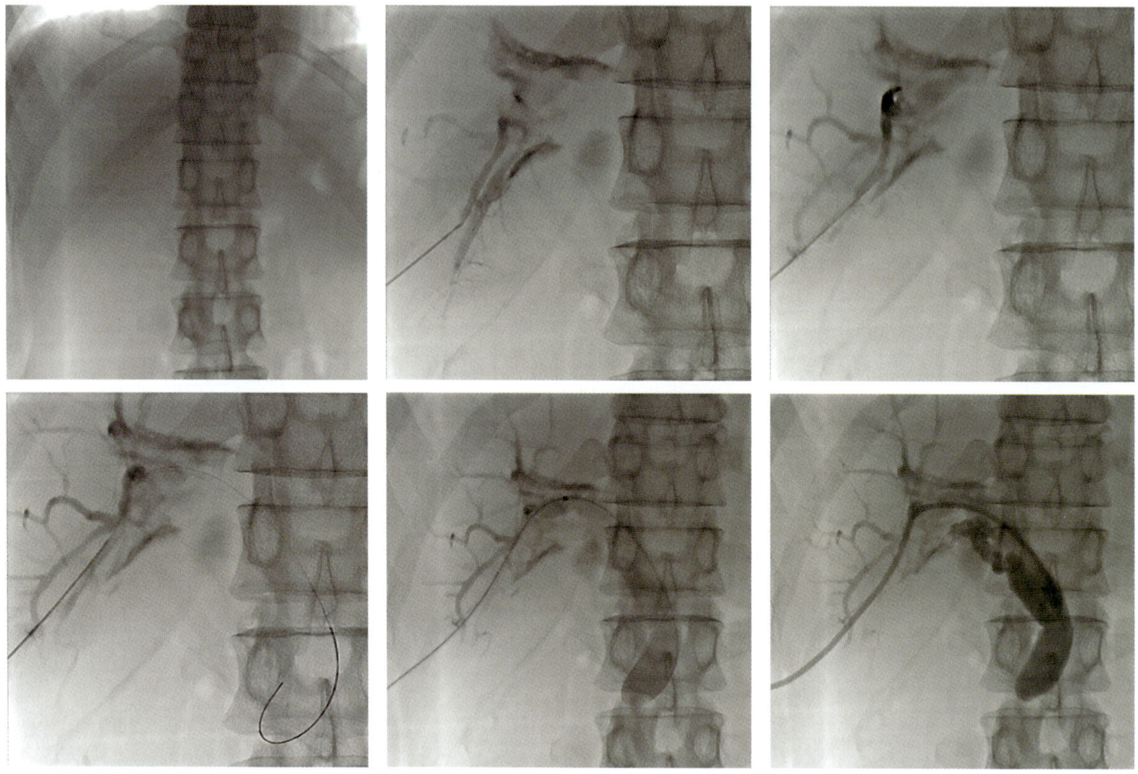

| 그림 4-112 | PTBD 시술과정 영상

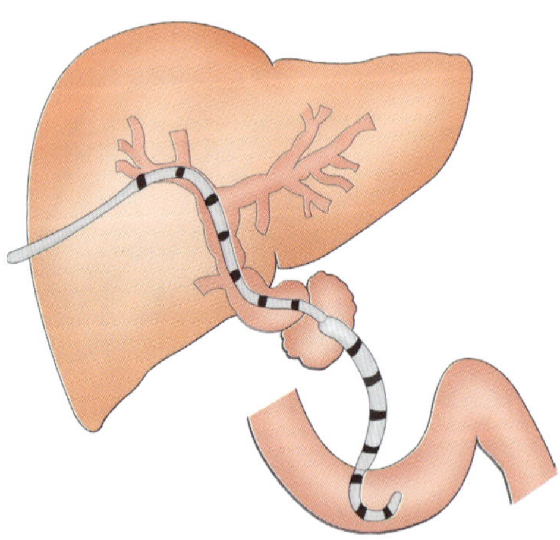

| 그림 4-113 | 내외류법
(internal external drainage method)

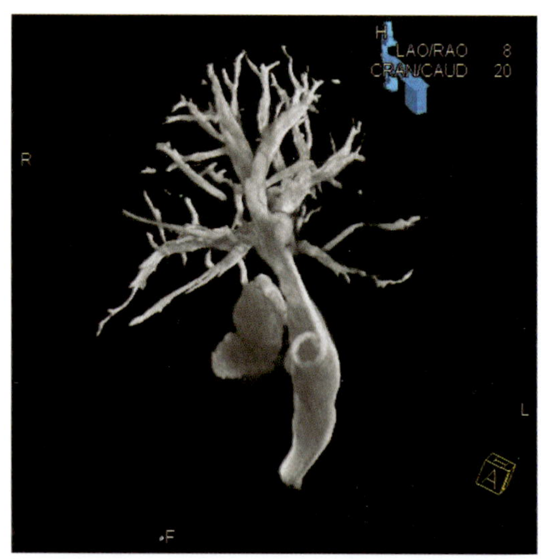

| 그림 4-114 | PTBD의 외류법 투시 영상

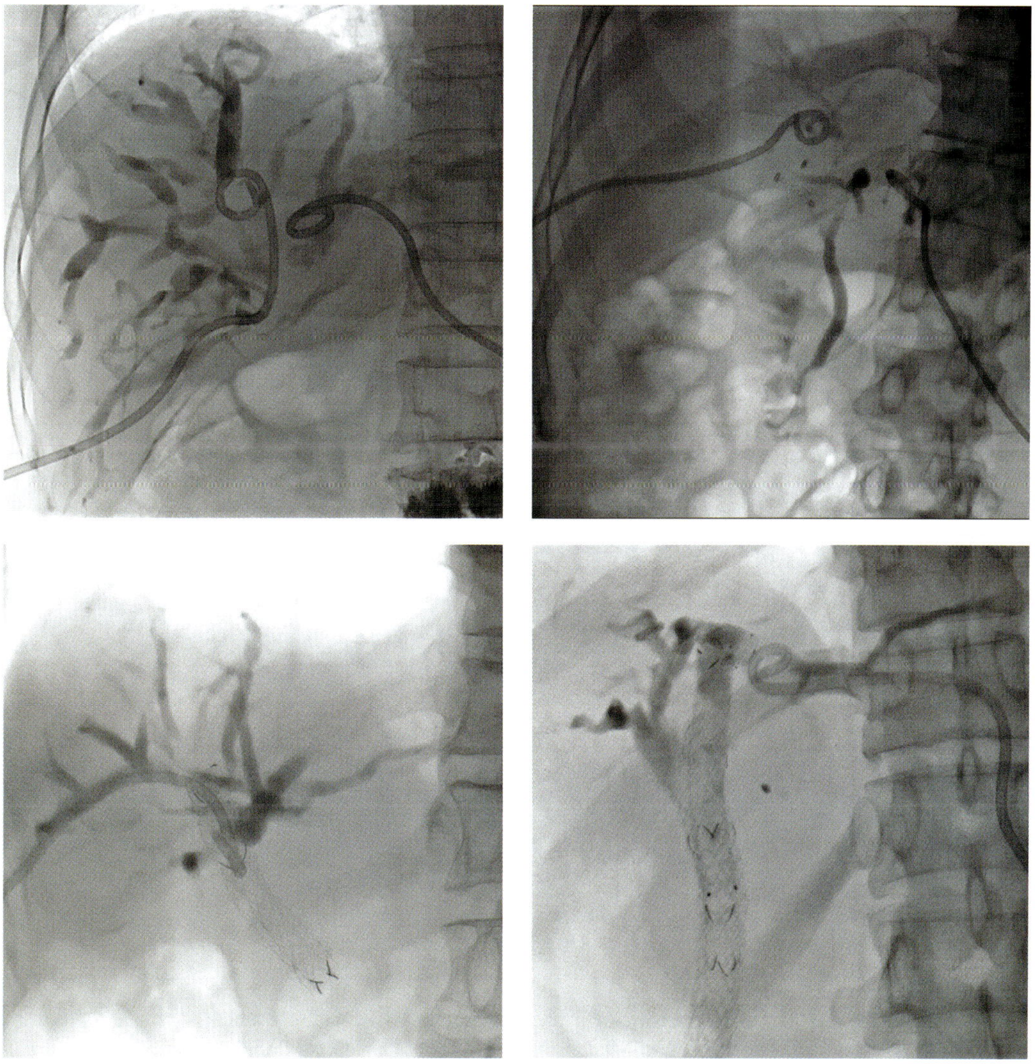

| 그림 4-115 | PTBD 영상

온쓸개관과 왼.오른쪽간관의 협착으로 양쪽 모두 tube 및 스텐트가 삽입된 영상

(6) 영상평가

ⓐ 천자부위를 중심으로 조영제 주입 시 나타나는 쓸개관이 모두 포함되게 촬영한다.
ⓑ 협착이 되어 확장된 병변 부위를 중심으로 촬영한다.
ⓒ 배액도관이 포함되게 촬영한다.
ⓓ 조사야 조절을 적당히 제한한다.
ⓔ 촬영 시 환자의 호흡 및 장내 가스로 인해 영상의 질이 떨어지지 않게 주의시킨다.

10 수술 중 담도조영검사 (operative cholangiography ; OPC)

쓸개 및 쓸개관계의 질환으로 수술을 요할 때 수술실에서 시행하는 검사이며, 질환에 따라 쓸개에만 국한된 경우 과거에는 개복술을 하였지만, 현재는 내시경을 이용하여 제거하는 복강경담낭절제술(laser laparascopic cholecystectomy ; LLC)을 시행하고, 쓸개 또는 쓸개관의 다른 부위에 복합적으로 질환이 발생하였을 경우에는 개복술(open cholecystectomy)을 시행하고 있다.

'수술 중에 검사한다'하여 수술 중 담도조영검사(OPC)라고 한다. 수술실에서는 C-arm 또는 이동형 엑스선 장치를 이용하여 검사한다(그림 4-116).

이때 방사선사는 사용기기로 인한 수술실내 오염방지는 물론 촬영조건을 잘 선정하여 다시 촬영하는 일이 없도록 주의하여야 한다.

(1) 검사목적

① 쓸개관 내의 돌 및 신생물 제거
② 쓸개관의 개구 상태
③ 쓸개관의 협착 및 확장 상태 관찰
④ 수술의 원만한 진행정도 관찰
⑤ 오디(Oddi) 조임근의 기능적 상태(functional status) 등 진단

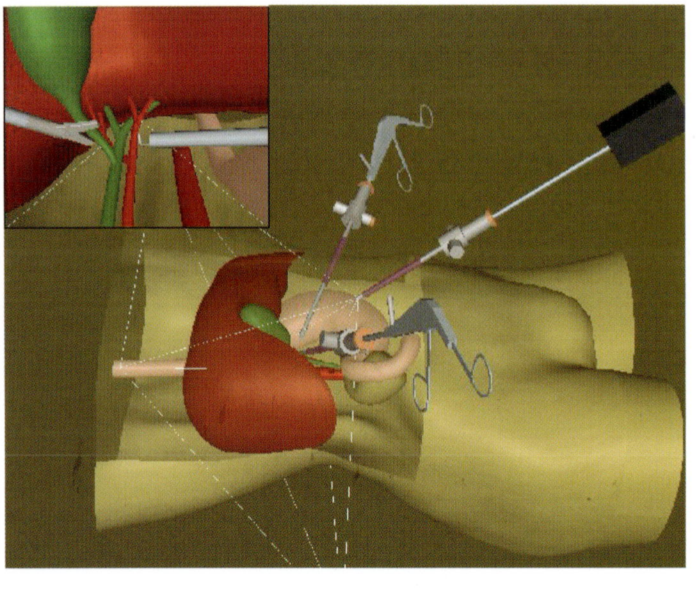

| 그림 4-116 | 쓸개 및 쓸개관계의 수술 모식도

(2) 조영제

① 종류

수용성 요오드 조영제(그림 4-117)

② 주의사항

ⓐ 수용성 조영제 : 생리식염수 = 1 : 1

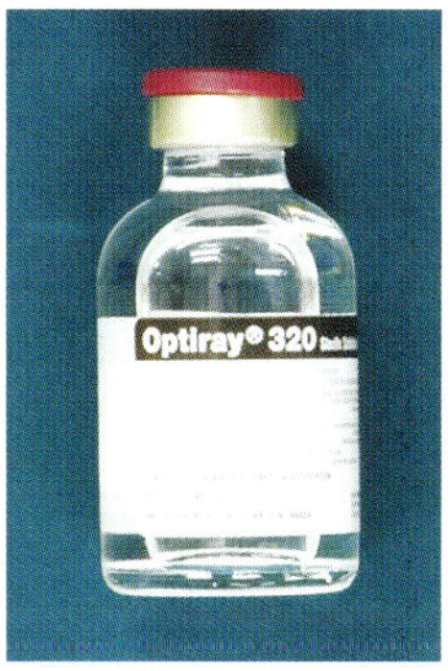

❙그림 4-117❙
수용성 조영제

(3) 검사 전 준비사항

① 방사선사

ⓐ C-arm 또는 이동형 엑스선 장치(그림 4-118)
ⓑ 납 차폐복(apron), thyroid shield(갑상샘 차폐)
ⓒ 조영제
ⓓ 수술에 필요한 세트
ⓔ T-자형관, Nelaton관
ⓕ 14×17 cassette 또는 디지털 영상 검출기
ⓖ Grid
ⓗ Glove

② 집도 의사 및 간호사

ⓐ 집도 의사 : 쓸개의 절제 후 쓸개관 조영 시 tube연결을 무균적으로 설치한다.
ⓑ 방사선사 : 집도 의사와 함께 쓸개관 조영제 주입 후 촬영을 수행한다.
ⓒ 간호사 : 방사선사가 촬영을 위해 영상 검출기 설치 시 오염되지 않도록 돕는다.

③ 전처치

ⓐ 수술을 하기 위한 전치치를 한다.
ⓑ 수술실에서 전처치 여부를 확인하므로 방사선사는 특별히 신경을 쓰지 않아도 된다.

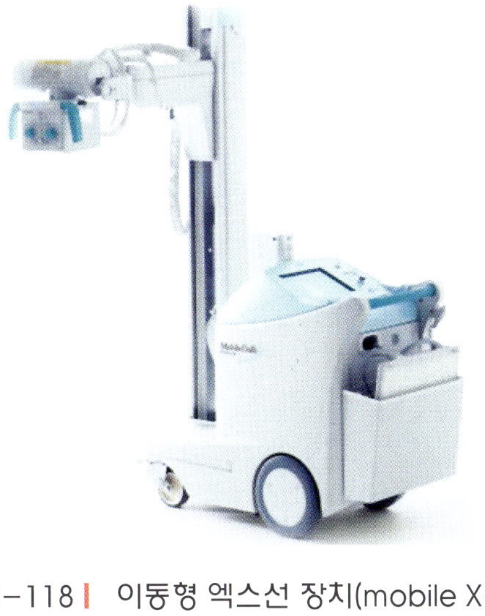

❙그림 4-118❙ 이동형 엑스선 장치(mobile X-ray unit)

IV

(4) 검사방법

① 수술실 내의 환경상태는 멸균, 무균 상태이므로 방사선사는 오염에 특히 주의하여야 한다.
② 수술기구 및 쓸개관을 확인하고 이동형 엑스선장치를 정확히 조절하여 설치한다.
③ 간호사의 도움을 받아 카세트를 멸균포로 싸서 수술대 아래 중심선과 일치하게 적당한 위치에 놓는다.
④ 검사 전 환자의 정보를 파악하여 촬영조건을 정확히 설정한다.
⑤ 시술 의사에게 조영제를 전달하고 서서히 조영제 주입 시 촬영을 한다.
⑥ 공기가 들어가면 기포가 돌에 의한 충만 결손과 혼동되므로 주의해야 한다.
⑦ 촬영 된 영상을 확인하고 정확한 진단이 될 때까지 한번 또는 반복하여 촬영한다(그림 4-119, 120).
⑧ 수술이 완벽하게 끝난 경우에는 그대로 종료하지만, 부작용이나 추가적인 검사가 필요한 경우는 T-tube를 설치한다(그림 4-121).

(5) 영상평가 기준

① 가로막과 쓸개관이 포함되게 촬영한다.
② 조영제 주입 시 오른간관, 온간관, 온쓸개관이 선명히 나타나도록 한다.
③ 인접한 수술기구가 포함되도록 촬영한다.
④ 수술 부위가 중심에 나타나도록 촬영한다.

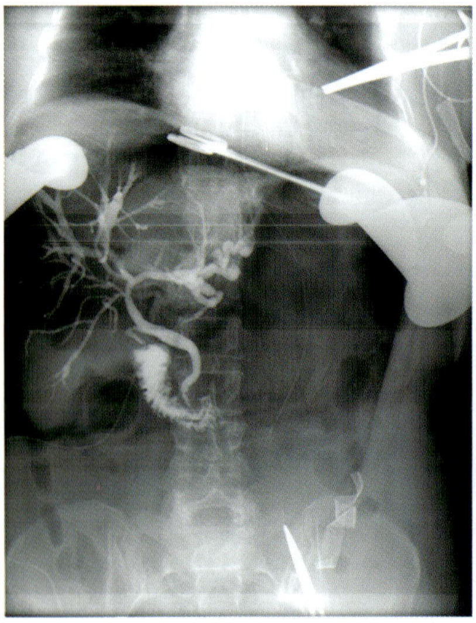

| 그림 4-119 | 수술 중 쓸개관조영상

온쓸개관, 왼 · 오른간속쓸개관을 볼 수 있고, 조영제가 샘창자로 배출되는 모습도 보인다.

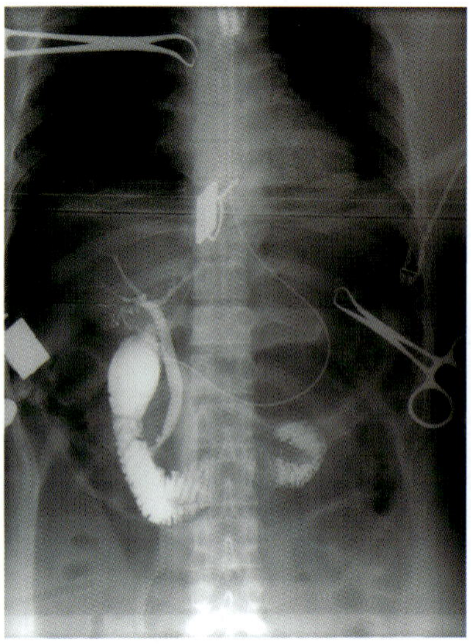

| 그림 4-120 | 수술 중 쓸개관의 충만 조영상

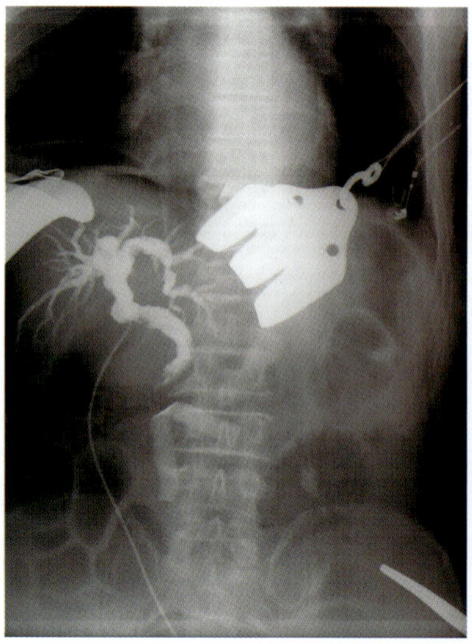

| 그림 4-121 | OPC 후 T-tube를 삽입한 영상

11 T-tube 담도조영검사 (T-tube cholangiography)

쓸개나 쓸개관에 돌이 있고 증상이 없는 경우 조기에 수술을 할지 경과 관찰을 할지에 대한 논란이 있는데, 일반적으로는 경과를 관찰하는 것이 보통이다. 그러나 3cm 이상의 큰 쓸개돌(담석)이나 쓸개 석회화가 있는 경우는 쓸개암의 위험요인이 되기 때문에 조기에 쓸개를 절개해야 한다.

최근에 복강경을 이용한 쓸개절제술이 많이 이용되면서 내시경적 유두괄약근 절개술로 온쓸개관 돌을 제거하고 1~2일 후에 복강경 쓸개절제술로 쓸개를 제거하는 방법이 많이 이용되고 있다. 이 방법은 입원 기간이 단축되고 온쓸개관 절개에 따른 합병증을 예방할 수 있다는 장점이 있다(그림 4-122).

그림 4-123은 T-tube 담도조영검사로써 쓸개절제술 또는 쓸개관계 수술 도중 제거하지 못한 작은 돌의 추후 제거에 대비하고 샘창자로 쓸개즙이 배출되는 것을 확인하기 위해 T자형 관을 쓸개관에 삽입하여 쓸개관의 개구상태를 확인한다.

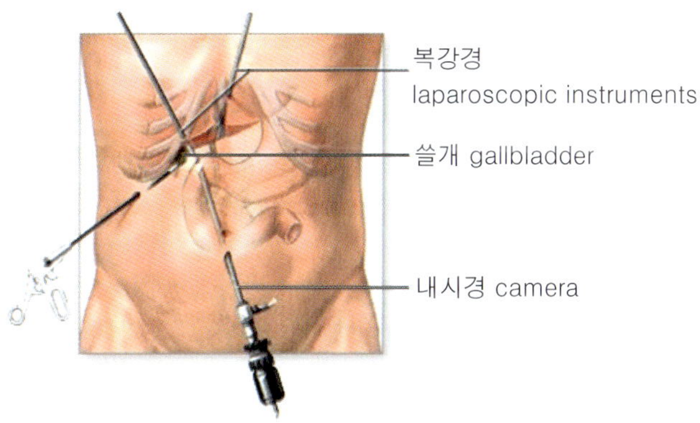

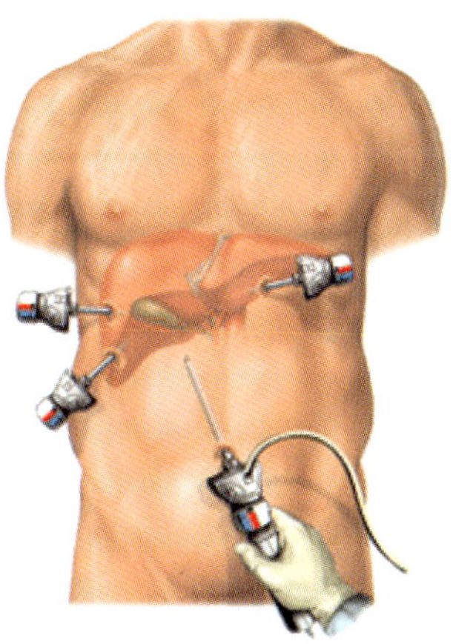

복강경쓸개절제술
Laparoscopic cholecystectomy procedure

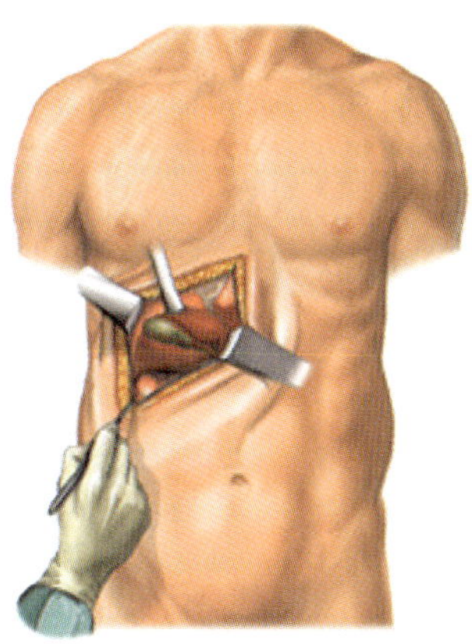

개복쓸개절제술
open cholecystectomy procedure

| 그림 4-122 | 쓸개절제술(cholecystectomy) 모식도

(4) 검사방법

① T-tube에 위치한 부위를 scout 촬영한다(그림 4-127, 128).
② 관내에 공기가 있는 경우 돌과 구별이 어려우므로 관의 마개를 열어서 약 10~20mL의 생리식염수로 세정(irrigation)시켜 쓸개즙과 공기를 충분히 유출시킨다.
③ 쓸개즙과 공기를 빼낸 후 투시상에서 수용성 조영제와 생리식염수(1 : 1)로 희석한 조영제를 서서히 주입한다(보통 조영제 15mL, 식염수 15mL 희석하여 30mL 정도 사용한다)(그림 4-129).
④ 관을 통해 쓸개관계가 조영되고 샘창자으로 배출될 때까지 주입한다(그림 4-130).
⑤ 환자의 자세를 AP, both oblique, lateral view로 바꾸어가며 투시촬영 한다.
⑥ 조영제가 샘창자로 배출되지 않고 남아 있을 경우에는 30분 지연촬영을 한다.
⑦ 피부를 통하여 삽입된 T-자관은 보통 수술 후 15일 정도에 제거한다.
▶ 유출의 확인은 조영제의 주입초기에 확인이 유리하므로 조영제 주입 초기부터 저격촬영을 시행하며 가능한 쓸개관 전체를 충만시켜 촬영한다(그림 4-131).

(5) 영상평가

① T-tube를 중심으로 조영제 주입 시 나타나는 쓸개관이 모두 포함되게 촬영한다.
② 협착이 되어 확장된 병변 부위를 중심으로 촬영하며 유출의 유무를 확인한다.
③ 조영제 주입 시 쓸개관 전체가 충만되었을 때 촬영한다.
④ 잔류 돌과 공기의 음영을 명확히 나타내 준다(환자자세 변환, 검사 장비를 위·아래로 움직인다).
⑤ 조사야 조절을 적당히 제한한다.
⑥ 촬영 시 환자의 호흡 및 장내 가스로 인해 영상의 질이 떨어지지 않게 주의시킨다.

(6) 후처치

검사 후 환자 몸에 부착되었던 쓸개즙 주머니(bile juice bag)를 다시 연결하여 주입된 조영제가 배출될 수 있도록 하며 연결부위가 오염(contamination)되지 않도록 주의한다.

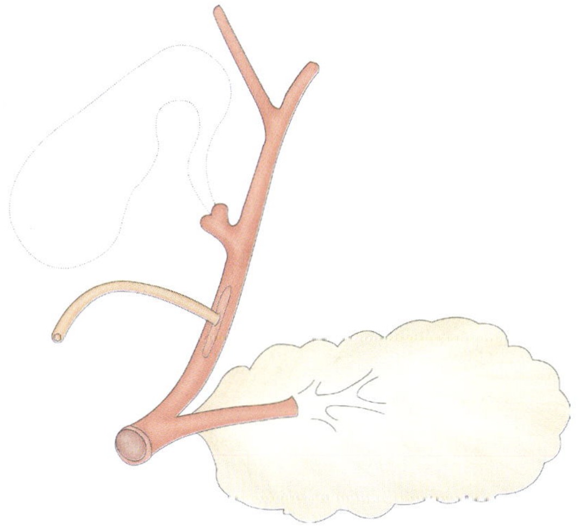

| 그림 4-127 | T-tube의 삽입 위치

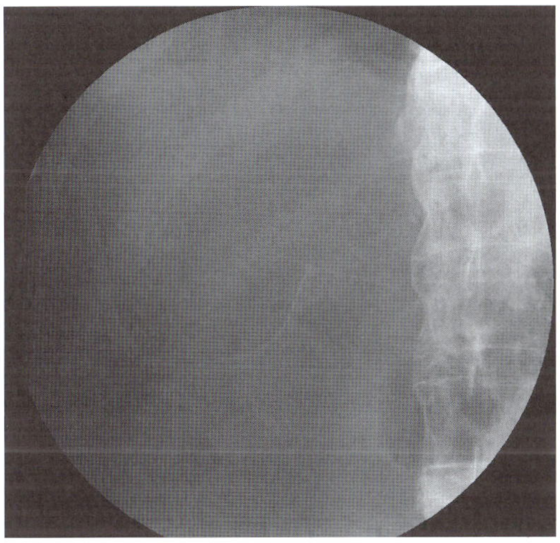

| 그림 4-128 | T-tube를 삽입한 투시 영상

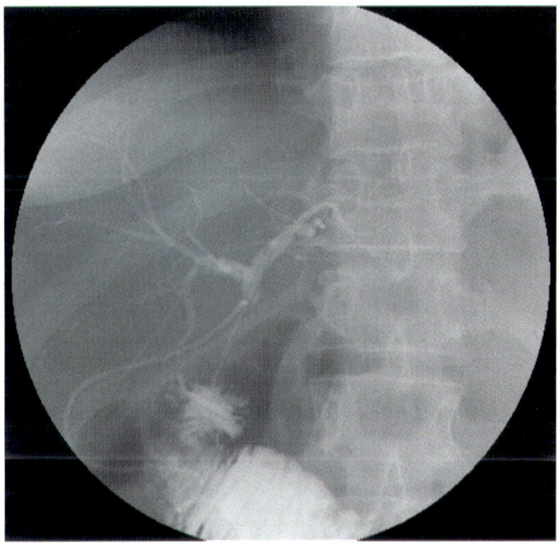

| 그림 4-129 | T-tube를 통한 쓸개관 조영 영상 (간속쓸개관이 보인다)

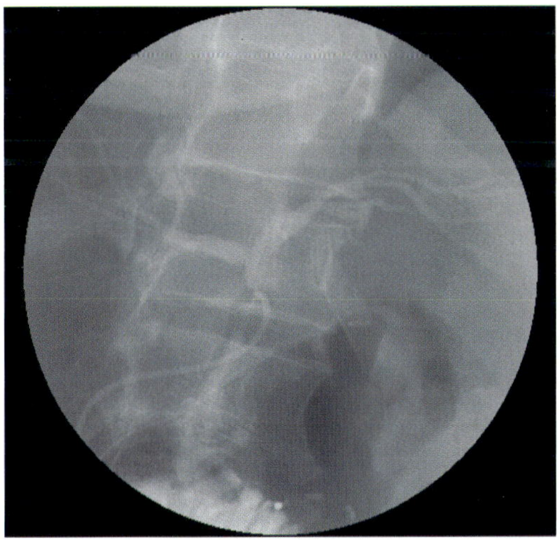

| 그림 4-130 | LPO 자세로 촬영한 영상 (샘창자으로 조영제 배출)

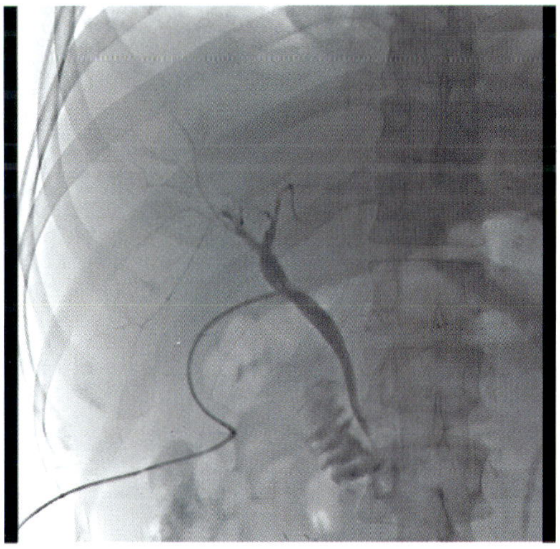

| 그림 4-131 | 수술 후 T-tube를 삽입한 후 남은 돌(residual stone)의 유무를 확인한다.

12 튜브 담도조영검사 (Tubography, Tube cholangiography)

튜브 담도조영검사는 수술 후 담도조영검사(T-튜브담도조영검사; T-tube cholangiography), PTBD-tube cholangiography, ENBD-tube cholangiography, Nelaton-tube cholangiography 등이 있다. 이 방법들은 전처치, 검사목적, 검사방법 등 모두가 각각 동일하다. 따라서 앞에서 전개한 방법들과 같으며 tube를 이용하는 검사법이라 하여 Tubography라고도 불려진다.

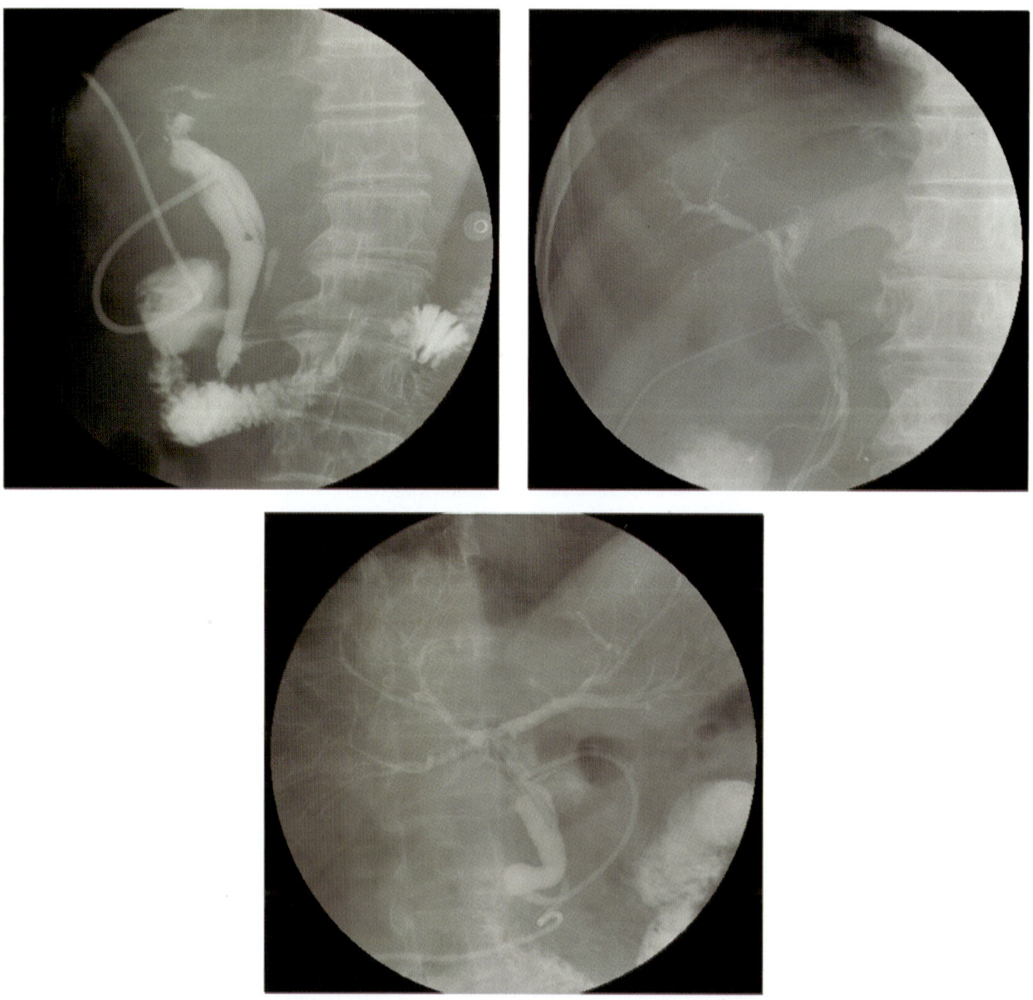

| 그림 4-132 | T-tube cholangiography 영상

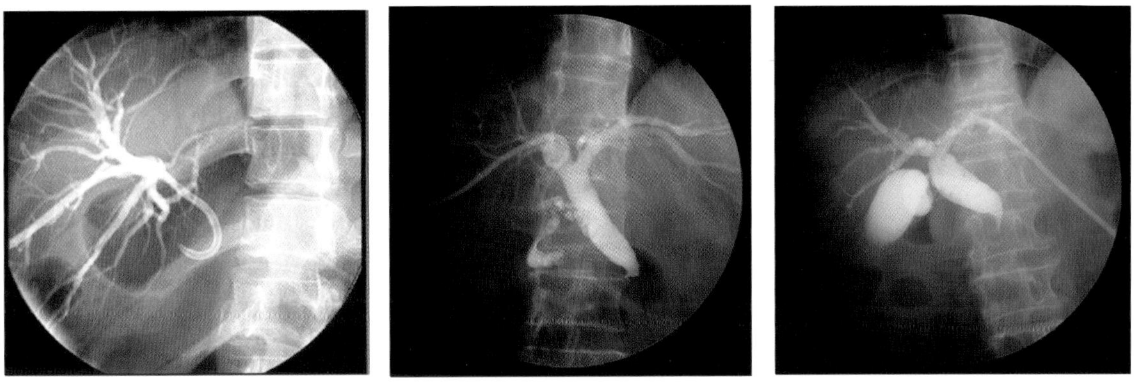

| 그림 4-133 | PTBD-tube cholangiography 영상

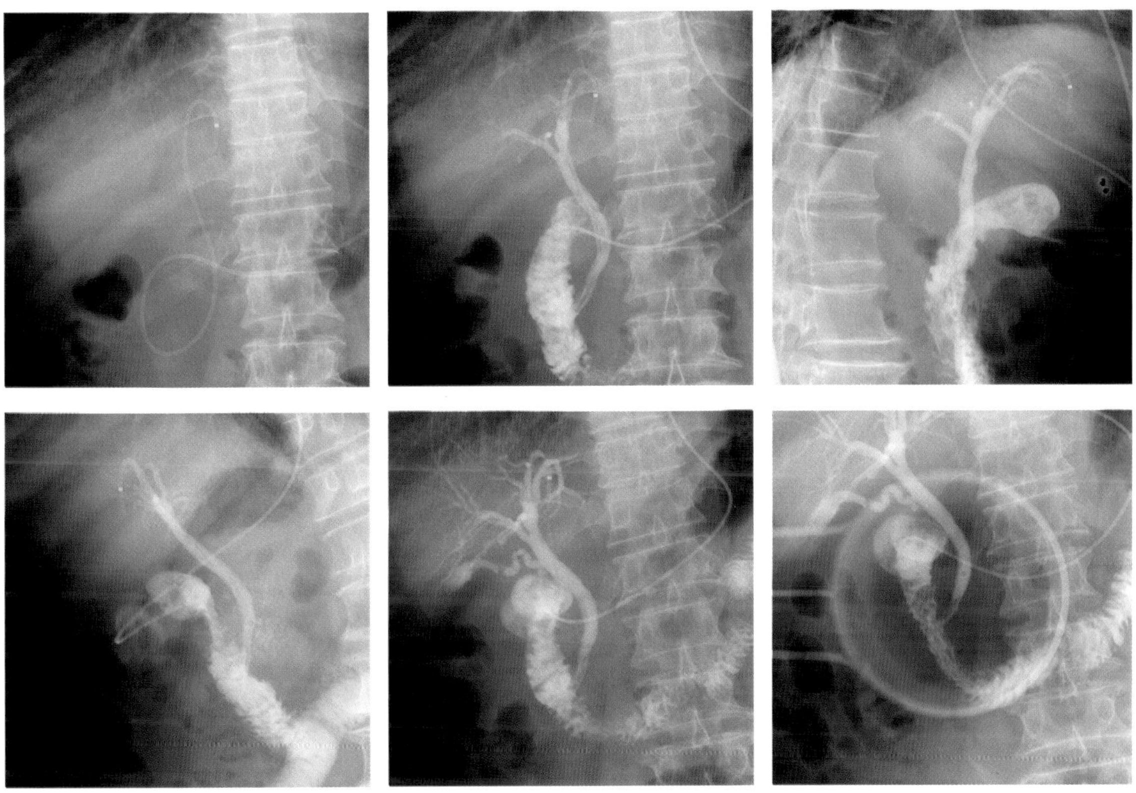

| 그림 4-134 | ENBD-tube cholangiography 영상

13 경피적 담낭루설치술 (Percutaneous cholecystostomy)

쓸개에 질병이 발견되면 복강경쓸개절제술 또는 개복쓸개절제술로 쓸개를 제거하는 것이 우선이지만, 수술이 불가능한 응급상황에서는 수술에 따른 위험이 높고, 특히 고령의 환자인 경우는 사망에 이를 수도 있으므로 주의해야 한다.

경피적 담낭루설치술은 쓸개에 급성으로 염증이 발생하여 응급상황에 놓이게 되면, 이 증상을 완화시키기 위해 염증을 제거하는 시술이다.

(1) 검사목적

외과수술 또는 복강경 쓸개절제술을 하기 전에 환자상태 호전시키기 위한 급성 쓸개염의 응급처치, 기타 수술적 치료가 어려운 쓸개질환의 경우에 시술

(2) 검사방법

- 천자부위를 소독한다
- 초음파 유도하에 chiba needle로 간실질을 통해 쓸개를 천자 한다.
- 쓸개즙 배액을 확인한 후, 미세철심(hair wire)을 삽입한다.
- Yellow sheath 삽입한다.
- Guide wire(안내철심) 교환 후 적당한 크기의 카테터를 삽입하여 조영제를 주입하여 투시 중 촬영을 한다.
- 확장관(dilater)을 이용하여 샛길을 확장한다.
- 배액도관을 통해 쓸개즙이 배출되는지를 확인한다.

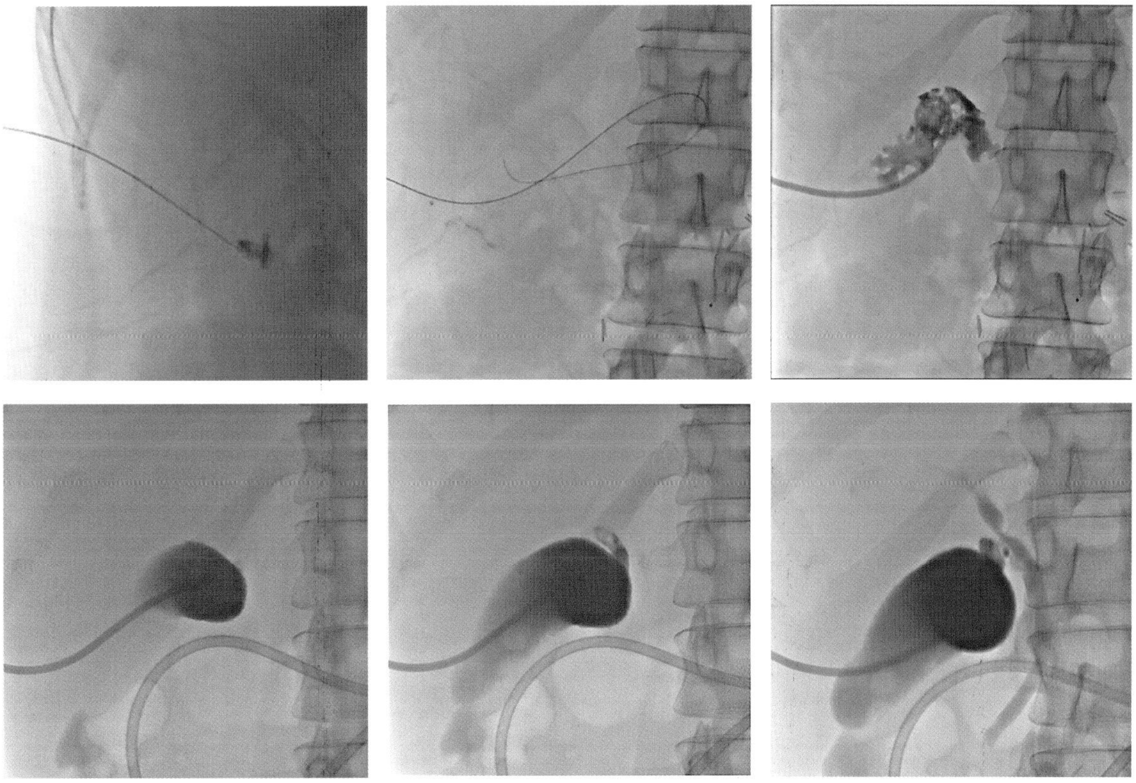

| 그림 4-135 | 경피적 담낭루설치술의 시술과정 영상

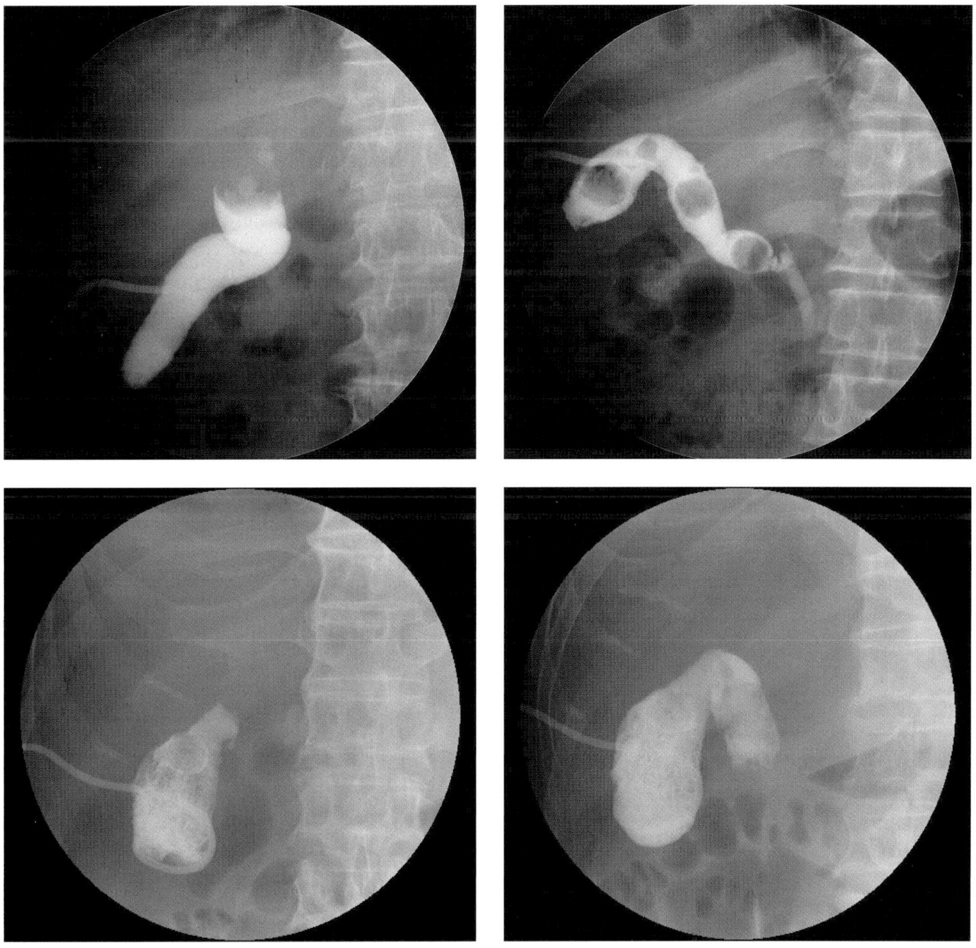

| 그림 4-136 | 경피적 담낭루설치술의 영상

14 경구담낭조영검사 (oral cholecystography ; OCG)

(1) 검사목적

① 조영제의 경구투여 및 지방식(fatty meal)을 통한 쓸개의 생리학적 상태(pathologic condition)를 관찰한다.

② 간의 기능(function of liver) 쓸개관의 개방상태와 쓸개의 위치, 크기, 형태, 농축정도를 관찰한다.

③ 지방식 투여로 인한 수축, 배설기능을 통해 쓸개관돌(담관결석), 신생물, 협착 등을 검사한다.

ⓐ 최근에는 초음파 검사와 컴퓨터 단층촬영의 발달로 경구담도조영검사는 거의 시행하지 않는다.

ⓑ 2001년 조영제인 Biloptin의 생산이 중단되었다.

(2) 조영제

① 종류

ⓐ Biloptin 6정(0.5mg/capsule)

경구쓸개조영 검사에 사용되는 조영제는 6알약 3mg으로 되어 있으며, 보통 검사 12시간 전에 5분 간격으로 6알약을 30분에 걸쳐 온수로 복용한다.

② 지방식

검사 당일 지방식 투여를 위하여 계란, 우유, 땅콩 등을 준비한다.

③ 금기환자

ⓐ 위·장관계 장애가 있는 자

ⓑ 간 또는 신장기능의 장애가 있는 자

ⓒ 급·만성 쓸개염을 앓고 있는 자

ⓓ 혈중 빌리루빈이 3mg/dL 이상인 자

ⓔ 요오드과민증 또는 갑상샘 중독증인 자

(3) 검사 전 준비사항

① 방사선사

ⓐ 투시 장비

ⓑ 납 차폐복(apron), 갑상샘 차폐(thyroid shield)

ⓒ Biloptin 6정(0.5mg/capsule)

ⓓ 지방식(계란, 우유, 땅콩)

② 환자

ⓐ 식사 조절

검사 전날 점심식사는 지방식을 섭취(쓸개내의 쓸개즙을 배출)한다.

저녁 식사에는 지방성분이 없는 음식을 섭취한 후 저녁 8시 이후 공복을 유지한다.

ⓑ 관장(장 내용물이나 가스가 많은 경우)을 한다.

(4) 검사방법

① 검사 전날 scout로 촬영하여 장내 가스 유무, 쓸개돌(담석)의 존재 유무를 관찰한다. 쓸개돌이 있는 경우 담당의사와 상의하여 검사여부를 결정한다.

※ LAO 자세를 취하는 이유 : 쓸개를 척추음영과 분리시켜 확대해서 관찰하기 위해(그림 4-137)

② 환자에게 조영제의 복용방법과 검사절차를 설명하고 다음 날 오전에 검사실에 오도록 한다.

③ 검사 당일 복용시간을 확인하고 복용 10~12시간 후에 촬영한다.

④ 지방식 을 한 후 15, 30, 60분 후에 엎드려서 LAO 자세로 각각 촬영한다(지방식을 하는 이유 : 쓸개의 수축작용, 쓸개관, 온쓸개관의 관찰, 작은 쓸개돌, 유두종 등을 관찰하기 위함).

⑤ 쓸개가 관찰되지 않을 경우 다음날 같은 방법으로 시행하거나 초음파검사를 실시한다.

ⓐ 엎드려서 LAO 자세를 취한다.

ⓑ 쓸개의 위치를 환자의 오른쪽아래갈비모서리(Rt. inferior costal margin) 상방 45° 방향으로 약 2.5인치 되는 곳에 표시한다.

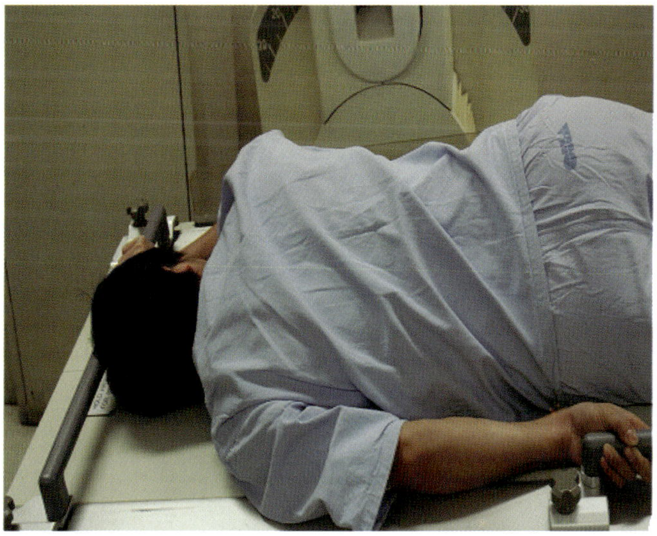

그림 4-137 경구쓸개조영검사를 위한 LAO 자세

ⓒ 조영제 복용 시간을 다시 한번 확인 후 복용 12시간 후에 prone LAO자세로 첫 번째 촬영(확장상)을 한다(그림 4-138).

⑥ 쓸개가 조영되지 않는 경우

ⓐ 간 기능 부전인 경우

ⓑ 쓸개관계의 폐색인 경우

ⓒ 쓸개절제 수술환자인 경우

ⓓ 작은창자의 흡수 부전이 있는 경우

ⓔ 환자가 조영제를 먹지 않은 경우

ⓕ 쓸개 자체 질환으로 염증 또는 농축기능 소실인 경우 등

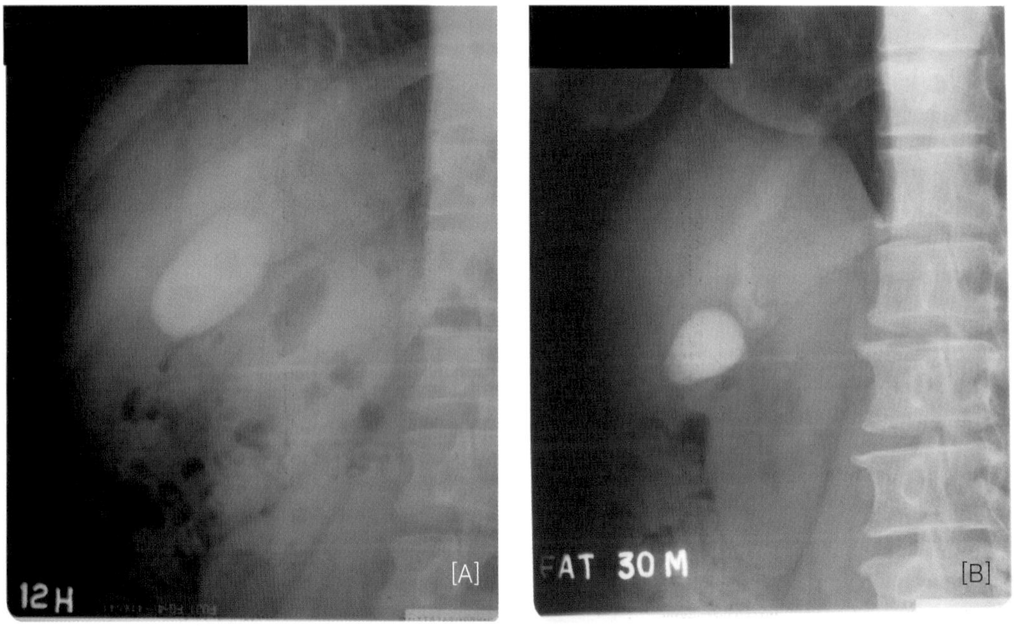

| 그림 4-138 | 경구담낭조영검사 영상

A. 쓸개에 조영제가 12시간 충만된 영상 b. 지방식 후 수축된 영상

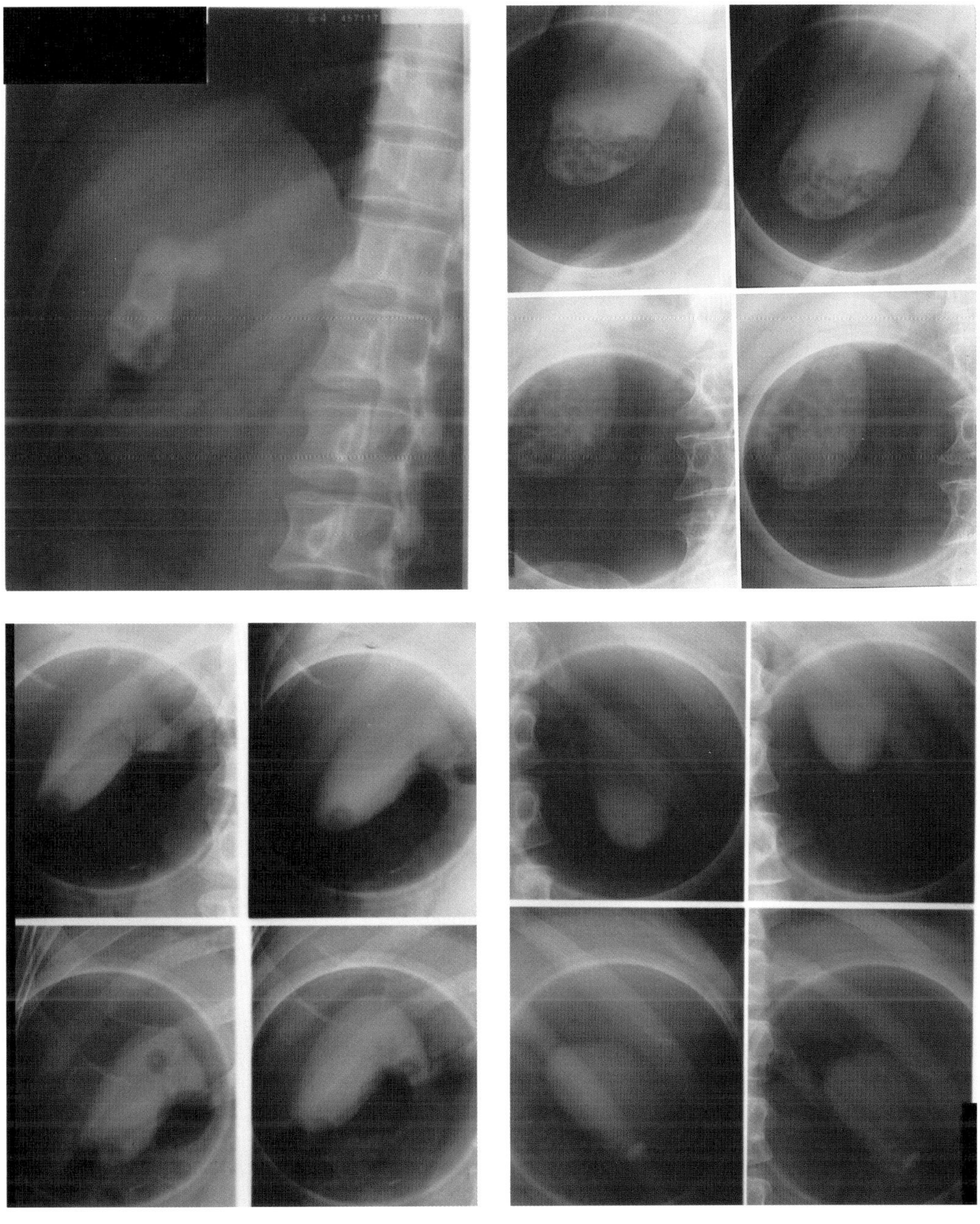

| 그림 4-139 | 경구담낭조영상에서 다양한 쓸개돌 영상

15 경정맥 담도조영검사 (Intravenous cholangiography ; IVC)

(1) 검사목적

① 쓸개 절제수술을 한 경우
② 수술 전 CBD의 stone 유무를 확인한다.
③ 쓸개관계의 기능성 질환을 관찰한다.
④ 말단부 온쓸개관(distal CBD)의 폐색성 질환 감별
⑤ 조영제의 경구 투여가 불가능할 경우
※ 최근에는 ERCP나 초음파검사 또는 전산화단층촬영으로 대체되기 때문에 거의 시행하지 않는다.

(2) 조영제

① 종류

Biligrafin 20~40mL

(3) 검사 전 준비사항

① 방사선사

ⓐ 투시 장비
ⓑ 납 차폐복(apron), 갑상샘 차폐(thyroid shield)
ⓒ 조영제 - Biligrafin 20~40mL
ⓓ 지혈대(tourniquet)
ⓔ 소독 알코올 스폰지(alcohol sponge)
ⓕ 30cc syringe

② 간호사

ⓐ 필요시 검사 전 요오드 반응검사(eye ball or skin test)를 시행한다.
ⓑ 혈관확보를 한다.

③ 환자

ⓐ 식사조절 : 검사전날 저녁은 지방성분이 적은 식사를 한 후 저녁 9시 이후 금식한다.
ⓑ 관장(장 내용물이나 가스가 많은 경우)

(4) 검사방법

① 환자는 엎드려서 LAO 자세를 취하고 scout 촬영을 한다. 뼈 음영과 장 내용물의 위치, 장기내 석회화 그리고 사진의 농도가 적합한지를 관찰한다.

② 정맥주사 전 요오드 반응검사(eye ball or skin test)를 실시하여 이상여부를 확인한다.
③ 부작용이 나타나지 않으면 약 10분에 걸쳐 서서히 Biligrafin을 주입한다.
④ 정맥주사 후 엎드린 LAO 자세로 위치해 15, 30, 45, 60분 촬영을 한다.
⑤ 일반적으로 15~30분 경과후 촬영에서는 간관(H.D)과 쓸개(G.B)가 그리고 30~60분 경과후 촬영에서는 쓸개와 총 쓸개관(C.B.D)이 잘 관찰된다. 바로누운 RPO 자세에서는 쓸개관과 위요관의 중복을 피할 수 있다.
⑥ 이상의 검사에서 쓸개의 충만상과 총 쓸개관이 나타나면 지방식(fatty meal)을 투여하여 30~60분 경과 후 수축상을 관찰한다(fatty meal study).

Ⅳ

16 점적주입 담도조영검사 (drip infusion cholangiography ; DIC)

(1) 검사목적

① 경구 담낭조영검사 또는 경정맥성 담도조영검사의 검사에서 쓸개관계가 잘 조영되지 않는 경우에 시행한다.
② 수술 후 쓸개관계 질환이 의심되거나 경과관찰을 하고자 할 때 시행한다.
③ 간기능 장애의 진단(간내 쓸개관 나타나지 않을 경우는 작은창자의 흡수부전 원인, 쓸개가 나타나지 않는 경우 간기능 장애 원인)을 위해 시행한다.
※ 최근에는 ERCP, CT, MR로 대체되고 시행하지 않는다.

(2) 조영제

① 종류

Biligrafin 50mL + 생리 식염수 250mL 혼합하여 점적 주입
Biliscopin

② 금기환자

ⓐ 급·만성 담낭염인 자
ⓑ 혈중 빌리루빈이 3mg/dL 이상인 자
ⓒ 간 또는 신장기능의 장애가 있는 자
ⓓ 요오드과민증 또는 갑상샘 중독증인 자

(3) 검사 전 준비사항

① 방사선사

ⓐ 투시 장비
ⓑ 납 차폐복(apron), 갑상샘 차폐(thyroid shield)
ⓒ 조영제 - Biligrafin 50mL
ⓓ 생리 식염수 250mL
ⓔ 지혈대(tourniquet)
ⓕ 소독 알코올 스폰지(alcohol sponge)
ⓖ 50cc syringe 5개
ⓗ 수액 set

② 간호사

ⓐ 검사 전 요오드 반응검사(eye ball or skin test)를 시행한다.
ⓑ 혈관확보를 한다.

③ 환자

ⓐ 식사 조절

검사전날 저녁은 지방성분이 적은 식사를 한 후 저녁 9시 이후 금식(NPO)한다.

(4) 검사방법

① 환자를 엎드리게 한 후 LAO 자세로 위치시켜 예비촬영을 한다.

② Biligrafin 50mL와 생리식염수 250mL를 혼합하여 수액의 높이는 촬영대에서 100cm 정도에 위치시킨다.

③ 혼합된 조영제를 약 30분 정도에 걸쳐 방울 주입한다.

④ 주입이 끝난 직후부터 30, 60, 90, 120분 엎드린 LAO 자세로 촬영하고 경우에 따라 지연촬영을 하기도 한다.

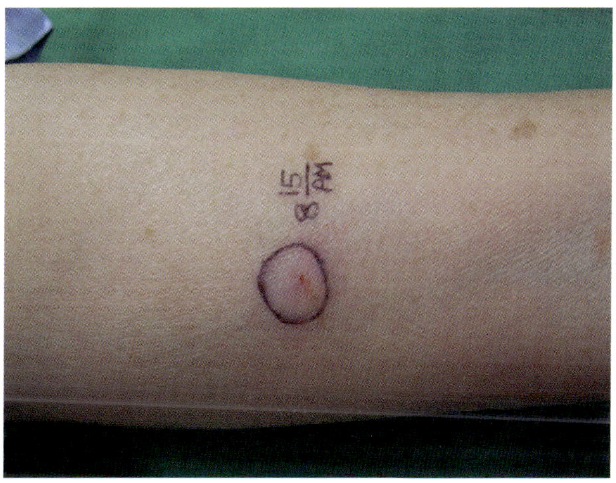

| 그림 4-140 | 조영제 사전 반응검사(skin test) 모습

Chapter 5

비뇨계통 조영검사

학습목적

- 비뇨계통은 콩팥, 요관 및 방광에 이르는 구조로 되어 있고 소변 형성과정에서 혈당과 간질액을 조절하고 있다. 이와같은 혈장량과 전해질 및 pH를 조절하는 인체의 중요한 비뇨계통의 질병진단을 위해 촬영되는 조영검사에서 각종 조영검사법의 목적과 조영과정을 익히며 질병 유형별 영상의 특징을 이해하고 영상해부학적 구조를 학습한다. 또한 촬영된 영상의 진단가치 여부를 평가하는 기준을 학습을 통해 습득하도록 한다.

학습목표

- 비뇨계통의 해부학적 구조와 생리학적 기능을 설명할 수 있어야 한다.
- 조영법의 종류별 전처치와 금기사항 및 조영세 부작용을 설명할 수 있이야 한다.
- 비뇨계통 각 검사별 검사목적과 전처치 및 검사방법을 인지하고 있어야 한다.
- 압박부위와 조영제 주입 후 시간별 촬영법을 설명할 수 있어야 한다.
- 영상의 분석이 가능해야 하며, 검사 시 이상소견이 있는 환자의 변형검사법을 숙지할 수 있어야 한다.

개 요

비뇨계통의 영상진단에 있어 콩팥, 요관, 방광 등 요로계 질환이 의심되는 경우, 과거에는 복부단순촬영과 경정맥 신우조영검사(또는 경정맥 요로조영검사)가 영상진단의 기본이었다.

그러나 최근에는 기존의 방사선학적 검사기술의 발전과 더불어 새로운 영상진단법의 이용으로 의심되는 질환과 진단에 맞게 초음파검사(US), 전산화단층촬영(CT), 자기공명영상검사(MRI), 핵의학검사, 혈관조영검사 등 다양한 검사방법 중 필요한 검사를 선택하는 경우가 증가하고 있다.

단순복부촬영은 scout 영상으로서 콩팥의 해부학적 구조의 확인, 종양 등의 석회침착, 결석 존재유무 등을 감별할 수 있으며, 그 결과를 토대로 정맥 요로조영검사와 같은 비뇨계통 조영검사을 실시한다.

비뇨계통 조영검사는 일반적으로 조영제의 주입방법에 따라 아래와 같이 분류된다.

요로조영검사는 비뇨기관에 조영제를 채우는 경로에 따라 크게 하행성 충만법과 역행성 충만법으로 구분한다.

비뇨계통의 X선 조영검사의 분류

검사방법	조영제 주입방법		검 사 명
단순촬영	Scout 영상		복부단순 X선촬영(Kidney, Ureter, Bladder : KUB)
조영검사	하행성	정맥내 (배설성)	경정맥 신우조영검사(Intravenous pyelography : IVP) 또는 경정맥 요로조영검사(Intravenous urography : IVU) 신속 주입신우조영검사(Rapid sequence pyelography : RSP) 점적주입 신우조영검사(Drip infusion pyelography : DIP)
		직접천자	하행성 신우조영검사(Antegrade pyelography : AGP) 경피적 신루설치술(Percutaneous nephrostomy : PCN)
	역행성		역행성 신우조영검사(Retrograde pyelography : RGP) 방광조영검사(Cystography) 역행성 요도조영검사(Retrograde urethrography : RGU) 배뇨중 방광요도조영검사(Voiding cystourethrography : VCUG) 금속사슬 방광요도조영검사(Metallic chain cystourethrography : CCU)

참고) 역행성 조영검사의 일종으로 방광과 요도의 협착과 폐색 정도를 확인하기 위한 검사법인 결합성 방광요도조영검사(combined cystourethrography : CCUG)도 일부 병원에서 시행하고 있다.

1. 하행성 충만법

정상적인 소변의 배설경로로 조영제를 콩팥에 주입하는 방법이다. 요관의 협착이나 폐쇄로 인하여 생리적 검사에 어려움이 있을 경우나 중재적 시술의 전 단계로서 콩팥깔때기에 피부경유 천자를 통하여 콩팥에 직접 조영제를 주입하는 피부경유 하행성 요로조영검사(percutaneous antegrade urography)와 정맥을 통하여 조영제를 투여한 후 검사하는 배설성 또는 경정맥 신우조영검사(excretory or intravenous pyelography : IVP)가 있다. 이러한 배설성 방법은 상부 비뇨계통의 검사에 적용되며 통상적으로 많이 시행되고 있다.

혈류내로 조영제가 주입되면 콩팥의 사구체로 이동되고 사구체 여과에 의해 콩팥겉질로 흘러 들어가 소변으로 배설되기 때문에 요관의 조영상과 방광의 윤곽이 잘 나타나며 배설성 요로조영상을 얻을 수 있다.

2. 역행성 충만법

정상적인 소변배설경로와 반대방향으로 요도를 통해 비뇨계통에 조영제를 채우는 방법으로서 역행성 요도조영검사(retrograde urethrography)라고 한다.

생리적 검사가 어려운 경우에 요도를 통해 카테터를 진입시킨 다음 조영제를 직접 주입하는 기계적인 방법에는 상부비뇨계통을 검사하기 위한 요관카테터삽입법(ureteral catheterization)과 아래 비뇨계통 검사인 요도카테터삽입법(urethral catheterization)이 있다. 방광요관이음부의 위치를 찾기 위해 방광경(cystoscopy)의 사용이니 키테터 삽입에 의한 주영제 주입 등은 비뇨기과 의사가 시행한다.

아래 요관, 방광, 요도와 같은 아래 비뇨계통 조영검사에는 방광요관조영검사(cystoureterography), 방광을 보기위한 방광조영검사(cystography), 그리고 요도를 검사하기 위한 방광요도 조영검사(cystourethrography) 등이 있으며, 이러한 역행성 충만법은 보통 요도 삽입용 카테터를 사용한다.

비뇨계통 조영검사 시 환자에 대한 일반적인 전처치는 콩팥과 요관, 방광의 소영상을 정확하게 관찰하기 위하여 검사 전에 설사제를 복용시켜 장관내의 내용물이나 가스를 제거해 장을 깨끗하게 비워야 한다.

특히 오랜 기간 활동을 하지 않은 환자에게 전처치는 필수적이다. 하지만 다발성 골수종, 당뇨병(인슐린 의존성), 콩팥기능상실 환자에 대한 지나친 전처치는 탈수현상에 의한 부작용을 일으킬 수 있으므로 주의해야 한다. 보통 유아나 어린이는 일반적으로 실시하지 않는다.

1) 환자에 대한 일반적인 전처치

(1) 검사 전 1~2일은 창자내 가스형성을 방지하기 위하여 가벼운 식사를 하도록 한다.
(2) IVP는 검사 전날 밤 설사제를 투여하고 변비가 심한 경우 검사당일 좌약 등을 사용하여 충분히 배변시킨다.
(3) 검사 당일 6시간 정도 금식(NPO)한다(IVP는 12시간 NPO).
(4) 조영제 투여 전에 사전 조영제 감수성 검사를 실시한다(IV로 조영제를 주입할 경우).
(5) 검사 직전에 소변을 보게 하여 방광을 선예한 영상으로 촬영될 수 있도록 한다.

※ 일반적으로 비뇨계통 조영검사 시 scout 영상의 촬영, 배 압박과 관련된 금기사항, 일률적인 영상의 획득에 필요한 호흡 등 다음 사항에 주의해서 검사를 시행한다.

2) 요로조영검사 시 주의해야 할 사항

(1) 조영검사 시행 전에 복부에 대한 scout 영상으로서 KUB 촬영을 한다.
① 지방음영이나 비정상 공기의 유무 및 창자관의 전처치 상태 확인
② 콩팥의 윤곽과 위치, 기타 콩팥의 이상 유무 확인
③ 콩팥이나 요관내 결석의 존재유무
④ 적절한 촬영조건 선정

(2) 배설성 요로조영검사, 특히 경정맥 신우조영검사에서 배 압박 금지 환자
① 복부통증을 호소하는 환자
② 요로 결석이 의심되거나 요관이 협착된 환자
③ 동맥자루, 복부종양, 잘록창자창냄술 및 최근 수술을 받은 환자
④ 교통사고, 추락 등의 외상환자
⑤ 어린이환자 등

참고) 이럴 때는 압박띠를 사용하지 말고 Trendelenburg 자세(30° head down)로 검사를 시행한다.

(3) 정상적인 호흡 시 콩팥의 위치가 2~3cm 정도 이동하기 때문에 영상 비교를 위해 동일 단계의 날숨상태에서 촬영한다.

01 비뇨계통에 대한 이해(비뇨계통 해부학)

비뇨계통(urinary system)은 콩팥(kidney), 요관(ureter), 방광(urinary bladder) 및 요도(urethra)로 구성되며, 주된 역할은 콩팥동맥에 의해 콩팥내로 유입된 혈액에서 노폐물, 즉 urine 성분을 걸러내어 몸밖으로 배설시키는 것이다(그림 5-1).

정상 성인의 1일 소변량은 약 1.5L 정도이지만, 실제 동맥내의 혈압차에 의한 혈액내에서의 혈구, 지방 및 분자량이 큰 단백질을 제외한 물, 포도당, 염류 및 요소 등이 보우만낭에서 일단 걸러지는 양은 1일 배뇨량의 10배인 15L 가량이다.

대부분 세뇨관에서 2차 여과과정(filtration)을 통해 90% 이상이 재흡수되고, 물과 약간의 염류, 요소만이 urine으로 배설된다.

콩팥에서 생성된 소변은 요관의 규칙적인 꿈틀운동에 의해 방광으로 흘러들어오며, 4층의 구조를 가진 근육성 장기인 방광은 400~500mL 정도의 소변을 일정기간 동안 저장해 두었다가 요도를 통해 몸 밖으로 배뇨시킨다.

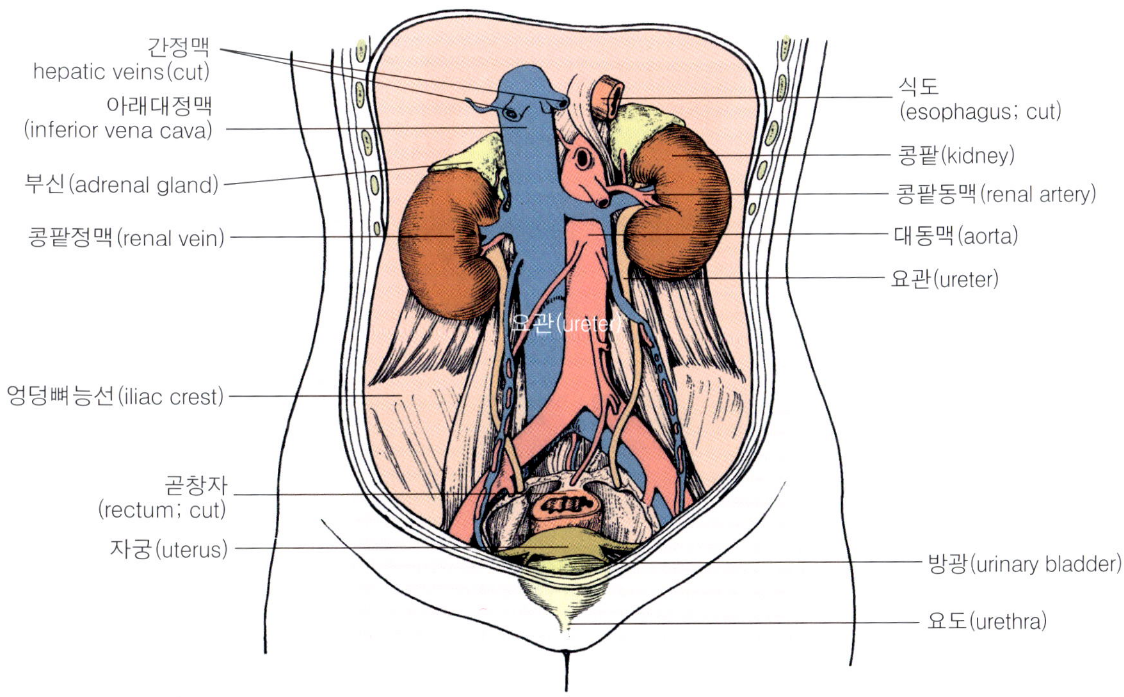

| 그림 5-1 | 비뇨계통의 구성

② 검사예약 시 환자에게 전달되는 안내 및 검사동의서 견본

검사 주의사항

진료과 병동	비뇨기과 외래	주치의 □□□	등록 번호	10001000	성명	□□□	성별 나이	F 00

검사명 : I.V.P(경정맥 신우조영검사)	검사실 위치
예약일시 : 2040년 12월 12일 금요일 오전 9시 20분	본관 1층

※ 예약시간 30분 전에 이 용지를 지참하시고 본관 영상의학과 접수로 오십시오.

■ 경정맥 신우조영검사 예약 및 유의사항 ■

Ⅰ. 검사 전날 준비사항

1. 저녁식사는 오후 6시경 유동식(채소, 고기 등 찌꺼기 남는 음식은 제외)으로 가볍게 드십시오.
2. 검사 예약 시 드린 둘코락스 2정을 밤 9시(21 : 00)에 드시고 다음 날 검사 때까지 금식하십시오 (특히 물은 조금도 안됨). 단, 다음 날 검사시간이 오후 2시 이후로 예약된 환자의 경우 검사 전날의 준비사항은 그대로 시간을 맞춰 행하시고 검사 당일 아침 7시쯤에 가볍게 죽을 드신 후 그 이후부터 검사 때까지 금식하십시오(아침에 죽을 드신 이후 물은 조금도 안됨).
3. 검사시간은 1차로 30분 정도 소요되고, 1~2시간 후 방광이 가득찬 후 2차 검사를 합니다. 검사시간은 보통 2~3시간 정도입니다.
4. 검사시간 전 30분 정도 일찍 도착하여 주십시오.
5. 임신 가능성이 있거나 임신 중이신 분은 검사 전에 필히 주치의와 상의 후에 검사여부를 결정하십시오.

Ⅱ. 조영제 사용에 대한 유의사항 및 동의서

경정맥 신우조영검사(IVP)에서는 조영제를 주사하게 됩니다. 조영제를 주사할 때 사람에 따라 드물게 부작용이 나타날 수가 있습니다. 특히 알레르기 또는 과거 약물부작용의 경험이 있는 경우에는 부작용의 빈도가 비교적 높습니다. 부작용의 정도는 보통 경미한 증상으로서 가벼운 구토증, 두드러기, 가려움증, 얼굴이 붉어짐, 기침, 목쉰소리, 콧물, 반점, 일시적 호흡곤란 등이 있으나 대개는 아무런 조치가 없어도 증상이 사라집니다. 그러나 드물게는 과민성반응이 나타나고 적절한 치료를 해야하는 경우가 있으며 극히 드물게 3만 혹은 10만 분의 1의 통계적 빈도로써 사망에 이르는 경우도 있습니다.

이러한 조영제 부작용에 대해 저희 병원에서는 사전반응검사 및 응급처치의 준비가 갖추어져 있어 두려워하실 필요는 전혀 없으나 만약의 경우를 대비하여 환자의 병력에 대한 자세한 설명 등 요청이 있을 때 협조하여 주시기 바랍니다.

※ 아래 질환 중 해당하는 사항에 표시하여 주십시오.

* 천식( ) * 심장기능상실( ) * 신부전증( ) * 특이체질( )
* 고혈압( ) * 무뇨증( ) * 두드러기( ) * 부정맥( )
* 요도증( ) * 당뇨병( ) * 기타( )
* 임신가능성이 있거나 임신 중이신 분 ( )개월

ㄱ. 노약자는 필히 보호자를 동반하시기 바랍니다.
ㄴ. 응급환자로 인하여 검사시간이 다소 지연될 수도 있습니다.
ㄷ. 환자가 읽어보신 후 친필로 서명을 해 주시기 바랍니다.

일 시 : 2040 년 월 일 시 분
환 자 (또는 보호자) : 인(서명)
의 사 : 인(서명)
예약자명 : 서명 :

6) 검사방법 및 자세

(1) 검사법

① 환자는 바로 누운 자세에서 scout(KUB) 촬영한다(그림 5-25, 26).
콩팥의 음영, 배 장기의 형태이상, 석회화된 요관돌의 유무, 허리근(psoas muscle)의 윤곽 및 위치, 방광의 소변상태, 장의 가스상태, 촬영 위치, 촬영조건 등을 점검한다.

② 팔오금앞정맥(antecubital vein)에 조영제를 서서히 주입한 즉시 압박대로 복부를 압박한다. 압박하는 위치는 제2 생리적 협착부에 방사선이 투과할 수 있는 압박봉을 놓고 요관을 압박한다(그림 5-27). 일시적으로 요관을 폐쇄시켜 조영제가 방광으로 흘러가는 것을 차단하고 콩팥깔대기와 콩팥잔에 조영제가 충만된 상을 얻기 위한 방법이다.

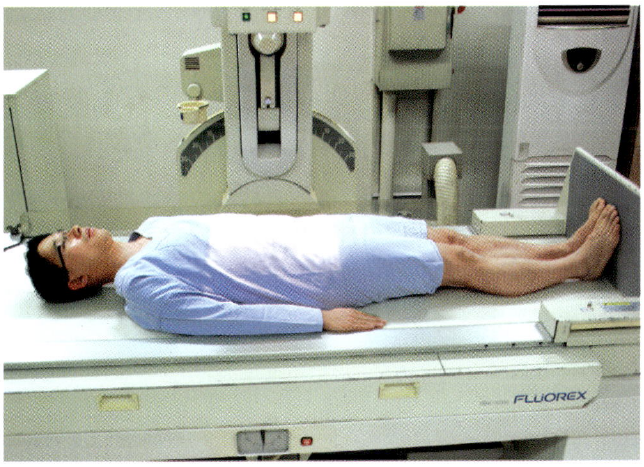

| 그림 5-25 | Scout 촬영자세

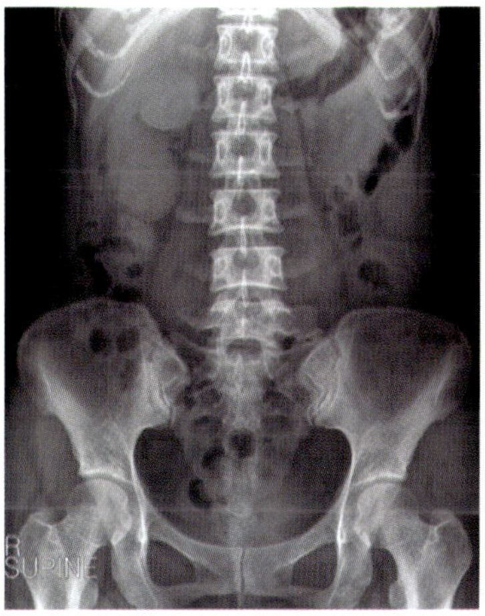

| 그림 5-26 | Scout image (KUB) 영상

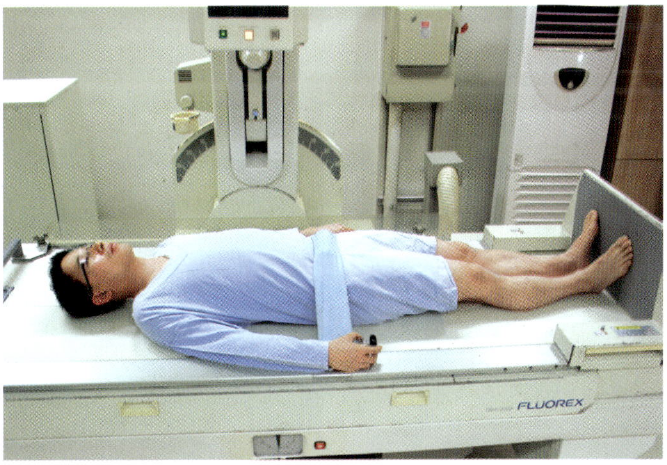

| 그림 5-27 | 아랫배 양쪽요관 압박자세

③ 요관 협착, 요관 돌, 배수술 직후, 콩팥기능을 목적으로 하는 경우, 어린이 환자 등은 압박하지 않는다. 압박대를 사용하지 못하는 경우에는 Trendelenburg position으로 바로누운자세에서 머리쪽을 15~30° 낮게(head down)하는 방법을 이용한다(그림 5-28).

④ 조영제 주입 후 1분, 5분, 15분(supine, erect), 25분 촬영을 한다.

⑤ 1분 영상은 콩팥 윤곽이 서서히 나타나는 시기로 대부분 촬영을 생략하는 경우가 많다(그림 5-29).

⑥ 5분 영상은 콩팥잔, 콩팥깔때기가 잘 나타나는 시기로 조영제가 충만된 상을 관찰할 수 있다. 또한 콩팥의 윤곽 및 형태, 조영제 집적과정, 콩팥깔때기, 콩팥잔의 조영상이 관찰된다(그림 5-30).

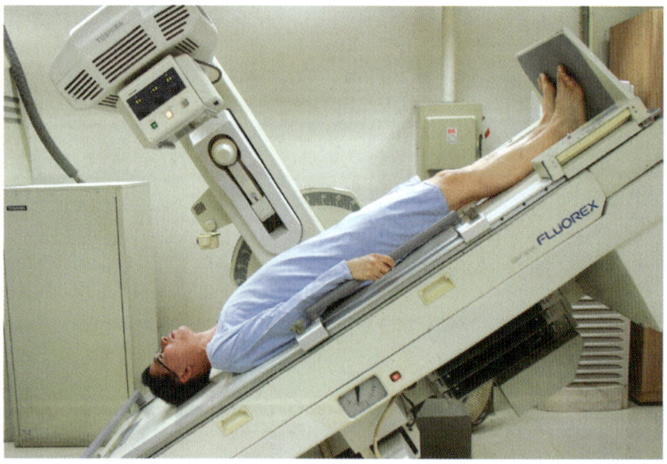

| 그림 5-28 | Trendelenburg 자세(head down 30°)

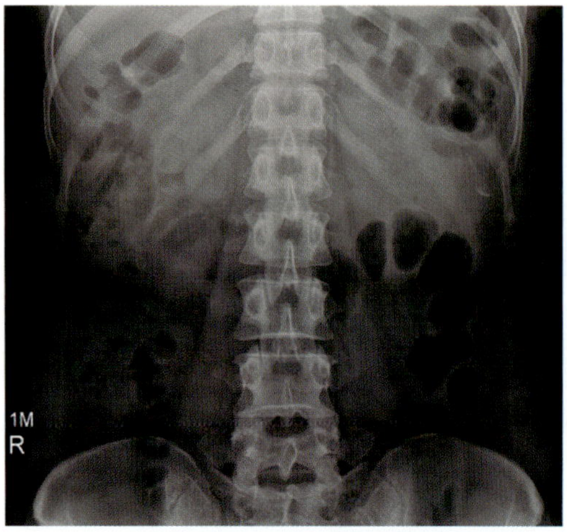

| 그림 5-29 | 1분 영상
(콩팥윤곽이 나타나는 시기)

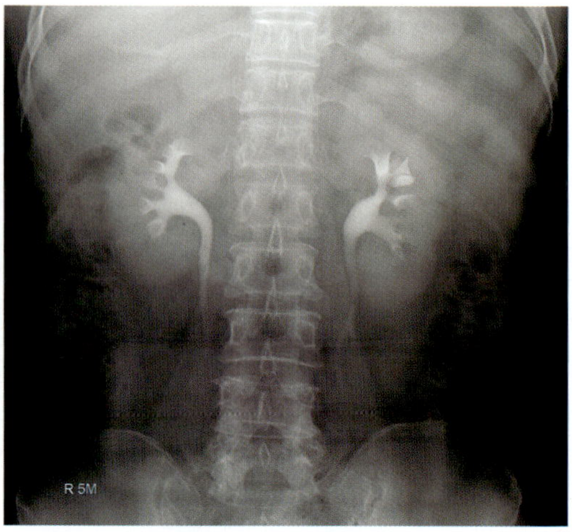

| 그림 5-30 | 5분 영상
(콩팥실질과 집합계 관찰)

⑦ 15분 supine영상은 손으로 배를 누르면서 천천히 압박대를 풀고, 필요에 따라 환자에게 헛기침을 시킨 후, KUB촬영을 한다. 이 시기는 콩팥에 농축된 조영제가 요관을 통해 방광으로 배출되는 상태를 관찰할 수 있다.

보통 조영제 주입 후 25분 상에서 방광의 전체적인 이상 유무를 확인한다(그림 5-31, 32).

필요에 따라서는 사방향자세, 엎드린자세, Trendelenburg자세, 선자세로 촬영한다

ⓐ RPO 또는 LPO 자세 : 관찰 대상부위의 콩팥을 촬영대에 밀착시켜 척추와 겹치지 않을 정도의 자세에서 촬영한다(그림 5-33, 34).

※ 콩팥이나 근위부 요관의 경우는 반대방향으로, 하부요관의 경우는 해당 요관 방향으로 돌려서 사방향 촬영을 하면 척추와 분리되어 나타낼 수 있다.

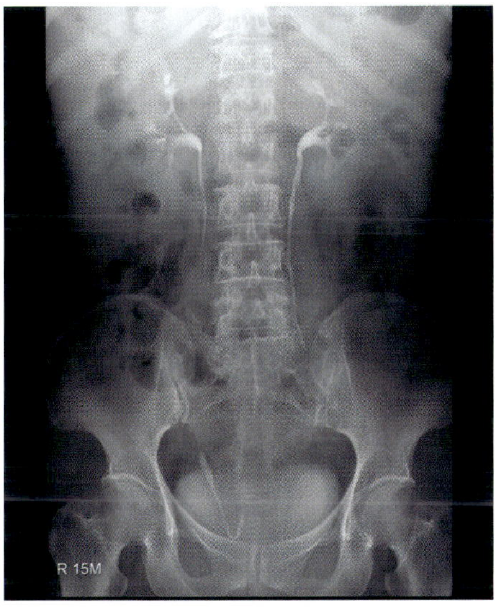

| 그림 5-31 | 15분 영상

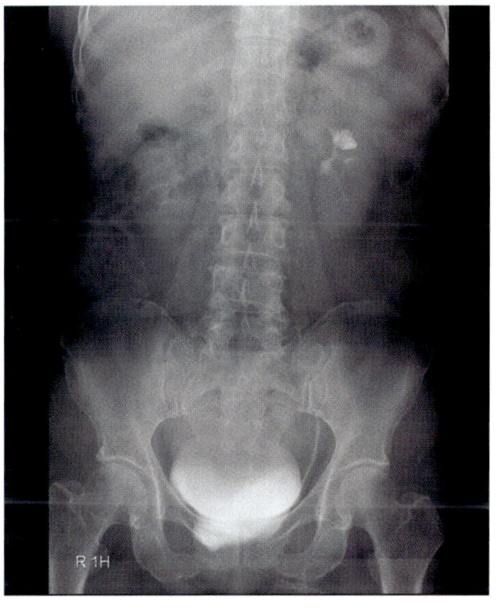

| 그림 5-32 | 30분 영상

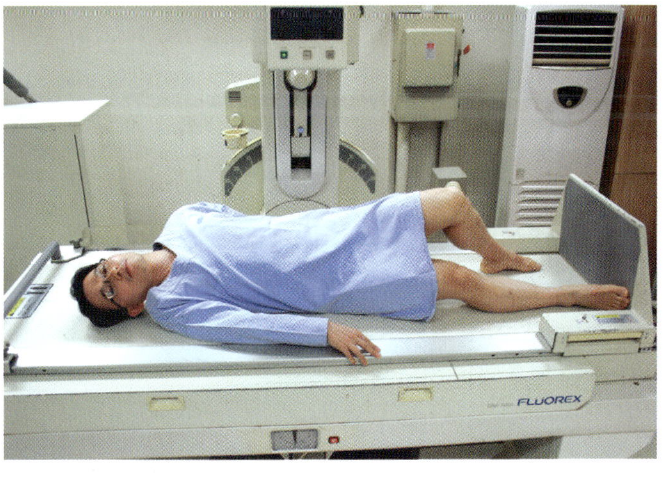

| 그림 5-33 | RPO position

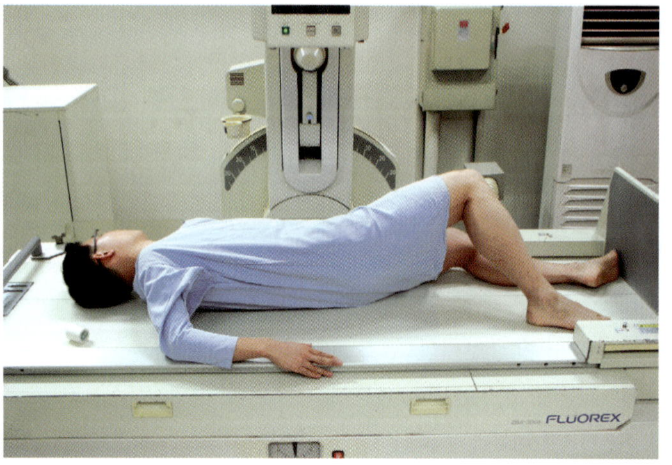

| 그림 5-34 | LPO position

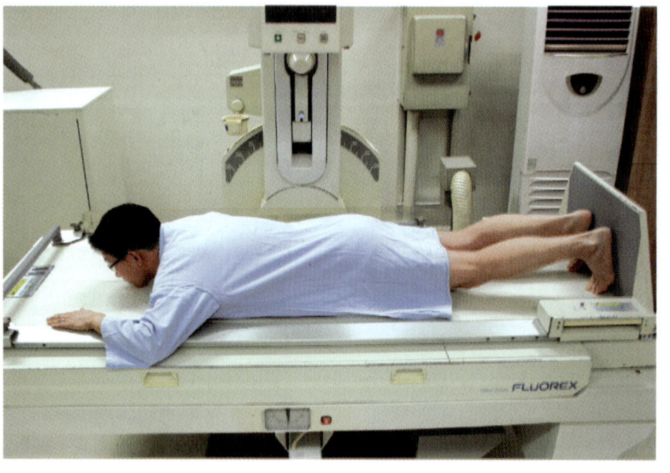

| 그림 5-35 | prone position

ⓑ 엎드린 자세(prone position) : 조영제의 배출 유도에 의해 요관의 폐쇄부와 돌의 위치 확인이 용이하다. 특히 요관의 관찰이 잘된다(그림 5-35).

ⓒ Trendelenburg 자세 : 요관방광 이음부(ureterovesical junction ; UVJ)의 관찰에 유리하다.

ⓓ 선 자세(erect position) : 콩팥의 위치변형, 특히 콩팥처짐증(nephroptosis)의 관찰에 유리하다(그림 5-36).

⑧ 25분 영상은 요관을 통해 방광으로 조영제의 배출상태를 관찰한다.
콩팥에 조영제가 충만되지 않을 경우와 요관의 일정 부위에서 조영제가 정체되어 방광으로 배출되지 않을 경우에는 지연 촬영한다.

⑨ 정상적인 방광으로의 소변 배출을 보인 경우라면 1차 검사를 마무리 하고 식사나 물, 음료수를 먹게 한 다음, 방광에 소변이 가득 찰 때까지 기다려 2차 검사를 실시한다.

ⓐ 충만된 방광 영상(bladder full filling) : 방광에 소변을 가득 채워 방광의 크기, 형태학적 이상여부, 종양의 유무 등을 관찰 한다(그림 5-37).

ⓑ 배뇨 후 검사(post voiding) : 소변을 보고난 후에 촬영하여 잔류 소변(residual urine)의 정도, 조영제와 겹쳐 보이지 않던 작은 종양이나 돌(결석), 전립샘의 확장 등을 관찰한다(그림 5-38).

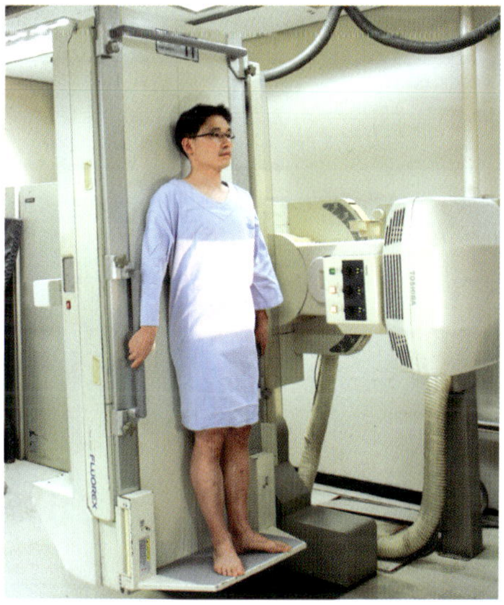

| 그림 5-36 | 선 자세(erect position)

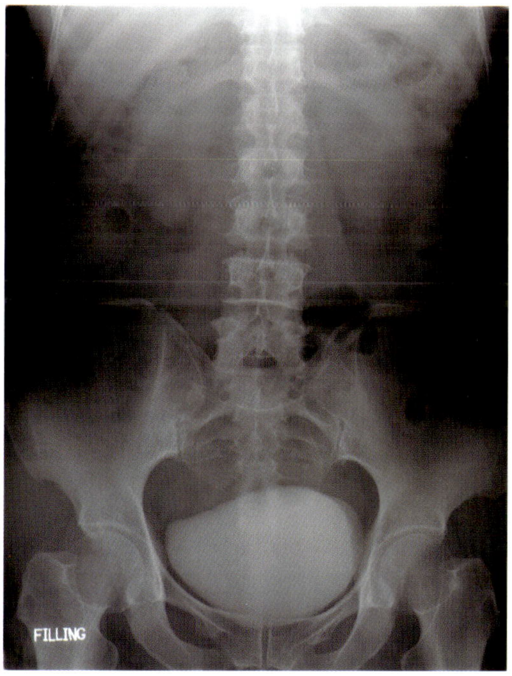

| 그림 5-37 | 방광 충만영상

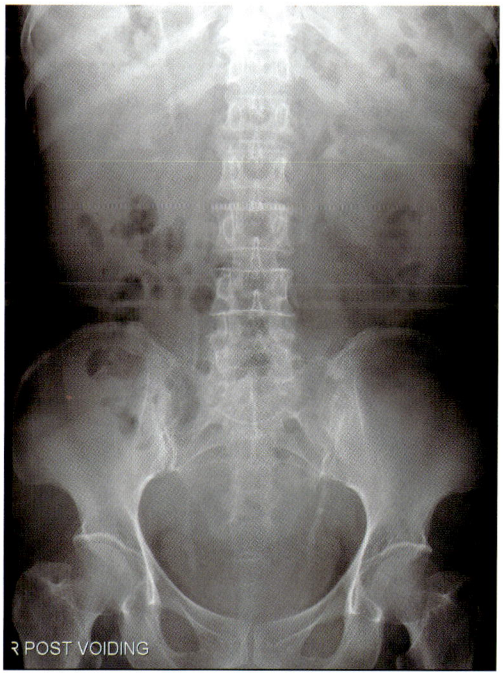

| 그림 5-38 | 배뇨 후 영상

V

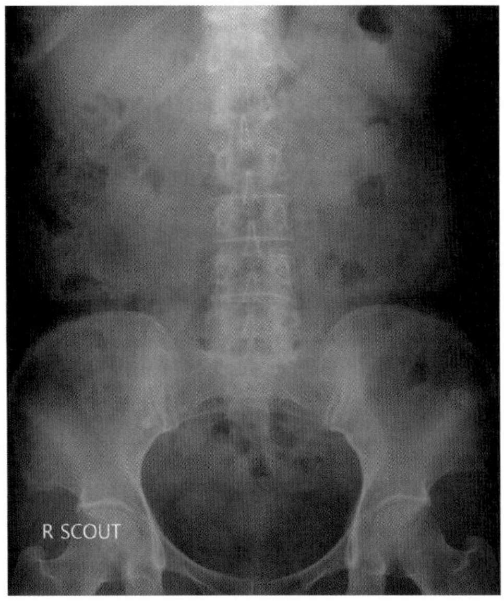

| 그림 5-59 | scout(KUB)영상

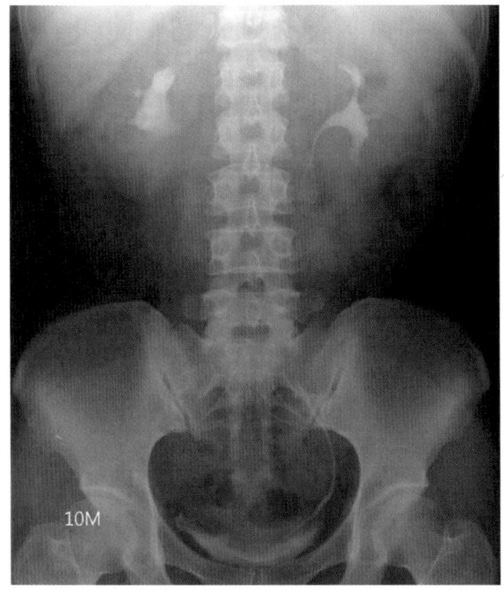

| 그림 5-60 | 10분 영상

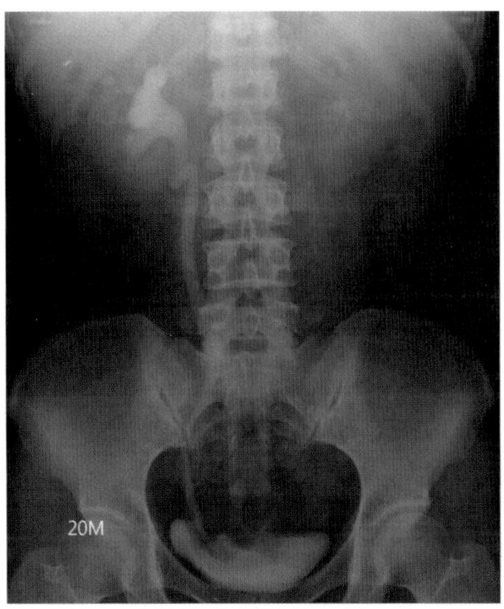

| 그림 5-61 | 20분 영상

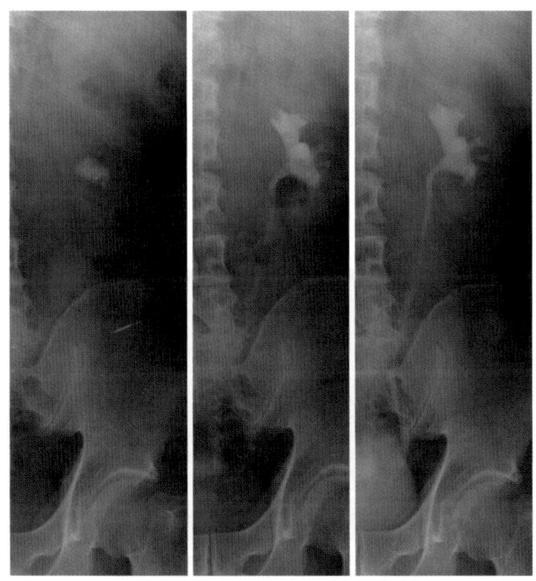

| 그림 5-62 | left kidney의 Staghorn calculus

4) 촬영 전 준비사항

(1) 방사선사

① 장치의 안전성 여부와 준비물을 확인한다.
② 준비물 : 조영제와 생리식염수 각각 150mL, 18G 바늘, 30~50cc 주사기, 알코올솜, 지혈대, 정맥주사용 스탠드 등
③ 검사에 대한 설명과 조영제 사용에 따른 검사동의서를 확인한다.

(2) 환자 유의사항

① IVP와 동일하나 수분 제한이 없고 압박띠를 사용하지 않는다.
② 검사 전에 조영제를 이용하여 피부나 눈알 등에 사전반응검사(skin test, eyeball test)를 실시한다.
③ 검사 동의서나 질문을 통해 과거 조영제 사용이력이나 병력, 음식물과 약물에 의한 알레르기 반응여부 등을 확인한다.
④ 조영제 주사 전 조영제 주입에 따른 몸의 반응 및 조영제 부작용에 대해 설명한다.

5) 검사방법 및 촬영 자세

(1) 바로누운자세에서 KUB를 scout 촬영한다.
(2) 팔오금앞정맥에 18G 바늘로 천자한 후 촬영대로부터 100cm 높이에서 희석된 조영제를 10분 내에 방울주입 한다.
(3) 조영제 주입시작 1/2, 조영제 주입 후 1, 3, 5, 7, 10, 20, 30분 영상을 촬영하며 압박대는 사용하지 않는다.
(4) 30분 경과 후 영상에서도 콩팥, 요관의 정상적 조영상이 보이지 않으면 필요에 따라 지연 촬영한다.
(5) 배뇨 후(post voiding) 영상을 촬영한 다음 검사를 종료한다.
(6) 콩팥, 요관, 방광의 전체상을 한 영상으로 관찰할 수 있으며, 콩팥실질상의 진단 감별에도 효과적이다.

05 신속 정맥 신우조영검사 (rapid sequence pyelography : RSP)

본 검사는 IVP 검사를 단축하여 콩팥실질의 조영상을 얻기 위한 검사로서 콩팥동맥의 협착 또는 콩팥실질 질환에 기인된 콩팥에 의한 고혈압인가를 감별할 목적으로 시행하며 양측 콩팥의 조영제 배설속도의 차이나 콩팥실질의 조영능력을 평가하여 진단한다.

그러나 조영제를 빠른 속도로 주입하기 때문에 부작용의 우려가 있으며 매분마다 촬영한다 하여 minute sequence pyelography(MSP)라고도 한다. 현재는 거의 시행하지 않고, 소아환자에 응용하여 적용하고 있다.

1) 검사목적

(1) 콩팥동맥의 협착 환자
(2) 콩팥혈관 고혈압(renovascular hypertension) 등

2) 조영제

수용성 조영제

3) 촬영 전 준비사항

(1) 방사선사

① 장치의 안전성 여부와 준비물을 확인한다.
② 준비물 : 조영제, syringe, needle, 알코올솜 등
③ 환자에게 검사 전 전처치 여부 등을 확인하고 검사 시 주의사항을 설명한다.
④ 조영제 사용에 따른 검사동의서를 수령하여 확인한다.

(2) 환자 유의사항

① 전처치

ⓐ IVP와 동일하나 압박대는 사용하지 않는다.
ⓑ 검사 전에 조영제를 이용하여 피부나 눈알 등에 사전반응검사(skin test, eyeball test)를 실시한다.
ⓒ 검사 전에 배뇨를 시킨다.

4) 검사방법 및 촬영자세

(1) 바로누운자세에서 KUB를 scout 촬영한다.
(2) 팔오금앞정맥에 18G needle로 천자한 후 조영제를 신속하게 주입한다.
(3) 조영제 주입 1, 2, 3, 4, 5분 경과 후에 콩팥부위를 촬영한다.
(4) 조영제 주입 15, 25분 경과 후에 KUB 촬영을 한다(IVP와 동일).

5) 검사결과

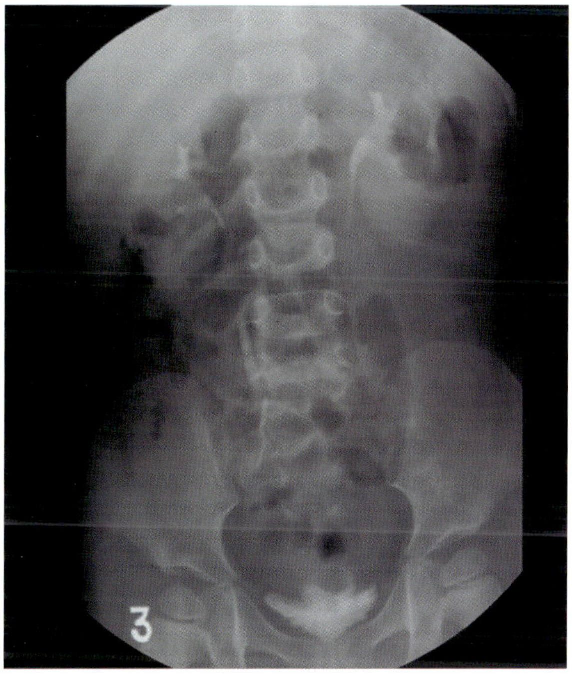

| 그림 5-63 | RSP 3분 영상

06 하행성(선행성) 신우조영검사 (Antegrade pyelography : AGP)

1) 하행성 신우조영검사(AGP)의 임상 증례

(1) 수신증(물콩팥증 ; hydronephrosis)

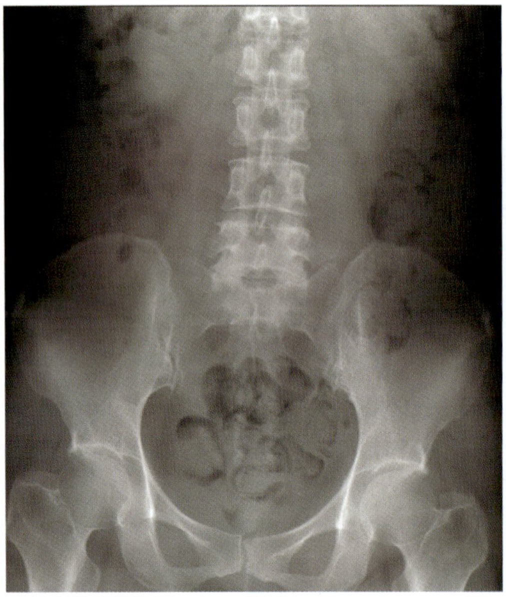

| 그림 5-64 | KUB 영상

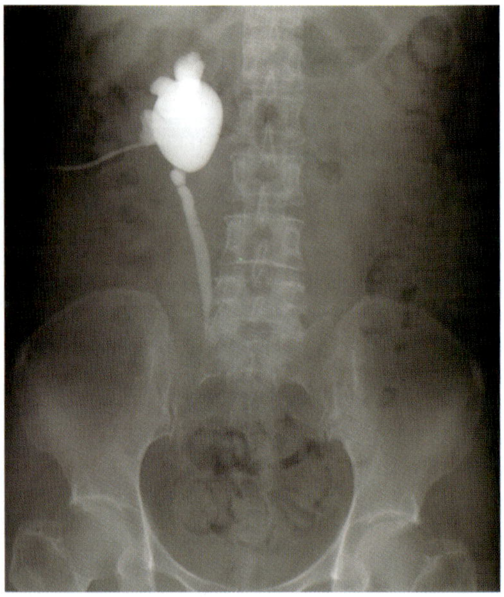

| 그림 5-65 | 오른쪽 콩팥에 수신증 관찰

2) 검사목적

하행성 신우조영검사는 방광을 통하지 않고 콩팥술잔에 직접 천자하여 조영제를 주입하고 촬영하는 방법으로서 대부분의 경우 경피적 신루설치술(percutaneous nephrostomy : PCN)의 전단계로 시행한다.

(1) 경정맥요로조영검사로 콩팥잔, 콩팥깔대기 및 요관의 조영상이 불분명한 경우에 정확한 협착부위를 결정할 때 시행한다

(2) 요관의 폐쇄로 역행성 신우조영검사가 불가능하여 콩팥잔과 콩팥깔대기의 영상을 얻기위해 시행한다.

(3) 경피적 신루설치술이나 요관돌 제거 또는 요관 스텐트를 설치하기 위한 중재적시술을 결정하기 위해 시행한다.

(4) 콩팥이식이나 방광절제술 등으로 배뇨가 잘 되지 않을 때 시행한다.

(5) 세균이나 세포검사 등과 같은 병리학적 검사를 위한 시료채취를 목적으로도 시행한다.

3) 조영제

수용성 조영제 30mL

4) 검사방법 및 촬영 자세

(1) 검사법

① 환자는 엎드린(prone) 자세에서 투시나 초음파검사를 시행하면서 천자부위(제12갈비뼈 아래부위)와 깊이를 결정한다.
② 천자부위를 소독하고 국소마취 시킨 다음 초음파검사를 하면서 환자의 옆구리나 후측방향에서 Chiba needle(22G)로 콩팥술잔에 천자한다.
③ 필요 시 병리학적 검사를 위한 소변시료를 채취한 다음, 투시하에서 10~30mL의 조영제를 주입하면서 콩팥깔때기와 요관을 촬영한다(AP(KUB), lateral, both oblique view).
④ 촬영 후 필요하다면 생검(biopsy)을 하고 주입한 조영제는 가능한 모두 제거하여 조영제에 의한 부작용을 방지한다. 조영제를 제거하지 않을 경우 페혈증에 의한 부작용이 발생할 수 있다.

(2) 영상평가

① 콩팥과 요관이 영상에 모두 포함되어야 한다.
② 천자부위의 침(needle)과 조영제의 주입이 명확히 나타나야 한다.

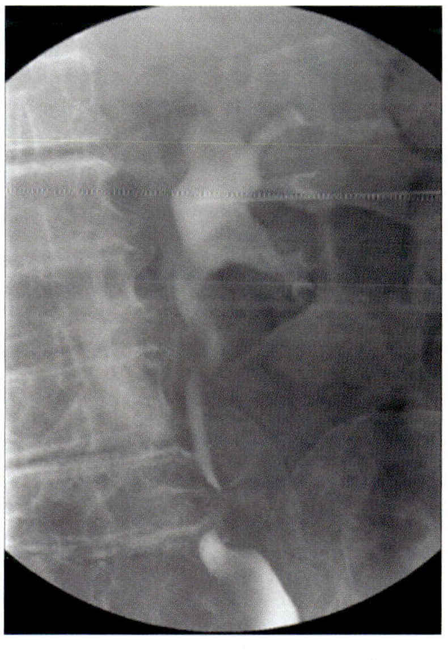

| 그림 5-66 | 왼쪽 콩팥을 천자한 AGP 영상

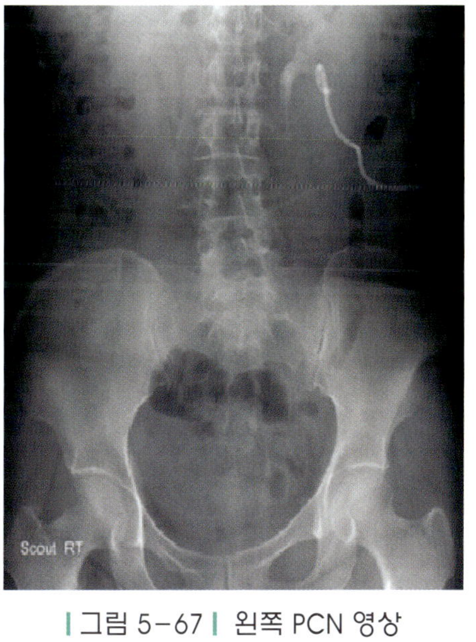

| 그림 5-67 | 왼쪽 PCN 영상

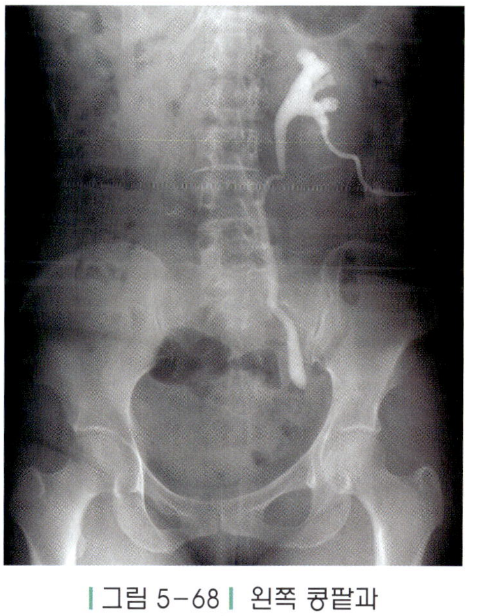

| 그림 5-68 | 왼쪽 콩팥과 요관 폐쇄부위관찰

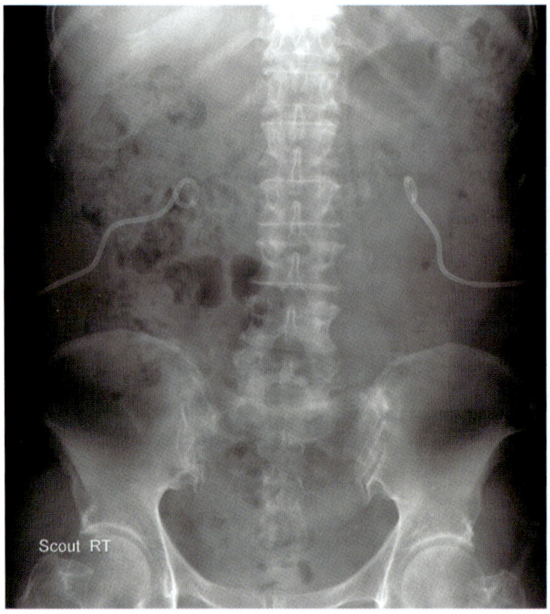

| 그림 5-69 | 양쪽 PCN 영상

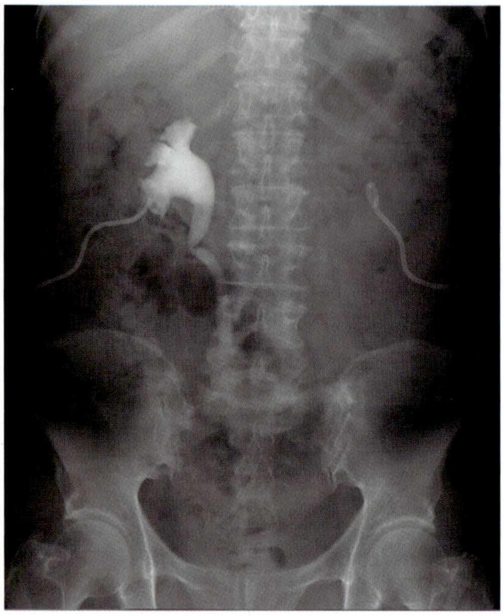

| 그림 5-70 | 오른쪽 콩팥과 요관 폐쇄부위 관찰

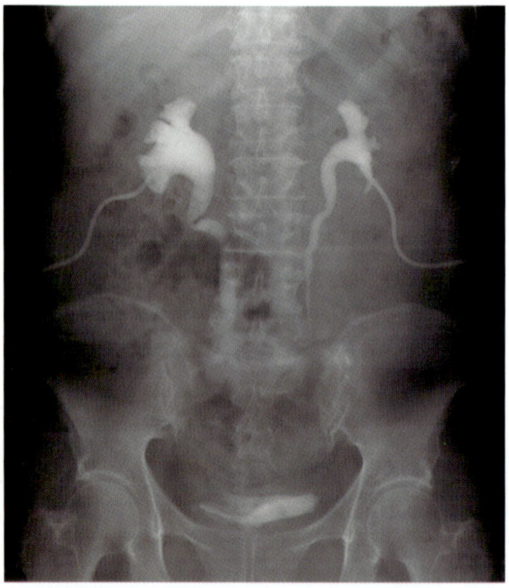

| 그림 5-71 | 양쪽 콩팥과 요관 폐쇄부위 관찰

5) 주의 및 참고사항

무균상태에서 조작하면 비뇨계통의 감염위험은 무시할 수 있으나 출혈성 장애가 있는 환자는 검사를 금지하고 천자에 의한 통증이나 조영제 주입에 의한 폐쇄부위의 과잉팽창(overdistension)이 야기될 수도 있으므로 주의를 요한다

07 경피적 신루설치술 (Percutaneous nephrostomy : PCN)

경피적 신루설치술은 요로협착이나 폐쇄 또는 감염이 있는 경우 콩팥의 집합계에 직접천자 방법으로 배액도관(drainage catheter)을 삽입하여 인위적으로 배뇨시킬 목적으로 시행하며 95%의 성공률과 합병증이 거의 없고 최근에는 외과적 수술을 대체하여 많이 시술되고 있다.

1) 검사목적

(1) 역행성으로 배액도관을 삽입할 수 없는 환자, 요관의 폐쇄가 콩팥부전으로 이행되거나 패혈증이 우려되는 경우에 이를 완화시켜 주기 위해 시행한다.

(2) 요로폐쇄 및 요관샛길, 종양의 전이에 의한 요관협착 환자의 배뇨를 위한 요관확장이나 스텐트(stent) 삽입을 위한 경로로 이용한다.

(3) 돌(결석) 제거를 위한 경로로 이용한다.

(4) 콩팥종양(renal cancer)과 콩팥낭포(renal cyst)의 감별목적인 생검(biopsy)을 하기 위하여 한다.

2) 검사방법

(1) 환자는 엎드린 자세를 취하게 하고 천자부위를 소독하여 국소마취를 한 후, 투시나 초음파 상에서 Chiba needle(22G)을 사용하여 콩팥술잔에 천자한다.

(2) Chiba needle에 주사기를 연결한 후, 흡인하여 소변의 배출을 확인한다.

(3) 정확한 천자를 확인하기 위하여 투시 상에서 3~5mL의 수용성 조영제를 주입하고 콩팥깔때기, 요관 등의 형태 및 폐쇄부위의 원인과 범위를 관찰하면서 투시 중 촬영한다.

(4) 안내철심(guide wire)과 확장기구(dilator)를 이용하여 배액 catheter의 삽입통로를 확장한다.

(5) 신루설치술용 배액 catheter(PCN drainage catheter)를 삽입하여 요를 외부로 배출시키는 외류법과 협착된 요관에 double J stent를 통과시켜 방광으로 요를 배출시키는 내류법이 있다.

(6) 설치완료 후 소변의 배출을 확인하고 천자부위의 배액 catheter가 빠지지 않도록 고정기구를 사용하여 고정한다(외류법 이용).

(7) 고정 여부를 확인하고 KUB 촬영을 한다.

(8) 시술이 완료된 후 외류법인 경우에 환자나 보호자에게 배액의 관리방법을 설명한다.

V

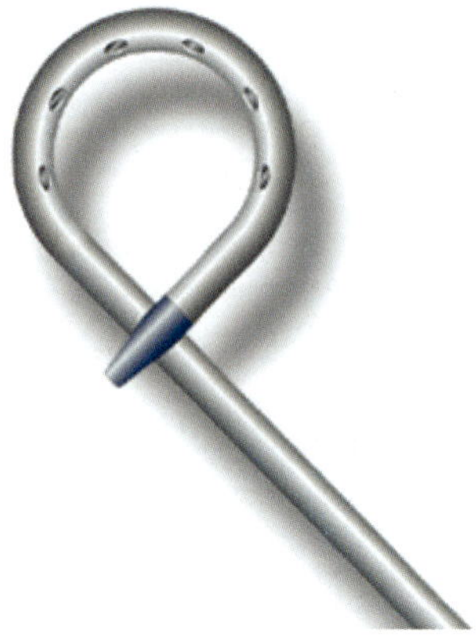

┃그림 5-72┃ Pig tail 배액 catheter (외류법 이용)

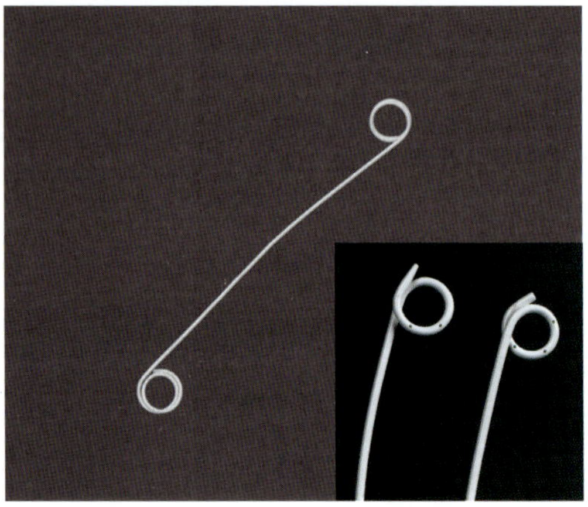

┃그림 5-73┃ double J stent(내류법 이용)

3) 주의 및 참고사항

대부분 외류법으로 PCN을 시행하기 때문에 몸밖으로 노출된 배액 catheter의 관리에 유의해야 하며, 환자나 보호자가 관리해야 하는 사항은 다음과 같다.

(1) 몸밖으로 노출되어 있는 배액 catheter가 빠지지 않도록 주의해야 한다.

(2) 감염방지를 위하여 배액 catheter와 그 주위를 규칙적으로 소독해야 한다.

(3) 배액 catheter 내의 이물질을 제거하기 위하여 3일에 1회씩 멸균된 주사기를 사용하여 10mL 정도의 생리식염수로 관의 내부를 세척해야 한다.

(4) 배액 catheter는 3~4개월 간격으로 교환해야 하며, 그 기간 내에 문제가 있으면 즉시 담당 주치의와 상의해야 한다.

4) 임상 영상

(1) PCN 시술절차 영상

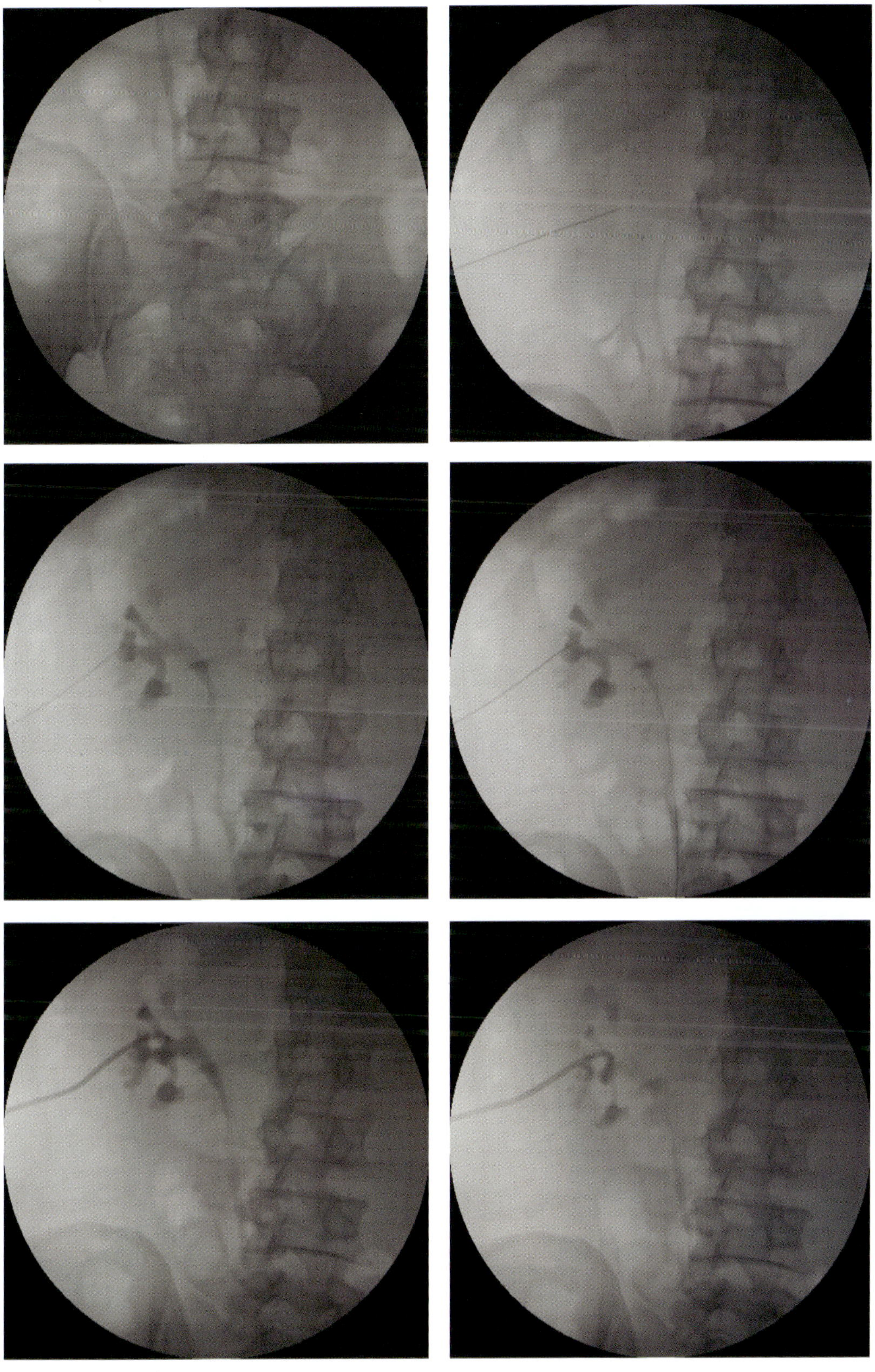

| 그림 5-74 | 외류법 영상

V

(2) PCN 내·외류법 영상

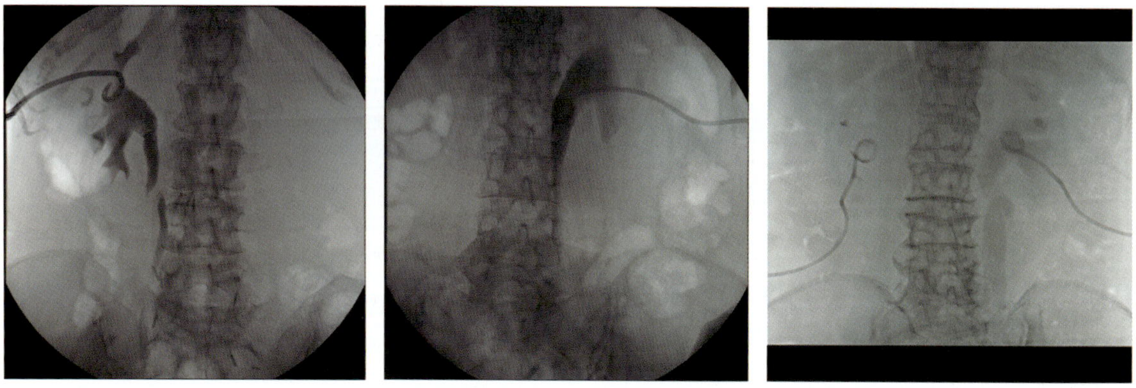

|그림 5-75| 외류법 영상

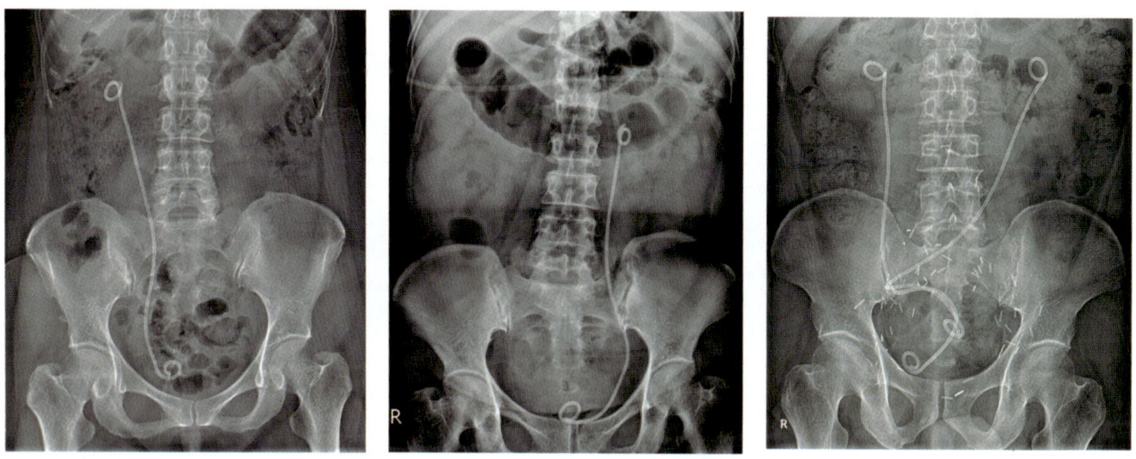

|그림 5-76| 내류법 영상

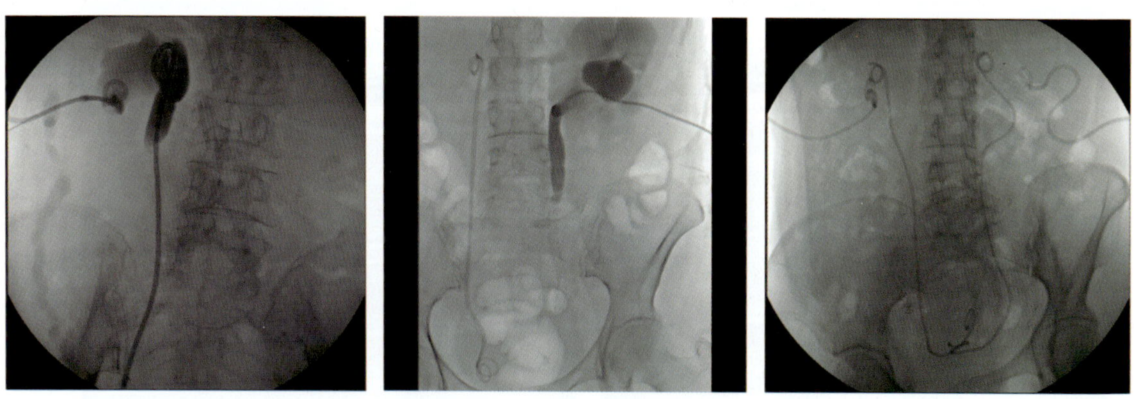

|그림 5-77| 내 · 외류법 영상

08 방광조영검사(cystography)

1) 방광해부학

(1) 해부학적 특징(그림 5-78)

방광은 소변 배설로 도중에 있는 주머니 모양의 기관으로서 소변이 일정량 차면 배출되는 장기이다.

방광의 위로는 배막으로 덮여 있고, 뒷쪽은 남성에서는 곧창자, 여성에서는 자궁과 질에 접해 있고 아래는 요생식가로막의 위에 있다.

방광은 방광꼭대기(apex) 또는 방광마루점(방광정, vertex), 방광몸통(body), 방광바닥(fundus), 방광목(neck)의 4부분으로 구분한다.

방광바닥의 뒤쪽에는 요관의 아래끝이 있으며 남성에서는 뒤아래에 정관 및 정낭이 있다.

요관은 비스듬히 앞쪽아래에서 내측을 향하여 방광벽을 뚫고 있는데 이를 요관구멍(orifice of ureter)이라고 한다.

방광벽의 구조는 안쪽에서부터 점막, 근층, 장막의 3층으로 이루어져있다.

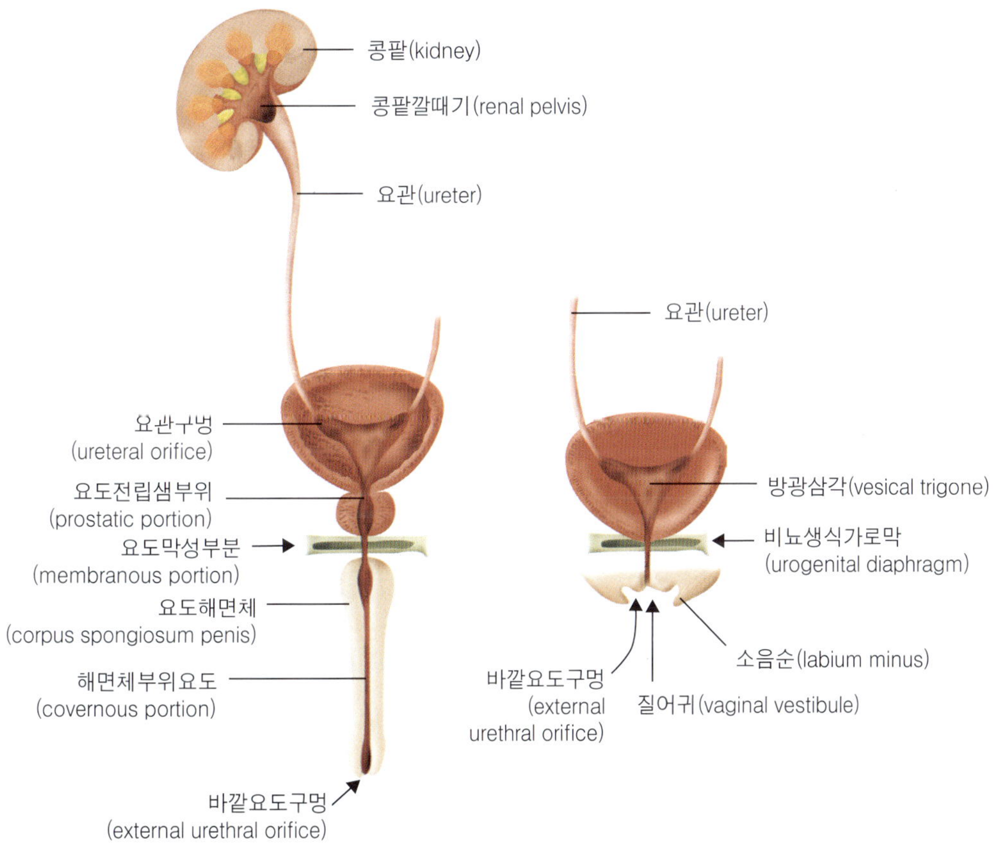

| 그림 5-78 | 남자 방광(male bladder), 여자 방광(female bladder)

조영제 주입방법

방광조영검사는 조영제가 방광에 들어가게 하는 방법에 따라 배설성과 역행성 조영법이 있다.

① 환자로부터 약 100cm 높이의 용기와 연결하여 중력을 이용하여 방울주입을 한다. 가능하면 중력을 이용한 주입방법을 선택하도록 한다.

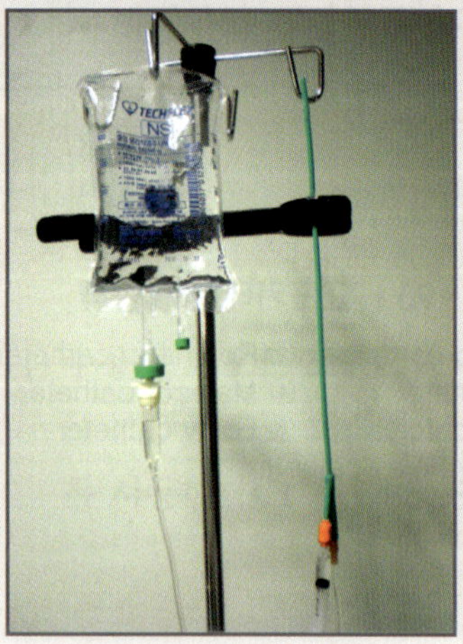

중력을 이용한 drip (방울) 주입법

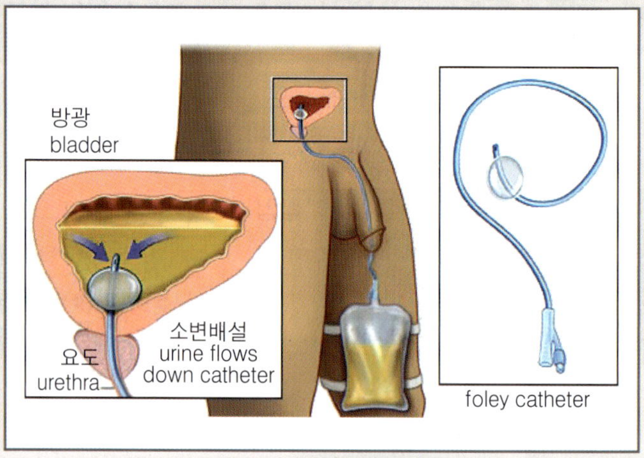

방광 내에 foley catheter를 삽입한다.

② 주사기를 이용하여 손으로 서서히 주입하여 방광을 충만(filling)시키는 방법 : 무리한 압력에 의한 방광의 손상에 주의하여 서서히 주입하여야 한다.

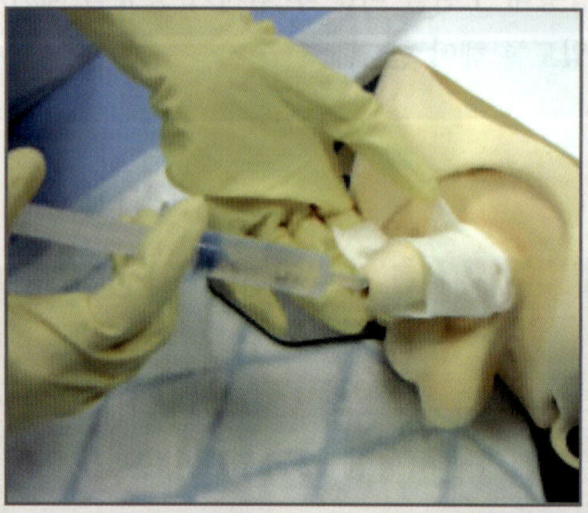

손으로 조영제를 직접 주입한다.

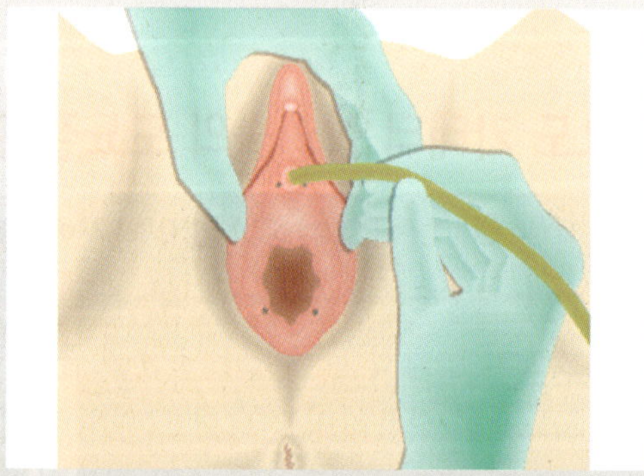

foley catheter 이용한 조영제 주입

7) 검사방법

(1) KUB로 단순촬영(scout image)을 실시한다.

(2) 감염예방을 위하여 바깥요도구멍 주위를 포비돈(povidone)으로 소독을 한다.

(3) 어린이의 경우 6~8F, 성인의 경우 12~14F의 Foley catheter의 끝(tip)에 무균젤리(클로르 헥시딘 크림)를 바른 후 방광까지 삽입한 후 방울주입 또는 손으로 직접 조영제를 주입한다.

(4) 방광에 조영제가 충만되면 방사선투시로 관찰하여 충만(bladder filling) 상태에서 정면상(A-P), 양쪽 사방향(both oblique) 촬영과, 측면상을 촬영한다. 배뇨 후(post voiding) 투시 중 촬영 또는 KUB 촬영을 하고 검사를 종료한다(그림 5-94).

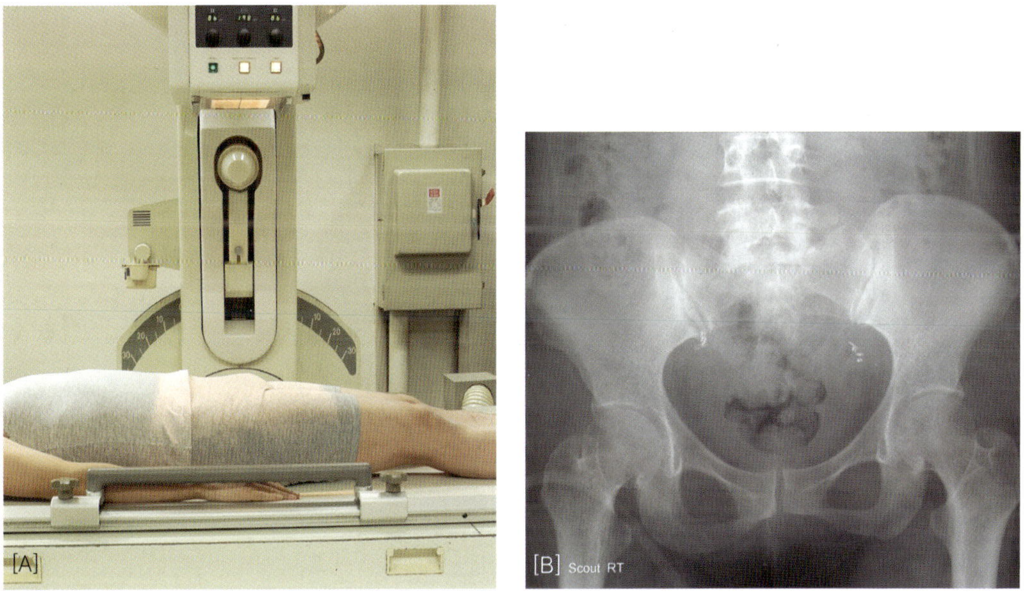

| 그림 5-94 | scout 촬영 자세[A]와 영상[B]

(5) 방광에 조영제가 충만된 상태에서 A-P 촬영은 누운 자세에서 다리 방향으로 5°로 촬영해서 방광의 전체 정면영상을 얻는다(그림 5-95).

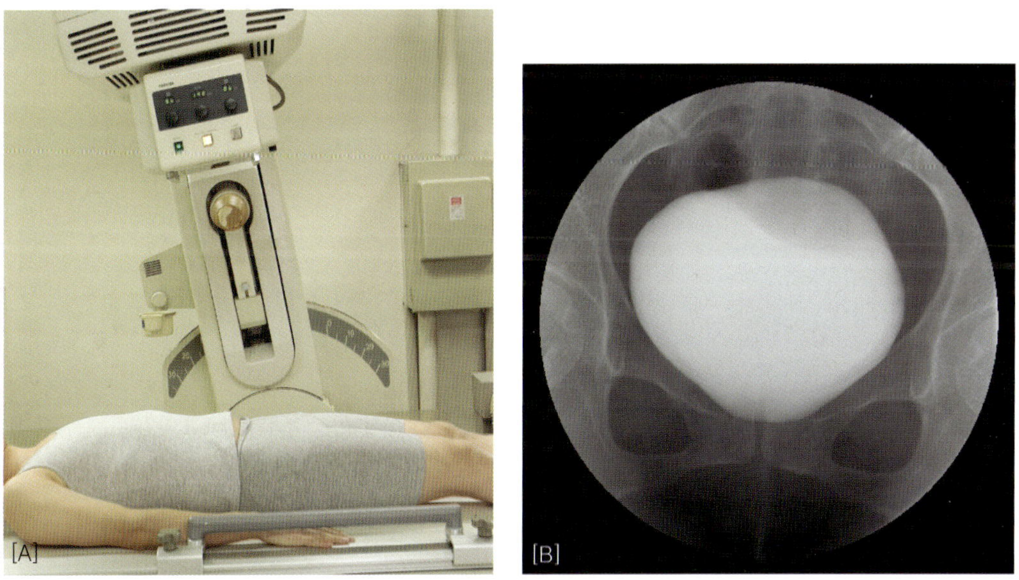

| 그림 5-95 | 정면촬영(다리쪽 5°, 방광내 조영제 충만상) 자세[A]와 영상[B]

(6) RPO 자세는 방광요관의 역류, 방광목 등을 관찰한다. 환자는 45° 중심으로 사방향 자세후 중심 엑스선을 수직 또는 다리쪽 10° 방향으로 입사한다(그림 5-96).

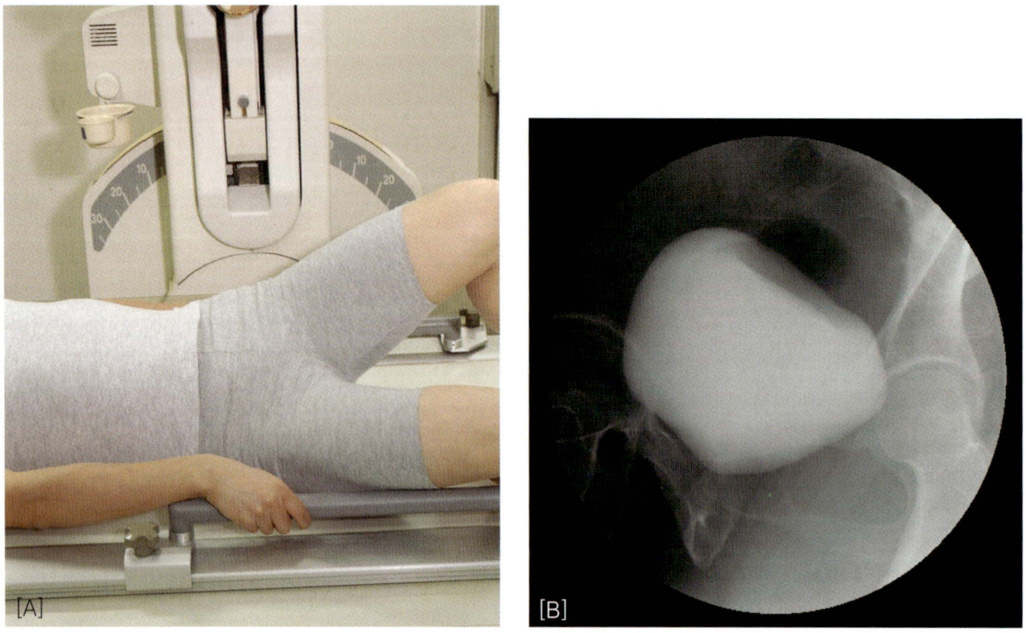

| 그림 5-96 | RPO 자세[A]와 영상[B]

(7) LPO 자세는 방광요관의 역류, 방광목 등을 관찰한다. RPO와 각도 및 중심 엑스선은 동일하다(그림 5-97).

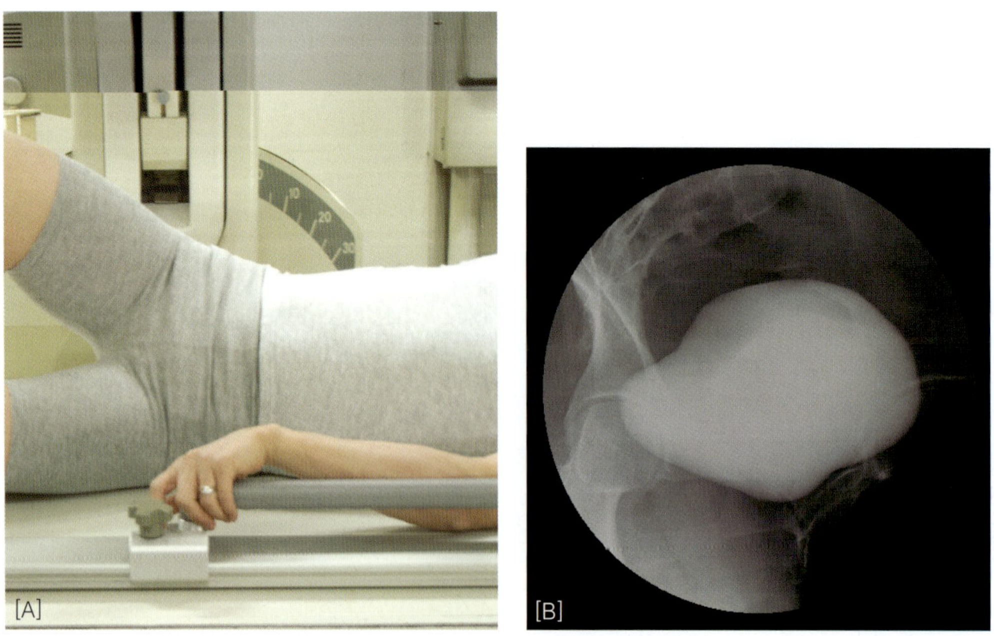

| 그림 5-97 | LPO 자세[A]와 영상[B]

(8) 측면촬영(lateral projection)은 방광 앞·뒷벽의 관찰이 용이하며 방광질샛길(vesicovaginal fistula), 곧창자암(rectal cancer)등과 같이 주변장기와 연관된 질환의 파악에 유리하다.

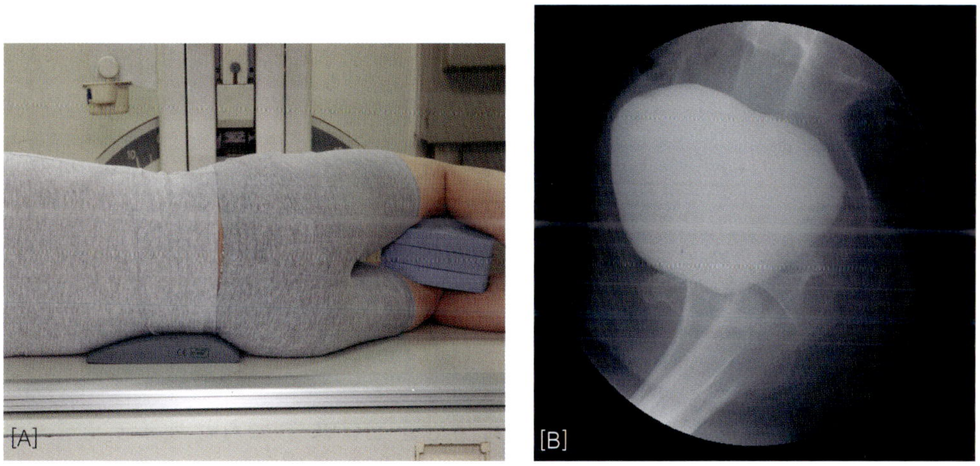

| 그림 5-98 | 측방향촬영 자세[A]와 영상[B]

(9) 배뇨 후 촬영(post voiding)은 잔뇨의 정도, 방광내 작은 병변, 전립샘의 비대 등을 관찰한다. 이외에 방광의 뒤와 요관 아래를 관찰할 수 있는 Chassard-Lapine 자세로 촬영한다.

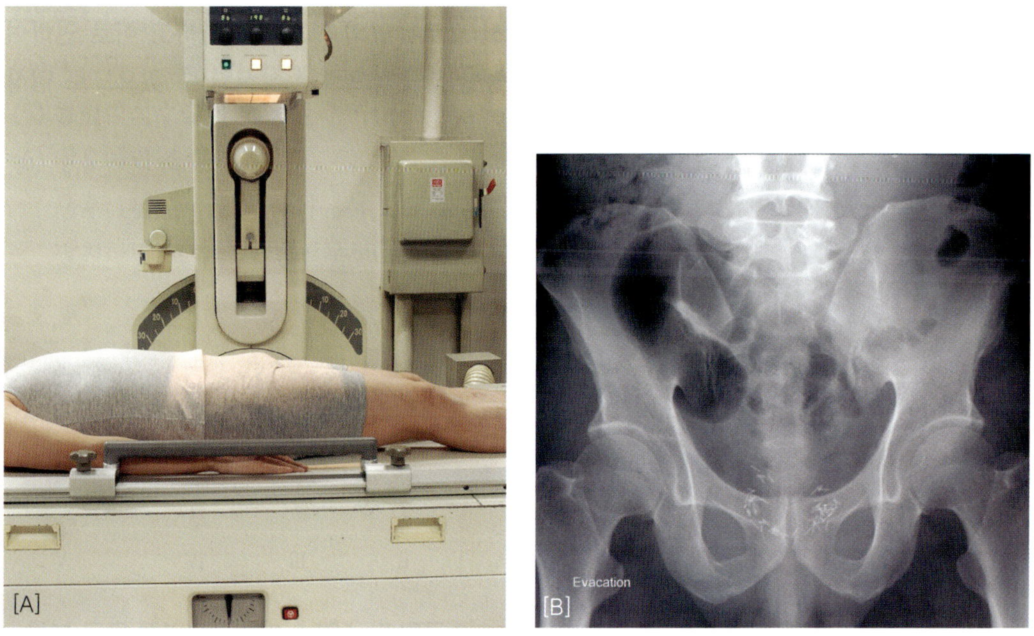

| 그림 5-99 | 배뇨 후 촬영 자세[A]와 영상[B]

③ 배뇨 중 RPO자세로 촬영하면 방광목과 요도를 관찰할 수 있다(그림 5-109, 110). 방광목과 전체 요도가 뼈의 음영과 겹치는 것을 방지하기 위한 환자의 적절한 회전 각도는 35~40˚가 적정하다.

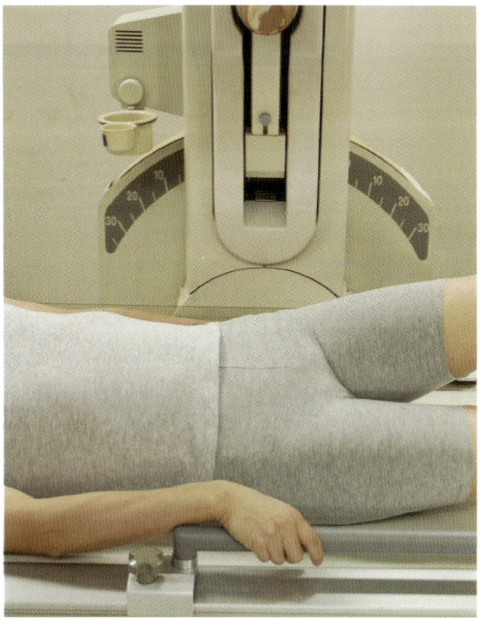

| 그림 5-109 | RPO 자세

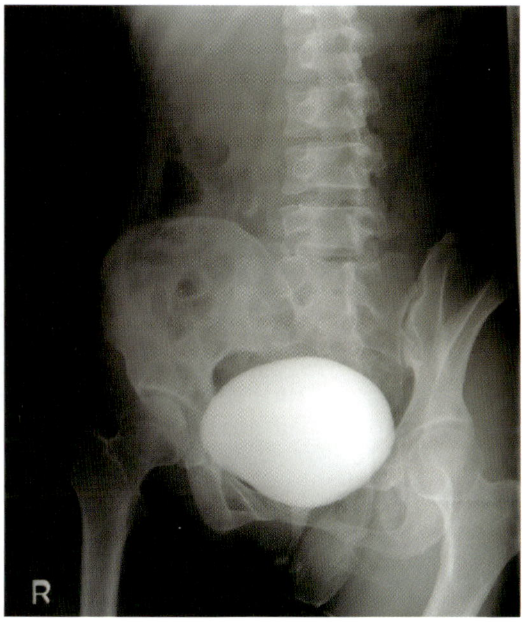

| 그림 5-110 | 배뇨중 RPO 촬영 영상

④ 배뇨중 LPO 자세에서도 방광목과 요도를 관찰할 수 있다(그림 5-111, 112).

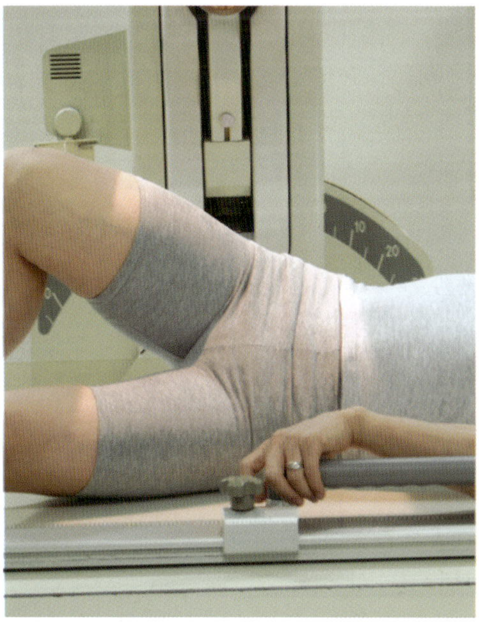

| 그림 5-111 | LPO 자세

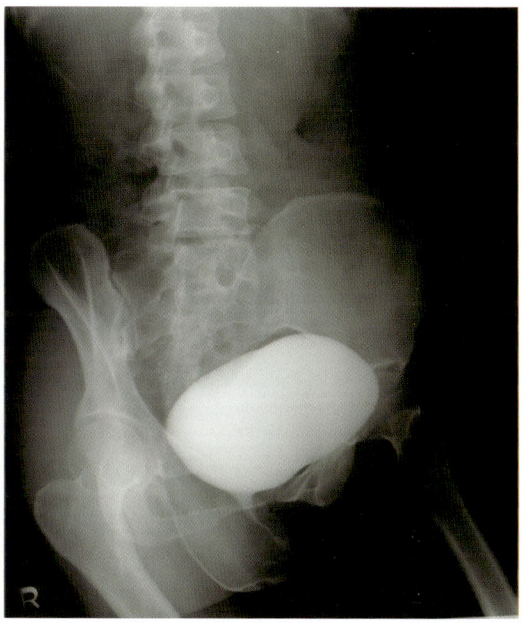

| 그림 5-112 | 배뇨중 LPO 촬영 영상

⑤ 배뇨 후 검사(post voiding)는 KUB촬영으로 상부요로계의 역류와 잔뇨의 유무를 알기 위해서 검사를 실시한다(그림 5-113, 114).

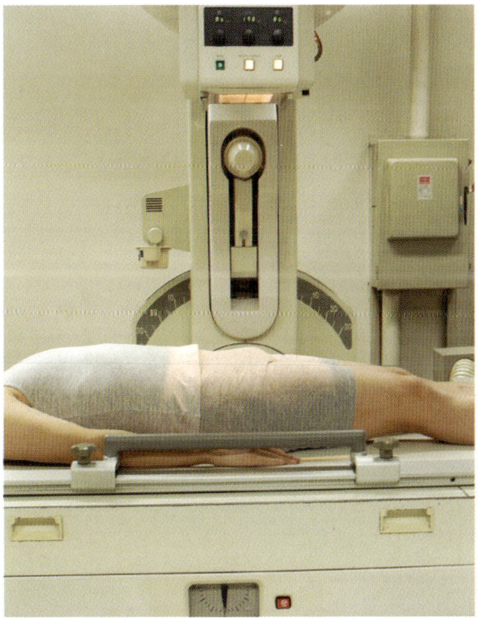

| 그림 5-113 | 배뇨 후 KUB 촬영자세

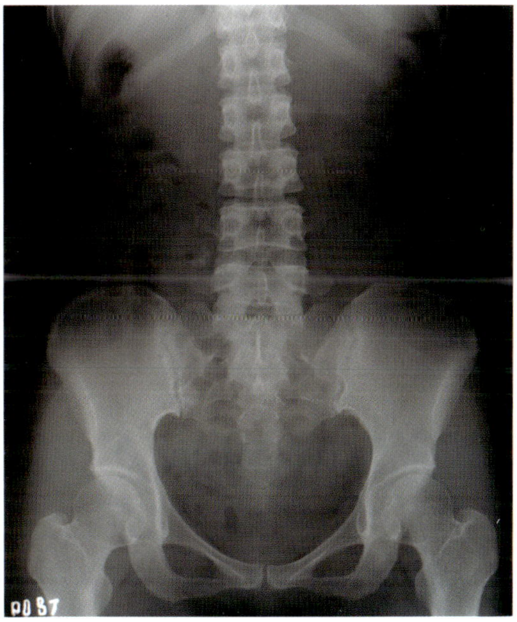

| 그림 5-114 | 배뇨 후 촬영 영상 (잔뇨와 상부 요로계 관찰)

⑥ 신경인성방광(neurogenic bladder) 환자의 배뇨가 쉽지 않으므로 방광을 손으로 압박하거나 검사실의 조명을 낮추는 등의 방법으로 배뇨를 유도해야 한다.

⑦ 배뇨중 투시에서 방광요관 역류가 발견된 경우 역류된 조영제가 방광으로 내려가기 전에 신속하게 촬영하도록 한다.

7) 영상평가

(1) 방광요관역류와 뒤요도판막이 잘 나타나야 한다.

(2) 방광요관역류, 뒤요도판막의 진단과 배뇨과정에서 방광목의 변화를 관찰할 수 있어야 한다.

(3) 촬영 시에는 가능하면 콩팥과 요도를 함께 포함하도록 해야 한다.

10 역행성 요도조영검사 (retrograde urethrography ; RGU)

1) 요도(urethra) 해부학

(1) 남성 요도(그림 5-115)

남성 요도의 길이는 17~20cm로 전립샘부, 막성부, 해면체부로 구분한다.

① 전립샘부(prostate portion)

길이는 약 3cm로 방광삼각에서 시작하여 요생식가로막의 윗부분까지이며, 부속생식샘으로 많은 관을 통해 요도에 생식분비물을 보내는 전립샘으로 둘러싸여 있다.

② 막성부(membranous portion)

길이는 2~2.5cm로 요생식가로막을 관통하여 바깥요도조임근을 이루는 수의근에 싸여 있다.

③ 해면체부(penile of portion)

요생식가로막의 아래부분에서 음경 끝부분에 이르는 부위로, 길이는 약 15cm이며 전체에 걸쳐 요도해면체(corpus spongiosum)에 의해 덮여 있고 요생식가로막에 있는 1쌍의 부생식샘인 망울요도샘(bulbourethral gland)이 해면체부 내부로 분비물을 보낸다.

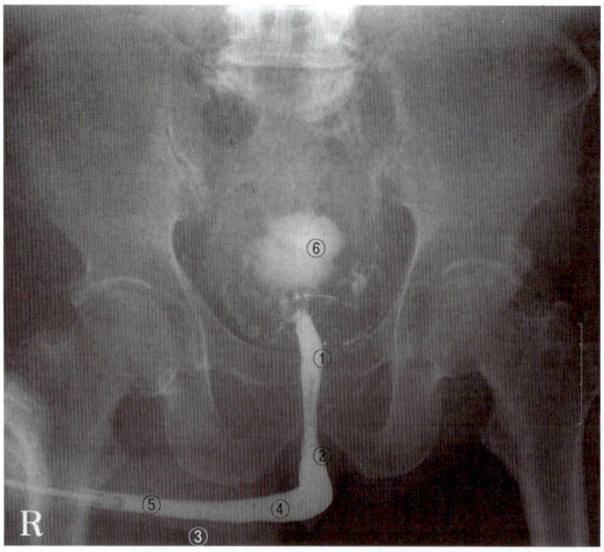

| 그림 5-115 | 남성요도의 투시조영 영상

① 전립샘부(prostate portion)
② 막성부(membranous portion)
③ 해면체부(cavernous portion)
④ 망울(구부)요도(bulbous portion)
⑤ 음경요도(penile urethra)
⑥ 방광(bladder)

해면체부 중 가장 넓은 부위를 망울요도(bulbous urethra)라 하고 바깥요도구멍에 근접하여 조금 넓혀져 있는 부위를 요도배오목(navicular fossa)이라 한다.

남성요도는 2개의 기능, 즉 소변을 방광에서 체외로 보내는 통로의 역할과 정액을 여성 생식기관으로 보내는 통로로서의 기능을 갖고 있다.

④ 방사선 해부학

수용성 요오드 조영제를 역행성으로 주입하여 요도의 형태학적 이상을 관찰하는 검사이다(그림 5-115).

요도의 길이가 17~20cm 정도로 길고 손상이 많은 남성이 주로 적응 대상이다.

2) 임상 증례

(1) 요도 협착(urethral stricture)(그림 5-116~119)

- 선천성과 후천성이 있다. 선천성은 남자에서 드물게 나타나며 요도배오목(navicularis fossa)과 막성부 요도위치에 호발한다.
- 심한 요도협착은 소변감소증과 같은 폐색증상이나 요로감염을 동반하면서 방광장애와 물콩팥증을 초래할 수 있으므로 의심이 가는 환자에게는 신중한 문진과 신체검사가 필요하다.
- 선천성 요도협착이 의심되면 방광경 및 요도경을 시행한다.
- 내시경을 시행할 때 협착부위를 치료할 수 있고, 어린이용 절개칼을 사용해 내요도절개술로 치료한다.
- 가로막성 협착은 요도확장이나 내요도절개술로 잘 치료되나 계속적인 요도협착의 재발 시에는 외과적 교정술이 필요하다.
- 후천성 협착은 남자에게서 호발하며 여자에게는 드물다. 대부분의 후천성 요도협착은 감염이나 외상이 원인이다.
- 염증성으로 허혈성 괴사나 요도손상을 더 잘 일으킨다. 드물게 임균성 요도염의 합병증으로 협착이 발생한다.
- 외상성인 경우 골반골절이 발생하면 막성부 요도에 말안장형 손상(stradle injury)과 망울요도에 협착을 일으킨다.
- 대부분의 경우 남성의 경우에 전립샘 비대로 인한 전립샘 요도 협착이 생기며, 외부 충격이나 요도가 손상된 후 생기는 합병증으로 협착이 생기기도 하고 요도염을 앓고 나서 생기기도 한다.

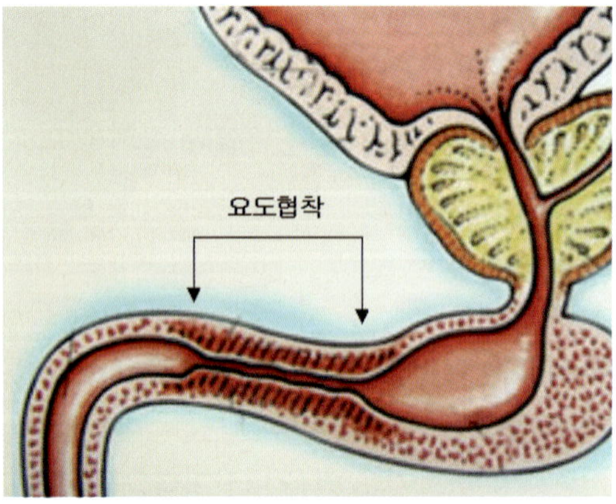

| 그림 5-116 | 음경요도협착

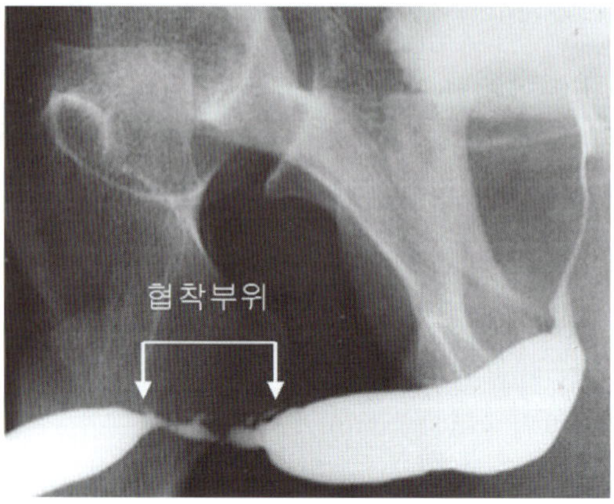

| 그림 5-117 | 음경요도협착 조영영상

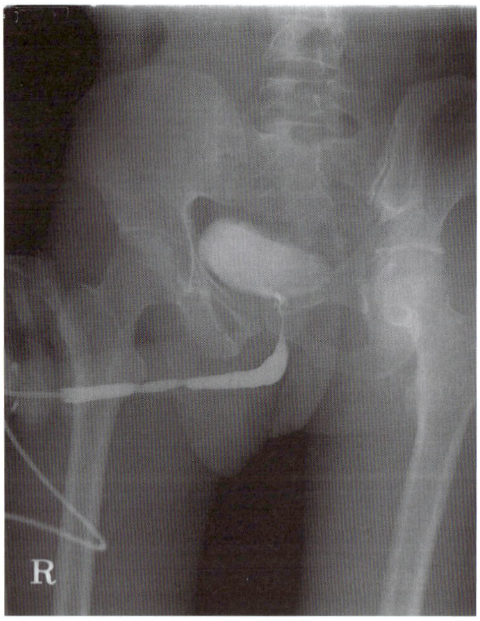

| 그림 5-118 | 먼쪽 망울요도협착
(distal bulbous urethral stricture)

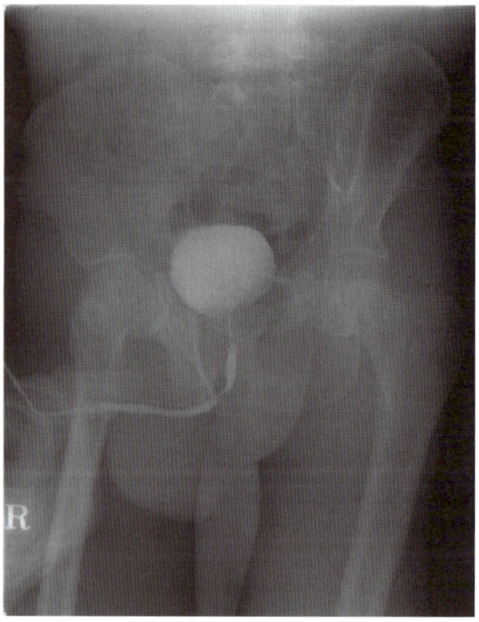

| 그림 5-119 | 몸쪽 망울요도협착
(proximal bulbous urethral stricture)

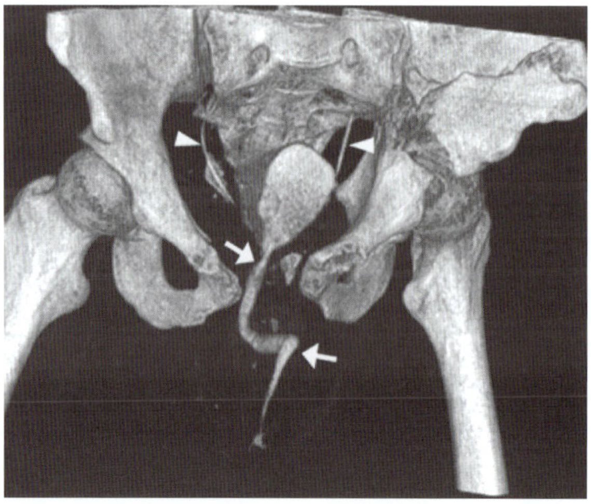

| 그림 5-120 | 교통사고 후 27세 남자의 2D와 3D을 이용한 16MD CT 요도 영상으로 요도파열로 인한 조영제 누출은 없다.

3) 검사목적

(1) 요도의 염증과 협착(stricture), 샛길(fistula), 사고에 의한 손상(rupture), 기형(anomaly), 종양(tumor), 돌(stone), 곁주머니(diverticulum) 등의 관찰과 조영제 주입 시 상부요도(방광목)의 변화를 알 수 있다.
(2) 전립샘부, 음경부, 망울, 막성부 요도의 형태학적 소견을 잘 볼 수 있다.
(3) 남성 환자가 촬영대상이며 양성 전립샘비대(benign prostatic hypertrophy)에 의한 전립샘 요도협착 진단을 위해 한다.

RGU basic

· scout　　· AP　　· RPO 30°, 45°
· LPO　　· Delayed

4) 조영제 및 준비사항

(1) 수용성 요오드 조영제와 생리식염수를 50% 정도(1 : 1)로 희석하여 준비한다.
(2) 준비사항

① 도뇨관(foley catheter)　　② 50mL enema syringe
③ Dressing set　　④ 소독젤리(jelly)
⑤ 멸균 증류수　　⑥ 곡반
⑦ 수용성 조영제　　⑧ Surgical glove

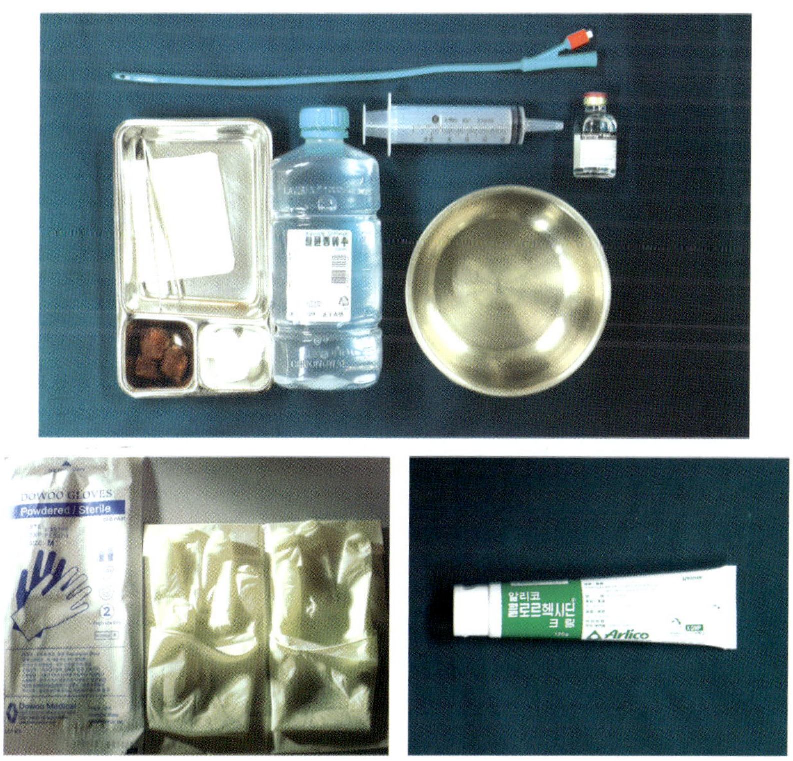

| 그림 5-121 | 역행성 요로조영검사 준비물

5) 전처치

별도의 전처치는 필요하지 않지만 검사전 방광을 비운다.

6) 검사방법

(1) 환자에게 검사에 대한 설명을 한 후 촬영대에 눕도록 하고 바깥요도구멍과 주변을 소독한다.

(2) 도뇨관(foley catheter)을 이용한 검사방법은 6~8Fr.의 도뇨관을 요도의 배오목(fossa navicularis)까지 삽입한 후 0.5~1mL의 생리식염수 주입으로 풍선(balloon)을 팽창시킨다.

(3) 손으로 잡고 검사하는 방법 ; 귀두의 상방을 거즈로 묶은 후 도뇨관(foley catheter)을 3~4cm로 잘라 30mL 주사기와 연결한 뒤 귀두를 잡아당기며 조영제를 주입한다(그림 5-121).

(4) Urethrographic clamp를 이용할 경우 기구의 끝부분에 조영제가 담긴 주사기를 연결하여 기구의 노즐을 요도구에 삽입한 후 귀두 상방을 clamp로 잡고 기구를 잡아당기며 조영제를 주입한다(그림 5-123).

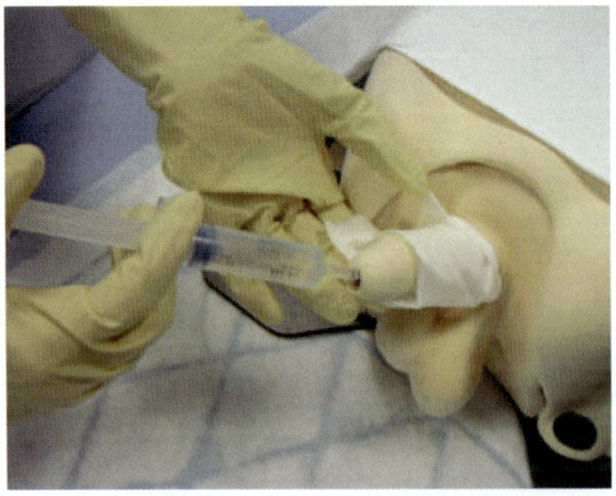

| 그림 5-122 | Enema syringe을 이용하여 조영제를 주입하는 방법

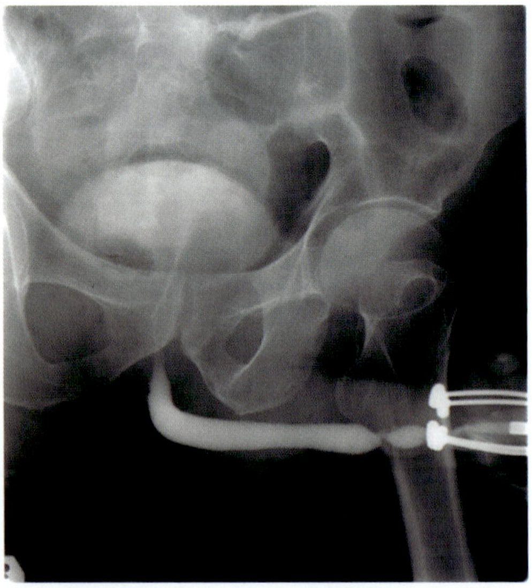

| 그림 5-123 | Urethrographic clamp의 기구를 이용하여 조영제를 주입하는 영상

(5) 방사선 투시 하에 조영제의 주입을 확인하여 정면(AP)과 사방향촬영을 해야 한다.

① 정면촬영 시 양쪽 넙다리를 가능한 밀착시키고 안쪽 연부조직을 따라 음경(penis)을 잡아 당겨서 조영제를 주입한다. 조영제를 너무 빠르고 세게 주입하면 과도한 압력에 의하여 조영제의 정맥역류가 일어날 수도 있다.

② 방광목를 지나 방광 내에 지속적으로 유입될 때 시행해야 하며 조영제의 주입은 촬영이 끝날 때까지 계속되어야 한다.

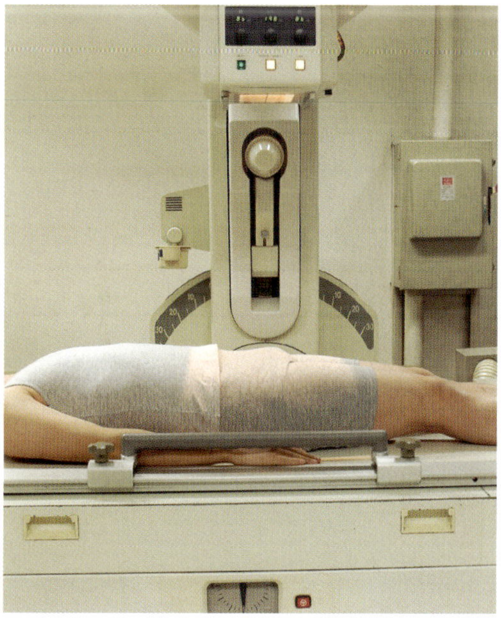

| 그림 5-124 | Scout AP 촬영

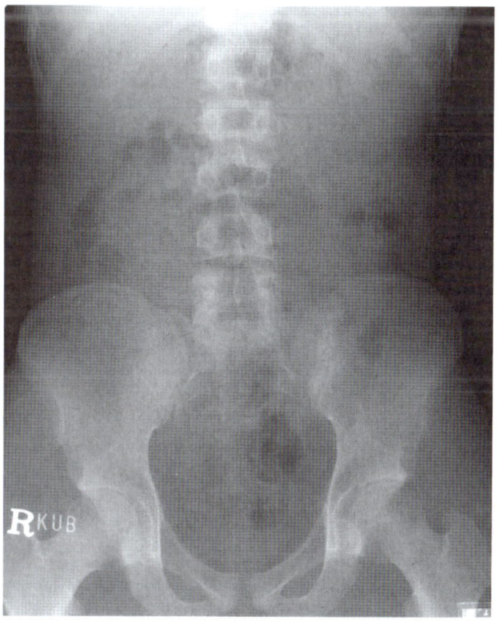

| 그림 5-125 | KUB 영상

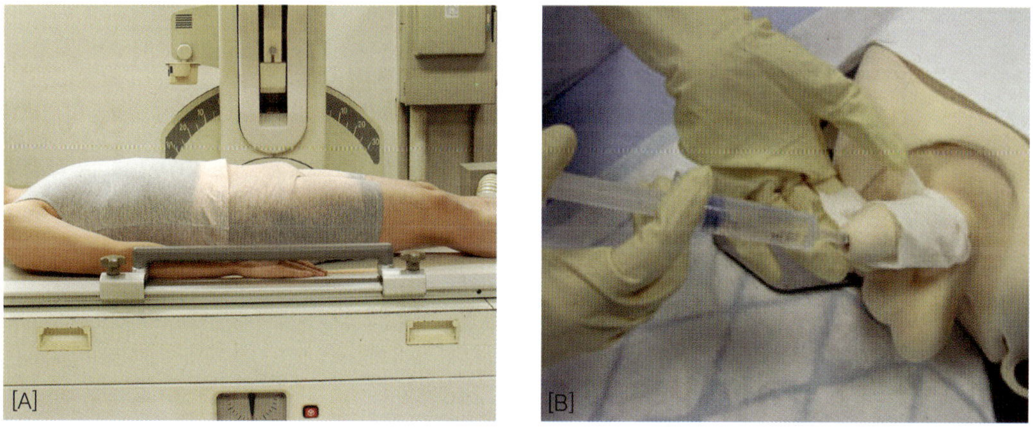

| 그림 5-126 | AP 촬영 자세[A]와 조영제 주입[B]

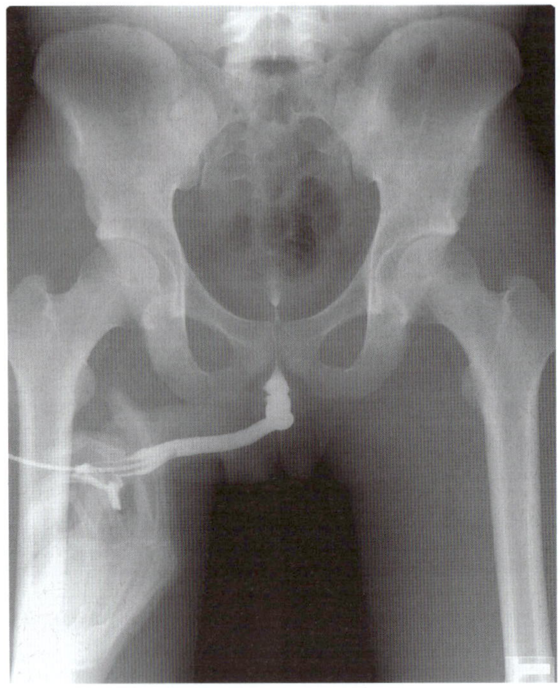

| 그림 5-127 | 전립샘 요도 협착 영상

③ 사방향 촬영은 환자의 자세를 30° 정도 회전시킨 후, 조영제를 20mL 정도 주입하면서 요도의 전체가 나오게 RPO 자세로 촬영한다. 필요하면 LPO자세로 촬영할 수 있다(그림 5-127, 128).

조영제를 주입하는 동안 옆구리통증(측복통)이나 팽만감이 일어나면 주입을 중단하고 촬영을 한다.

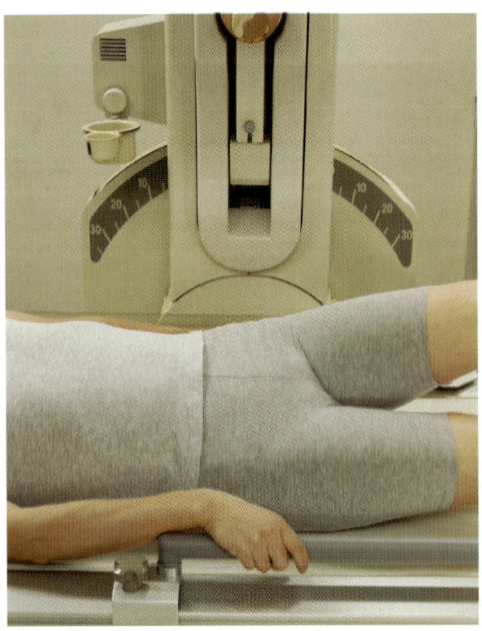

| 그림 5-128 | RPO 자세 (30°) 촬영

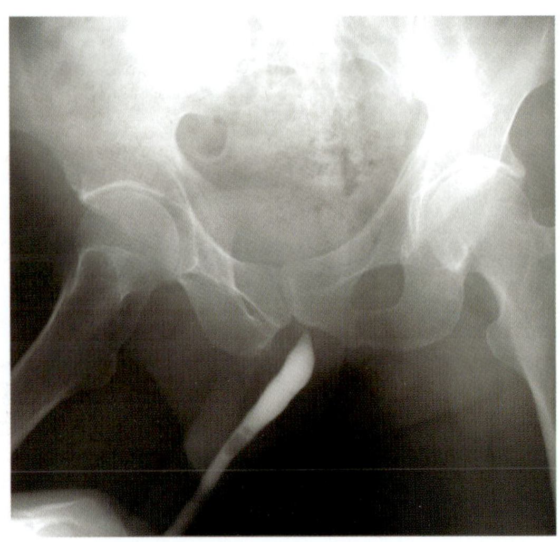

| 그림 5-129 | RPO 촬영(전립샘 요도 협착) 영상

④ 추가 RPO 촬영은 환자자세를 45° 정도로 위치시키며 조영제를 20mL 정도 주입하면서 요도의 전체가 나오게 촬영한다(그림 5-129, 130).

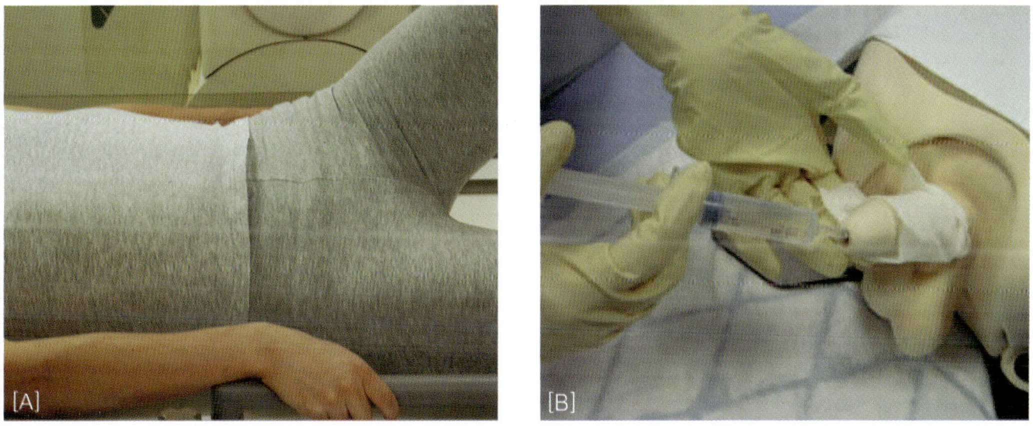

| 그림 5-130 | RPO 촬영(45°)자세[A]와 조영제 주입[B]

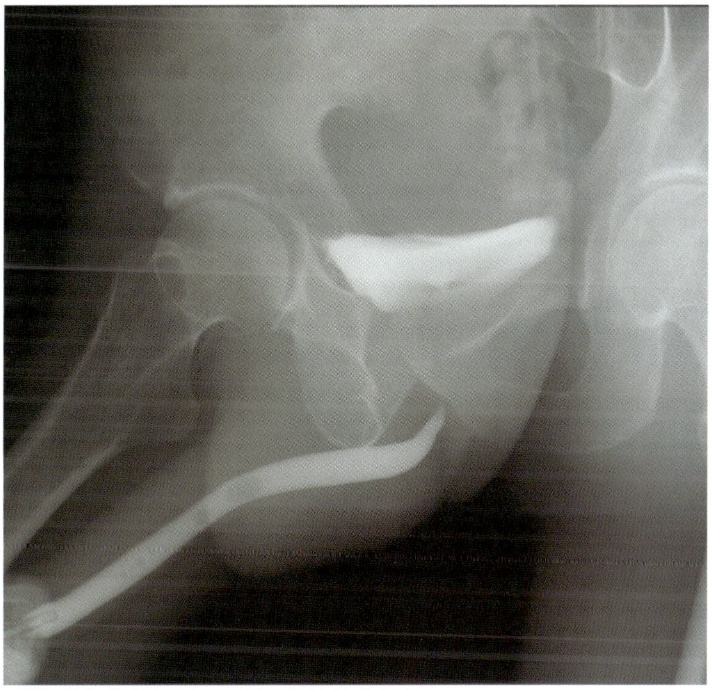

| 그림 5-131 | RPO 45° 촬영 영상

⑤ 도뇨관(foley catheter)을 제거한 다음 지연촬영(delayed)을 한다. 상부 요도로부터 조영제가 잘 배설되는가의 여부를 확인하는 것이 중요하다(그림 5-132, 133).

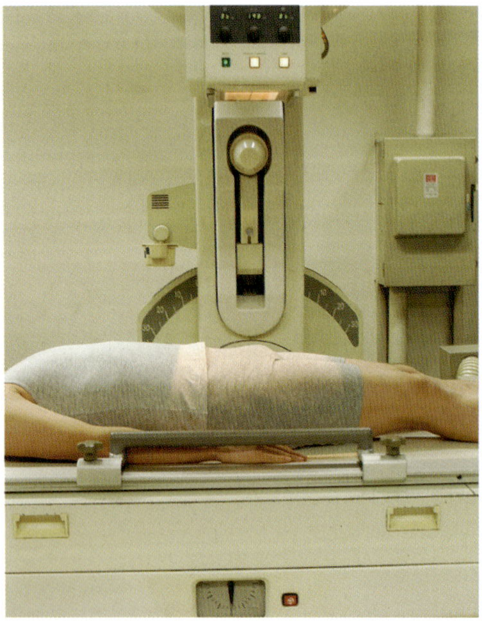

| 그림 5-132 | 지연촬영 (foley catheter 제거 후)

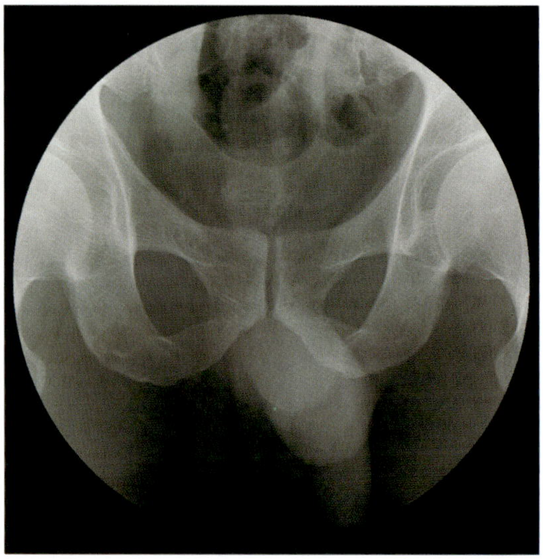

| 그림 5-133 | 지연촬영 영상(foley catheter 제거 후 배뇨영상)

7) 영상평가

(1) 전립샘부, 음경부, 망울, 막성부 요도의 형태학적 소견을 잘 나타내줄 수 있도록 검사한다.
(2) 촬영상에는 반드시 요도의 전체가 포함되어야 한다.
(3) 조영제가 과량 주입되어 요도가 너무 확장되어 나타나지 않도록 조심해야 한다.
(4) 폐색의 정도는 주입된 조영제가 배설되는 정도로 판단할 수 있다.

11 금속사슬 방광요도조영검사 (metallic bead chain cystourethrography ; CCU 금속성 비드체인 방광요도조영검사)

1) 여성 생식계통(female reproductive system) 해부학

여성 요도는 비교적 곧은 관으로 길이 3~4cm로 남성 요도의 전립샘부에 해당된다.

방광 삼각에서 회음부(perineum)에 걸쳐 있고, 회음부에 이르는 사이에 여성 요도는 바깥요도 조임근에 의해 둘러싸인 요생식가로막을 관통한다.

바깥요도구멍은 질어귀(질전정, vaginal vestibule)의 바깥질구 바로 앞에, 음핵(clitoris)의 2.5cm 뒤에 위치하므로 여성 환자에게 도관을 삽입할 때 기억해야 하는 중요한 점이다.

여성요도는 점막과 근육으로 된 근육성 관이다(그림 5-134).

여성 생식기계는 난소, 생식기관, 부속샘, 외생식기, 젖샘 등으로 구성된다.

성인의 난소는 아몬드 모양으로 길이 약 4cm 너비, 약 2cm, 무게 2~3g의 성기관이다.

난소는 골반측벽의 난소오목에 위치하며, 바깥엉덩 혈관과 외측 제인대와 요관 등으로 경계가 이루어진다.

난소는 엉덩혈관에서 자궁관가시까지 뻗어 있는 여러 가지 인대에 의해 위치가 고정되는데 난소인대는 자궁의 옆에서 자궁측 난소가시까지 그리고 난소간막(mesovarium)은 난소를 넓은 인대 뒤에 연결하는 장간막이다.

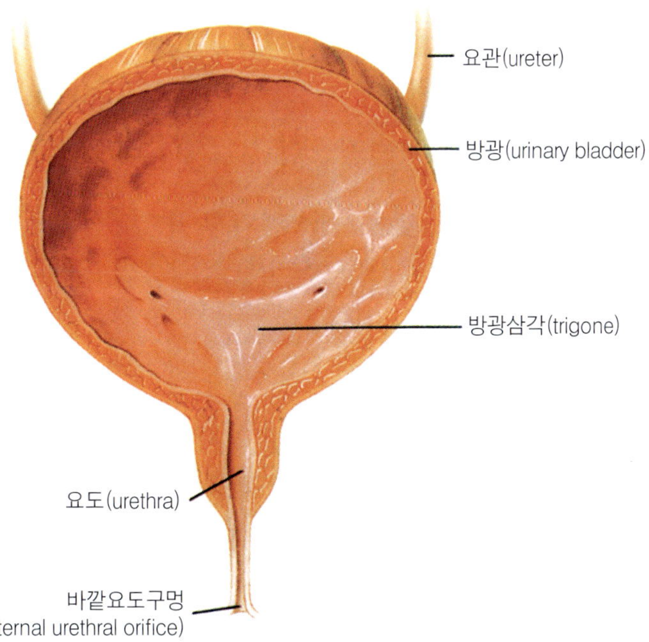

| 그림 5-134 | 여성 생식기계 정면 구조

(1) 난소

난소는 단단한 선 조직으로서 실질은 백색막(tunica albuginea)으로 불리는 두꺼운 섬유성 결합조직낭으로 둘러싸여 있다.

난소의 실질은 구분이 잘 되지 않는 겉질 및 속질부위로 나누어진다.

(2) 나팔관, 자궁관(fallopian tube, oviduct)

배란된 난자를 자궁 쪽으로 보내는 1쌍의 관으로 길이는 약 11cm(7~15cm)이다.

자궁관에는 잘룩부(협부, isthmus), 팽대부(ampulla), 깔때기부(infundibulum)가 있다.

잘룩부는 자궁에 가까운 약 1/3의 좁은 부분으로 직선적이고, 자궁벽 중에 있는 부분은 자궁부라고 한다.

팽대부는 난소에 가까운 약 2/3 부분이며 크고 구부러져 있다.

깔때기는 가장자리에서 연한 다수의 자궁관술(fimbriae)로 난소의 바깥쪽 끝에 이른다.

자궁관은 점막, 근층, 장막으로 되어 있다.

(3) 자궁(uterus)

자궁은 내강이 있는 근육성 기관으로 방광과 곧창자 사이의 골반안에 위치하고 있다.

임신 경험이 없는 여성의 자궁은 서양배(pear) 모양이며 길이는 약 7cm, 넓이 약 3.5~4cm, 두께는 2.5cm 정도이다.

① 자궁바닥(fundus)

자궁 위의 둥근 부분으로 자궁관과 연결되어 있다.

② 자궁몸통(body)

자궁 바닥에서 목에 이르는 점차 가늘어지는 부분으로 앞은 방광면이고, 뒤는 장면이라 하며, 옆은 왼·오른 자궁연이라고 한다.

③ 자궁목(cervix)

자궁의 좁아진 하측부로서 먼쪽은 질의 근위부 쪽으로 돌출되어 싸고 있다.

자궁벽은 점막, 근층, 장막의 3층으로 이루어진다.

(4) 질(vagina)

성교접기인 동시에 자궁의 분비물들을 운반하고 산도를 이루는 길이 약 9cm 가량의 확장성이 큰 섬유성 근육의 관이다.

요도의 뒤, 곧창자의 앞에 있다. 질은 점막, 근층, 외막의 3층으로 되어 있다.

2) 임상증례

(1) 복압 요실금(stress incontinence, 긴장성 요실금)(그림 5-135, 136)

요도와 골반근육의 약화로 생긴다. 골반근육은 방광을 지지하며 소변을 볼 때 방광출구의 개폐조절에 도움을 주는 근육이다. 이 골반 바닥의 근육이 약화되면 방광목이 아래로 쳐져서 복압이 증가할 때 소변이 불수의적으로 샌다.

① 증상

웃거나 재채기, 뛰뛰기 등 복압이 증가하는 행동을 했을 때 자신도 모르게 소변이 새는 경우로 심하면 걷거나 앉아있는 상태에서도 소변이 나오게 되며, 이때에도 방광기능은 정상이다.

골반근육층이 약해지면 요도나 방광목이 아래로 처지게 되어 요도로 전날되는 복압의 정도가 높지 않게 소변이 새는 것이다.

② 원인

질식분만(난산)이 가장 중요한 유발요인이며, 여성 요실금 중에서 가장 발생빈도가 높다.

출산 시 태아의 머리에 의해 골반근육이나 인대층이 파열되면 방광목과 요도가 뒷쪽 아래로 처지게 되거나 나이가 들면서 여성호르몬의 감소, 비만 등으로 점차 골반근육이 약해지기 때문이다.

③ 진성(genuine) 복압 요실금

방광목이나 요도가 정상보다 아래로 많이 처지게 되는 요도의 과다움직임(hypermobility)에 의한 요실금, 복압 요실금이 대부분을 차지한다.

④ 내인성 요도 기능저하(intrinsic sphincter deficiency, ISD)

요도의 조임근 기능의 저하에 의한 복압성 요실금으로 일반적으로 난산에 의해 태아의 머리가 산도에 위치한 음부신경이나 골반근육에 손상을 주어 점차 요도 조임근의 위축 및 기능저하가 나타남으로 인해 발생한다.

⑤ 기타 복압 요실금

선천적으로 요도가 짧거나 이전에 요실금 수술이 실패하였을 때, 근치자궁절제술(radical hysterectomy)이나 근치곧창자절제술 후에 음부신경이 손상을 받았을 때 일어난다.

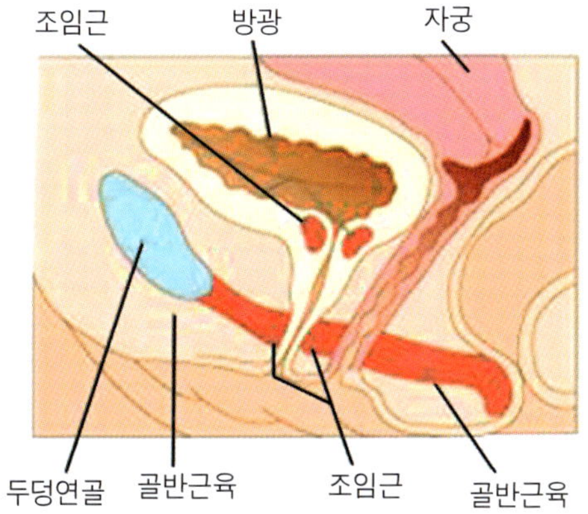

| 그림 5-135 | 정상적인 방광

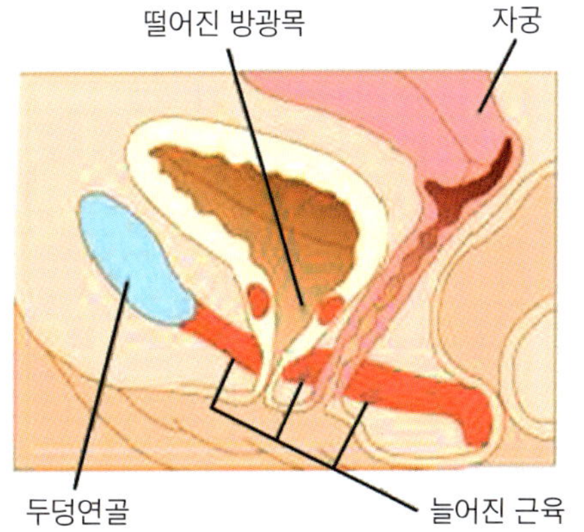

| 그림 5-136 | 요실금이 있는 방광

⑥ 요실금 진단방법

ⓐ 음료섭취량, 소변 횟수, 소변량, 소변이 새어나오는 시기를 물어보아 복압성 요실금을 진단한다.
ⓑ 골반근육을 검진하고 자궁이 탈출되어 있는지 확인한다.
ⓒ 방광기능을 살펴보기 위해 소변역동학적 검사를 의뢰할 수 있다.

⑦ 요실금 치료방법

원인이 무엇이든 관계없이 골반 근육을 강화시키는 데에는 케겔 운동이 효과적이다. 출산으로 인해 발생한 경우에는 시간이 지나면서 근육 긴장도가 점차 회복된다. 이때 근육 운동을 꾸준히 하면 회복 속도가 빨라질 수 있다.

폐경 후 여성은 호르몬 대치요법을 권장할 만하다. 비만인 경우엔 체중을 줄여야 한다. 심한 경우엔 정상적인 방광 기능을 되찾기 위해 방광위치를 조정하고 지지 기능을 향상시키는 수술이 필요할 수도 있다.

케겔 운동법(항문조이기)

(1) 배나 엉덩근육은 사용하지 않고 항문과 질 및 요도를 조이는 운동이다.
(2) 조일 땐 방귀가 나오는 것을 참거나 배변을 중단시킬 수 있을 정도로 힘준다.
(3) 먼저 숨을 들이마시고 숨을 멈춘 뒤 항문 주위를 10초 동안 수축한 다음에 숨을 내쉬면서 10~15초 동안 이완시키는데, 15회 정도 하는 것이 1단계이다.
10초 동안 수축이 힘들면 1~3초의 수축과 이완을 하는 짧은 케겔운동을 먼저 시행한다.
(4) 하루에 3단계, 즉 45회의 항문근육 수축과 이완을 반복한다. 처음부터 무리하게 하지 말고 1단계, 2단계로 천천히 늘린다. 누운 자세 뿐만 아니라 서 있거나 앉아 있을 때도 가능하며 3~4개월 동안 계속하면 효과를 볼 수 있다.

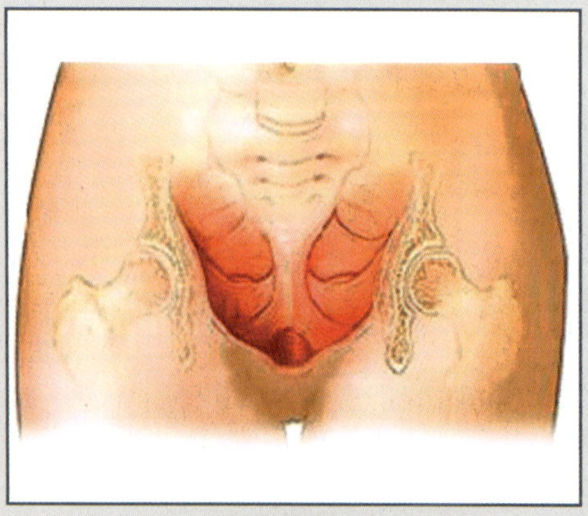
골반근육을 강화시키기 위한 운동

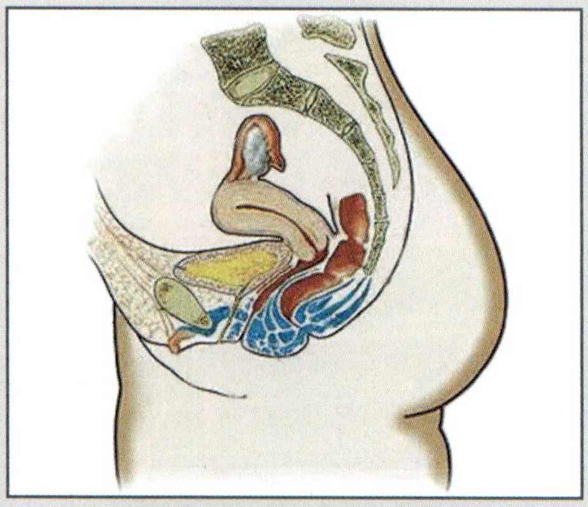
여성생식기계 측면 사진

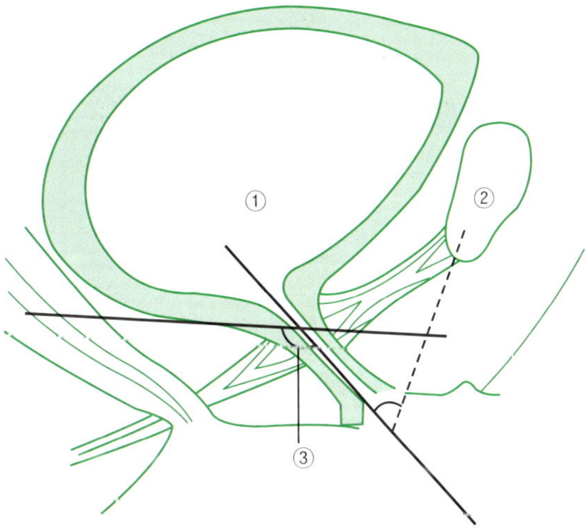

| 그림 5-137 | 요도방광뒤각

① 방광(urinary bladder) ② 두덩결합(symphysis pubis) ③ 요도방광뒷면각(PUVA)

3) 검사목적

(1) 복압 요실금(stress incontinence)의 원인을 진단하기 위해서 시행한다.

(2) 요실금이 있는 여성에게 실시하며 요실금을 일으키는 해부학적 비정상(방광위치 이상, 방광근육의 수축이상, 염증 등)을 검사하는 방법이다.

(3) 요도방광뒤각(post urethrovesical angle : PUVA 90~100°)과 요도구멍의 위치를 이용하여 이상유무를 판단한다(그림 5-137).

(4) 배 내부 압력의 증가로 인한 장축의 각도를 측정한다.

4) 전처치 및 조영제

(1) 검사 전 배뇨로 소변과 주입된 조영제의 희석이 없도록 한다.

(2) 수용성 요오드 조영제와 생리식염수를 30% 정도로 희석하여 사용한다.

5) 준비사항(그림 5-138)

① 금속성 구슬줄(metallic bead-chain)(그림 5-138[C])
② 요도 도관(foley catheter)
③ 드레싱 세트(dressing set)(그림 5-138[A])
④ 관장용 주사기(enema syringe)
⑤ 젤리(lubricant jelly)(그림 5-138[B])
⑥ 수용성 요오드 조영제
⑦ 생리식염수

Metallic bead chain cystourethrography basic

- Scout
- Erect AP rest, stress
- Erect Lat rest, stress
- Erect Lat voiding

V

7) 영상평가

① 선 자세 정면상과 측면상의 안정상태와 긴장상태의 영상에서 각각 요도방광뒤각(posterior urethrovesical angle : PUVA)을 측정하여 이상 유무를 평가한다.
② 선 자세의 측면 배뇨 시 금속성 구슬줄이 배뇨와 함께 빠져나오는지 확인한다.

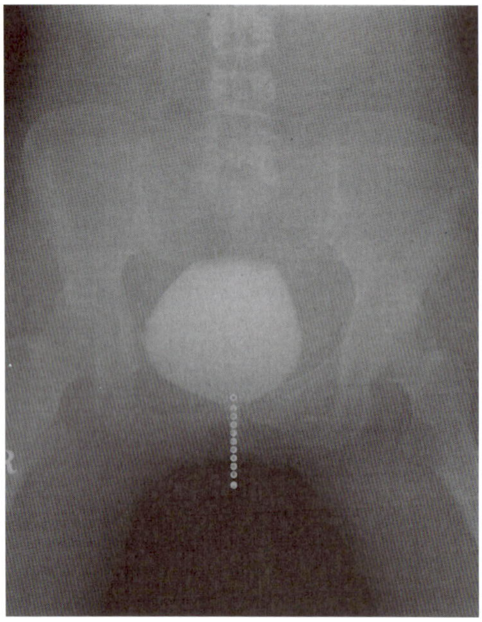

| 그림 5-139 | 선 자세 안정상태 정면촬영 영상

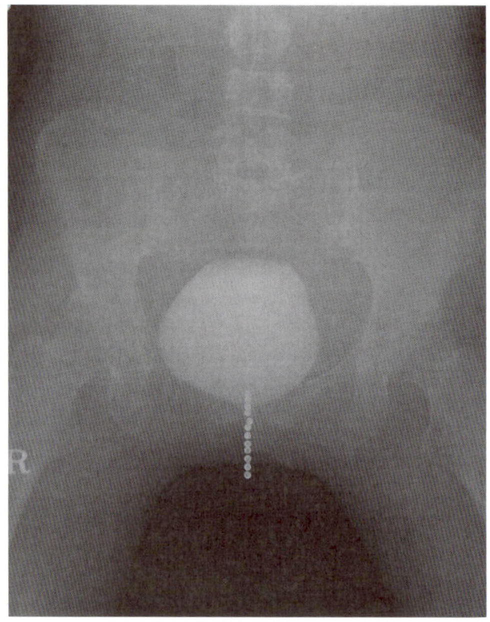

| 그림 5-140 | 선 자세 긴장상태 정면촬영 영상

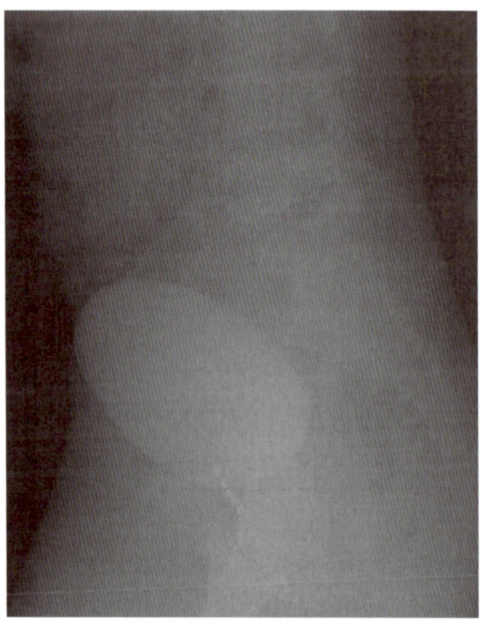

| 그림 5-141 | 선 자세 안정상태 측면촬영

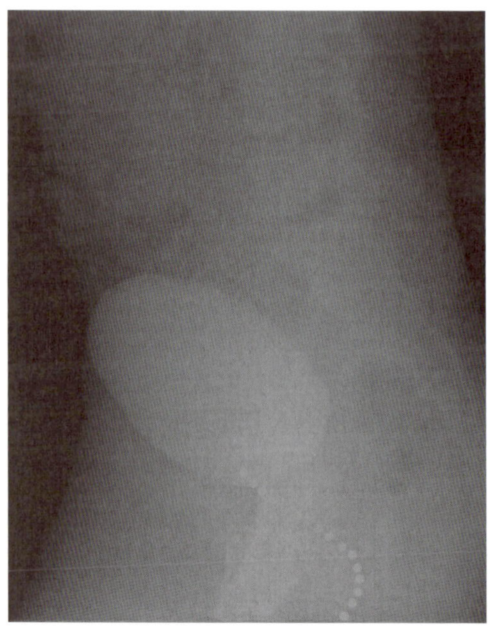

| 그림 5-142 | 선 자세 긴장상태 측면촬영

Chapter 6

생식계통 조영검사

학습목적

- 생식계통은 정소와 난소를 말하며 성선자극호르몬에 의해 조절되는 기관이다.
- 생식계통의 해부구조와 내분비조절기능에 대한 내용을 학습하며 생식기의 질병진단을 위한 여러 조영검사에 대한 목적과 조영기법 및 전·후처치에 대해 배운다. 촬영된 영상의 진단적 가치와 영상평가기준을 점검하며, 특히 피폭선량 및 환자 관리에 관하여 학습하는 것을 목적으로 한다.

학습목표

- 여성, 남성 생식계통에 대한 해부학적 명칭과 생리적 기능을 설명할 수 있어야 한다.
- 검사목적과 검사방법 및 검사 기구에 대해 이해하고 있어야 한다.
- 검사에 대한 전처치를 명확히 이해하고 자궁난관조영검사(HSG) 시 radiographic 10day rule을 인지해야 한다.
- 검사한 영상에 대한 영상분석은 물론, 목적에 합당한 촬영이 이루어졌는지의 여부를 평가할 수 있어야 한다.
- 검사 후처치에 대해 설명할 수 있어야 한다.
- 환자 관리에 대한 기본을 숙지하고 있어야 한다.
- 피폭경감에 대한 조치가 강구되어야 한다.

개 요

여성생식계통 진단에 적용되고 있는 엑스선 영상진단법에는 불임의 원인 진단으로 난관의 개폐 유무를 확인하는 자궁난관 조영검사와 질의 선천성비정상, 누공 등 질의 병변을 관찰하는 질조영검사 등이 있으나 최근에는 자궁난관 조영검사가 주로 시행되고 있다.

남성생식기에서 방사선학적 검사의 대상은 주로 전립샘과 음낭 및 고환이다.

전립샘 질환의 대부분은 전립샘암이나 양성 전립샘비대증이며, 이러한 질병의 영상진단법으로는 초음파검사, 자기공명영상(MRI) 검사, 그리고 엑스선을 이용한 전립샘 조영검사와 요로조영검사가 있다. 곧창자 초음파검사나 요로조영검사는 전립샘 질환으로 인한 방광이나 요로계통의 변화를 관찰할 목적으로 시행되며 MRI 검사는 전립샘암의 질병결정 목적으로 시행된다.

음낭의 초음파 검사에는 음낭의 낭성 종괴와 고형성 종괴를 구분하는데 유용하며 고환꼬임(testicular torsion)의 진단법에는 칼라도플러 초음파검사나 ^{99m}Tc 표지화합물을 이용한 핵의학 검사가 있다.

투시조영검사로 정낭조영검사와 음경 해면체조영검사가 있으나, 정낭조영검사가 종종 시행된다.

성별에 따른 검사 분류	검사 종류
남성생식계통 조영검사 (fluoroscopic radiography of male reproductive system)	정낭조영검사(seminal vesiculography)
	해면체조영검사(cavernosography)
여성생식계통 조영검사 (fluoroscopic radiography of female reproductive system)	자궁난관조영검사(hysterosalpingography)
	질조영검사(vaginography)

01 자궁난관조영검사 (hysterosalpingography ; HSG)

1) 여성생식계통 해부학

(1) 해부학적 특징(그림 6-1, 2)

여성생식기관은 생식선인 난소, 자궁 자궁관, 자궁, 질 그리고 외부생식기로 구성되어 있다.

① 난소(ovary)

난소는 골반안에 1쌍으로 구성되어 있으며 난자의 생산과 성숙(배란기능), 그리고 여성호르몬을 생산 분비하는 기관이다.

난소는 길이가 2.5~4.0cm이며 폭은 1.0~2.0cm이고 두께는 0.5~1.0cm이다. 외층은 피질(cortex)로서 발육단계의 난포(ovarian follicles)가 존재하며 중심부의 수질(medulla)에는 난소문에서 출입하는 혈관이나 신경이 많은 결합조직으로 형성되어 있다.

② 자궁관(fallopian tube, oviduct)

자궁관은 난소와 자궁사이를 연결하는 1쌍의 관으로서 길이는 약 10cm 정도이다.

자궁관은 자궁쪽의 좁은 잘룩부(isthmus), 가장 길고 넓은 팽대부(ampulla), 그리고 복강에 개구하는 깔때기(infundibulum)로 구분된다.

수정은 팽대부에서 이루어지며 배란된 난자를 팽대부로 이동시키고 수정란을 자궁으로 이동시키는 역할은 자궁관 점막의 섬모운동과 자궁관 근육층의 수축운동에 의한다. 자궁관이 협착, 폐색되면 불임의 원인이 된다.

③ 자궁(uterus)

자궁은 수정란을 발육시키는 주걱 모양의 기관으로서 방광과 곧창자 사이에 위치하며 길이 7cm, 넓이 5cm, 두께 2~3cm 정도의 크기이다.

자궁은 자궁관이 구멍난 곳의 위쪽에 있는 바닥(fundus)과 위쪽 2/3 부분의 몸통(body) 그리고 그 아래 좁은 부분의 자궁목(cervix)으로 구분되며 자궁목의 끝부분, 즉 질내에 돌출되어 있는 자궁질부(vaginal portion)는 임상소견 시 중요한 부위가 된다.

④ 질(vagina)

질은 자궁의 아래쪽에 위치한 7cm 길이의 근육성 관으로서 남성생식기와의 접합기관이며 출산시에는 신생아가 나오는 산도(birth canal)이다.

VI

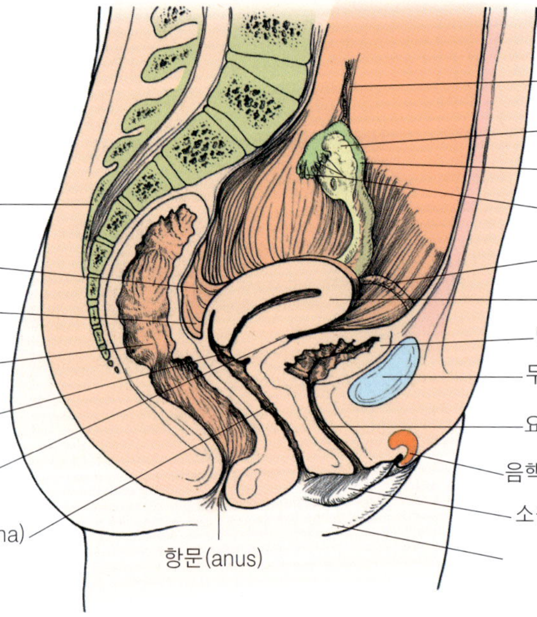

| 그림 6-1 | 여성생식기관의 시상단면도

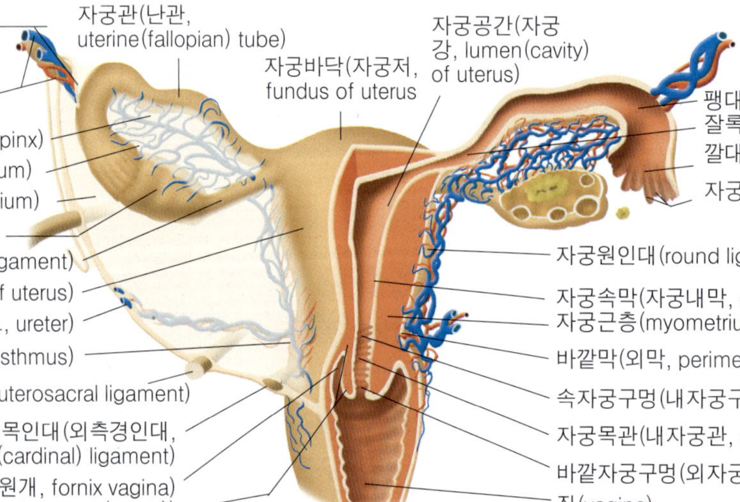

| 그림 6-2 | 여성생식기의 부속기관

2) 자궁 자궁관의 임상증례

(1) 자궁두뿔증(쌍각자궁, bicornuate uterus)(그림 6-3, 4)

자궁두뿔증은 융합과정의 이상에 의해 가로막이 형성되어 생기게 된다. 대부분의 자궁기형과 마찬가지로 원인은 알려져 있지 않다. 자궁두뿔증은 그 모양에 따라 완전형, 부분형, 궁상형의 3가지로 구분된다.

자궁두뿔증 여성이 임신하면, 정상 임신 시에 동반되는 자궁의 확장(dilate)과 비후(hypertrophy)가 적절치 못해서 여러 가지 산과적인 문제를 초래한다.

특히 자궁두뿔증에 있는 가로막이 착상을 방해하면 유산의 위험성이 증가하게 된다.

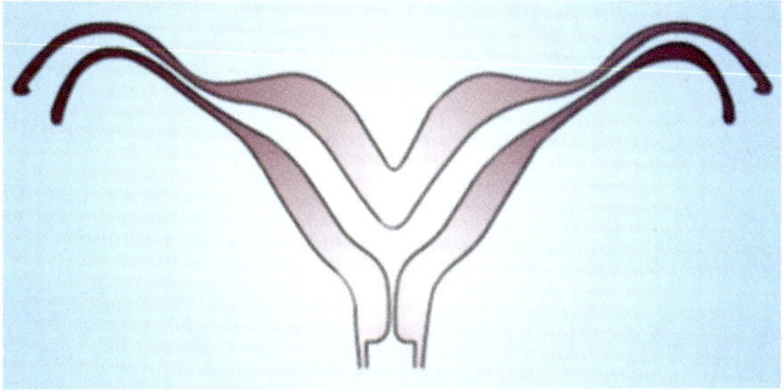

| 그림 6-3 | 자궁두뿔증 모식도

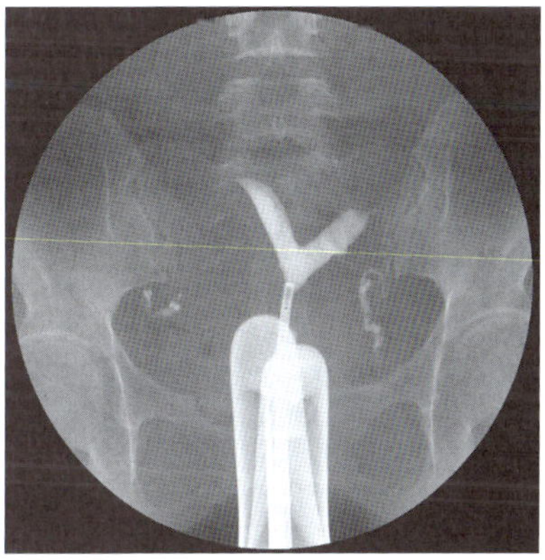

| 그림 6-4 | 자궁두뿔증의 자궁 자궁난관조영검사 영상 (자궁몸통 2개)

(2) 나팔관 폐쇄(fallopian tube obstruction)(그림 6-5, 6)

나팔관은 정자가 이 관을 통과하여 난자와 만나서 수정이 이루어지는 장소일 뿐만 아니라 수정된 난자가 다시 자궁 쪽을 향해 이동하는 중요한 통로 역할을 한다. 그래서 나팔관이 막힌 경우에는 수정을 할 수 없으므로 임신을 할 수 없게 된다.

나팔관 이상에 의한 불임은 전체 불임의 약 25% 정도이며 염증성 질환의 증가와 더불어 계속 증가하고 있는 추세이다.

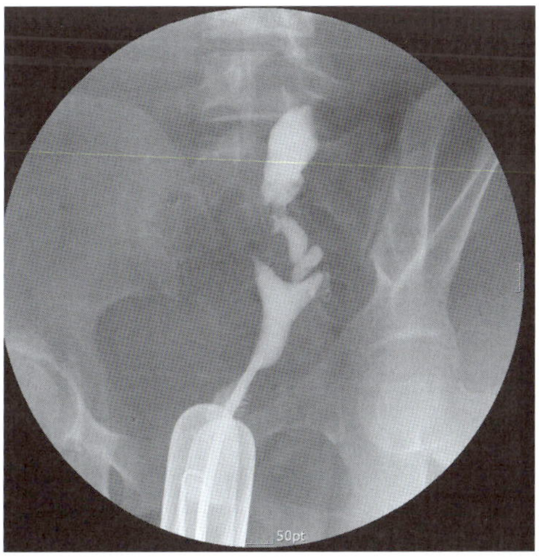

| 그림 6-5 | 왼쪽 나팔관이 폐쇄된 HSG영상

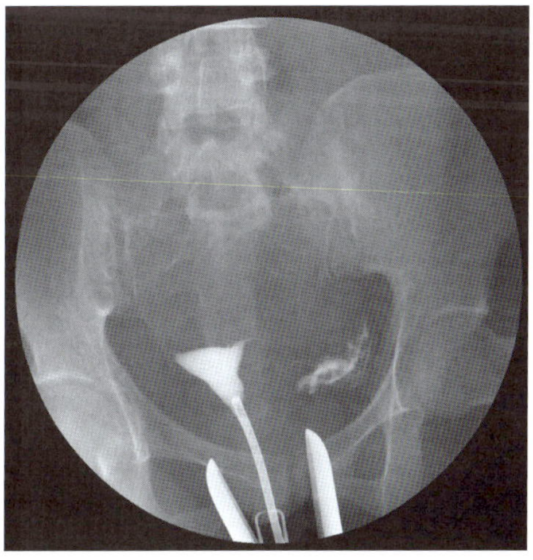

| 그림 6-6 | 오른쪽 나팔관 폐쇄로 인한 왼쪽 물자궁관증(hydrosalpinx)

(3) 자궁 점막밑근육종(submucosal myoma)(그림 6-7)

근육으로 구성된 단단한 혹이 자궁안(uterine cavity)에서 자라는 경우로 심한 월경출혈, 월경통 등을 일으키며, 이로 인해 심한 빈혈이 생기기도 한다. 드물게 육종이라는 암으로 발전하는 경우도 있으며 불임의 원인이 되기도 한다.

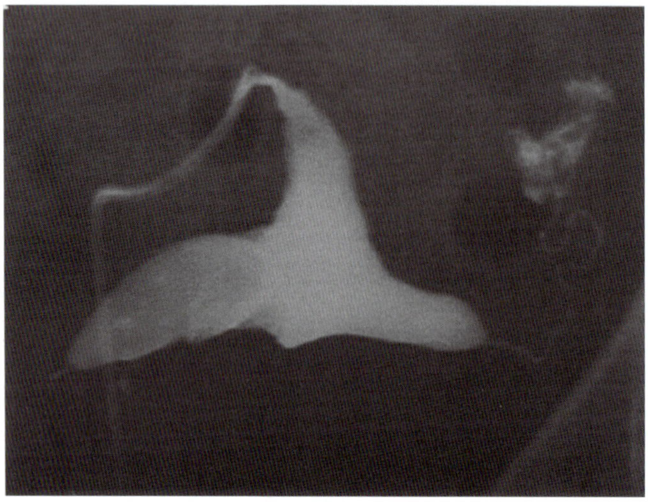

| 그림 6-7 | 자궁 점막밑근육종으로 인해 자궁이 역위되고 우측 자궁관이 협착되어 자궁관이 조영되지 않는 자궁나팔관조영 영상

3) 검사목적

자궁난관조영검사는 여성 불임진단을 위한 자궁과 자궁 부속기관의 방사선학적 검사로서 다음과 같은 목적으로 시행한다.

(1) 자궁(uterus)과 자궁관(oviduct)의 위치, 형태 및 크기 등의 측정
(2) 자궁관의 폐쇄나 유착에 의한 불임(infertility)의 진단
(3) 용종(polyp), 점막하 종양(submucosal tumor), 샛길(fistulous tract)의 진단
(4) 염증 및 습관성 유산(repeated fetal loss)의 진단과 자궁관의 수술 후 상태 확인
(5) 복원수술 후 관 개통성(patency)의 복원상태 진단

4) 조영제

수용성 요오드조영제 30mL

5) 촬영 전 준비사항

(1) 방사선사

① 자궁난관 조영 세트(그림 6-8)

ⓐ Uterine Sound　ⓑ Forcep　ⓒ Tenaculum

ⓓ Cannula　ⓔ Dressing bowel　ⓕ Speculum

② 베타딘 소독볼(betadin ball) 3~4 ea

③ 멸균거즈(sterilized gauze)

④ 조영제(contrast media) 20mL

⑤ 주사기(sylingc) 20cc 1개

⑥ 고무 plug

⑦ 수술용장갑(surgical gloves)

⑧ 차폐복

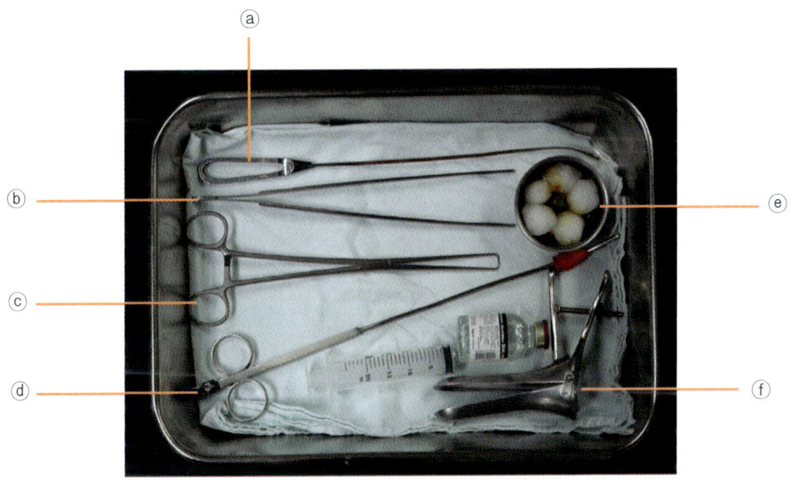

| 그림 6-8 | 자궁난관조영검사 기구

(2) 간호사

① 진경제(buscopan) : 장운동 억제

② 항균제 (토브라마이신, Tobra) 80mg/2mL(성인) : 염증 방지

(3) 전처치

① 검사대상 환자는 임신 가능성이 없는 경우로서 검사시기는 월경시작 후 10일 이내에 시행한다(radiographic 10 day rule phase 적용).

② 검사일자가 정해지면 성교(sexual intercourse)를 중단한다.

③ 변비가 있는 경우에는 검사전일 저녁에 완화제를 투여한다.

④ 검사 30분 전에 난관의 운동성을 최소화시키기 위하여 안정제(buscopan, sagacin 등)를 근육주사한다.

⑤ 소변과 골반내 생식기와의 중복을 피하기 위하여 방광을 비운다.

■ 유의사항 ■

1) 자궁난관 조영검사에서는 조영제를 사용하게 됩니다. 조영제를 주입할 때 사람에 따라 드물게 부작용이 나타날 수 있습니다. 특히 알레르기 또는 과거 약물 부작용의 경험이 있는 경우에는 부작용의 빈도가 비교적 높습니다.
2) 월경이 끝난 다음 7일 이내가 검사에 적합합니다.
3) 복막자극에 의한 아랫배 통증이 있을 수 있습니다.
4) 검사당일 영상의학과 접수로 오십시오.
   만일 검사예약을 취소할 때에는 하루 전에 미리 연락하여 주십시오.
5) 검사가 끝난 후 검사결과에 대한 사항은 진료과의 담당의사와 상의하십시오.
6) 촬영 후 2~3일간 약간의 출혈이 있을 수 있으니 2~3일간은 질세척이나 성관계를 금하십시오.
   출혈이 계속되면 진료과에 문의 하시거나 방문하십시오.
   (불임센터: , 산부인과:)
7) 골반염증을 방지하기 위해 항생제와 진통제를 3일 정도 투여하게 되는데 약 복용 후에도 배가 아프면 반드시 진료과로 내원하여 주십시오.
8) 검사 종료 후 필요하오니 생리대를 가지고 오기 바랍니다.

* 검사주의사항을 반드시 읽어보시고 약속드린 시간에 이 용지를 지참하시고 접수로 오십시오.

예약자명 : 서명 :

(4) 금기사항

① 임신 중인 환자
② 자궁, 자궁관의 습관성 염증이 있는 환자
③ 질, 자궁의 출혈 환자

6) 검사법(촬영법)의 종류

(1) 표준검사

· Scout · AP(PA) · RPO
· LPO · 지연연상 A-P

(2) 특수검사

① 복강경검사 : 자궁관 이상이나 배안 질환을 구별할 수 있다.
② 자궁난관경검사 : 비정상적인 자궁관점막의 형태와 자궁관내 이물질의 유무를 진단할 수 있다.

7) 검사방법

(1) 배꼽과 두덩결합부의 중간을 중심으로 scout 촬영한다(그림 6-11).
(2) 환자는 산부인과적 자세(lithotomy position)를 취한다. 이 위치는 무릎을 구부려 외전시켜 벌리고 발을 편안하게 고정시킴으로써 자궁구멍에 speculum의 삽입을 용이하게 한다(그림 6-12).
(3) 질 내부를 소독한다.
(4) 바깥자궁구멍(external os of uterus)에 speculum을 삽입하여 시술이 용이하도록 확장시킨 후 소독한다.
(5) Uterine sound를 먼저 자궁목부에 삽입하여 자궁목부의 길이와 방향을 파악하고, sound를 빼낸 후 측정한 길이 끝에 맞춰 cannula 끝에 고무 plug를 끼워 놓는다(고무 plug : 조영제의 역류방지).
(6) Tenaculum으로 자궁목의 모양을 잡아 고정시킨 후 방향에 맞춰 sound가 측정한 길이만큼 cannula를 삽입하여 밀착시킨다(그림 6-9).
(7) Cannula를 통해 조영제를 서서히 주입하면서 내압이 150mmHg를 넘지 않도록 한다.
(8) 조영제를 주입한 후 투시 중 촬영하며 자궁의 형태, 자궁관의 협착 및 폐색부를 관찰한다.
(9) 자궁안이 조영된 후 양측 자궁관으로 조영제 유입시 A-P 촬영을 한 후 양측사방향 촬영을 신속하게 시행한다(경우에 따라 한쪽 사방향촬영만 시행한다).
(10) 조영제 주입 후 15~30분 뒤 지연(delay) 촬영을 한다.

※ 최근에는 출혈을 방지하기 위하여 cannula 대신 풍선카테터를 쓰는 의료기관이 증가하고 있다.

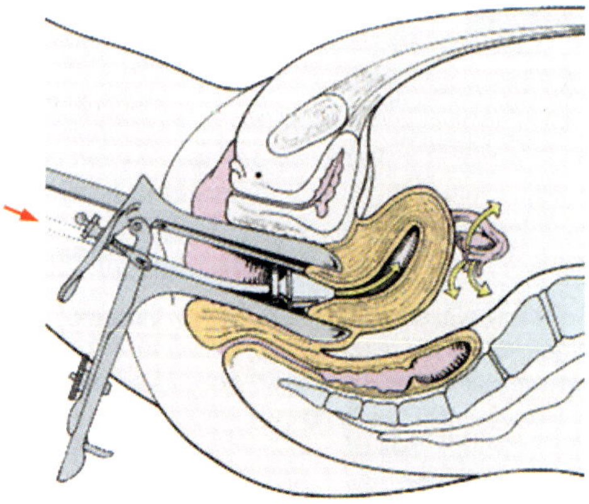

| 그림 6-9 | 자궁관 검사 모식도

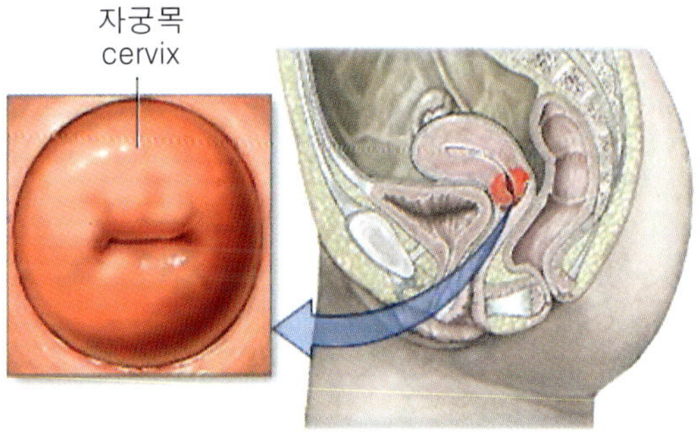

| 그림 6-10 | 아래자궁분절의 개구부(cervix opening)

① Scout 촬영

조영제 주입 전 자궁내의 상태를 본다.

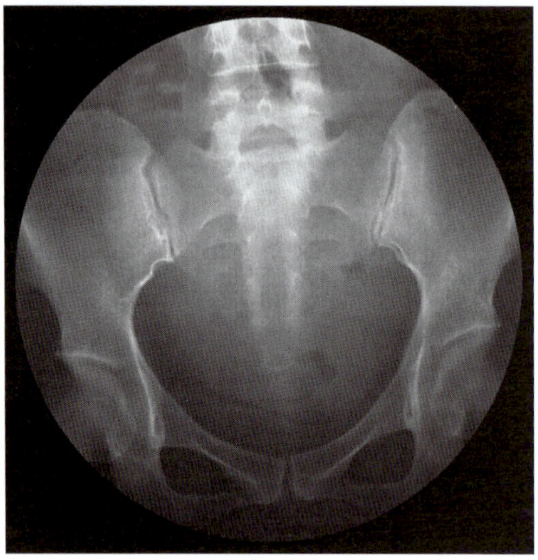

| 그림 6-11 | Scout 촬영(골반강이 중앙에 나타나며 골반의 회전이 없어야 한다.)

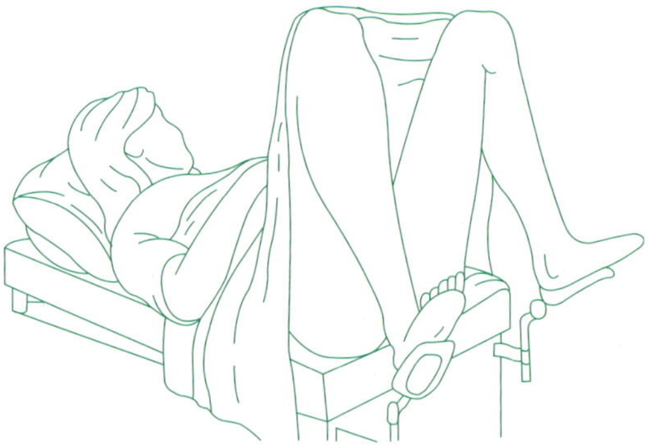

| 그림 6-12 | 산부인과적 자세(lithotomy position)

② 전후 방향 촬영(A-P projection)(그림 6-13)

자궁안을 조영한 후 양측 자궁관으로 조영제가 유입될 때 촬영한다.

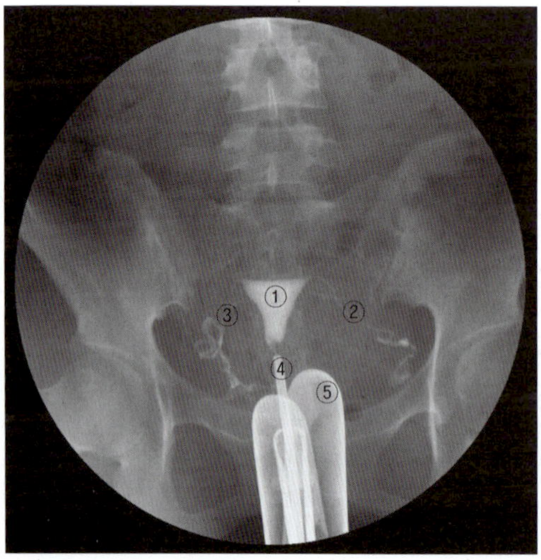

| 그림 6-13 | HSG 조영 정면상

① 자궁(uterus) ② 좌측 나팔관(Lt. fallopian tube)
③ 우측 나팔관(Rt. fallopian tube) ④ Cannula ⑤ Speculum

③ 양측 사방향 촬영(LPO 또는 RPO projection)(그림 6-14, 15)

자궁관이 기울어 있는 경우 자궁관을 잘 보기 위해 사방향 촬영을 한다.

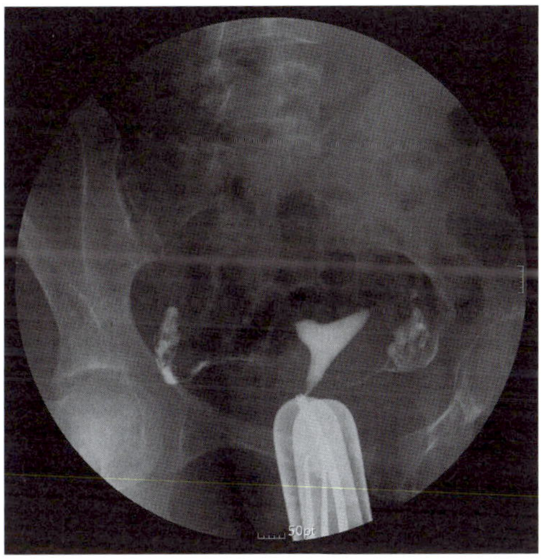

| 그림 6-14 | 왼쪽 사방향 촬영(LPO projection)

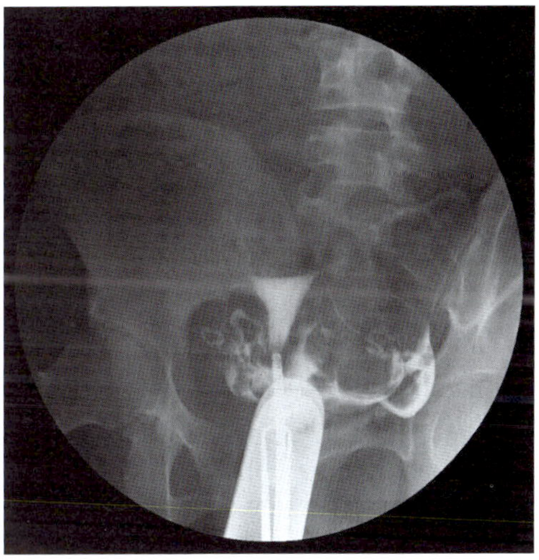

| 그림 6-15 | 오른쪽 사방향 촬영(RPO projection)

④ 지연영상 A-P 촬영(그림 6-16)

조영제가 복강내로 유입되는 것을 확인하기 위하여 조영제 주입 15~30분 후에 전후방향(A-P)으로 지연촬영을 한다.

만약 시간이 경과하여도 조영제가 배설 및 복강내로 유입이 잘 되지 않고 자궁나팔관내에 존재한다면 자궁관 폐쇄로 인한 물자궁관증(hydrosalpinx)을 의심할 수 있다.

필요에 따라 Chassard-Lapine 법으로 촬영하기도 하나, 최근에는 많이 시행하지 않고 있다.

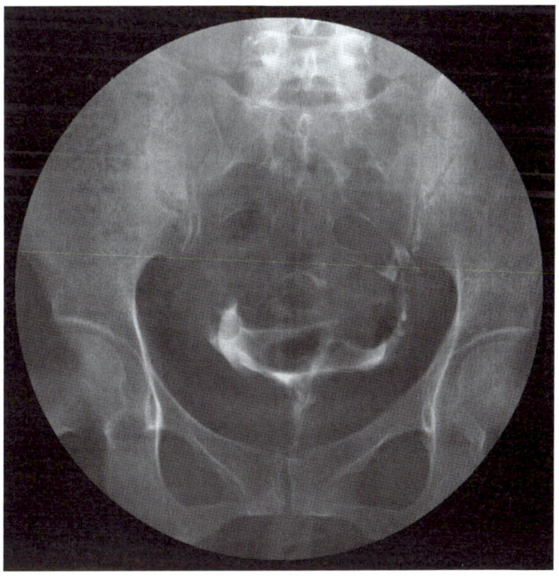

| 그림 6-16 | 조영제 주입 후 15~30분 후 지연영상

8) 주의사항

(1) 검사전에 환자에게 기구삽입으로 인한 통증 등 검사과정에 대하여 충분히 설명하여 수치심이나 공포감이 없도록 해야 한다.
(2) 난소에 피폭선량을 경감시키기 위하여 노력하여야 하며 촬영횟수를 최소화해야 한다.
(3) 자궁난관조영검사의 시술은 방사선사와 의사가 협력하여 시행하며 검사완료 후 자궁의 감염을 예방하기 위하여 항생제를 투여한다.

9) 후처치

(1) 촬영 후 영상을 확인하고 질내의 기구를 제거한다.
이때 출혈이 있으면 질내에 gauze를 넣은 다음 약 2시간 후에 제거한다.
(2) 자궁의 감염방지를 위해 항생제를 처방한다.
(3) 활력징후(vital sign)를 check 한다.

10) 영상평가

(1) 두덩 결합 위 약 5cm 부위가 cassette 중앙에 놓이도록 한다.
(2) 조영제가 통과하는 부위가 모두 포함되어야 한다.
(3) 전후방향 촬영(A-P)영상에서 자궁몸통에 공기가 없어야 한다.
(4) 전후방향 촬영(A-P)영상에서 자궁몸통은 조영제로 꽉 찬 모습으로 보여야 한다.
(5) 전후방향 촬영(A-P)영상에서 조영제는 자궁관을 통해서 복강내로 흘러야 한다.
(6) 사방향 촬영(oblique)영상에서 자궁관이 잘 보이게 각도를 주어야 한다.

02 질조영검사(vaginography)

1) 질 해부학

(1) 해부학적 특징

길이 약 7~8cm의 원통형 관 모양으로 되어 있다. 방광과 곧창자 사이에 위치하며, 자궁과 외부를 연결하는 통로이다. 질의 내부는 점막으로 되어 있으며, 이 점막은 주름이 매우 많아 신축성이 크다.

자궁과 연결되는 부분은 아래쪽에 비해 넓으며, 외부와 연결되는 질의 입구에는 처녀막이라고 하는 얇은 점막이 있다(그림 6-17).

(2) 생리학적 특징

질 내부에는 질간균이라는 미생물이 살고 있다. 이 미생물들은 질 벽의 세포에 많이 존재하는 글리코겐이라는 물질을 분해하여 산성 물질을 만들어 질내를 산성화함으로써 외부로부터 세균이 침입하지 못하도록 막는다.

질은 또한 자궁과 외부를 연결하는 통로로서, 정자가 들어오는 길이 되며 출산 시에는 자궁으로부터 태아가 나가는 길이 된다. 또한 월경 시에는 혈액이 외부로 나가는 길이 된다.

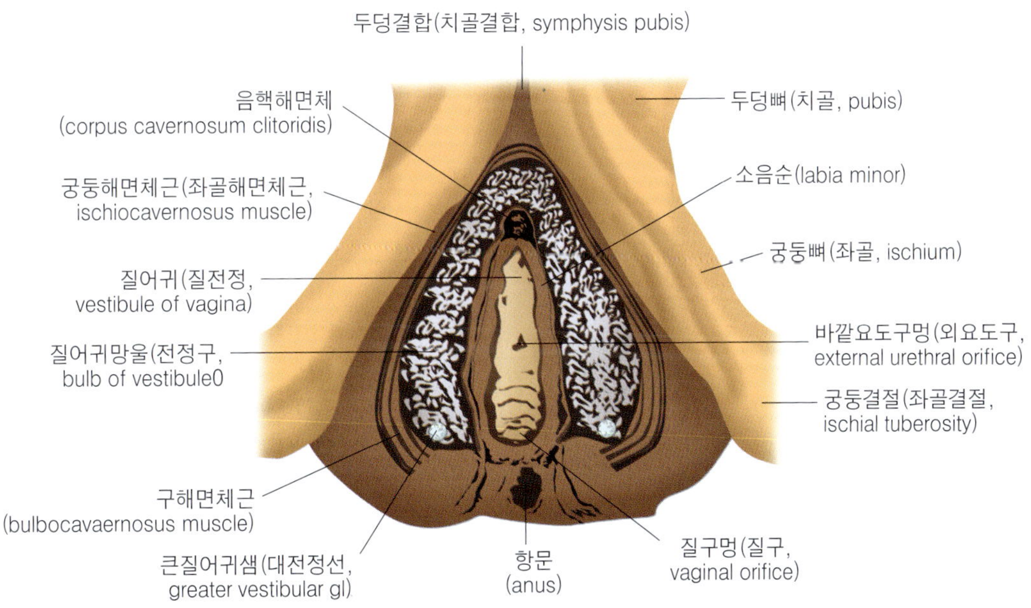

| 그림 6-17 | 여성의 질구 주위

2) 질조영검사의 임상증례

(1) 방광질 샛길(vaginovesical fistula)

질과 방광 사이에 구멍이 생겨서 질안으로 오줌이 저절로 새어 나오는 질환으로 골반이 좁아서 출산이 몹시 늦어질 때 또는 수술을 잘못하였을 때 생길 수 있다(그림 6-18).

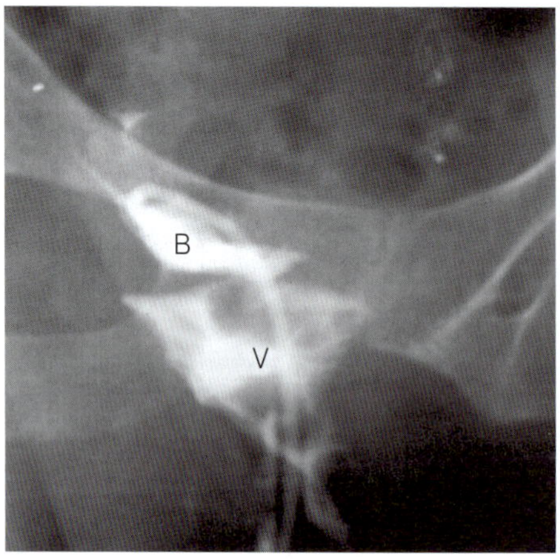

Ⅰ그림 6-18Ⅰ B(방광)과 V(질)사이에 샛길이 생긴 투시영상

(2) 곧창자질 샛길(직장질루, rectovaginal fistula)

대개 항문직장수술이나 질수술, 혹은 분만 후에 합병증으로 생기는 경우가 많다. 직장 앞쪽에 위치한 종양을 제거한 후 발생하기도 하고, 분만시 회음절개한 부위에 감염이 되어 발생하기도 한다. 직장질루를 통해서 질 쪽으로 대변 내용물이 흘러 들어가서 질오염과 감염을 일으킬 수 있다(그림 6-19).

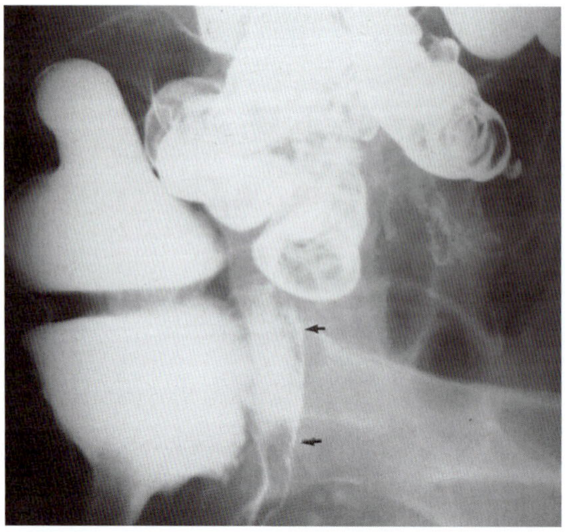

Ⅰ그림 6-19Ⅰ 곧창자와 질 사이의 샛길(누공)이 생겨 조영제가 질 쪽으로 누출되는 투시영상(화살표 : 질내부)

3) 검사목적

질(vagina)의 선천적 기형, 병리학적, 창자질샛길(enterovaginal fistula) 검사

4) 조영제

수용성 요오드조영제

5) 촬영전 준비사항

(1) 방사선사

① 20cc 주사기(syringe)
② 수술용장갑(surgical gloves)
③ 도뇨카테터(foley catheter)
④ 조영제

(2) 간호사 또는 병동

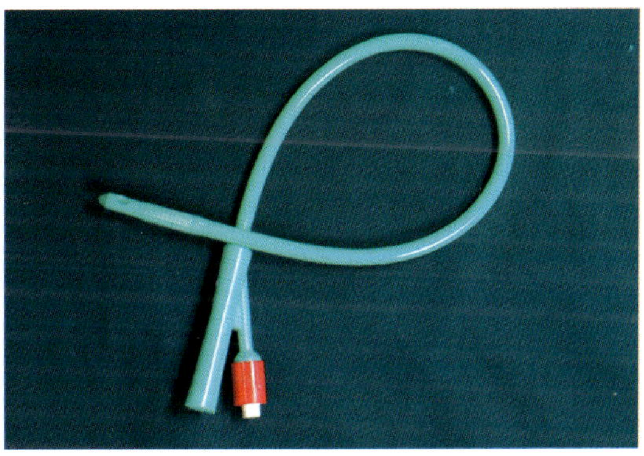

| 그림 6-20 | 도뇨관(foley catheter)

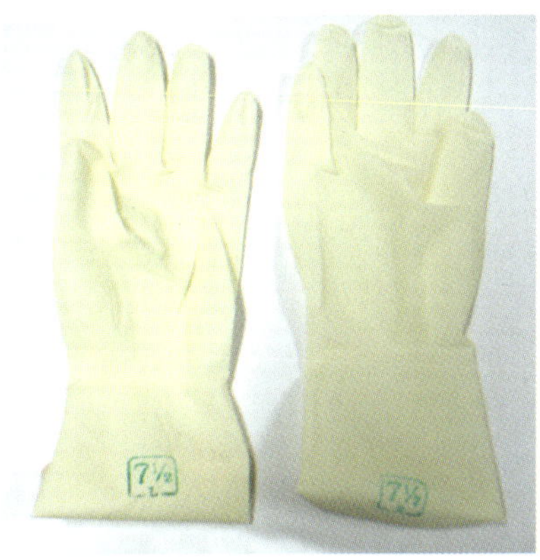

| 그림 6-21 | surgical gloves

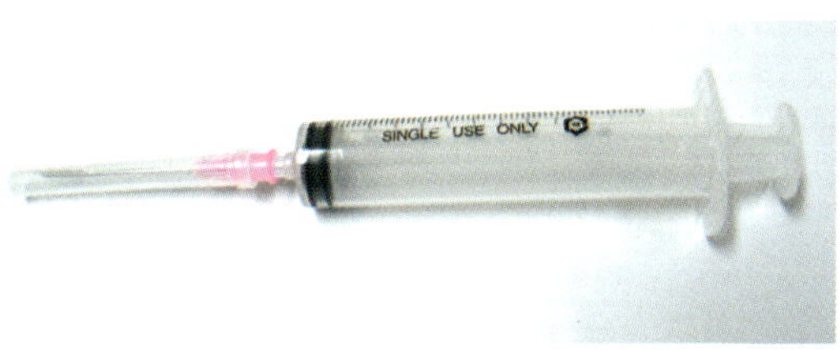

| 그림 6-22 | 20cc syringe

(3) 전처치

① 배뇨(voiding)

6) 검사법

(1) 표준 검사

· Scout	· A-P
· RPO	· LPO
· 이상부위 spot 촬영	

(2) 특수 검사

① 복강경검사 : 자궁관이상이나 복강내의 질환을 구별할 수 있다.
② 자궁난관경검사 : 비정상적인 자궁관점막의 형태와 자궁관내 이물질의 유무를 진단할 수 있다.

7) 검사방법

(1) 환자는 산부인과적 자세(lithotomy position)를 취하며 넙다리를 벌리고 질 개구부(vaginal orifice)에 도뇨관(foley catheter)을 놓고 팽창시킨다.
(2) 조영제를 주입하면서 질(vagina) 밖으로 흘러나오지 않게 한다.
(3) 투시 조영하면서 이상이 발견되면 spot 촬영을 한다.

8) 영상평가

(1) 두덩결합(pubic symphysis)의 위쪽 경계레벨(upper border level)이 중앙에 놓여야 한다.
(2) 모든 조영제가 흐르는 부위가 모두 포함되어야 한다.
(3) 전후방향 촬영(A-P projection)시 질에 공기가 없어야 한다.
(4) 이상부위가 잘 보이게 촬영되어야 한다.

03 정낭조영검사(seminal vesiculography)

1) 남성 생식계통 해부학

(1) 해부학적 특징(그림 6-23, 24)

정낭은 수정관에 이어지는 가늘고 긴 주머니 모양의 1쌍으로 형성된 기관을 말한다. 방광뒷쪽의 팽대부 외측에 위치하며 2~7mL 용량이며 좌우 한쌍으로 구성되어 있다.

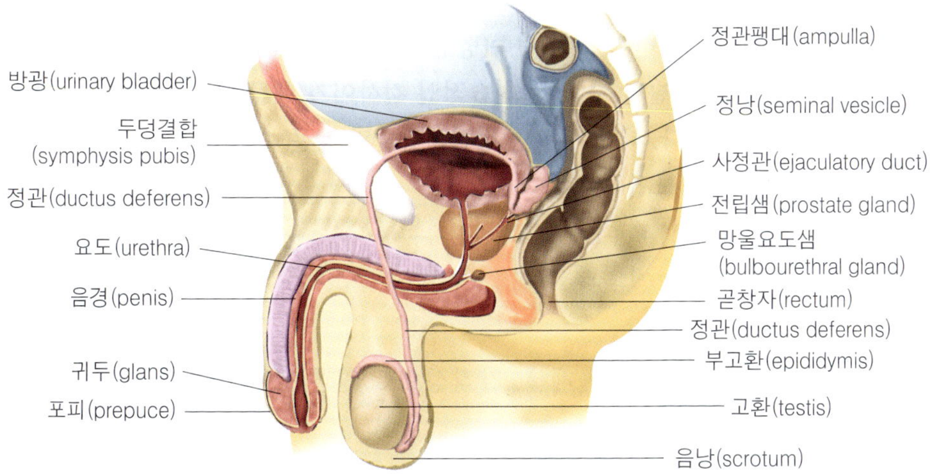

| 그림 6-23 | 남성 생식기관의 시상단면도

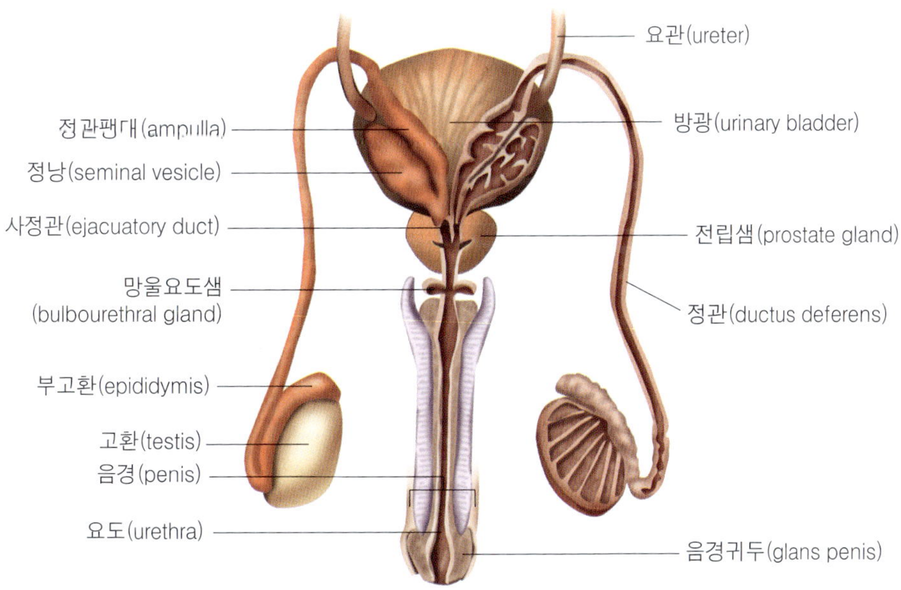

| 그림 6-24 | 남성 생식계통을 구성하는 기관

2) 음경해면체의 임상증례

(1) 페로니병(음경굽음증, Peyronie's disease)(그림 6-30)

페니스플라스티카(penis plastica) 또는 바나나페니스라고도 한다. 음경이 전후좌우 방향에 관계 없이 휘어 있는 경우를 말한다.

선천성인 경우에는 좌우측 해면체 발달의 불균형으로 발생하는데 발기 시에는 뚜렷하게 표시가 나지만 평상시에는 표시가 나지 않는다. 휘는 방향은 약 4분의 3이 아래쪽으로 휘고 좌우로 휘는 경우는 20% 정도이다. 후천성인 경우에는 과도한 자위, 과격한 성행위, 사고 등에 의한 것으로 대부분 외상에 의한 것이다. 주로 중년층 이상의 연령층에서 많이 발생한다.

(2) 굴곡된 해면체의 부상으로 인한 음경 골절(그림 6-31)

음경은 잘 움직이고, 잘 보호된 위치 때문에 손상을 입는 경우가 드물다. 그러나 총상에 의한 관통상이나 타박상에 의해 손상 받을 수 있고, 음경이 발기된 상태에서 외력이 작용하면 파열하기 쉽다. 음경 손상의 약 1/3은 성교 중에 발생한다고 한다.

특징적인 것은 음경에는 해부학적으로 골조직, 즉 뼈가 없으나 음경 파열을 골절이라고 한다는 점이다.

환자는 통증을 호소하게 되며 흔히 혈종을 볼 수 있다. 드물게 자해 행위나 배우자 등에 의한 음경 절단도 볼 수 있으며, 음경 피부나 귀두가 바지 지퍼에 끼여 손상 받는 경우도 종종 있다.

음경 크기를 확대할 목적으로 사용되는 링이나 음경에 삽입된 파라핀 등의 이물에 의해 음경 피부가 괴사를 일으키는 경우도 있다.

3) 검사목적

남성 음경(penis)의 발기부전(erectile dysfunction)을 진단하기 위해 시행한다.

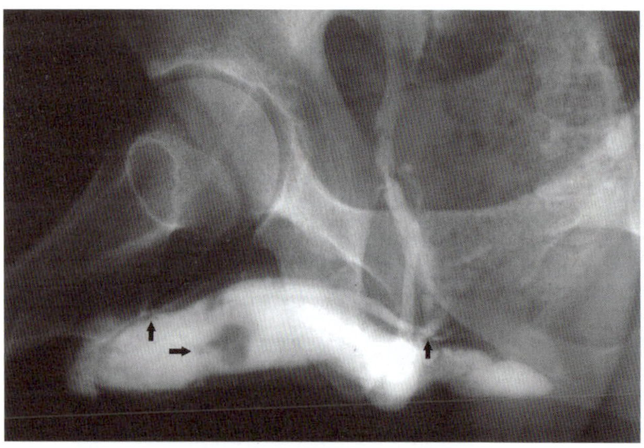

| 그림 6-30 | 음경굽음증의 해면체조영검사 영상

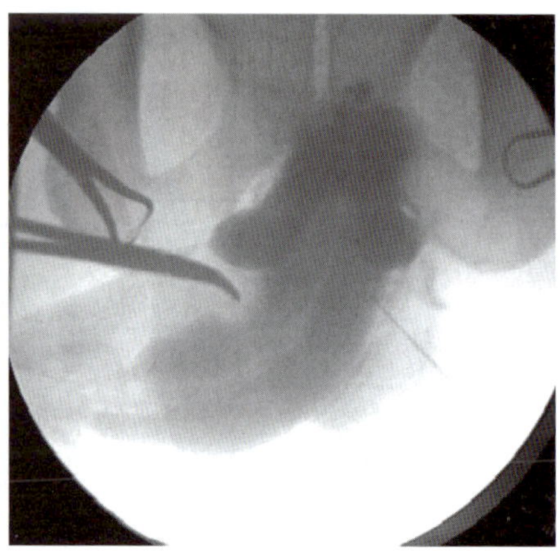

| 그림 6-31 | 투시상의 음경골절 영상

4) 조영제

수용성 요오드조영제.

5) 촬영전 준비사항(그림 6-32~35)

(1) 방사선사

① 나비바늘 세트(scalp vein set)
② Dressing set
③ 50cc 주사기(syringe)
④ 수술용 장갑(surgical gloves)

(2) 간호사 또는 병동

(3) 전처치

① 배뇨(voiding)

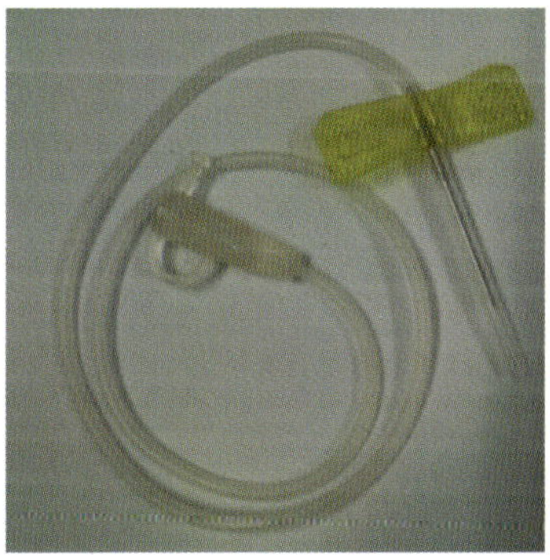

| 그림 6-32 | Scalp vein set

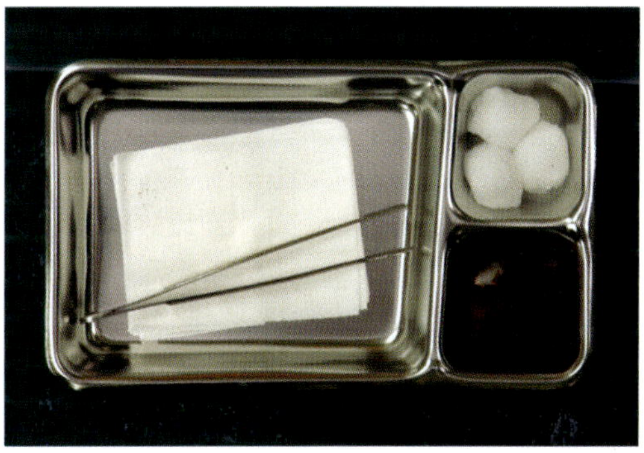

| 그림 6-33 | Dressing set

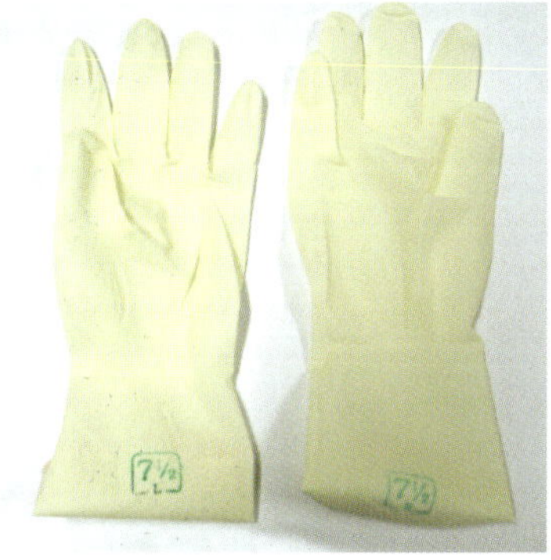

| 그림 6-34 | Surgical gloves

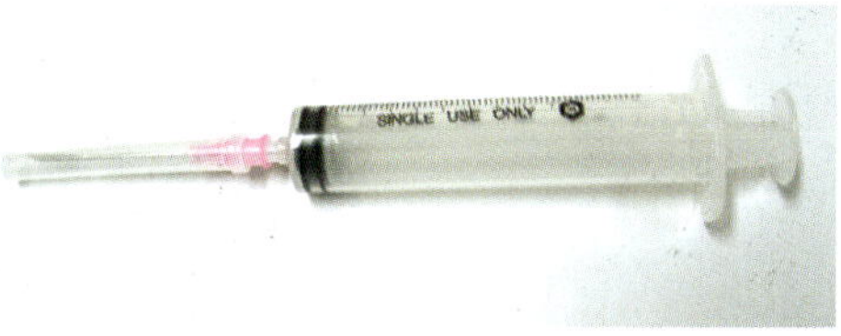

| 그림 6-35 | 50cc syringe

6) 검사법의 종류

표준 검사

· Scout
· A-P
· RPO
· LPO

7) 검사방법

(1) 귀두의 1cm 위쪽 가장자리 해면체 cavity에 10시 방향 또는 2시 방향에 침(needle)을 삽입한다.
(2) 약 60mL의 묽은 조영제를 1분 정도에 걸쳐 주입한다(환자가 고통을 호소하면 조영제 주입을 멈춘다).
(3) 전후방향 촬영과 사방향으로 촬영 한다(그림 6-36).

8) 영상평가

(1) 영상의 중심에 두덩결합 윗부분이 와야 한다.
(2) 환자는 회전이 되어서는 안된다.
(3) 영상의 농도는 정낭부위를 잘 볼 수 있어야 한다.
(4) 사방향 촬영에서 들어올린 넙다리가 촬영부위와 겹쳐서는 안된다.

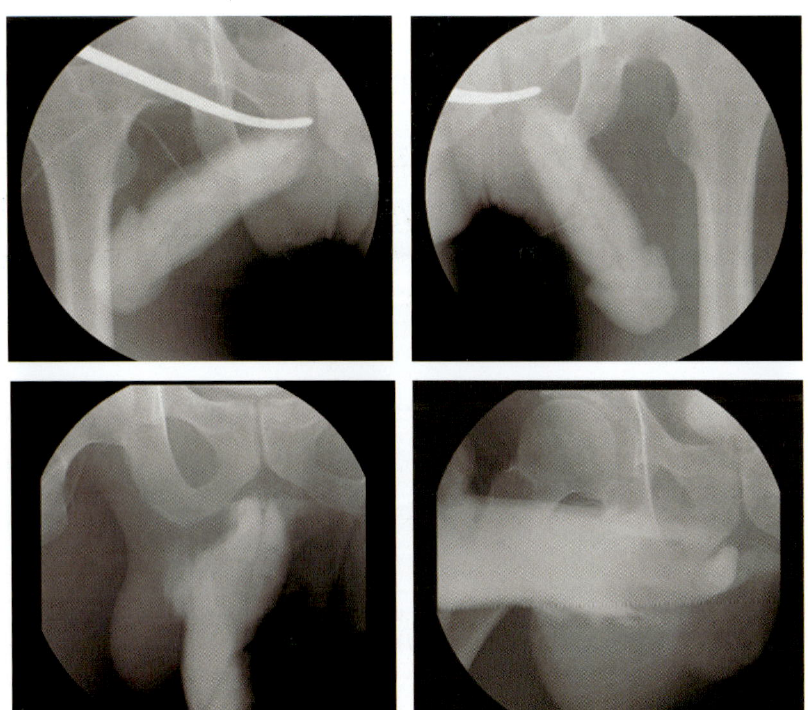

| 그림 6-36 | 해면체조영검사 영상(전후, 사방향 촬영)

Chapter 7

유방촬영술

학습목적

■ 유방질환, 특히 그 중에서도 유방암은 여성암 중에서 빠른 속도로 증가하고 있다. 유방암 치료를 위해서는 조기발견이 무엇보다 중요하다. 이와 같은 유방질환진단과 치료에 방사선 매체는 매우 중요하다. 본 장에서는 유방질환에 대한 이해와 촬영법 및 환자 care 등 유방촬영과 관련한 지식을 습득하게 하며 효과적인 화질평가법을 교수하고 피폭저감을 위한 방법을 학습하는 것을 목적으로 한다.

학습목표

■ 유방암 스크리닝 및 유방질환 진단에 있어서 방사선학적 검사의 중요성을 인지하고 유방의 악성과 양성질환의 감별 및 영상소견을 숙지하여 이를 임상 진단과정에서 응용할 수 있어야 한다.

■ 학생들은 선별검사법의 목적과 검사 전체분야에 관해 설명할 수 있어야 한다.

■ 학생들은 진단적 검사의 적용에 관한 내용을 숙지하여야 하녀 검사 진체과정을 설명할 수 있어야 한다.

■ 유방촬영의 선량관리에 관해 숙지하여야 한다.

■ 유방촬영의 QA, QC는 물론 patient care에 관한 내용을 알고 있어야 한다.

개 요

최초로 방사선사진법이 유방암 검사법에 적용된 것은 1913년 베를린대학의 외과의사인 Albert Salomon에 의해서였는데, 그는 유방의 생검조직을 엑스선 촬영하여 현미경적 검사와 관련하여 진단에 이용하였으며, 그 후 많은 사람들에 의해서 유방엑스선사진이 유용하다는 사실이 증명되었다.

그러나 실제로 유방조직에 엑스선 사진을 촬영하기 시작한 것은 1930년 미국의 방사선과 전문의인 Stanford Warren이 유방수술 환자를 대상으로 수술을 실시하기 전에 실제 유방에 엑스선 촬영을 실시하면서부터였다. 1950년대에는 유방의 엑스선촬영법에 대한 여러 가지 표준안이 마련되었고, 우루과이의 Raul Leborgne은 유방엑스선 촬영에 압박콘의 유용성과 저관전압, 무중감지, 60cm FFD, 유방의 두께에 따른 조건의 변화 등 여러 가지 조건을 실제 유방엑스선 촬영에 적용시켰다.

1960년 미국의 방사선과 전문의인 Egan은 저관전압, 고관전류의 유방엑스선 촬영 기법에 대한 적용성에 대하여 보고하였고, 이를 기본으로 하여 그 후 많은 연구가 진행되어 1965년경부터는 유방검진(screening mammography)이 시행되었고, 기술적인 부분에서도 몰리브덴(molybdenum ; Mo) target의 사용과 압박콘의 이용, 1972년대에 Wolfe와 Martin은 유방의 xeromammography 적용, 1973년에 고선예의 증감지와 편면유제 screen/film 시스템의 개발에 이어 화질향상을 위한 screen/film 시스템, 현재는 digital radiography의 시스템으로 보급되어 실용화되어가고 있는 추세이다.

유방촬영의 목적은 크게 두 가지로 나누어진다.

· Screening 유방촬영(선별 검사) : 이 검사는 증상이 없는 여성의 유방암 조기발견을 위해 시행이 되며, 현재 이 검사는 상, 하 방향과 내, 외 사방향검사를 시행한다. 비정상적이거나 의심이 되는 부분이 있으면 diagnostic 검사로 계속 검사가 진행된다.

· Diagnostic 유방촬영(진단적 검사) : Screening 검사에서 이상소견이 보이거나 좀 더 세부적인 검사를 해야 할 필요성이 있을 경우 임상적으로 증상이 발견된 환자들에게 시행되는 검사이다. 이 검사법은 각 유방의 기본검사 외에 추가적으로 유관 조영상과 각각의 이상소견의 특이성에 따라 부가적인 검사가 시행된다.

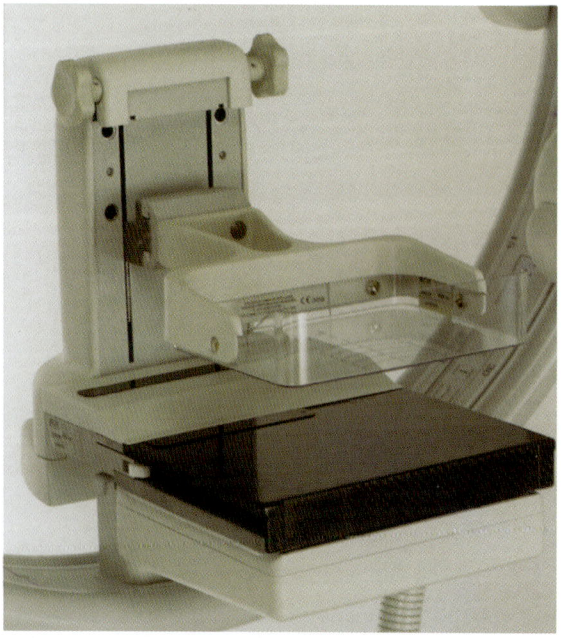

유방촬영 압박장치

01 유방(breast)의 해부학적 이해

여성의 유방은 특수하게 분리된 기관이므로 수유기에 젖을 분비하는 15~20개의 젖샘엽이 결합조직과 지방조직으로 된 지질 속에 묻혀 있다.

피부겉층 아래는 수mm에서 약 1cm 정도의 지방조직(adipose tissue)의 피하층(subdermal layer), 그 아래에 지방층(fat layer), 혈관, 림프절(lymph node)과 지방조직들과 결합조직 기질에 의해 지지되고 있다.

기질은 젖을 만들어내는 젖샘엽으로 이루어지는 선엽(glandular lobules)들과 그 외부 중앙에 위치한 젖꼭지(nipple) 및 젖을 분비하기 위한 젖샘들을 포함한다. 유방은 대부분 큰가슴근(대흉근, pectoralis muscle) 위에 덮여 있으며 근막과는 약하게 결합하여 쉽게 움직여지나, 유방표면을 덮는 피부와 유방 전체적으로 분포되어 있는 젖샘사이의 특수한 섬유, 즉 젖샘지대에 의해 강하게 결합되어 있어 쉽게 움직여지지 않는다.

각각의 젖샘들은 젖꼭지를 중심으로 방사형으로 펴져 있고 분비관은 모두 젖꼭지에 열려져 있다. 실질적으로 유방암(breast cancer)들은 선조직으로부터 발생하는 까닭에 유방촬영의 주목적은 이를 재현할 수 있는 대조도에 있다고 볼 수 있다. 유방암은 겨드랑부위에 인접한 바깥쪽에서 많이 발생하므로 이 부위를 잘 표현할 수 있는 촬영술과 체위를 선택해야 한다.

(1) 젖샘(유선, mammary gland)

젖샘은 체격, 체질, 연령 등 여성의 생리적 주기조건에 따라 개인차가 매우 크며, 유방의 섬유젖샘조직(fibroglandular tissue)은 실질(젖샘)과 간질(지지조직)이 대부분이다.

나이에 따라 유방은 차츰 퇴축하여 유방조직이 지방조직으로 변하는데, 고령층에서는 선상으로 잔존한 유방지지조직을 제외하고는 유방전체가 지방조직으로 바뀐다.

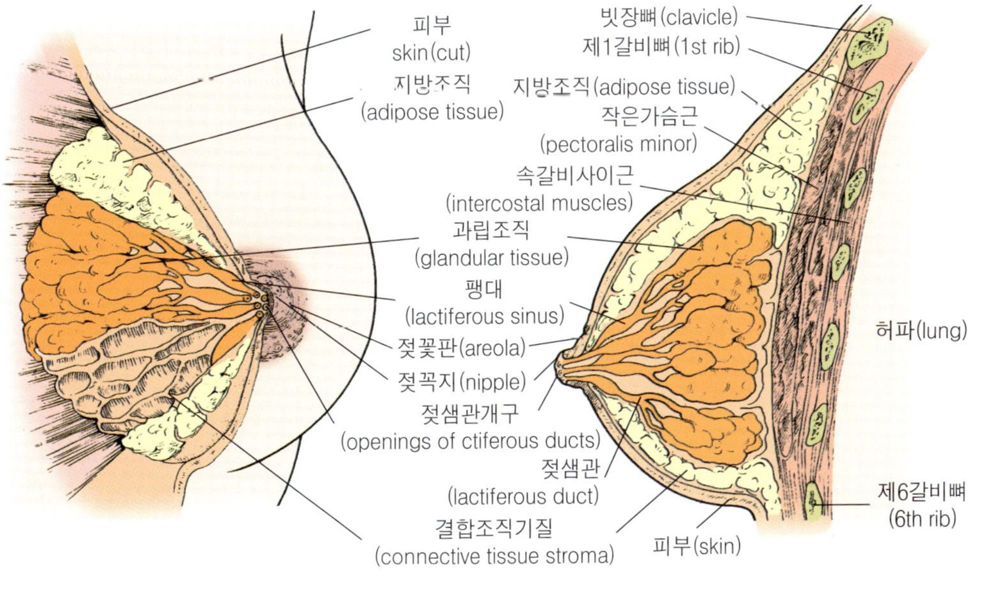

| 그림 7-1 | 유방의 해부학적 구조

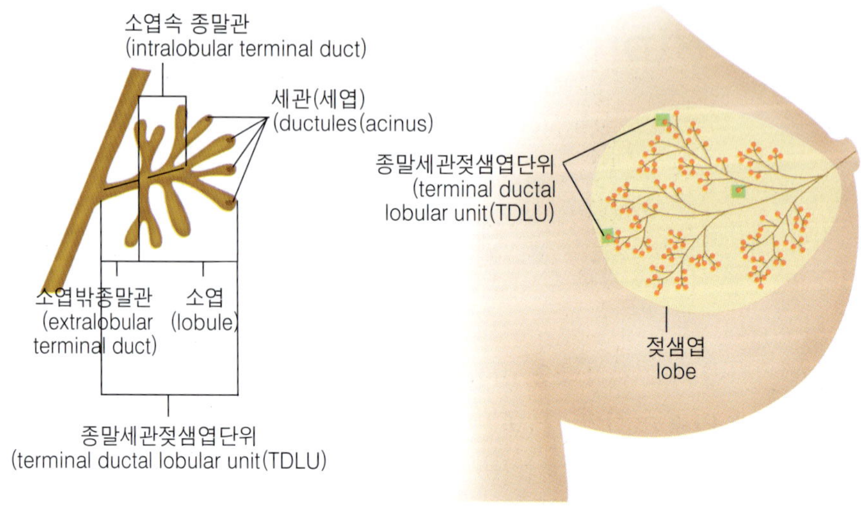

| 그림 7-2 | 종말세관젖샘엽단위(TDLU)

갱년기의 젖샘 변화는 사회 환경, 식생활 등 많은 요인에 의해 개인차가 현저한데 일반적으로 젊은 층은 고도의 실질성 유방(dense breast)이고 고령층은 지방성 유방(fatty breast)이 많은 경향을 보인다.

(2) 젖꼭지(nipple)

젖꼭지는 유방의 중앙에 돌출되어 있으나 때로는 유방 내에 젖꼭지가 함몰된 형태를 보이기도 하는 등 개인차가 있다.

(3) 피부(skin)

유방의 피부두께는 0.7~2.7mm이며 규칙적으로 분포하는 피지선이 약간 있다.

(4) 지방조직(fatty tissue)

유방의 지방조직은 젖샘 주위에 있고 연령, 개인차에 따라 그 차가 현저하다. 쿠퍼인대(Cooper's ligament)는 피부와 젖샘을 연결하며 피하지방 내에 분포한다.

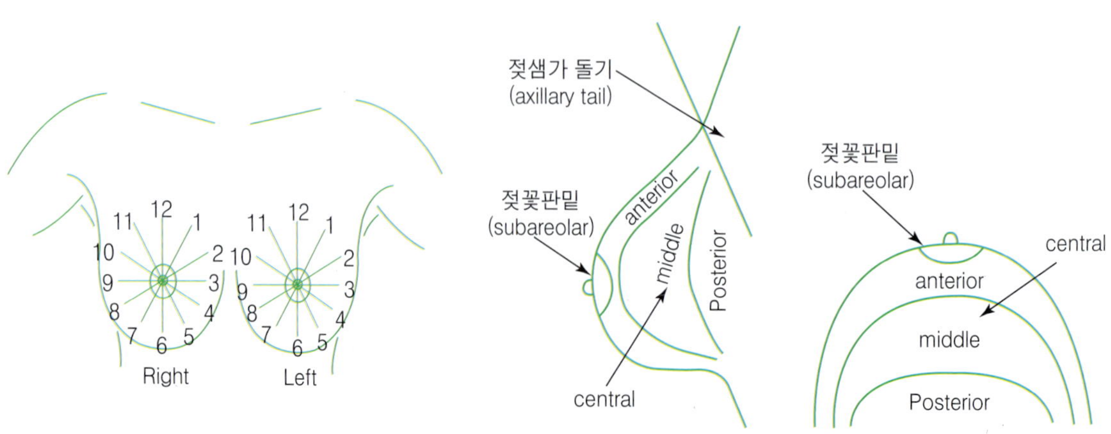

| 그림 7-3 | 유방구획을 시계방향으로 표시

(5) 림프계(lymphatic system)

유방피부밑 및 젖샘의 림프관은 겨드랑림프절 및 복장뼈림프절과 연결되어 있다. 연결경로는 외측 및 내측을 향해 피부밑을 지나 이들 2개의 림프절에 달하는 경우와 젖샘뒷면에서 큰가슴근의 표면을 통해 또는 관통하여 겨드랑림프절로 향하는 경우 또 갈비사이근을 관통해 앞갈비사이 동,정맥을 따라 뻗어 복장뼈옆 림프절로 들어가는 경우 등이 있다.

가장 많이 사용되는 분류는 임상적으로 유방은 젖꼭지를 중심으로 가로와 세로로 4등분하는 방법이다.

- 상외측(UOQ : Upper Outer Quadrant)
- 하외측(LOQ : Lower Outer Quadrant)
- 하내측(LIQ : Lower Inner Quadrant)
- 상내측(UIQ : Upper Inner Quadrant)

이러한 분류는 의학적, 외과학적 목적으로 유방의 구조나 병변위치를 묘사하는 간단한 방법이다.

두 번째로 많이 사용되는 분류는 시계방향(face of a clock)으로 젖꼭지로부터 거리를 숫자로 표시하는 방법이다. 예를 들어 왼쪽유방의 3시 방향은 바깥쪽에 위치하고, 오른쪽유방의 3시 방향은 안쪽에 위치한다(그림 7-3).

1) 해부학적 특징

유방은 젖샘관과 젖샘이 주위 지방 조직에 둘러싸여 있으며 이는 피부에 의해 감싸져 있다. 이때 지방 조직은 부드러운 촉감과 형태를 유지하는 역할을 하며 피부의 탄력성도 유방의 형태를 유지하는데 중요한 역할을 한다(그림 7-3).

유방조직의 아래에는 큰가슴근이라는 근육이 자리 잡고 있으며 이는 간접적으로 유방이 돌출되는데 한 몫을 차지한다.

이 근육은 어깨관절을 중심으로 팔을 구부리거나 회전시키는 역할을 한다.

2) 생리학적 특징

사춘기 이후 여성의 유방은 정상 월경주기에 따른 호르몬의 영향과 임신에 의하여 구조 및 기능적 변화를 볼 수 있다.

월경이 끝나 에스트로겐(estrogen)의 농도가 높아지면 샘관(선관, gland duct)과 샘싹(선아, gland bud)의 상피세포는 증식하여 다음 월경이 시작될 때까지 계속되며 프로게스테론(progesterone)이 증가하는 월경주기 후반에는 유방의 간질조직의 증가와 간질속 부종이 나타난다.

임신 시에는 각 샘싹(gland bud)에서 여러 개의 실질분비샘이 돌출되어 나와 포도송이같이 간질의 결합조직에 비하여 젖샘조직이 훨씬 많아지며, 임신 후반기가 되면 유방전체가 소량의 섬세한 간질로 나뉘는 젖샘의 모습을 취한다.

분비선은 단층의 입방상피로 덮여 있으며 임신의 마지막 3개월부터는 분비기능을 보인다(그림 7-4).

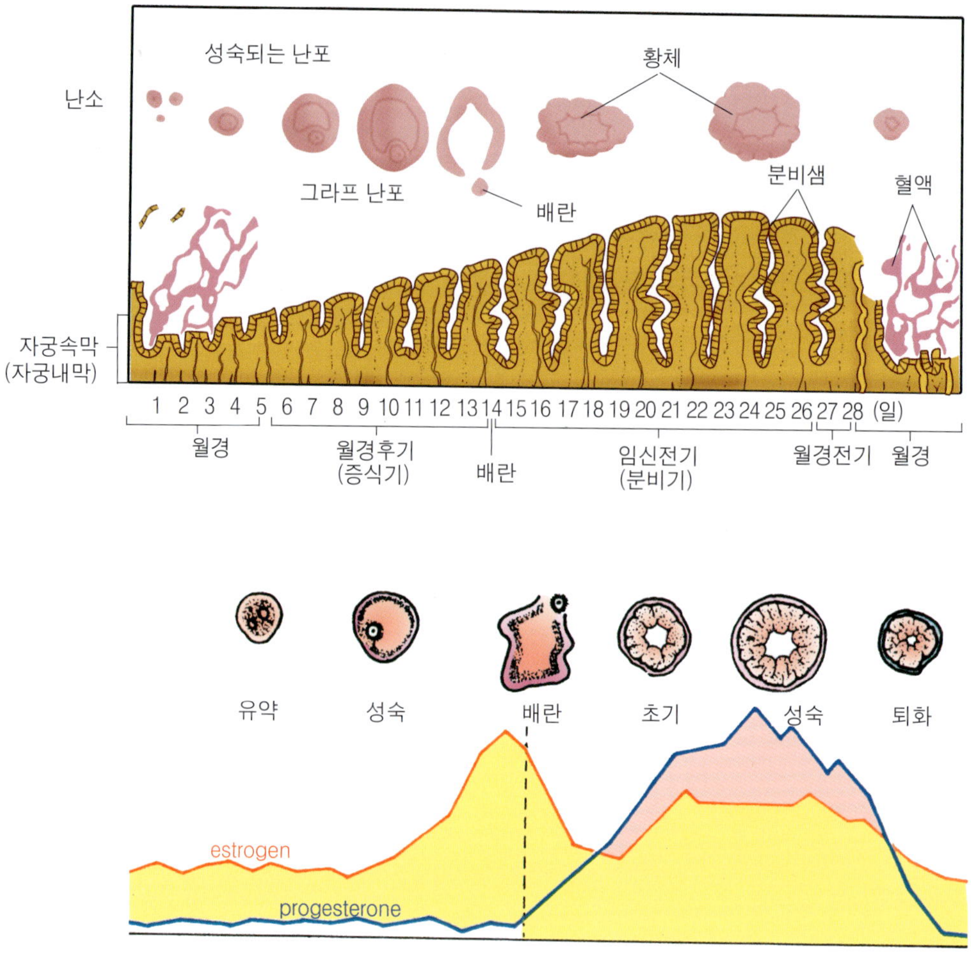

| 그림 7-4 | 월경주기에 따른 호르몬의 변화

3) 유방암의 특징(증상)

(1) 종양(멍울)

유방암의 가장 흔한 증상은 만져지는 종괴(멍울)이다. 특히 50세 이상의 폐경 후 여성에게 최근 수 주에서 수 개월 사이에 발견된 종괴는 특히 유방암의 가능성을 예측해 보아야 한다. 그러나 단순히 종괴가 있다고 해서 반드시 유방암은 아니므로 자가검진을 통해 일단 종괴가 발견되면 유방 전문의사에게 진찰을 받는 것이 바람직하다.

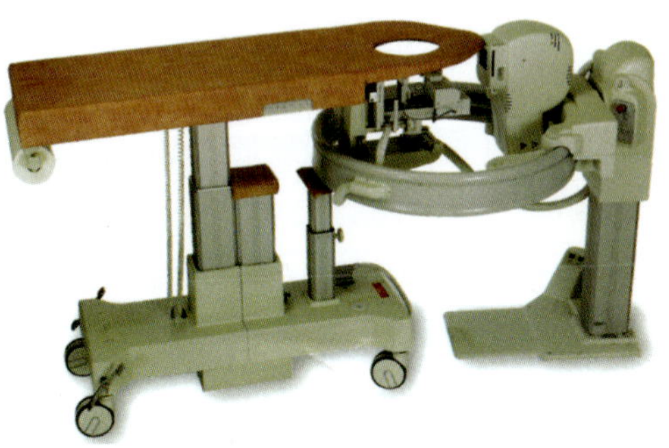

| 그림 7-5 | 유방암 진단을 위한 digital biopsy장치

(2) 젖꼭지 분비물

젖꼭지에서 분비물이 나오는 경우에는 여러 가지 원인을 예측할 수 있다. 맑은 물 같은 장액성 분비물이 나오는 경우가 대부분인데 이는 대개 병적인 것은 아니며 특히 젖꼭지를 짜야만 나오는 분비물은 문제가 되지 않는다.

그러나 피 같은 분비물인 경우 대부분 암 보다는 양성 유두종(papilloma)인 경우가 많다. 또는 선홍색이나 갈색, 검은색 등의 분비물이 나오는 경우는 암을 의심할 수 있는데 이 경우에도 양성 유두종이나 섬유주머니성 질환인 경우가 많다.

(3) 피부의 변화

암이 진행되어 나타나는 특징은 피부의 함몰, 피부의 궤양 및 겨드랑이 멍울 등이 있다. 이러한 피부의 변화는 이미 상당히 진행된 경우가 많으므로 빠른 시일 내에 검사를 받아 적절한 치료를 받아야 한다.

(4) 정기 검진 소견의 이상

최근에는 조기 검진의 보편화로 증상이 나타나기 전에 유방촬영이나 초음파에서 이상 소견을 발견하여 조기에 각종질환 특히 유방암을 진단하는 사례가 많다. 이 경우 증상이 있을 때보다 초기에 해당되는 경우가 많아 예후가 양호하다.

02 유방촬영장치의 소개

유방촬영장치란, 엑스선장치의 하나로서 유방엑스선촬영을 위하여 특별히 제작된 장치를 말한다. 1960년대에는 유방촬영에 일반 엑스선장치가 이용되었으나 1965년 프랑스에서 최초로 유방촬영 전용 엑스선장치가 개발되어 사용하게 되었다.

그리고 1967년 Compagine General Deradiologie(CGR)사에서 Gros의 표준에 의해 Senographic이라는 최초의 유방촬영장치가 개발되어 시판되게 되었다.

DR 장비와 다르게 film-screen type의 유방촬영사진의 화질은 튜브와 영상수용체(image recepter), film-screen 카세트, 산란선 제거용 격자, 자동노출장치와 필름현상 과정 등에 따라 크게 달라진다. 따라서 유방촬영전용장치는 유방촬영사진의 진단적 향상을 위하여 여러 가지 요소들을 갖추어야만 한다(표 7-1, 그림 7-6).

| 표 7-1 | 유방 엑스선 촬영장치의 사양기준

관전압의 정도. 재현성	정확도 : ±5% 이내
	변동계수 : 0.02 이내
조사야의 일치여부	SID의 2% 이내
초점 크기	공칭3mm : 0.45 X 0.65 이내
선질	Mo/Mo
	측정 kV/100 + 0.03 ≦ HVL(mmAl) < 측정 kV/100 + 0.03
압박 장치	두께의 표시정도 : ±5mm 이내
	압박압력의 표시정도 : ±20N 이내
ACE의 정도	기준농도 : 1.4
	관리폭 : ±0.15
	재현성 : 변동계수 0.5 이내

1) 엑스선 장치의 초점

Mammography는 유방의 조직사이 엑스선 흡수차가 작아서 저에너지, 즉 저관전압 촬영을 하고 있다.

엑스선 에너지가 저하되면 피폭선량이 증가되고 반대로 높으면 대조도가 저하된다.

이와 같은 이유로 반대되는 대조도, 즉 화질과 피폭의 균형을 위하여 저에너지 영역에 엑스선 강도가 큰 Mo타깃을 사용되고 있다.

또한 20keV에 흡수계가 있는 Mo필터를 부가하여 저에너지 성분과 동시에 대조도를 저하시키는 흡수단 이상의 높은 에너지 성분을 제거시키고 특성엑스선을 선택적으로 방출한다.

현재는 젖샘밀도가 높은 유방촬영을 위해 로듐(Rh)필터를 선택할 수 있게 되었다.

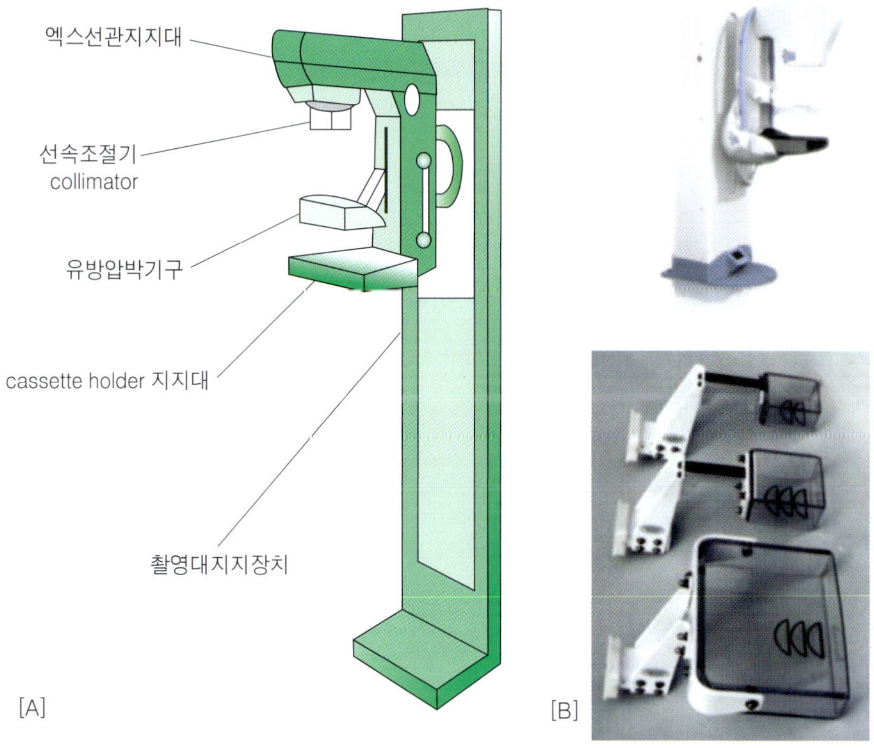

| 그림 7-6 | 유방촬영장치[A]와 압박대[B]

2) 엑스선 출력

Mammography의 엑스선 고전압장치의 성능으로는 관전압 파형의 리플율이 작은 것이 요구된다.

인버터방식은 종전의 3상6펄스 정류방식에 비해서 리플율이 4% 이하로 작아서 똑같은 촬영조건으로 20~50%의 선량을 증가시킬 수 있어 장치허용범위 내에서 순간의 전원변동에 대한 엑스선 출력은 안전성이 높아진다. 따라서 최근의 엑스선장치는 인버터 방식이 채용되고 있다.

인버터식 고전압장치는 엑스선 출력과 재현성 그리고 직선성이 좋고 장치의 허용전원 변동범위에서 순간의 전원변동에 대해서 엑스선 출력의 안전성이 우수하여 인버터 방식의 엑스선고압장치를 채택해야 한다.

3) 관전압

Mammography는 높은 피사체 대조도를 얻기 위해서 최적의 관전압을 선택해야 한다.

대부분의 장치에서 관전압은 24~32kV이며 관전압의 선택폭은 9kV에 불과하여 일반촬영에 비해서 그 폭이 좁아 보다 높은 정확도와 재현성이 요구된다.

① 저전압, 고대조도의 screen/film system을 사용하기 위해서 관전압은 24~32kV의 범위에서 1kV이하의 조정단계로 설정될 수 있어야 한다.

② 관전압의 표시 정도는 ±5% 이내이고 재현성의 변동계수는 0.02 이하이여야 한다.

4) 자동노출제어장치(automatic exposure control ; AEC)의 성능

Mammography는 엑스선 에너지가 낮아서 유방의 두께, 젖샘밀도의 변화에 따라 과대노광 또는 노광부족이 되어 영상의 농도에 이상이 생길 수 있다. 이와 같은 현상을 없게 하여 항상 안전하게 촬영을 하기 위하여 자동노출제어(AEC)가 사용되고 있다.

AEC는 유방의 두께와 유방조직의 구성에 따라 노출을 조정하는 능력이 있으며 보다 높은 정도관리가 요구된다. 그 성능은 팬텀영상(팬텀두께 20mm~60mm)의 기준농도 1.4에 대해서 ±0.15 이내, mAs의 변동계수는 0.05 이내의 범위에 있어야 한다. 특히 AEC의 재현성, 트래킹(tracking: 젖샘밀도에 따라 노광을 조절하는 능력)을 보증하기 위해서 평가와 조정을 정확하게 할 필요가 있다(표 7-2).

| 표 7-2 | 표준적인 mammography AEC의 사양 예

센서의 장착위치	카세트의 후면
센서의 형상, 유감면적	D-형, 10cm^2
센서의 가동	가슴벽에서 젖꼭지방향으로 8cm를 이동할 수 있고, 센서위치를 압박판상에 표시하여 개개로 선택할 수 있다.
센서의 calibration	격자 유무, 확대촬영, 촬영기법에 따라 농도 보정을 한다.
screen/film 선택	각 기법에 대해서 2종류의 screen/film의 조합을 선택 할 수 있어야 한다.
	11단계의 AEC노광스텝(−5~+5)으로 변화량은 10~15%이다.
농도 tracking	AEC는 관전압 25~32kV, 유방두께가 2~8cm변화될 때, 름농도가 ±1.0 이내로 유지되는 성능
백업 선량	500mAs

5) 엑스선의 선질(반가층 : half value layer : HVL)

Mammography 장치는 Mo타깃/Mo필터의 조립을 기본으로 하고 유방형태(유방두께, 젖샘밀도)에 따라 적정한 관전압을 선정하여 촬영한다.

하한치〔kV/100+0.03〈반가층(mmAl)〕에서 0.03은 압박 판의 흡수에 따르는 보정〕는 방사선 관점에서 진단정보에는 기여하지 않는 불필요한 엑스선을 제거시키고 피폭을 경감하기 위한 것이다. 상한치〔반가층(mmAl)〈kV/100+C〕는 피폭을 제한시키지 않고 필요한 진단정보를 낼 수 있게 화질 면에서 규정된 것이다. 젖샘밀도가 높고 유방이 클 경우에는 피폭량을 경감시킬 목적으로 사용할 때도 있다(표 7-3).

| 표 7-3 | 타깃재료와 부가 필터 재료의 조합

타깃재료	부가 터의 조합
Mo(몰리브덴)	Rh(로듐)
Rh(로듐)	Rh(로듐)

6) 엑스선관 초점

초점크기는 0.5mm 이하의 소초점이 고선예도 유지를 위해서 바람직하다.

Screen/film 시스템의 감도에 따라 2중 초점, 회전 엑스선관장치에서 대초점 0.3mm(공칭치)가 많다. 초점크기는 미세 석회화의 검출률 향상과 수광계의 고감도화에 따라 미세초점으로 되는 경향이 있다. 대초점은 0.3mm, 소초점은 0.1mm로 표준화되고 있다.

특히, 유방암의 영상진단에서 미세 석회화를 검출하는 것은 매우 중요하며, 석회화의 형태나 그 분포상태로 진단이 가능한 증례도 많이 있다. 그러나 대부분은 0.3mm 이하의 미세 초점 크기에 따르는 기하학적 불선예도는 무시할 수 없다(그림 7-7).

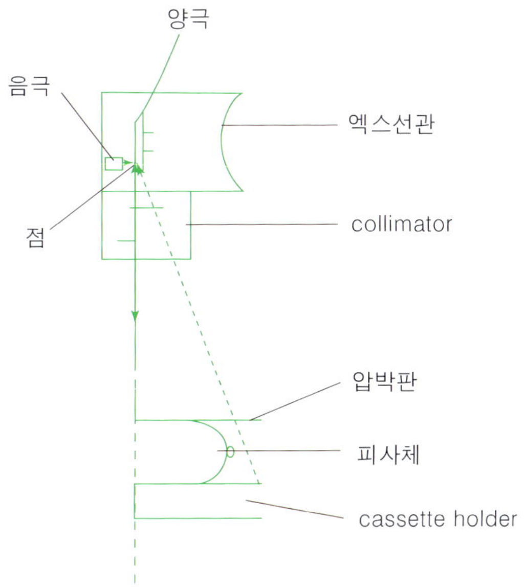

| 그림 7-7 | 엑스선관의 배치

7) 엑스선관의 고유여과

연엑스선을 유효하게 제거하기 위해서 엑스선관의 방사창 재료는 엑스선 흡수가 작고 투과성이 좋은 Be(베릴륨 : 원자번호4, 약 1mm 두께)이 사용되고 있다.

8) 유방촬영장치

엑스선관과 격자 장치가 부착된 카세트 홀더는 홀더가 맞볼 수 있도록 되어 있고 회전과 상하 작동이 되며 쉽게 촬영하여 위치를 잡을 수 있게 조작할 수 있다. 수검자는 선 자세 또는 앉은 자세 등으로 촬영할 수 있어야 한다.

(1) 압박기구

유방압박은 병적으로 압박이 불가능할 때를 제외하면 꼭 필요한 기구이다.

압박을 하면 유방은 평편해지고, 그 두께는 얇아져 피사체에서 발생되는 산란선이 감소된다. 또한 젖샘이 겹쳐지는 것을 방지할 수 있어 영상 대조도가 개선된다.

03 유방촬영장치의 정도관리(quality control)의 개요

유방촬영에서의 화질은 선예도, 대조도(피사체대조도, 필름대조도) 등에 좌우되는데, 이 중 피사체 대조도는 유방에서의 흡수차이(두께, 밀도, 원자번호)와 선질(초점물질, 관전압, 총여과) 그리고 산란선(collimation, 압박, 공기층, 그리드) 등에 좌우된다.

유방촬영에서의 산란선은 특히 두껍고 밀도가 높은 유방에 대하여 피사체 대조도를 크게 감소시키는데, 이러한 산란선은 강력한 압박으로 감소시킬 수 있다. 그리드를 이용하면 산란선을 제거할 수 있기 때문에 필름 대조도는 크게 향상된다.

Screen/film 방식의 경우 필름 대조도는 필름종류, 현상조건, fog level 등에 영향을 받는다.

영상의 선예도는 운동학적, 기하학적 또는 감재학적 인자 등에 의하여 영향을 받는데 운동학적 불선예도는 짧은 조사시간과 적합한 압박으로 그 효과를 감소시킬 수 있고, 기하학적 불선예도는 초점과 피사체 및 피사체 필름간의 거리, 초점의 크기 등에 영향을 받는데, 작은 초점을 사용하면서 피사체와 필름간의 거리를 작게 하고 초점과 피사체간 거리를 크게하면 기하학적 불선예도를 감소시킬 수 있다. 또한 불선예도는 film-screen 시스템의 경우 필름과 증감지의 특성에 의한 것으로 유방촬영에 사용되는 필름과 증감지는 감도와 선예도가 충분하게 보완된 재질이 사용되고, DR의 경우 모니터 해상도가 중요한 인자이다. 이러한 영향인자 외에도 유방촬영 영상의 화질관리프로그램에서 중요한 것이 자동현상관리이다. 따라서 유방촬영장치에 대한 정도관리를 실시할 때에는 자동현상기의 성능관리도 동시에 실시해야 한다.

최근 방사선영상정보시스템은 급속하게 digital화 되어가고 있는 추세이며, 고선예도를 요구하는 유방사진에서도 digital radiography의 한계가 많이 극복되었고 여성의 유방질환의 조기진단과 치료에 관심이 고조되고 있는 현실에서 유방촬영은 검사가 간단하고 비용이 저렴하며 다양한 유방질환 중 석회화 병변을 진단하는데 가장 효과적인 방법으로 알려지면서 유방촬영에서의 화질관리 및 촬영기술의 개발 등이 현실적인 과제로 인식되고 있다.

지금까지 우리나라는 유방촬영에 대한 검사기준이 없었지만 진단용방사선발생장치의 안전관리 규칙에 유방촬영장치에 대한 검사기준안이 신설, 강화되고 있다.

유방촬영의 궁극적 목표는 최소한의 risk로 최상의 화질을 얻어 유방암을 조기에 발견하는 것이다.

진단적 가치를 증가시키기 위해서는 최적의 유방촬영장치, 영상기록계의 사용, 판독환경과 정확한 자세 및 압박 등의 기술적인 면까지도 중요한 영향을 받기 때문에 항상 적절한 화질을 유지하기 위해 정도관리프로그램을 작성하여 자율적 정검을 해야만 한다. 측정 시에는 국가교정기관으로부터 검증된 측정기와 팬텀을 사용하고 표준화된 프로그램에 의한 정도관리 실행, 평가, 교정하는 과정까지의 사항이 필수적인 사항이다.

진단용방사선발생장치의 안전관리규칙에서 규정하고 있는 유방촬영장치의 검사기준안에는 장비의 적합성을 판정하는 사전검사제도와 장비설치 후 매 3년마다 한번씩 적합성을 판정하는 사후 검사제도가 도입되어 시행되고 있다.

| 표 7-4 | 유방촬영용 장치의 검사기준

검사항목	검사기준
접지 설비 시험	제3종 접지
외장누설 전류시험	0.1mA 이하(거치식)/0.5mA 이하(거치식이외)
조사선량 재현성시험(AEC포함)	조사선량 변동계수 : 0.02 이하
관전압시험	지시치의 ±5% 이내
관전류시험	지시치의 ±15% 이내
조도시험	SID1m에서 100Lux 이상
타이머시험	단상장치 : T<10펄스 : ±0펄스, 10펄스≤T : ±10%
	다상장치 : T<0.01초 :−1.5msec~−6msec
	0.01≤T<0.04 : ±20%
	0.04≤T : ±10%
	인버터장치 : T<0.01 : ±1ms, 0.01<T : ±10%
mAs시험	인버터 혹은 변압기식 지시치에 대한 PAE는 : ±20% 이내
	콘덴서식(10mAs 이상±20% 이내, 10mAs 미만 ±2mAs)
엑스선조사야와 광조사야차이	±2% 이하(조사면 이 일정±1% 이하)
가슴벽 에서 엑스선조사야시험	SID의 2% 이내(가슴벽은 가능한 1% 이내 권장함)
압박대의 크기시험	SID의 1% 이내
평균유선량시험	압박된 4.2두께의 표준유방팬텀촬영시 조사조건에서 상 · 하방향 촬영법일 때의 평균유선선량 : 3mGy 이하
팬텀영상평가시험	표준팬텀영상에서 모의병소 16개 중(10개 이상, 즉 섬유소 4개 이상, 반점 3개 그룹 이상, 종괴3개 이상 관찰

| 표 7-5 | 유방 팬텀의 구성 요소(fiber(6), speck(5), mass(5))

Fibers(mm diameter)	Specks(mm diameter)	Masses(mm thick)
1.56*	0.54*	2.00*
1.12*	0.40*	1.00*
0.89*	0.32*	0.75*
0.75*	0.24*	0.50*
0.54*	0.16*	0.25*
0.40*	* Must be visible to pass	

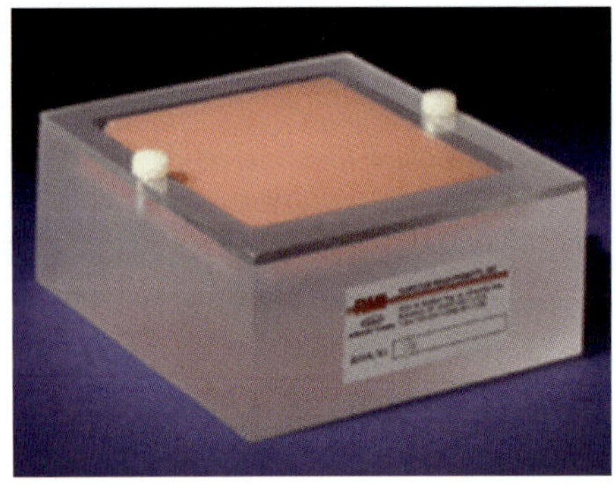

[A] ACR 팬텀

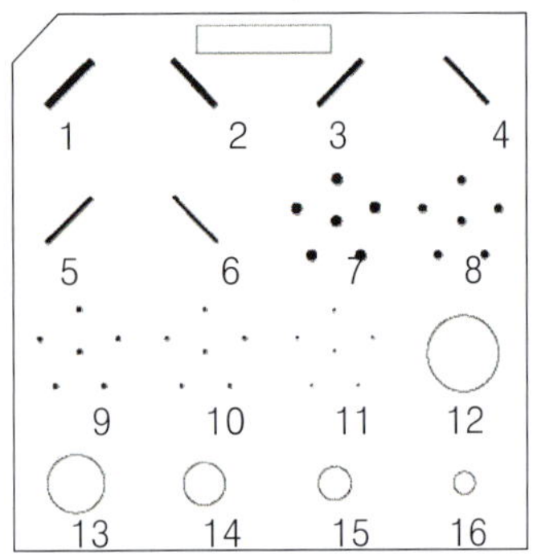

[B] ACR 팬텀의 내부 모의병소 구성

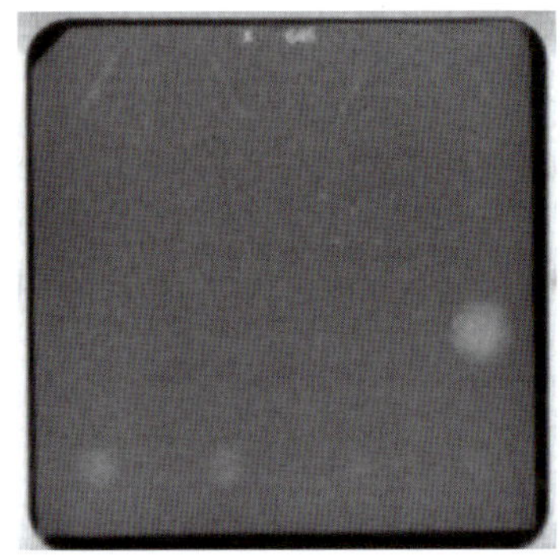

[C] 팬텀을 이용해 QC에 적용한 영상 팬텀

| 그림 7-8 | 유방촬영용 팬텀

| 표 7-6 | Screen-film 유방촬영용장치와 DR유방촬영용장치의 정도관리 비교

	Screen-film 유방촬영용장치의 정도관리	DR유방촬영용장치의 정도관리
매일	암실청소, 현상기 관리	레이저 프린터 관리, 모니터 청소
매주	증감지 청소, 판독대 청소, 판독실의 조명, 환기, 소음, 온도점검	판독실 조명.환기.온도.소음점검, flat field calibration
3개월	재촬영 분석, 필름내 잔여정착액 분석, 임상영상 점검(1년 → 3개월)	재촬영분석, 판독용 모니터관리, 임상영상점검
6개월	증감지-필름 밀착도 시험, 유방압박장치 점검, 암실안개, 표준팬텀을 이용한 시험 (1년 → 6개월)	유방압박장치점검, 촬영용 모니터 점검, 표준팬텀을 이용한 시험
1년	조사야 점검, 해상도 점검, 자동노출장치 점검과 재현성, 증감지 감도 측정, 인공물 점검, 관전압 정확도와 재현성,선질점검, 평균유선선량 측정, 방사선 출력율, 판독대와 판독실의 조도 측정	조사야 점검, 해상도 점검, 자동노출장치 점검과 재현성, 인공물 점검, 관전압 정확도와 재현성, 선질점검(권장기준 :HVL>KVP/100+0.03(mmAl)) 평균유선선량 측정, 방사선 출력율, 판독실의 조도측정

04 유방질환(breast disease)의 임상증례

1) 유방 양성질환(breast benign disease)

(1) 유방 낭종(breast cyst)(그림 7-9, 10)

유방촬영에서의 낭종은 주변 조직과의 경계가 뚜렷(well-defined)하며 둥근(round) 형태적 특징을 갖고 있다. 초음파에서는 무에코(anechoic)이며 주변과의 경계가 뚜렷하고 후방음향증강(posterior acoustic enhnacement)의 특징을 갖고 있다.

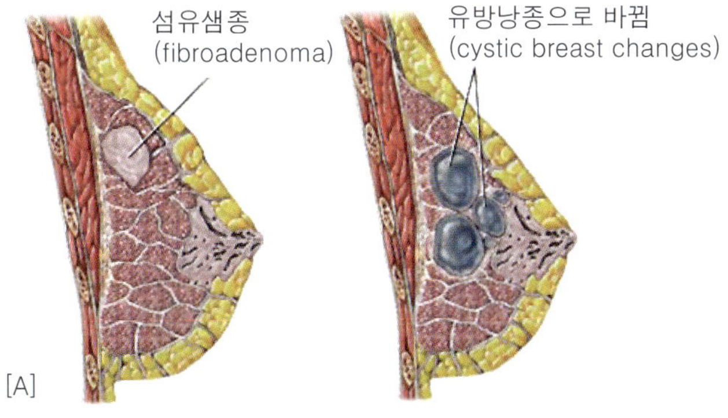

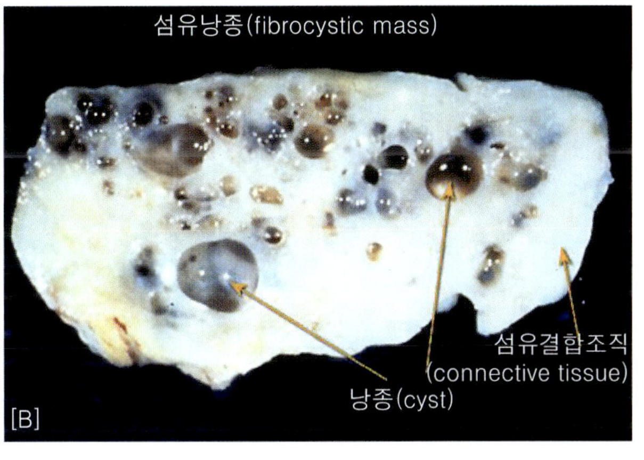

| 그림 7-9 | 유방낭종(breast cyst)의 생성 모식도[A]와 표본(specimen)[B]

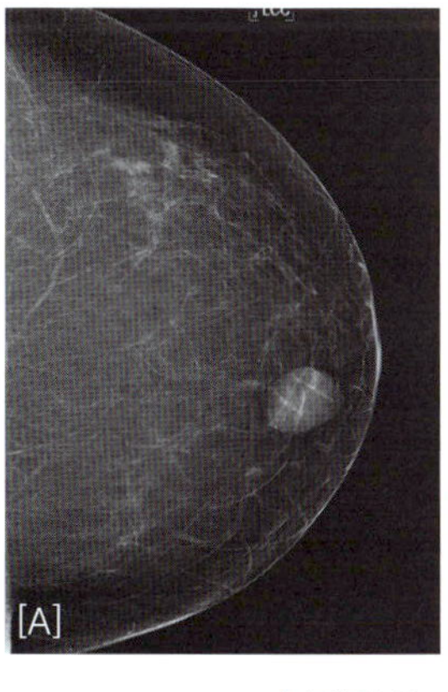

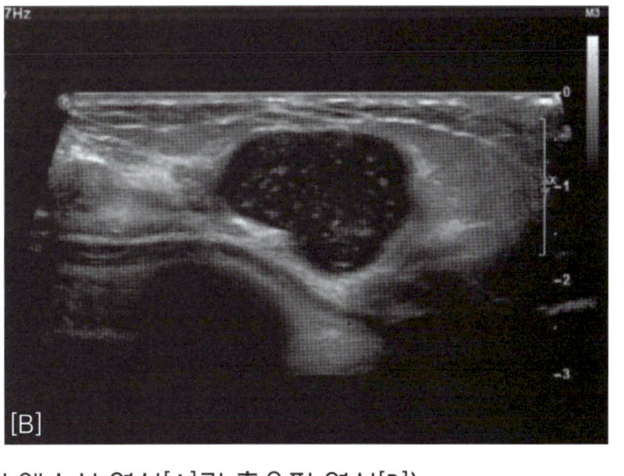

| 그림 7-10 | 유방낭종(상·하 엑스선 영상[A]과 초음파 영상[B])

① 정의 및 원인

젖샘관이 막혀 액이 흘러나오지 못해 젖샘관 끝이나 젖샘엽이 풍선처럼 부풀어서 생기는 질환이다.

유방은 모유라는 액체가 나오는 신체부위이므로 낭종이 잘 생긴다.

주로 30~50대 여성에서 생기며, 폐경기 근처 여성에서 가장 흔하다. 간혹 폐경기 후 여성호르몬을 복용하는 여성에서도 낭종이 생길 수 있다.

② 진단

낭종은 유방초음파검사로 쉽게 구별된다.

③ 치료

낭종이 급속하게 커지는 경우 통증을 느낄 수도 있다. 간혹 커져서 혹으로 만져지거나, 통증이 있거나 크기가 커질 경우 그 부분을 누르면 통증을 유발하여 병원에 내원하며, 세포 검사바늘로 낭종내 액체를 제거(fine needle aspiration)할 경우는 다시 또 액이 채워질 수 있으므로 맘모톰(mammotome)으로 완전히 제거하는 것이 좋다.

(2) 섬유샘종(fibroadenoma)(그림 7-11)

유방촬영에서 단단한 구슬형태의 멍울처럼 만져지며 유방 안에서 쉽게 움직이고 간혹 섬유샘종안에 석회화가 있다.

초음파에서는 내부에코(internal echo)로 저에코(hypoechoic)가 균일하게 나타나며 경계가 분명하고 후방음향증강이 있다.

① 정의

섬유샘종은 유방에 생기는 양성종양 중 가장 흔한 종양이다.

섬유샘종은 평균 28세에 호발 하며 주로 젊은 여성에게 많이 생긴다. 20대이면서 유방에 혹이 만져질 때 섬유샘종일 가능성이 약 70% 정도 된다. 즉, 젊은 여성에게서 생기는 종양은 확률적으로 섬유샘종일 가능성이 높다.

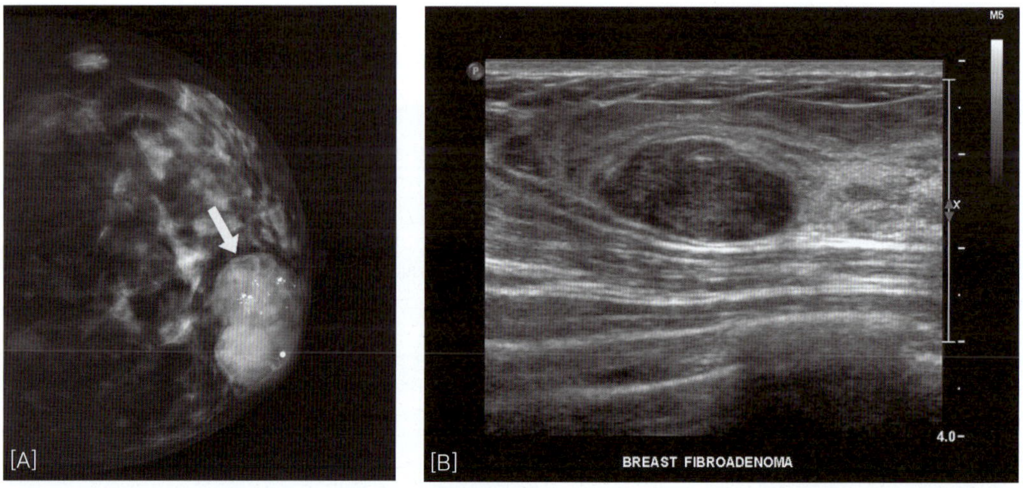

| 그림 7-11 | 섬유샘종(상·하 엑스선 영상[A]과 초음파 영상[B])

② 진단

구슬처럼 모양이 둥글고 표면이 매끈한 덩어리로 만져진다.

유방의 어느 부위에서나 생길 수 있고 유방 내에서 쉽게 움직이며 외과적 촉진에 의하여 섬유샘종인지 쉽게 구별이 가능하다.

또 유방촬영술이나 유방초음파로 쉽게 알 수 있으나 조직검사를 통해 병리진단을 받으면 더 명확하게 확진할 수 있다.

③ 치료

유방촬영술이나 유방초음파로 쉽게 알 수 있으나 조직검사를 통해 병리진단을 받으면 더 명확하게 확진할 수 있다.

(3) 젖샘관내 젖꼭지종(papilloma)

젖꽃판아래 1cm 이내 단일의 유도관내에 1~8mm 이상의 크기를 가지며, 경계가 잘 이어지는 원형이나 분엽의 결손상을 보인다(그림 7-12).

① 정의

젖샘관내에 젖꼭지모양으로 생기는 양성종양이다.

② 원인

젖샘관벽에 어떠한 자극에 의한 것이 아닐까라는 추정을 할 뿐 확실한 원인은 아직 밝혀지지 않았다.

③ 진단

붉은 색 젖꼭지 분비물이 분비되거나 젖꼭지에 분비물 없이 우연하게 만져지는 혹으로 발견되기도 한다.

유방촬영술에서 간혹 석회화를 동반한 혹으로 나타날 수 있으며, 유방초음파에서 늘어난 젖샘관이나 낭종안에 젖꼭지모양으로 자라나온 혹을 관찰할 수 있다. 현재는 많이 줄어들었지만, 젖샘관촬영술(ductography)로 늘어난 젖샘관내 종양을 직접 관찰할 수도 있다.

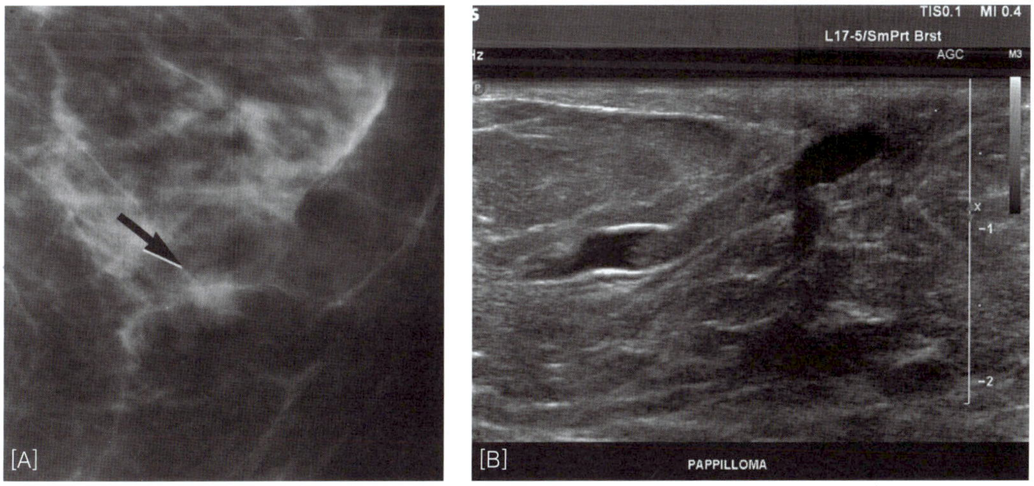

| 그림 7-12 | 젖샘관내 젖꼭지종(엑스선 영상[A]과 초음파 영상[B])

젖샘관내 젖꼭지종이란?

젖샘관내에 젖꼭지상의 증식을 나타내는 양성상피종양으로 각 연령층에서 보이며 40대에서 가장 많다. 젖꼭지 부근에서 발생하는 경우가 많고 때로는 젖분비로 보이는 경우도 있다.

④ 암으로의 변화

젖꼭지종은 암으로 변하지는 않지만 유두암과의 구별을 위해서 조직검사(core biopsy)를 통해 확진을 받아야 한다.

⑤ 치료

진단방사선 검사나 세포검사로는 유두암과의 정확한 구분이 어려우므로 절제해야 한다.

(4) 여성화 유방(gynecomastia)

남성에게서 에스트로겐의 불균형으로 나타나는 것으로 젖꽃판밑(subareolar)에서 만져지며 부드럽고 유동적인 종괴로 대개는 양측성이나 일측성도 있다. 초기에는 유선의 상피증식과 유선 주위기질의 세포수가 증가하고 혈관이 많아 진다. 양성질환으로 대부분 위험하지는 않지만 남성에게서도 유방암이 발생하므로 유방의 비대나 종괴가 나타났을 때는 과오종, 지방종, 낭종, 상피암 등과 감별을 요한다.

2) 유방 악성질환(breast malignant disease)

(1) 젖샘관 상피내암(ductal carcinoma in situs : DCIS)

겨드랑이 부위 림프절 촉진, 유방실질 왜곡, 유방 피부구조 왜곡과 비후, 젖꼭지의 수축, 젖꼭지출혈의 특징을 갖고 있다(그림 7-13[A]). 초음파상에 종괴 경계의 불분명, 내부에코 불균일, 저에코, 점상의 석회화, 후방음영의 특징을 갖고 있다(그림 7-13[B]).

젖샘관 상피내암은 가장 빠른 시기에 임상진단이 가능한 유방암이며, 유방 엑스선사진을 통해 작은 칼슘침착을 발견함으로써 쉽게 진단된다. 이 단계의 환자들은 유방암이 발현되었다는 것을 거의 자각하지 못한다(그림 7-14).

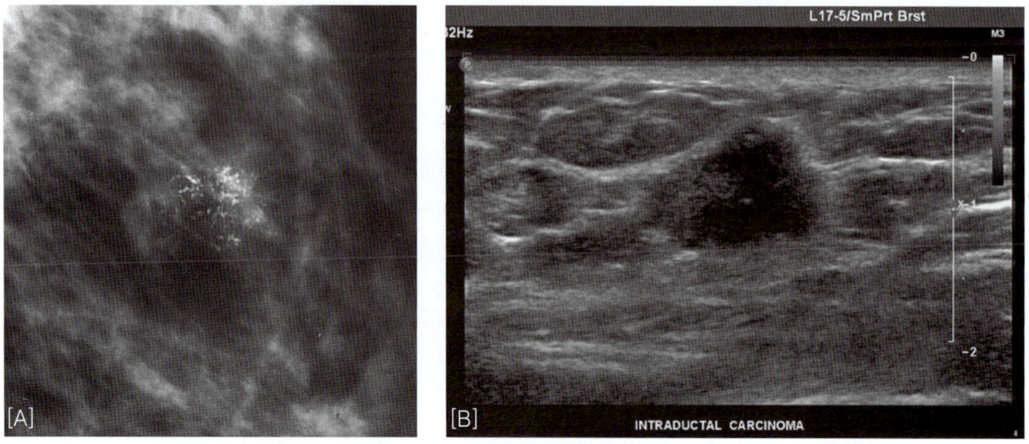

| 그림 7-13 | 젖샘관상피내암(엑스선 확대영상[A]과 초음파 영상[B])

젖샘관 상피내암은 젖샘관에서 기원하며 전암(pre-cancerous) 상태이거나 또는 젖샘관의 비정상 세포의 초기성장 상태이다.

젖샘관 상피내암은 여성들에게 매우 드물었고 적정치료에 대한 연구도 많이 되어있지 않았다. 그 이유는 유방절제술로 젖샘관 상피내암이 거의 100% 치료될 수 있었기 때문이다.

(2) 소엽상피내암(lobular carcinoma in situ : LCIS)

소엽상피내암은 소엽에서 기원하며 발생빈도는 유방암 중 10% 미만이지만 발생하면 20~30%에서 15~30년 후 침윤성 소엽암으로 발전한다.

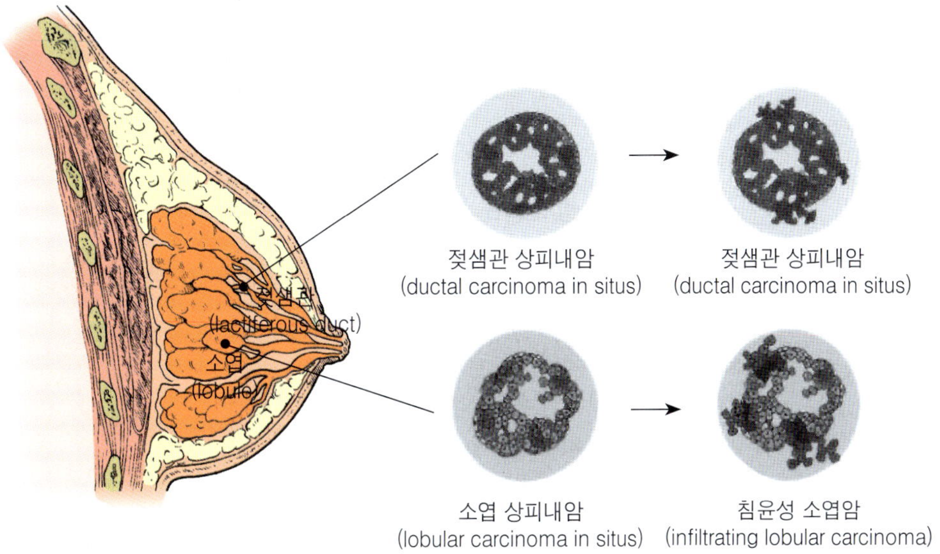

| 그림 7-14 | 젖샘관 상피내암(DCIS)과 소엽상피내암(LCIS)의 분류

한국 여성 유방암의 특징

유방암은 한국 여성에 발생하는 암중에서 위암 다음으로 높은 빈도를 보이는데 향후 서구화 된 생활방식, 출산율 및 수유 감소 등에 따라 더욱 증가하여 우리나라에서도 여성에게 가장 많은 암이 될 것이라고 생각되고 있나. 유방암은 폐경 전에 발병하는 경우는 없고, 20세 이하에서는 극히 드물며 40대 이후부터 발병율이 급격히 증가하여 50~59세에 가장 높은 발병률을 보이다가 이후 서서히 감소하고 있다.

성인 여성의 유방은 젖샘이 젖꼭지를 중심으로 15~20개가 방사상으로 나열되어 있다. 각각의 젖샘은 소엽으로 나뉘며 소엽은 선관이라고 불리는 관으로 연결되어 있다. 유방암의 약 90%는 이 선관에서 발생한 유관암종이다. 소엽에서 발생하는 유방암은 약 5~10% 정도이며 유소엽암종이라고 불린다. 유관암종, 유소엽암종은 유방암의 조직을 현미경으로 검사하면 구별이 된다. 이 외에도 염증성유방암이라고 불리는 특수한 형태의 유방암이 있지만, 많은 편은 아니다.

남성도 유방암에 걸리지만 발생비율이 여성의 100분의 1 정도이며 50~60세에서 많이 찾아볼 수 있다.

모친이나 자매 중에 유방암이 발병된 경우에는 유방암이 발병할 가능성이 약간 높아진다. 칼로리가 높은 식사, 지방이 많은 식사를 자주하는 비만형의 여성이나 폐경 전후의 젊은 여성, 폐경연령이 않은 여성, 자녀수가 적거나 없는 여성, 최초 출산연령이 늦은 여성도 위험성이 높은 것으로 알려져 있다.

(3) 침윤성 소엽암(infiltrating(invasive) lobular carcinoma(ILC))

보통 40대 중반에 우연히 조직검사를 하다가 발견하게 되는 형태의 암이다. 유방촬영에서도 석회침착이 나타나는 경우가 드물며, 종양이 만져지는 경우도 드물기에 우연히 발견된다.

이런 소엽 상피내암은 60~90% 정도가 주위에 남아있는 경우가 많으며 반대편 유방에서도 발견되는 경우가 50~70% 정도이다(그림 7-15).

그 병변을 제거했지만 주위 유방이나 반대편 유방에도 남아 있는 경우가 많으므로 치료방침을 정하는데 매우 어려움이 많다.

단지 그 병변만 제거할 경우에는 35년 후 약 20% 정도에서 암이 발병하였으며 그 중 반 정도에서는 반대편 유방에서도 나타나는 것으로 보고되고 있다.

따라서 일반적으로 그 병변을 제거한 후, 이러한 상황에 대한 충분한 설명을 환자에게 알려준 후 6개월 단위로 세밀한 추적검사를 권하고 있다. 그러나 나이가 어리고 유방암 가족력이 있어 매우 걱정이 되는 경우에는 양측 유방절제술을 시행하기도 한다.

| 표 7-7 | 양성 석회화와 악성석회화의 특징

	양 성	악 성
형 태	원형	불규칙
크 기	균일	다양
농 도	균일	다양
분 포	산재	군집/젖샘관내
윤 곽	매끄러운	불선명/불규칙
개 수	거의 없는, 셀 수 없는	여러 개, 셀 수 없는
종괴와의 관계	속, 주변	근처에 산재되어 있음

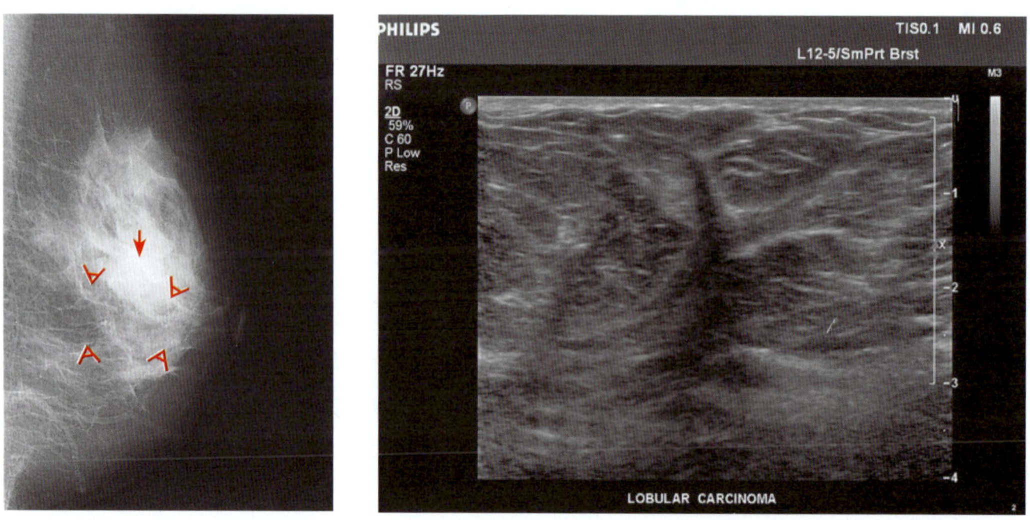

| 그림 7-15 | 유방촬영에서 침윤성 소엽암이 의심되는 석회화상(화살표), 초음파상(A)

(4) 염증성 유방암(inflammatory breast cancer : IBC)

염증성 유방암은 유방의 피부조직까지도 포함하는 유방암의 한 형태이다(그림 7-16). 이 종류의 암은 미국에서 매년 진단되는 모든 유방암의 4% 미만을 차지하고 있다. 염증성 유방암의 신체적 증상으로는, 유방의 홍반성 피부증세 또는 전체적인 부종증세를 들 수 있다.

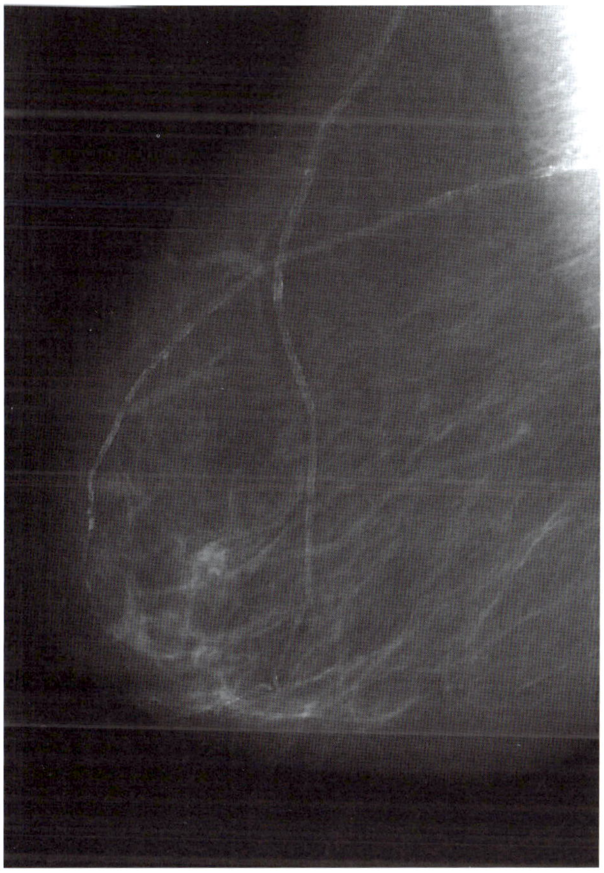

| 그림 7-16 | 염증성 유방암의 엑스선 사진

염증성 유방암의 증후

1) 유방 조직의 변화 : 빨갛거나 오렌지 표면처럼 움푹 들어간 것 같이 보이는 피부
2) 단기간에 유방크기의 증가
3) 젖꼭지의 변화 : 편평 또는 함몰, 때로는 분비물이 있음
4) 유방주위의 장기간의 가려움증, 연고나 크림이 증세완화에 효과가 없음
5) 유방에 갑자기 커다란 혹이 형성
6) 유방의 통증
7) 겨드랑이나 빗장뼈 주위 림프절의 부종

한국유방암학회, 국립암센터 유방 엑스선촬영 권고안

• 유방 엑스선촬영에 관한 신문기사(D신문)

유방암 증상이 없는 20, 30대 여성이 유방암 검진을 위해 매년 유방 엑스선 촬영을 하면 그렇지 않은 여성에 비해 오히려 사망률이 높아진다는 주장이 제기됐다.

국가조기암진단사업단은 20, 30대 여성이 매년 유방촬영을 하면 방사선이 축적돼 10만명당 13명이 유방암으로 사망할 수 있다고 최근 열린 한국유방암학회에서 발표했다.

증상이 없는 여성의 유방검사 방법

- 30세 이후
  매월 유방 자가검진
- 35세 이후
  2년주기로 의사에 의한 임상진찰
- 40세 이후
  1, 2년주기로 의사에 의한 진찰 및 유방촬영술

또한 "특수방사선을 이용하는 유방 촬영은 일반적인 흉부 엑스선에 비해 방사선 피폭량이 20배나 많으며 방사선이 분산되지 않고 유방에 집중돼 축적된다"며 "나이가 어릴수록 방사선에 민감하기 때문에 20대부터 매년 유방 촬영을 하면 오히려 해로운 수도 있다"는 주장을 하고 있다.

그는 "그러나 40대 이상 여성이 유방촬영을 할 경우 방사선에 덜 민감하고 유방암을 조기 발견할 확률이 높아 10만명당 31~38명을 유방암으로 인한 사망에서 구할 수 있다"고 발표하였다.

보험공단의 통계에 따르면 1999, 2000년 유방검진을 받은 여성 가운데 60% 이상이 20, 30대로 나타났다.

또 다른 연구자는 "방사선의 위험에 대해서는 아직 논란의 여지가 있지만 젊은 여성은 유방 조직이 치밀해 촬영을 해도 암 여부를 판단하기가 힘들기 대문에 조기검진의 효과가 적다"고 밝혔다.

하지만 진단방사선과 전문의들은 국내 39세 이하 여성의 유방암 발생률이 23%로 미국의 4배에 달하므로 방사선 피해를 우려해 유방촬영을 회피할 요까지는 없다고 지적하고 있다.

또한 "젊은 여성이 매년 유방촬영을 하는 것은 불 요하지만 한두번 정도는 해롭지 않다"며 "증상이 있거나 가족력이 있는 20, 30대 여성은 전문의와 상의한 뒤 촬영하고 특히 40세 이상은 1, 2년마다 꼭 촬영해야 한다"고 말했다.

유방암의 위험인자

1. 연령(40세 이후)
2. 사회적, 경제적 위치(고소득층)
3. 출산력(없음)
4. 첫 임신 연령(30세 이후)
5. 초경 연령(빠름)
6. 폐경 연령(음)
7. 폐경 후 체중(증가)
8. 가족력(직계에 유방암 환자 있음)
9. 식생활 습관(고지방, 고단백 식이)
10. 모유수유(안함)

05 촬영 전 준비사항

1) 방사선사

유방검사의 진행과 환자care는 방사선사의 숙련정도에 크게 좌우되는데 환자 care에 있어서 환자가 매우 긴장하고 있다는 사실이다.

그러므로 신뢰를 가질 수 있도록 충분한 오리엔테이션이 필요하다.

① 진단영역부위를 설명하고 검사자세에 대하여 협조를 구한다.

② 압박의 중요성에 대해 설명한다.

③ 기본검사 이외의 기타 부가 검사인 경우는 환자에게 처음 검사한 사진을 보여준 후 특별한 방법으로 추가적인 영상을 얻어야 하는 이유를 설명한다.

2) 유방 설문지

방사선사는 방사선과 전문의가 유방영상을 판독할 때 참고 할 수 있도록 환자의 병력과 현재 상태에 대해 상세히 문서화해야 한다. 또한 유방검사가 진행되는 동안 방사선사는 판독에 영향을 줄만한 점, 사마귀, 상처 등 특이사항을 전문의에게 파악할 수 있도록 추가로 문서에 기록해야 한다. 또한 이 단계에서 발견되지 않은 환자의 덩어리, 피부의 수축 또는 움푹 패이거나 젖꼭지에서 고름이 나오는지 등을 확인한다(그림 7-17).

〈유방촬영술 가이드라인〉의 진료용 카테고리 분류

- 카테고리 1. 이상 없음 negative

  이상소견이 없다. 유방이 좌우대칭이다. 구조이상이나 악성으로 의심되는 석회화가 없다. 혈관벽(vessel wall)의 석회화, 정상보다 큰겨드랑림프절은 이 카테고리에 속한다. 치밀유방도 다른 이상소견이 없다면 이 카테고리에 속한다.

- 카테고리 2. 양성 benign

  확실히 양성으로 진단할 수 있는 소견이 있다. 퇴축, 석회화된 섬유샘종, 젖샘관확장증(유관확장증, mammary duct ectasia)에 의한 다발성 석회화(multiple calcification), 낭성지방(oil cyst), 지방종(lipoma), 유방젖낭종(유류, galactocele)과 같은 지방함유성 병변이나 과오종(hamartoma)과 같은 혼합성 농도병변, 유방내림프절(intramamary lymph node), 가슴확대수술 등이 여기에 속한다.

- 카테고리 3. 양성, 그러나 악성일 가능성도 배제할 수 없음 benign

  양성일 가능성이 매우 높지만 악성일 가능성도 배제할 수 없다. 초음파검사 등의 추가검사가 필요하다.

  3-1 : 거의 양성이라고 할 수 있는 병변.

  다발성 낭종(multiple cyst)이나 젊은층의 섬유샘종, 양성으로 생각되는 미세 석회화 등

  3-2 : 양성일 가능성이 매우 높지만 악성일 가능성도 배제할 수 없는 병변

- 카테고리 4. 악성이 의심 suspicious abnormality

  유방암의 전형적인 형태는 아니지만 악성일 가능성이 높은 병변으로 세포진단이나 생검을 포함한 정밀검사가 요하다.

- 카테고리 5. 악성 highly suggestive malignancy

  유방암이라고 믿을 수 있는 병변. 바퀴살 모양의 고농도 종괴나 구획성 분포를 보이는 미세한 선 모양 혹은 미세한 갈래 모양의 석회화 등이 여기에 속한다.

영상의학과 유방 검사실

진찰받은과 : ______________ 등록번호 : ______________

이름 : __________ 나이 : __________ 전화번호 : ______________

다음 사항이 결과를 판독하는데 매우 유용한 정보가 되오니 표시해 주시기 바랍니다.

1. 유방에 대한 증상
   - ☐ 유방에 만져지는 혹이 있다.
     위치 : __________ 크기 : __________
     (옆 그림에 그려서 표시하여 주 시오)
   - ☐ 유방에 통증이 있다.
   - ☐ 유즙이 분비된다.
     (☐ 핏물 ☐ 고름 ☐ 맑은 액 ☐ 젖)
   - ☐ 겨드랑이에 혹이 만져진다.
   - ☐ 증상이 없는 정기검진이다.
     증상이 있었던 기간은 : ______ ~ ______

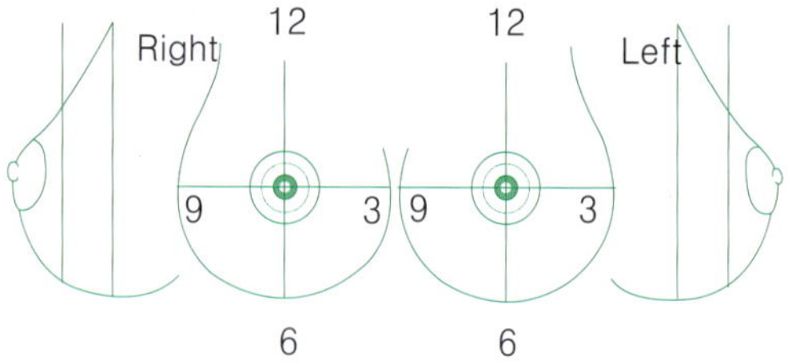

2. 지난 월경 시작 날짜 : _____월 _____일
3. 폐경이 되었다면 몇 세에 되었습니까?_____세
   이유는 : ☐ 자연폐경 ☐ 수술로 인한 폐경 ☐ 기타
4. 과거 유방 조직 검사나 수술 경험이 있습니까? ☐ 있다 ☐ 없다
   무슨수술 : ______________ 왜 : ______________
   언제 : ______________________________
5. 유방검사를 받아 보신적이 있습니까? ☐ 있다 ☐ 없다
   언제 : ______ 년 _____ 월 어디서 : ______________
   어떠한 검사를 받으셨습니까? ______________________
   ☐ 유방진찰만 ☐ 엑스선 유방검사 ☐ 유방 음파 검사 ☐ 유방조직검사
   결과 : ☐ 이상이 있음 ☐ 이상이 없음
6. 다음 가족 중 유방암이 있으신 분이 있습니까? ☐ 있다 ☐ 없다
   있다면 : ☐ 어머니 ☐ 여자형제 ☐ 이모 ☐ 딸
7. ☐ 기혼(첫 아이 출산 나이 : ______ 자녀수 : ______ 모유수유 : ______)
   ☐ 미혼
8. 여성 호르몬 제제물을 복용하신 적이 있으십니까? ☐ 있다 ☐ 없다
   있다면 얼마나 드셨습니까? (기간 : ~)
9. 환자분의 몸무게는? ______kg

| 그림 7-17 | 유방검사실 설문지

06 검사법의 종류

검사법의 종류	검 사 명
기본검사법	상하촬영검사법(CC view), 내외사방향검사법(MLO view)
추가검사법	내외측방향검사법, 유곽검사법, 비틀림 검사법, 접선검사법, 보강첨가물분리검사법, spot검사법, 확대검사법, 겨드랑이검사법, 유방절제후검사법
특수검사법	Hook needle위치결정검사법, specimen검사법, 유관조영검사법

한국유방암학회, 국립암센터 유방 엑스선촬영 권고안

유방촬영의 적용

① 유방촬영의 임상적 지표

- 유방 질환의 징후나 증상이 관찰되고, 불투명한 무엇이 있는 경우
- 조직 검사 전에 유방의 변화들을 알 수 있는 지표로서 제공
- 유방암이 있는 가족력
- 유방 절제술 후에 반대쪽 유방의 정기적인 검사
- 전이성 암종, 불투명한 원발성 병변
- 향후 비교와 참조를 위한 기준 검사로 시행

② 유방촬영 금기 환자

※ 다음 환자들은 선별 유방촬영에서 제외한다

- 젊은 환자 : 10~20대
- 임산부
- 수유중인 환자

※ 유방암과 관련되어 아래의 조건들은 매우 중요하므로 금기에서 제외한다.

- 모계 유전의 가족력
- 임상적 증상

③ 유방촬영의 한계

유방촬영은 다음과 같은 경우 유방조직을 재현하는데 한계가 있다.

- 치밀 유방
- 흉벽에 병변이 있을 때
- 흉곽 부근의 유방 조직

2) 내외사방향촬영 (mediolateral oblique projection : MLO view)(그림 7-20)

(1) 검사목적

상하방향촬영(craniocaudal projection)과 함께하는 routine 촬영이며, detecter는 유방의 하외측(infrolateral)에 위치한다. 엑스선이 사방향으로 향하기 때문에 젖샘가쪽돌기(axillary tail)와 젖샘조직의 묘사가 뛰어나다.

(2) 표시법

R MLO, L MLO

(3) 환자자세

① 환자의 체격에 따라 엑스선의 방향각은 40°~70°이며, 작은 유방은 60°~70°, 큰 유방의 경우 40°~60°로 선택한다.
② Tray는 큰가슴근과 평행을 이루고 엑스선의 방향각은 큰가슴근에 수직입사하도록 한다.
③ 넓은 등근(활배근, lattissimus dorsi muscle)은 detecter tray 뒤쪽구석에 오게 한다.
④ 손을 유방외측의 갈비뼈 쪽으로 하여 유방조직과 가슴근 앞쪽과 안쪽을 당기는 듯이 한다.
⑤ 유방을 가슴벽쪽으로 90°가 되게 유지하면서 외측방향으로 들어 올려 쳐지지 않게 유의하면서 천천히 압박을 가한다("밖으로 위로" 동작(out-and-up maneuver)).
⑥ 압박기의 상단이 빗장뼈 바로 밑에 오게 해야 한다.
⑦ 최종 압박 전에 가능한 가슴근이 많이 포함되도록 어깨를 약간 돌리고 배를 아래로 내려 유방조직의 겹침과 주름이 생기지 않도록 한다. 유방을 가슴벽쪽으로부터 앞으로 당긴 후 끌어올리고 가슴벽쪽에서 밖을 향해 쓸어내리듯 빼는 자세교정 방법이다.

(4) 중심 엑스선

Cassette tray를 환자 체형에 따라 가슴근과 평행이 되도록 하고 상내측(superomedial)에서 하외측(infrolateral)으로 입사하며, 중심선은 젖꼭지 높이보다 조금 높게 입사한다.

(5) 영상의 평가기준

① 큰가슴근 아래쪽 끝이 젖꼭지 후방으로부터 큰가슴근에 직각으로 그은 유두후방선 이하로 보여야 한다. 큰가슴근 변연은 볼록한 것이 좋다.
② 유방의 하부주름(inframammary fold)이 잘 펴져서 그 후면이 잘 보여야 한다. 이는 아래쪽 유방까지 충분히 포함되었음을 의미한다.
③ 후방젖샘지방이 보여야 한다.
④ 젖꼭지가 빈측면상(nipple profile)으로 보여야 한다.

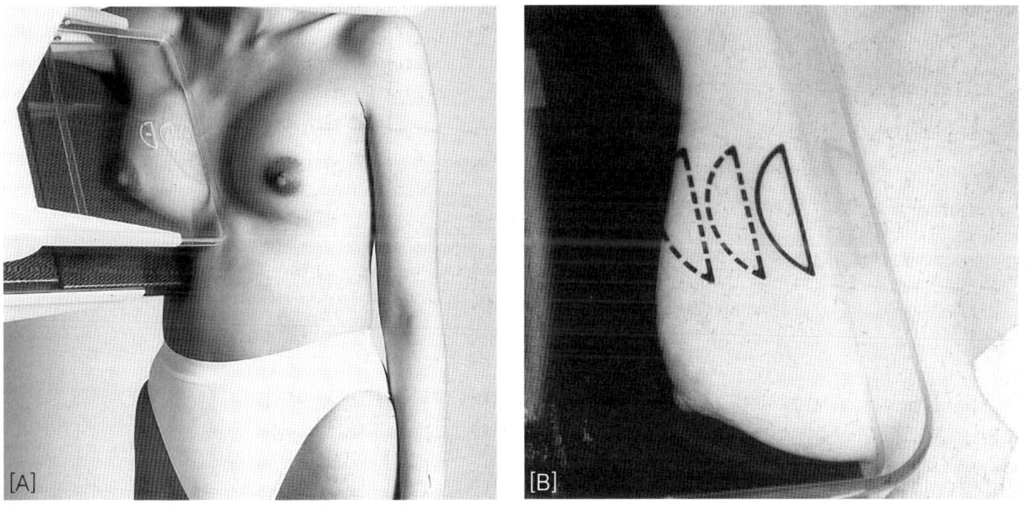

| 그림 7-20 | 유방 내외사방향 촬영자세[A] 및 blind area 모식도[B]

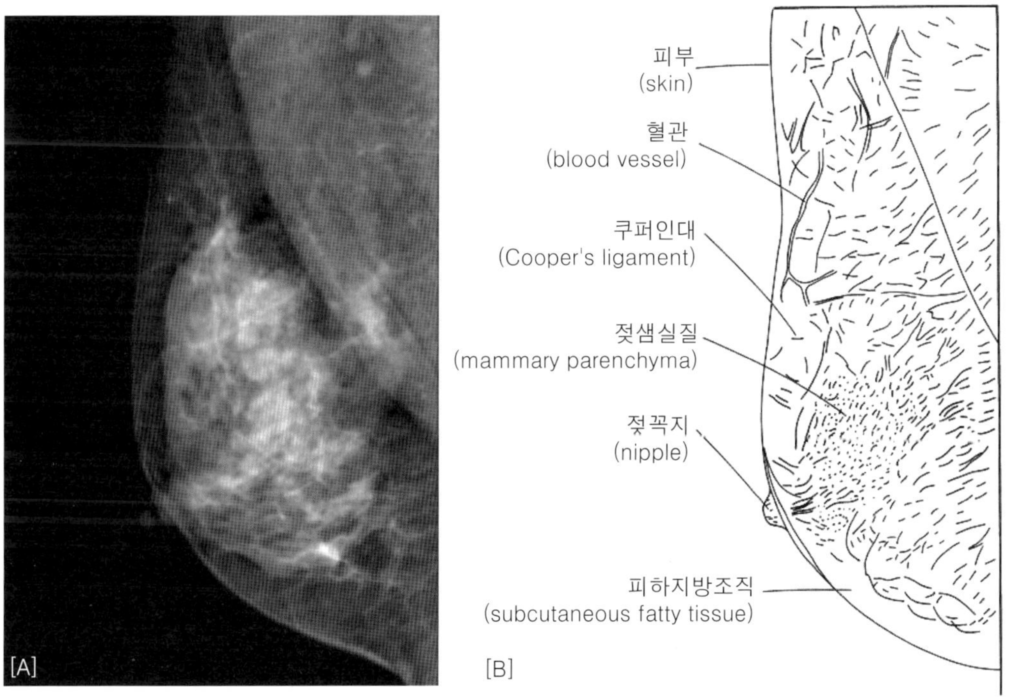

| 그림 7-21 | 유방 내외사방향 엑스선영상[A] 및 해부도[B]

3) 내외측방향촬영 (mediolateral projection: ML view)(그림 7-22)

(1) 검사목적

섬유샘종, 낭포, 젖샘종, 엽상종양 등의 양성질환과 유암 등의 악성질환의 유무를 관찰한다. 특히 미세 석회화의 유무를 확인한다.

(2) 표시법

R ML, L ML

(3) 환자자세

① 환자는 유방촬영장치와 마주 본 선 자세로 하고 검사 쪽의 위팔을 촬영대의 위에 놓고 유방의 가쪽을 카세트면에 밀착시킨다.
② 유방을 집어내어 가슴벽에서 떨어뜨려 압박한다.
③ 유방은 카세트면 중앙에 위치시키고 젖꼭지 옆면에서 보아 중앙에 오게한다.
④ 검사 반대 쪽의 유방은 밖으로 끌어내고 압박한다(그림 7-22).

(4) 중심 엑스선

엑스선관 각도를 90°로하고 압박한 유방의 중앙을 향해 수직 입사한다.

(5) 영상의 평가기준

① 젖꼭지가 정확하게 측면을 향하게 하고 젖샘뒤쪽끝이 촬영되어야 한다.
② 측방향 촬영은 본 촬영법 외에 외내측방향 촬영(lateromedial projection)이 있지만 일반적으로는 내외측방향을 사용한다. 그러나 유방내측 병변의 경우와 작은 유방의 경우는 외내측방향 촬영 쪽이 유효한 경우도 있다.
③ 측방향 촬영은 천자생검 전에 행하는 경우가 많고 공기, 분비액, 지방레벨 확인에도 유효하다. 그러나 후방외측 부분이 나타나지 않는 결점도 있다.

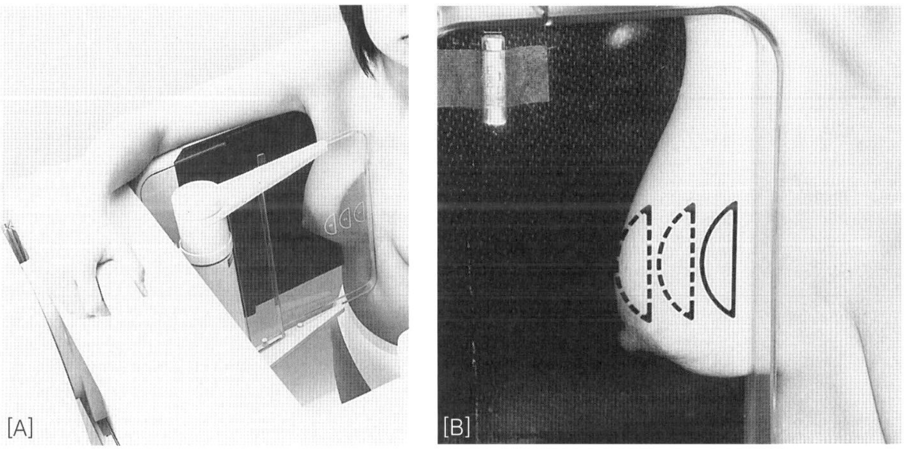

| 그림 7-22 | 유방 내외측방향 촬영자세[A] 및 엑스선영상[B]

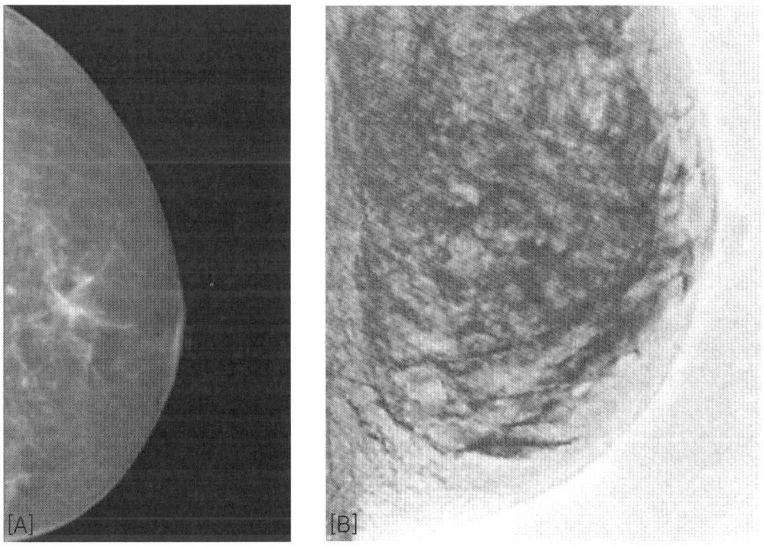

| 그림 7-23 | 유방 내외측방향 촬영영상[A] 및 xeroradiography 영상[B]

4) Eklund 압박촬영(push-back method)(그림 7-24)

(1) 검사목적

Augmentation implants(보강삽입술)를 지닌 유방성형 환자의 유방 앞쪽을 잘 묘사하기 위한 촬영술이다.

(2) 표시법

R CC ID, L CC ID, R MLO ID, L MLO ID

(3) 환자자세

① 우선 유방은 촉진해서 삽입물의 encapsulation(피포성)과 mobility(유동성)을 점검한다.
② 삽입물을 포함한 영상을 얻으려면 기본적인 CC view, MLO view 촬영술을 적용하며, 삽입물에 검출기가 차단되어 과다노출의 우려가 있으므로 자동노출제어장치(AEC)는 이용하지 않아야 한다.
③ 삽입물을 뒤로 밀어내는 push-back method를 이용하여 routine 촬영술을 적용하면 AEC를 이용할 수 있다.

(4) 상하방향압박촬영(CC view)

① 손가락으로 젖꼭지에서 가슴벽을 향하여 하나씩 옮겨가면서 삽입물을 밀어낸다.
② 손으로 못 밀어낼 경우 뒤로 밀린 삽입물에 tray를 맞추고 압박하면서 재차 밀어내어 압박을 천천히 한다.
③ 유방조직을 위.아래쪽을 동시에 잡고 보강물을 뒤로 밀면서 유방조직을 앞으로 당긴다.

(5) 내외사방향압박촬영(MLO view)

① 엑스선관의 방향각을 젖꼭지에서 가슴벽을 향하여 하나씩 옮겨가면서 삽입물을 밀어낸다.
② 삽입물을 뒷쪽 위 또는 아래로 밀어내 가능한 유방조직의 많은 부분이 재현될 수 있도록 한다.
③ 유방이 단단하여 보강물이 잘 분리되지 않을 경우 90° 측방향을 추가 촬영한다.

(6) 중심 엑스선

① 상하방향촬영(CC view) : Cassette tray가 상하방향으로 위치하며, 중심엑스선 각도가 0°로 한다.
② 내외사방향촬영(MLO view) : Cassette holder를 환자 체형에 따라 가슴근과 평행이 되도록 하고 상내측(superomedial)에서 하외측(infrolateral)으로 입사한다.

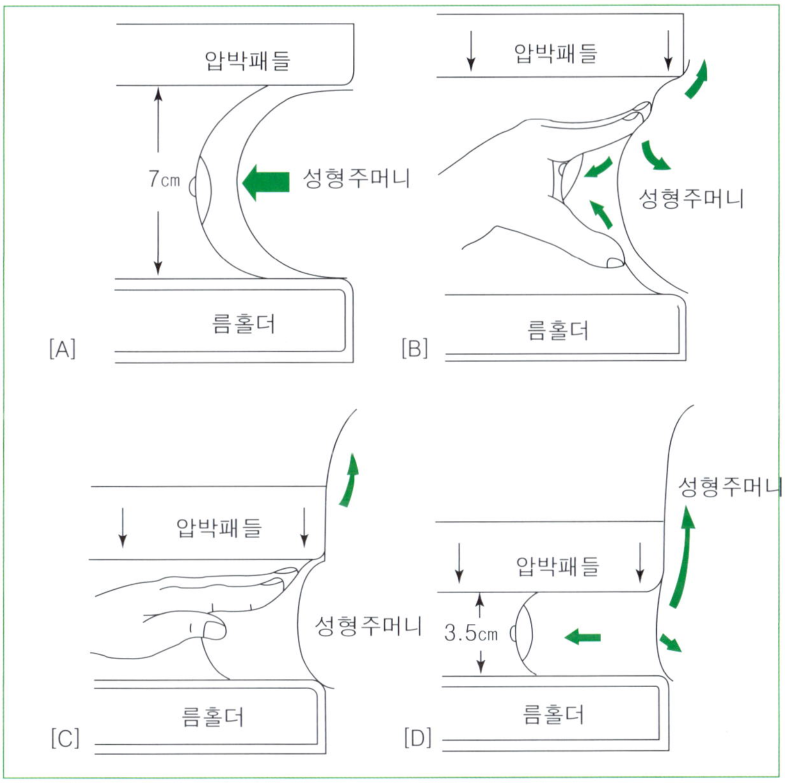

| 그림 7-24 | 유방내 보강 삽입술의 상 · 하 방향 촬영(보강첨가물 분리자세)

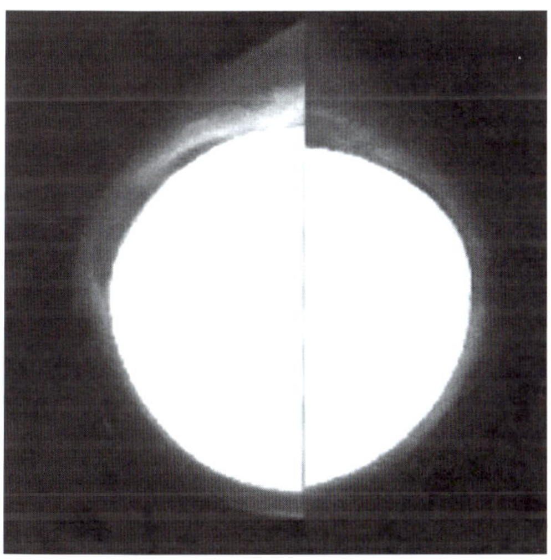

| 그림 7-25 | 보강첨가물이 포함된 엑스선 영상

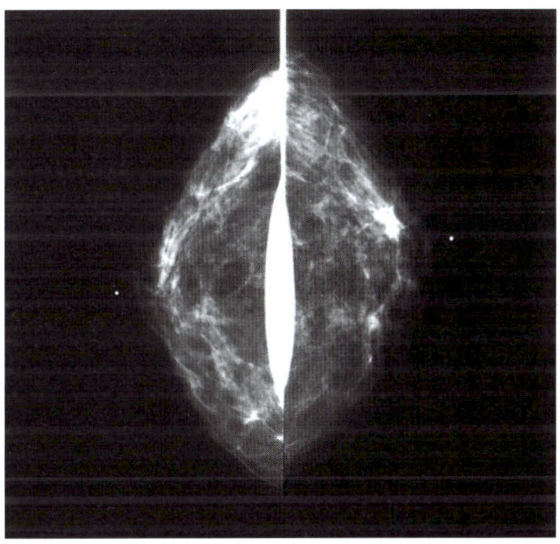

| 그림 7-26 | 보강첨가물이 분리된 엑스선 영상

염증성 유방암의 증후

1) 피포성이 강한 유방은 Eklund 압박촬영술을 적용하지 못 할 때도 있다.
2) Eklund 압박촬영술을 적용할 수 없을 경우에는 90°측방향 촬영 또는 외내 사방향 촬영으로 대체할 수 있다.

(2) 검사목적

① 비수유 유방에서 한쪽 젖꼭지의 분비물이 있을 때 적용된다.
② 점성 또는 출혈성 젖꼭지 분비물이 있는 환자에게 적용된다.
③ 장액성 또는 맑은액일 경우 적용된다.
④ 비교적 안전하고 간단한 과정으로 젖샘관의 이상 유무를 검사하고 분비물의 원인을 규명한다.
⑤ 많은 양의 유즙분비나 젖샘염이 있는 경우에는 적응할 수 없다.
⑥ 뇌하수체 종양으로 인한 분비물이 있는 경우에는 적응할 수 없다.

(3) 환자자세

① Pre mammography를 시행한다.
② 젖꼭지에서 비정상 유즙분비가 있는 곳을 시행한다.
③ 검사측 젖꼭지 주변을 소독하고 유즙분비되는 관을 찾는다. syringe에 식염수와 조영제를 1 : 1.5 비율로 혼합 후 galactography needle에 연결하여 공기 방울을 제거한다.
④ 유즙분비가 있는 젖꼭지에 선택적으로 바늘을 삽입한다. 이 때 젖꼭지를 수직으로 잡아당기면서 조영제를 주입한다(그림 7-46).
⑤ 조영제를 서서히 저항이 없을 때까지 삽입하고, 환자의 저항이 느껴지거나 갑자기 고통을 호소하면 즉시 검사는 중단을 한다.
⑥ 조영제가 충분히 들어갔는지 유무를 확인한 다음 CC view, MLO view, ML view로 유방촬영을 시행한다. 촬영시 유방내의 조영제가 밖으로 흐르지 않게 방지하기 위해 약하게 압박한다. 검사가 끝나면 본인이 유방을 짜서 조영제 일부를 제거한다.

(4) 영상의 평가기준

① 유즙분비나 혈액분비가 있을 경우 젖샘관내의 병변의 유무와 위치를 알기 위해 시행한다.
② 젖샘관을 따라 조영제가 방사상으로 주입 되어져 보여야 한다.
③ 병변 부위가 가려지거나 코팅되지 않았는지, 압력이 너무 강하여 젖샘관이 파열되지 않았는지 확인한다.

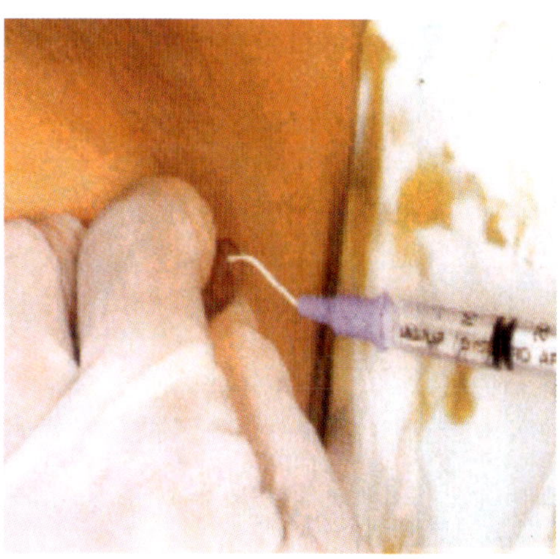

| 그림 7-45 | 젖샘조영촬영 자세

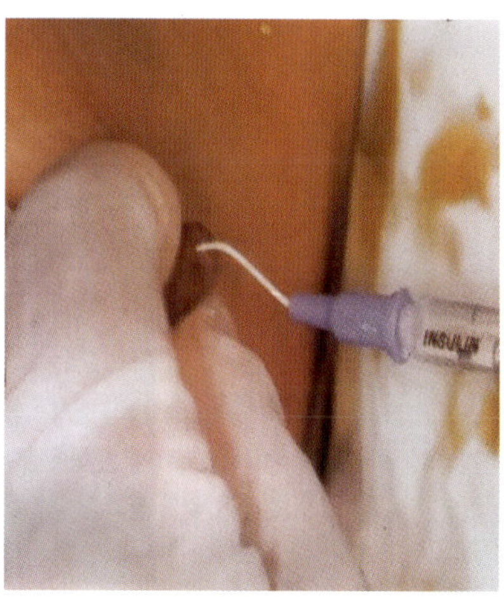

| 그림 7-46 | 젖샘관내로 조영제를 주입하는 모습

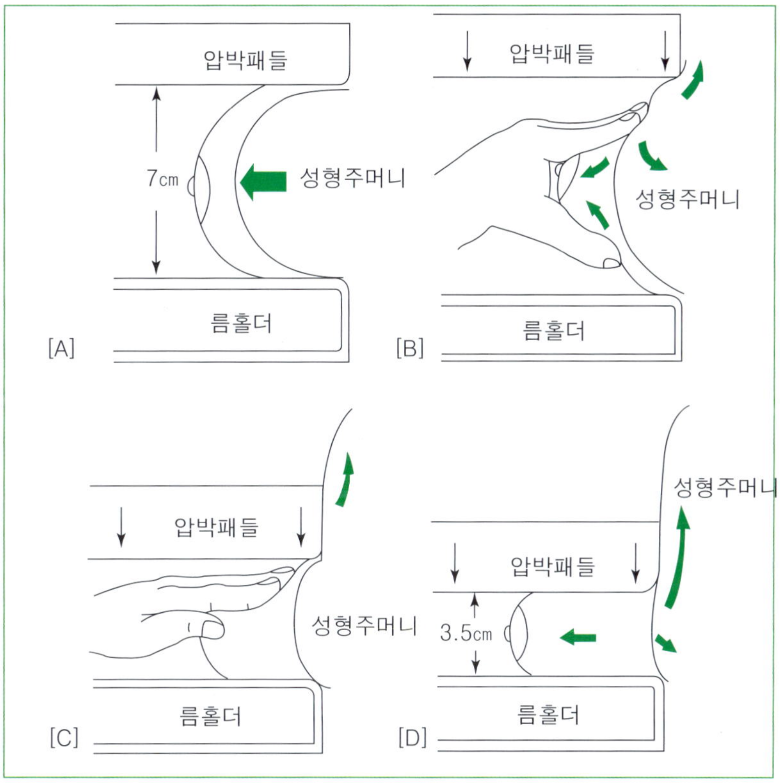

| 그림 7-24 | 유방내 보강 삽입술의 상 · 하 방향 촬영(보강첨가물 분리자세)

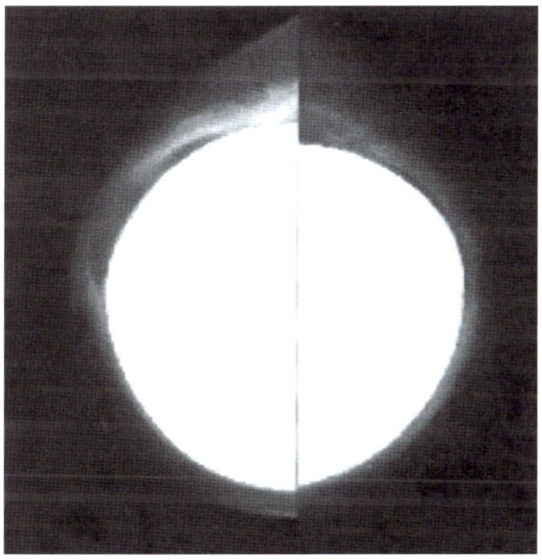

| 그림 7-25 | 보강첨가물이 포함된 엑스선 영상

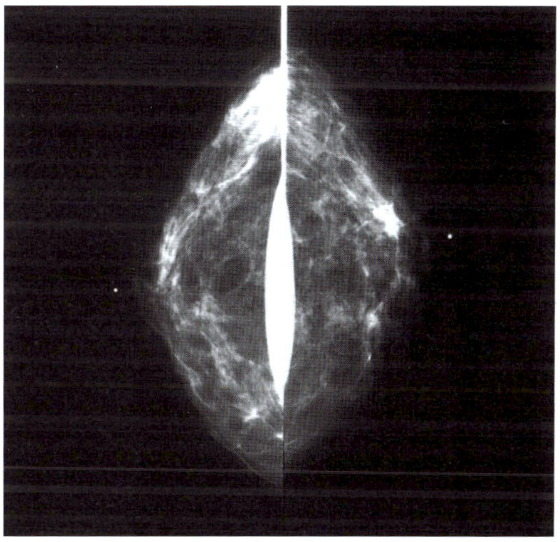

| 그림 7-26 | 보강첨가물이 분리된 엑스선 영상

VII

염증성 유방암의 증후

1) 피포성이 강한 유방은 Eklund 압박촬영술을 적용하지 못 할 때도 있다.
2) Eklund 압박촬영술을 적용할 수 없을 경우에는 90°측방향 촬영 또는 외내 사방향 촬영으로 대체 할 수 있다.

(7) 영상의 평가기준

① Saline bag에 의해서 가려진 부분은 최대한 포함시켜주고, 또 유방에서 최대한 saline bag을 제외시켜 젖샘조직을 표출시킨다.
② 내외사방향자세(MLO position)에서는 윗부분과 아랫부분으로 나누어 시행되어야 한다. 단, paraffin인 경우에는 시행하지 않는다.

5) 유곡분할촬영(cleavage view : CV)(그림 7-27)

(1) 검사목적

양측 유방의 내측을 모두 표현할 수 있어 유방 내측의 병소가 의심될 때, 그리고 사방향촬영(oblique projection)에서만 보일 때 적용한다.

(2) 검사방법

① 유방 안쪽조직이 가슴벽쪽에 대하여 90°가 되도록, 손끝으로 유방밑 주름을 들어 올린다.
② 유방밑 주름이 tray 끝부분에 오도록 높이를 조절하며, tray에 양측 유방의 안쪽이 포함되도록 함께 들어 올려놓는다.
③ 관심측 유방 반대편으로 환자 머리를 돌리게 하고 양손으로 장비의 손잡이를 잡아 자신의 몸을 tray에 기대게 유도한다.
④ 환자의 몸이 뒤로 젖혀지지 않도록 한 손으로 환자의 등을 약간 밀어주며, 다른 한 손으로는 가능한 유방의 내측이 포함되도록 한다.

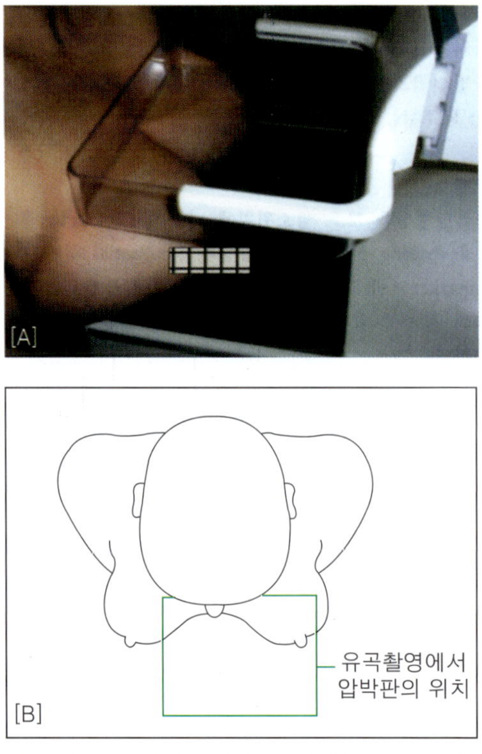

| 그림 7-27 | 유곡촬영자세[A]와 모식도[B]

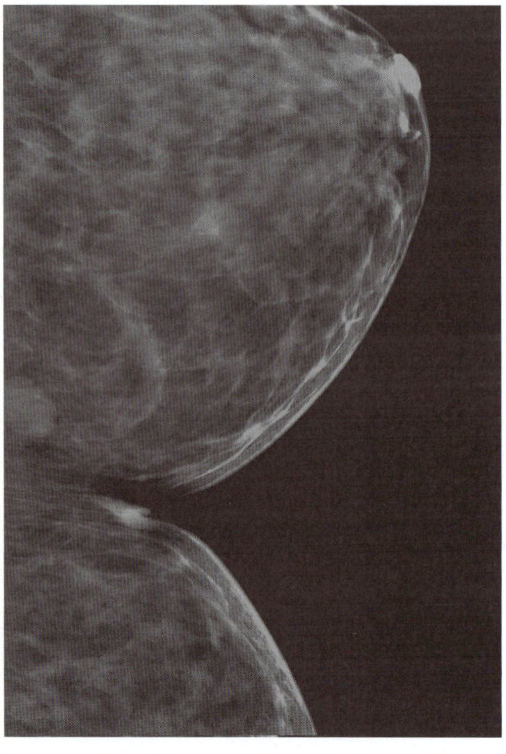

| 그림 7-28 | 양쪽 유방내측을 강조하는 유곡촬영 영상

(3) 중심 엑스선

Cassette tray가 상하방향으로 위치하며, 중심엑스선 각도를 0°로 한다.

(4) 영상의 평가기준

① 병소가 medial측 가슴벽에 가깝게 있을 경우 시행한다.
② 병소가 다른 부위와의 겹침이 없이 충분히 포함되어야 한다.
③ 유방의 크기가 작을 경우는 시행하기가 어렵다.

6) 겨드랑촬영(axillary projection)(그림 7-29)

(1) 검사목적

겨드랑이의 림프절과 가슴벽 양쪽의 연부조직을 나타내기 위해 촬영한다.

(2) 표시법

R AT, L AT

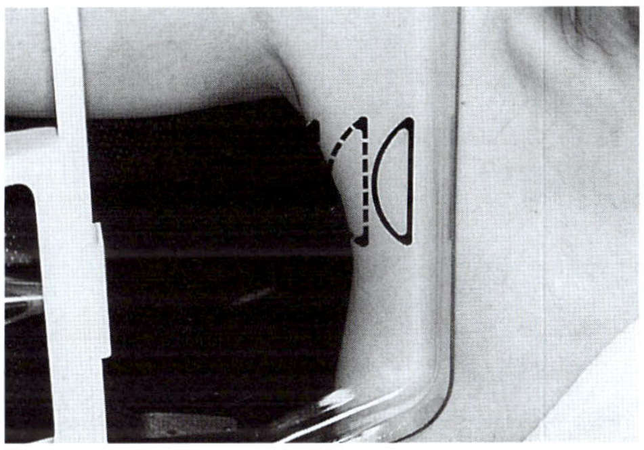

| 그림 7-29 | 겨드랑촬영 자세

| 그림 7-30 | 겨드랑촬영 영상

유방절제 후 겨드랑촬영(axilla-post projection)

① 검사목적
- Surgical incision site(수술절개부) 또는 겨드랑이의 접선영상이 필요할 때 적용한다.
- 가슴벽의 절개부 주위와 겨드랑이의 재생성을 파악하는데 적절하다.

② 중심 엑스선
엑스선속의 방향각을 70°~90°로 하며 수직으로 입사한다.

③ 유방절제 후 겨드랑촬영의 검사자세
- 환자는 내외방향 자세로 하고 환자의 검사측 팔은 몸통과 90°로 뻗게 하여 장비에 걸치도록 한다.
- 위팔뼈(humerus) 위에 카세트 상단이 오게 맞추고 압박기의 상단은 위팔뼈 중간에 오도록 한다.
- 필름 면에 후외측 갈비뼈(posterior lateral rib)를 닿게 한다.
- 환자의 몸을 름면과 15~30°가 되게 외측으로 회전한다.
- 압박기를 복장뼈에 닿을 때까지 내리면서 위팔뼈를 향해 서서히 압박한다.
- 호흡을 멈추게 하고 촬영한다.

*참고 : 뼈에 대한 투과력을 고려해 30~35kV의 관전압을 택하고 노출시간은 약 3초로 하며, AEC는 사용하지 않는 것을 권유한다.

(3) 검사방법

① 엑스선관을 70°~90°로 회전시켜 어깨뼈 외측 약 1/3 정도가 필름면에 들어오게 하고 팔은 90°로 벌려 아래팔을 장치에 놓은 후 압박없이 촬영한다.
② 경우에 따라 압박이 요구될 때는 가슴벽에 맞는 적당한 압박판을 사용하며 촬영조건은 가슴벽의 연부조직을 투과시키기 위해 관전압을 높게 선택한다.

(4) 중심 엑스선

엑스선속의 방향각을 70°~90°로 하며 수직으로 입사한다.

7) 확대촬영(magnification projection)(그림 7-31)

(1) 검사목적

① 작은 병소나 mass의 가장자리와 유방조직을 분리시켜 더 선명한 사진을 얻고자 검사한다.
② 석회화의 수와 모양을 더욱 정확히 보기 위하여 적용한다.
③ 일반촬영법에서는 잘 보이지 않는 부분을 더 잘 보기 위해 적용한다.

(2) 검사방법

① 조사선량이 많으므로 산란선을 감소시키기 위하여 조사야를 최소화하여 시행하며 의심되는 영역만 촬영한다.
② Spot compression paddle과 확대촬영용 장치를 설치하고 확대할 부분을 확인한 후 자세를 선택한다.
③ 기하학적 불선예도를 감소시키기 위하여 0.1mm 이하의 소초점을 사용하여 확대율은 약 1.5~1.8배로 한다.

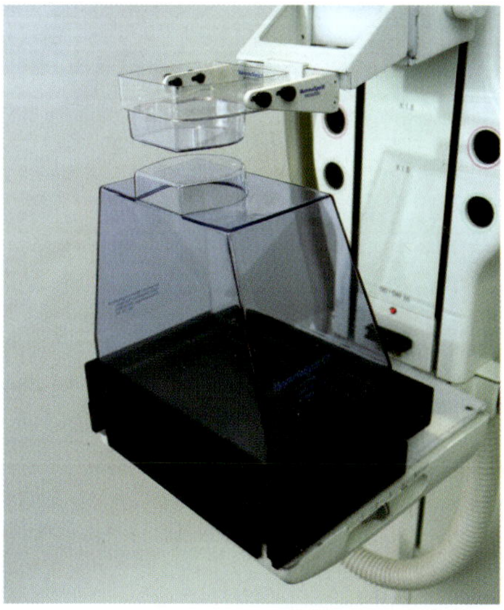

| 그림 7-31 | 확대촬영에 사용되는 압박기구
압박력은 25~40pound(11~20kg) 사이에 있어야 한다.

확대촬영의 적응증

① 병소의 사실유무를 탐색한다.
② 미세석회화소견들이 혈관, 지방괴사, 혹은 분비성 석회화인지 감별한다.
③ 고식적 유방촬영술보다 더 많은 석회소견이 있는지, 혹은 조직생검이 필요한지 판단하기 위하여
④ 미세석회화소견이 악성인지, 양성인지 확인한다.
⑤ 종괴의 변연을 확실히 분석하기 위하여 시행한다.

④ 노광시간이 길어지는데 그 이유는 공기층과 미소초점을 사용하기 때문이다.
⑤ Air gap technique를 이용하면 grid를 사용하지 않아도 된다.

확대촬영을 하기 위해서는 광자의 산란율을 낮추게 하는 air-gap technique을 사용하는데 최상의 효과를 얻기 위해서는 소조사야와 15cm 정도의 air-gap을 취하도록 한다. 소초점의 사용으로 기하학적 불선예도는 최소화 할 수 있으나 관전류의 요구량이 높아져 장비의 용량한계로 인하여 노출시간이 증가하게 된다. 이러한 이유로 재촬영 예방을 위해서는 아래의 권고사항을 적용하게 된다.

- 유방의 압박을 최대한 적용한다(그림 7-31).
- 환자에게 노출시간을 최대한 적게 하고, 노출하는 동안 자세유지 및 호흡정지에 대한 협조를 구한다.
- 고감도의 스크린 및 필름을 사용한다.

(3) 영상의 평가기준

① 병소가 압박된 조사야내에 포함되어야 한다.
② 조사야내에는 다른 유방조직이나 턱 등에 의해 겹쳐지지 않아야 한다.
③ 확대촬영(magnification view)에는 grid를 사용하지 않는다.

8) Spot 촬영(spot radiography)(그림 7-32)

(1) 검사목적

① 더 강한 압박으로 병소와 유방조직을 분리한다.
② 병소를 정확하게 확인하기 위해서 적용한다.
③ 확대촬영법과 병행하여 석회화나 mass를 더 잘 보기 위하여 검사한다.

(2) 환자자세

① 압박판을 부분 압박용으로 바꾼다.
② 부분압박 촬영할 부위를 젖꼭지로부터 거리를 재서 유방위에 표시한다.
③ 촬영부분의 표시가 끝나면 기본 촬영법과 동일하게 한다.

(3) 영상의 평가기준

① 병소가 압박된 조사야내에 포함되어야 한다.
② 조사야내에는 다른 유방조직이나 턱 등에 의해 겹쳐지지 않아야 한다.
③ Spot검사에는 grid를 사용하지 않는다.

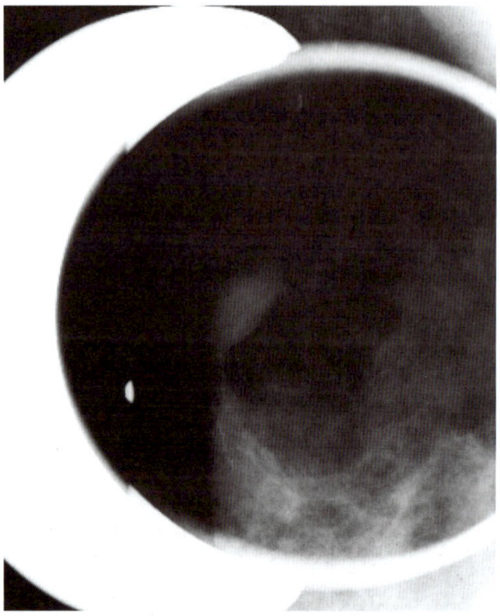

| 그림 7-32 | Cone paddle을 이용한 spot 촬영(병소와 유방조직 분리)

검사법	장 · 단점
압박콘 촬영법	Cone압박으로 병소는 주위조직보다 뚜렷이 보이며, 섬유샘종의 병소로부터 먼 곳은 유방실질의 위치관계가 소실되는 단점도 있다.
국소압박 혹은 압박확대 촬영법	유두상 유방암, 의심되는 국소의 종괴와 겹쳐있는 병소를 구별하기 위하여 국소압박판을 압박하여 병소를 뚜렷이 나타내고 겹친 주위조직을 분리한다. 그러나 국소부위 외에는 구조가 흐려지는 단점이 있다.

9) 접선방향촬영(tangential projection)(그림 7-33)

(1) 검사목적

① Routine mammogram상에서 유방실질이 아닌 피부 가까이 미세석회화 또는 의심부분이 있을 때 이를 확진하는데 적용하는 촬영이다.
② 피하지방 가까이 있는 병소가 주위의 젖샘조직과 겹치지 않고 잘 나타난다(지방실질의 계면부분의 왜곡이 발생할 수 있다).

(2) 표시법

R TAN, L TAN

(3) 환자자세

① 손으로 촉지되는 경우
- 사진 상에 나타나는 납이나 쇠구슬(B. B marker)을 만져지는 병소부위에 붙인다.
- 환자를 적절히 돌려서 엑스선속이 병소부위의 피부와 맞닿게 입사되도록 한다.
- Collimator 불빛에 의해서 B. B marker의 음영이 카세트지지대면에 투영되도록 한다.
- 병소가 피하지방에 위치했을 때에 보통은 비정상적인 것으로 인정된다.

② 석회화 병소가 확인되는 경우
- 일반촬영사진(CC, MLO, ML 등)에서 미세 석회화 병소의 위치를 확인한다. (석회화 병소의 위치가 유방의 상, 하, 좌, 우 어느 쪽인지 확인).
- Grid 표시 압박판을 이용하며 미세석회화 병소가 위치한 부분을 촬영한 후 정확한 위치에 B. B marker를 붙인다.
- 손으로 촉지되는 경우와 동일한 방법으로 촬영하여 미세 석회화 병소가 피부표면에 있는 것인지 확인한다.

(4) 영상의 평가기준

① 병소부위에 부착한 표시(B.B marker)가 정확히 피부 표면에 나타나야 한다.
② 영상에 병소가 정확하게 나타나야 한다.

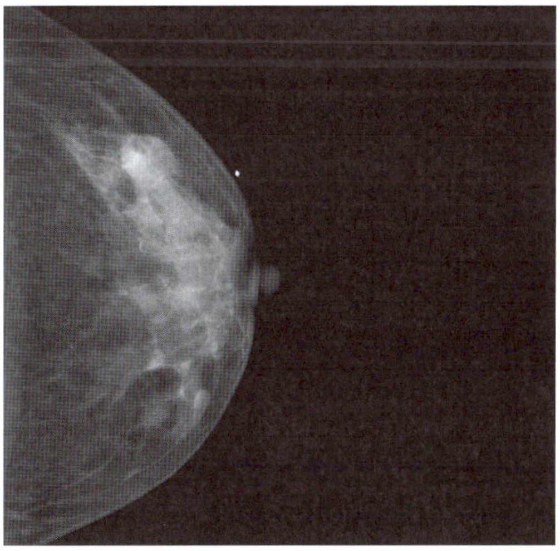

| 그림 7-33 | 왼쪽 유방의 피하지방 근접한 병소 구분을 위한 접선방향촬영(B.B marker 부착)

10) 비틀림촬영(roll view : RL, RM, RS, RI)(그림 7-34)

(1) 검사목적

정상적인 유방 구조물의 겹침을 방지하거나 삼각모양의 유방영상을 원할 때의 검사법이며, 비정상적 여부를 확인하기 위한 것이다. 단지 하나의 촬영법에만 병소가 보일 경우 정확한 판독을 위하여 시행하는 검사법이다.

(2) 표시법

R CC RL, L CC RM, R MLO RS, L MLO RI

(3) 환자자세

① 비정상부위가 나타난 사진의 촬영법을 다시 준비한다.
② 압박판을 유방 가까이 누른다. 그러나 유방에 닿지 않게 한다.
③ 방사선사의 두 손은 RL, RM일 경우 유방의 상하에 각각 위치하고, RS, RI일 경우 유방의 내외측에 위치한다.
④ 방사선사의 두 손을 서로 반대방향으로 돌려 유방을 비튼다.
⑤ 손을 돌리면서 압박을 가하며 손을 빼낸다.

- CC 촬영법일 때
  - RL : 유방 상부조직을 외측으로 돌린 경우
  - RM : 유방 상부조직을 내측으로 돌린 경우
- MLO 또는 ML 촬영법일 때
  - RS : 유방 내측조직을 위로 돌린 경우
  - RI : 유방 내측조직을 아래로 돌린 경우

(4) 영상의 평가기준

관찰하고자 하는 병소 부위의 조직이 정확히 분리되어 사진 상에 묘사되어야 한다.

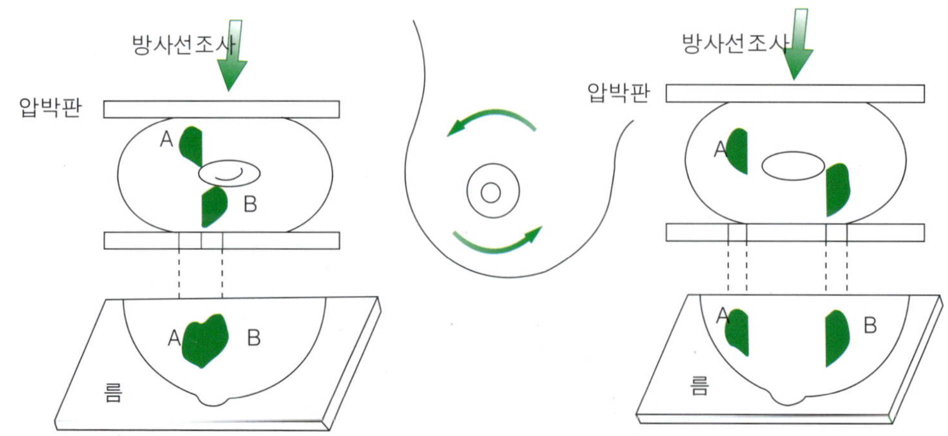

[A] 유방의 압박을 풀고 굴리거나, 다시 조직을 굴리면서 서로 재정비하게 된다. 이 방법은 유방조직 내에 서로 겹쳐진 조직을 구별하기 위한 방법이며 이방법으로 변연이 상부, 중간, 혹은 유방의 하부에 있는지를 확인한다.

[B] 고식적 상 · 하 위치 촬영법에서 중간부위에 있으며 이곳을 내측으로 돌리면 상부는 내측으로 가고, 하부는 외측으로 간다.

| 그림 7-34 | 유방 굴림촬영법(rolled view)

11) 하상방향 촬영법(caudocranial projection : FB → from below, reverse CC)(그림 7-35)

(1) 검사목적

피사체-필름간 거리를 줄여서 유방상부에 위치한 병소를 더 잘 보기 위한 방법이다. 유방상부의 가슴벽쪽 조직을 더 많이 포함시키기 위해 조직 검사 전의 위치잡기 할 때 병소가 유방의 윗쪽에 위치한 경우 피부로부터 거리를 짧게 하기 위하여 검사를 한다.

남자환자나 척주뒤굽음증 여성(kyphosis woman)에서 유방조직을 더 많이 포함시키고자 할 때 사용한다.

(2) 영상의 평가기준

① 상하방향 촬영법(CC)보다 유방 위쪽의 병소가 더 잘 묘사되어야 한다.
② 남자환자나 척주뒤굽음증 여성환자일 경우, 상하방향 촬영법보다 전체 유방 조직을 더 많이 포함시켜야 한다.
③ 젖꼭지의 측면상이 나타나야 한다.

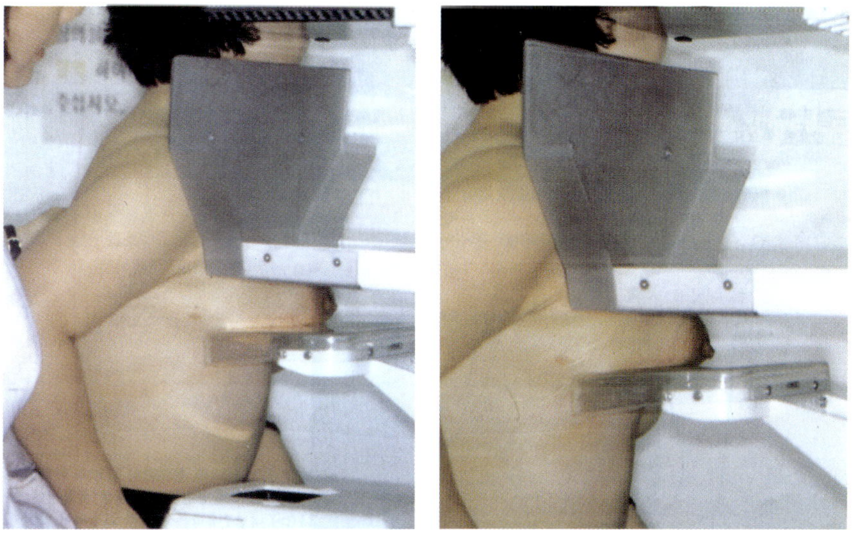

| 그림 7-35 | 유방 하상방향 촬영자세

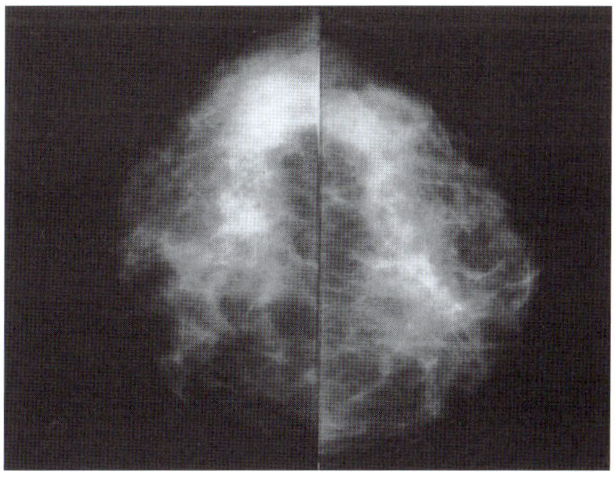

| 그림 7-36 | 유방상부조직을 포함시키기 위한 하상방향 촬영

12) 외측강조 상하 촬영 (exaggerated craniocaudal projection : XCCL)(그림 7-37)

(1) 검사목적

기본 상하방향 촬영법에서 잘 나타나지 않은 유방외측에 위치한 병소를 보기 위해 추가적으로 적용하는 검사법이다.

(2) 표시법

R XCCL, L XCCL

(3) 환자자세

① Tube를 180° 회전하여 엑스선속이 밑에서 위로 조사되도록 한다.
② 환자의 얼굴은 정면을 향하게 되고 양쪽 다리를 벌려서 tube head의 양쪽 옆에 위치한다.
③ 팔을 들어 올리고 카세트가 유방의 위쪽에 밀착되도록 조절한다.
④ 방사선사는 두 손으로 유방의 위, 아래를 잡고 부드럽게 당기면서 카세트의 중앙에 유방이 위치하도록 한다.

(4) 영상의 평가기준

표현하고자 하는 병소 부위가 충분히 포함되도록 유방 외측이 많이 포함되어야 한다.

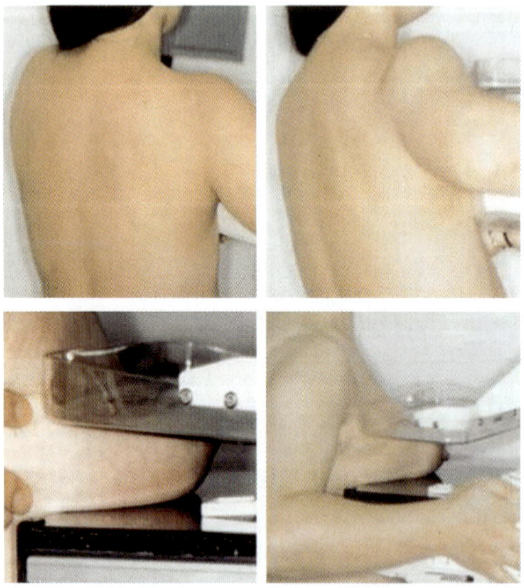

| 그림 7-37 | 외측강조 검사모습

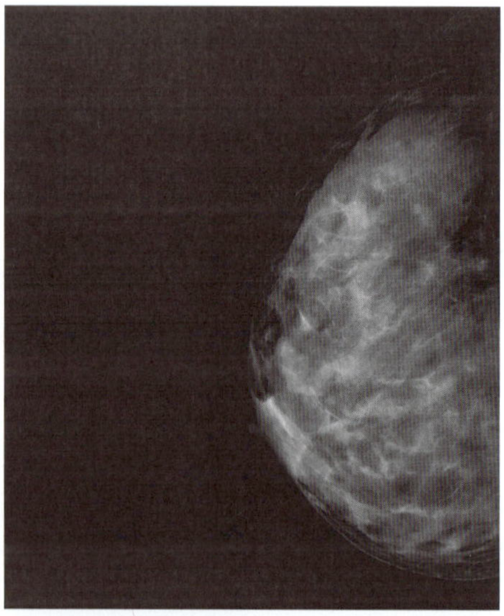

| 그림 7-38 | 유방외측강조 영상

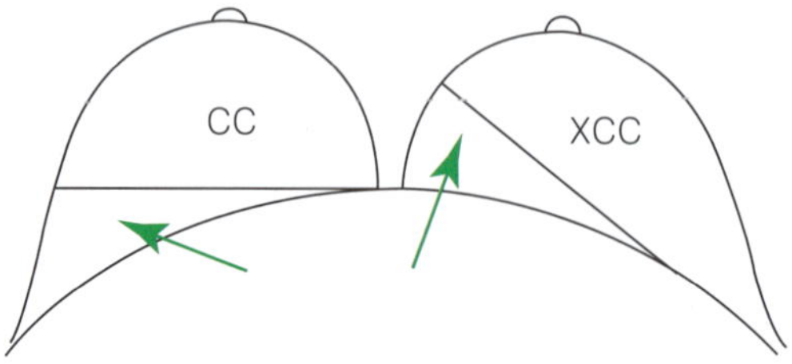

| 그림 7-39 | 상하측이나 강조 상하측 촬영법상 맹점부위

13) Hook needle 위치결정술 (hook needle localization)(그림 7-40)

(1) 검사목적

유방촬영 소견상 미세석회화나 유방실질 조직의 왜곡과 비촉지성 미세 종괴로 수술을 하는 환자에게 최소한의 조직제거를 위한 병소의 정확한 위치를 측정하기 위한 검사법이다.

(2) 검사방법

① 검사 쪽을 내외방향과 상하방향으로 촬영한다(기본유방촬영을 기준으로 접근해도 되나 MLO영상이 측방향 촬영에 비해 위치의 왜곡이 있으므로 가능하면 lateral view로 위치를 선정하여 최소한 병변에 가깝게 접근하는 것이 좋다).
② Optical localization device를 compression paddle 위치에 교체 설치한 후, 압박하여 내외방향과 상하방향 촬영을 한다.
③ 압박한 상태에서 정확한 병소의 위치를 확인하여 피부표면에 그 위치를 표시하고, 국소마취와 소독을 한다.
④ 20G guide needle을 삽입한 후 상하방향 촬영을 하고 정확히 삽입이 확인되면 압박을 푼다.
⑤ 내외방향으로 촬영하여 깊이를 확인한다.
⑥ Guide needle 깊이는 병소와 일치하거나 약 5mm 위가 적당하므로 needle 위치를 교정한 후 hook wire를 밀어 병소부에 고정한다.
⑦ Hook wire가 정확하게 고정되었으면 피부면에서도 움직이지 않도록 고정한 후, 환자를 수술실로 이송한다.

(3) 영상의 평가기준

① 외과적으로는 촉지되지 않고 영상에서만 위치확인이 가능한 병변의 위치를 잡아주기 위해 수술직전 시행하는 것이 좋다.
② Wire tip이 병소에 정확히 위치하거나 반경 1cm 이내에 위치해야한다.

Needle marker	1) 피부표면에 유방촬영 영상을 보고 병변의 적정한 접근 위치에 지워지지 않는 펜으로 표시한다. 환자의 피부를 알코올로 닦고, needle의 길이는 피부표면으로부터 병변까지의 거리에 따라 달라진다. 2) Needle을 병변에 위치시키고 나면 CC, ML 유방촬영으로 needle의 위치를 확인한다. 3) 유방촬영상 정확한 병변에 needle이 위치했다면 고정 후 환자는 needle이 유방에 삽입되어 있는 상태로 수술 방에 들어가 needle끝을 위주로 병변을 제거한다. 4) 이 방법은 수술 바로 전에 시행하여만 needle의 위치가 변하는 것을 막을 수 있다.
Needle wire marker	1) Needle wire marker방법은 병소에 needle marker방법이 환자의 움직임으로 인한 needle의 위치 변화로 인한 수술의 오차를 해소하기 위해 강구된 방법이다. 2) Needle안에 끝이 접혀진 철사를 넣어 정확한 병변의 위치에 needle이 위치하면 needle을 제거하여 철사 끝이 유방조직에 안전하게 고정되어 어느 정도의 움직임에 위치가 변하지 않도록 하는 방법이다. 3) 마찬가지로 CC. ML 유방촬영으로 확인한다.

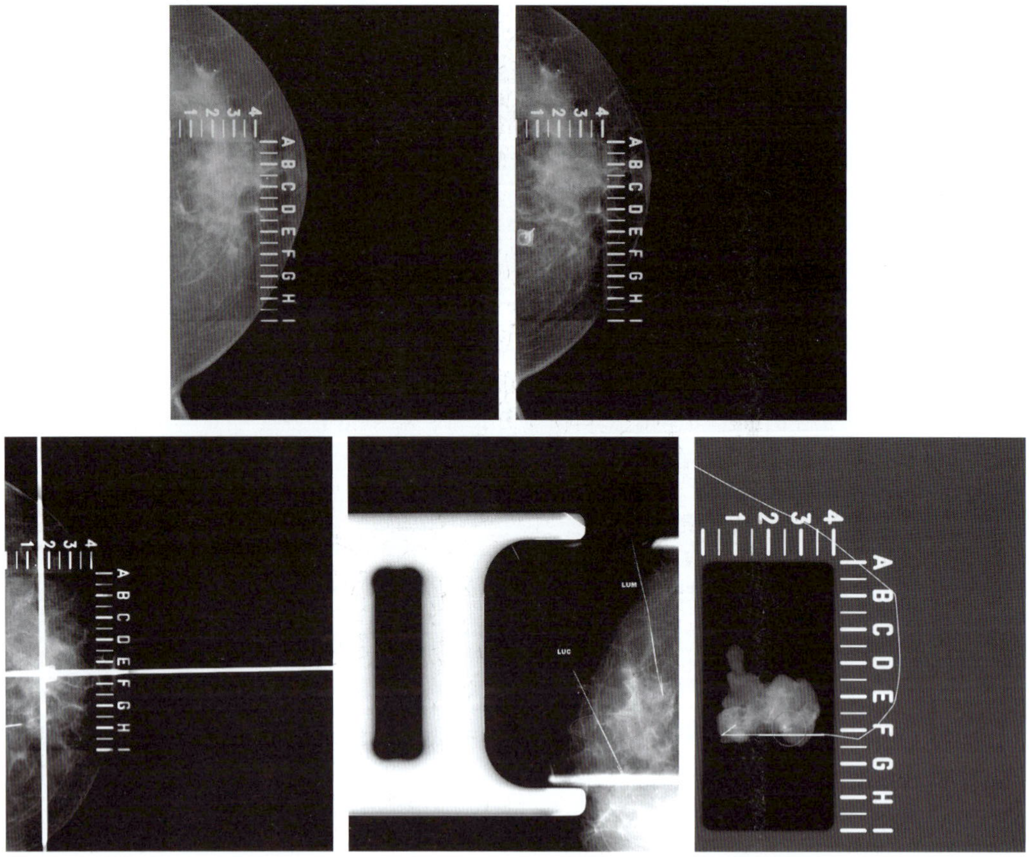

| 그림 7-40 | Position → Needle localization → Wire localization

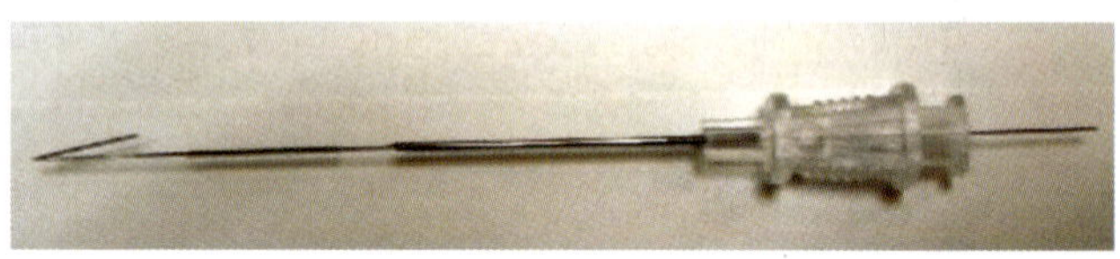

| 그림 7-41 | 위치결정술에 사용되는 Hook wire needle

위치결정술의 장점

① 외과의사에게 위치결정술(localization)은 짧은 시간 내에 좀 더 정확한 수술이 되도록 한다.
② 조직을 최소한으로 제거한다.
③ 정확한 위치를 제거하므로 병리학적인 정확성을 증가시킨다.
④ 수술 후 반흔이 적다. 이것은 양성 유방질환상태에서 수술 후 유방 촬영한 후 판독에 반흔으로 인한 어려움을 줄일 수 있다.

14) 유관조영검사(galactography, ductomammography)

(1) 준비물

① 기구 : Dressing set, Saline, 2cc syringe, Galactography용 needle, Goose neck lamp(그림 7-42)

② 조영제 : Telebrix(수용성 조영제)(그림 7-43)

높은 친수성과 낮은 삼투압의 Telebrix는 sodium이온이 없고 메글루민만 함유하고 있기 때문에 주사시 통증이 없다. Ionic조영제 중 비교적 삼투압이 낮고, 유일하게 OH가 함유되어 있어 친수성이 높다.

- 주성분 : Oxitalamix acid - 506.8mg,
메글루민 - 153.5mg(요오드300mg)

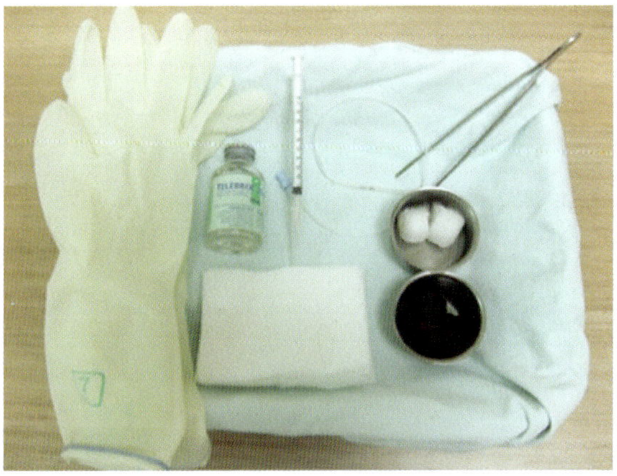

| 그림 7-42 | 젖샘조영검사 기구

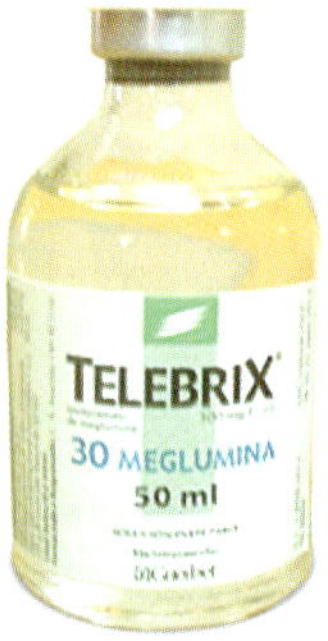

| 그림 7-43 | 젖샘조영검사에 사용되는 조영제

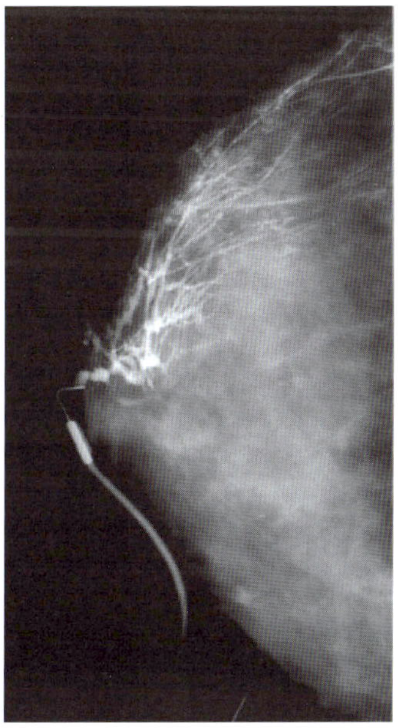

| 그림 7-44 | 젖샘관을 통한 젖샘조영상

Ⅶ

(2) 검사목적

① 비수유 유방에서 한쪽 젖꼭지의 분비물이 있을 때 적용된다.
② 점성 또는 출혈성 젖꼭지 분비물이 있는 환자에게 적용된다.
③ 장액성 또는 맑은액일 경우 적용된다.
④ 비교적 안전하고 간단한 과정으로 젖샘관의 이상 유무를 검사하고 분비물의 원인을 규명한다.
⑤ 많은 양의 유즙분비나 젖샘염이 있는 경우에는 적응할 수 없다.
⑥ 뇌하수체 종양으로 인한 분비물이 있는 경우에는 적응할 수 없다.

(3) 환자자세

① Pre mammography를 시행한다.
② 젖꼭지에서 비정상 유즙분비가 있는 곳을 시행한다.
③ 검사측 젖꼭지 주변을 소독하고 유즙분비되는 관을 찾는다. syringe에 식염수와 조영제를 1 : 1.5 비율로 혼합 후 galactography needle에 연결하여 공기 방울을 제거한다.
④ 유즙분비가 있는 젖꼭지에 선택적으로 바늘을 삽입한다. 이 때 젖꼭지를 수직으로 잡아당기면서 조영제를 주입한다(그림 7-46).
⑤ 조영제를 서서히 저항이 없을 때까지 삽입하고, 환자의 저항이 느껴지거나 갑자기 고통을 호소하면 즉시 검사는 중단을 한다.
⑥ 조영제가 충분히 들어갔는지 유무를 확인한 다음 CC view, MLO view, ML view로 유방촬영을 시행한다. 촬영시 유방내의 조영제가 밖으로 흐르지 않게 방지하기 위해 약하게 압박한다. 검사가 끝나면 본인이 유방을 짜서 조영제 일부를 제거한다.

(4) 영상의 평가기준

① 유즙분비나 혈액분비가 있을 경우 젖샘관내의 병변의 유무와 위치를 알기 위해 시행한다.
② 젖샘관을 따라 조영제가 방사상으로 주입 되어져 보여야 한다.
③ 병변 부위가 가려지거나 코팅되지 않았는지, 압력이 너무 강하여 젖샘관이 파열되지 않았는지 확인한다.

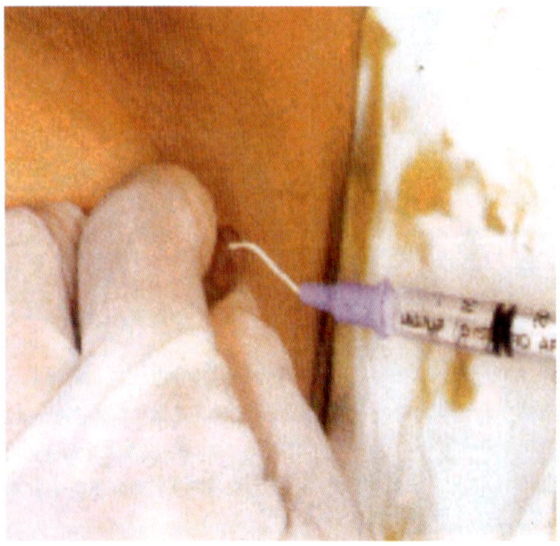

| 그림 7-45 | 젖샘조영촬영 자세

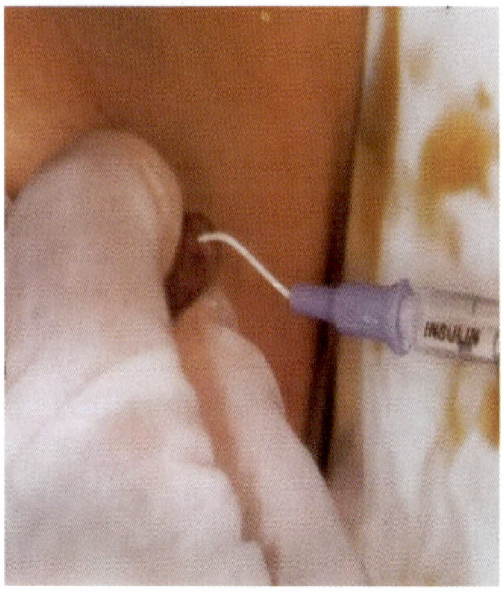

| 그림 7-46 | 젖샘관내로 조영제를 주입하는 모습

Chapter 8
기타 투시조영검사

학습목적

- 호흡계통, 내분비계통, 감각계통, 관절계통 및 신경계통은 소화계통만큼 조영촬영빈도는 많지 않지만 각 system별로 목적과 조영특징을 가지고 있기 때문에 system별 검사방법을 습득하도록 한다.
- System에 따라서는 조영검사에 특히 신중을 기해야 하는 경우가 있음은 물론, 초음파나 내시경 또는 CT나 MR, PET와 같은 여러 영상획득 modarity들을 병행하는 경우도 많음으로 적용되는 진단 매체들의 이해와 특징을 파악하여야 한다.

학습목표

- 호흡계통, 내분비계통, 감각계통, 관절계통 및 신경계통의 해부학적 구조와 생리학적 특성을 설명할 수 있어야 한다.
- 각 system의 검사목직과 검시방법을 설명할 수 있어야 한다.
- 각 system에 사용되는 조영제의 양 및 사용법을 설명할 수 있어야 한다.
- 각 system의 촬영장치 및 기구의 사용법을 설명할 수 있어야 한다.
- 조영목적에 합당한 영상으로 촬영되었는지 여부를 체크하고 평가할 수 있어야 한다.

개 요

최근 진단 장비의 눈부신 발달에 따라 호흡기의 진단율도 높아지고 있다. 호흡기 질환의 기능적 진단에는 폐기능 검사(pulmonary function test)가 큰 도움이 되고 있다. 또한 면역학적 진단방법, 기관지내시경(bronchoscopy)을 이용한 진단방법은 병변을 직접 확인할 수 있고, 조직 생검(biopsy), 세포 흡인(aspiration)을 시행하여 병리학적 소견까지 얻을 수 있어 과거보다 호흡기 질환의 진단에 큰 도움이 되고 있다.

영상의학적 검사방법으로는 가슴 엑스선 검사나 컴퓨터 단층촬영(CT)이 있으며, 호흡계통의 형태적 이상유무 및 병소의 명확한 대조도 증강 영상을 통해 과거보다 호흡계통 질환의 진단에 획기적인 발전을 이루게 되었다. 호흡계통의 조영검사로는 인두 및 후두조영검사(pharyngography & laryngography), 기관지조영검사(bronchography) 등이 있다. 기관지조영검사는 기관지의 폐색여부와 기형유무, 종양 등의 질환을 알아보기 위해 시행되었지만, 검사 시 catheter 삽입의 어려움과 진단정보 추출이 미미하고, 조영제의 품절 등으로 사양추세에 있다.

신경계통 진단을 위한 검사로 척수조영검사(myelography), 추간판조영검사(discography)은 척수 주위 병변을 검사하는 진단 방법으로서 많이 시행되었으나, 침을 직접 척수 거미막밑 공간에 천자해야 하기 때문에 환자에게 고통을 주고, 시술로 인한 감염의 우려로 자기공명영상(MRI)검사로 대체되고 있다.

관절강조영검사(arthrography)는 관절강(articular cavity)에 조영제를 주입해 관절강의 이상유무와 주위의 근육 파열(rupture) 및 조직 손상정도를 파악할 수 있는 검사법이지만, 자기공명영상(MRI)에서 연부조직의 대조도가 뛰어나 자기공명영상(MRI)검사로 대체되고 있는바, 관절강조영검사는 점차 사양추세에 있다. 이처럼 영상의학적 검사의 점진적인 발달로 진단을 위한 검사도 세대교체가 이루지고 있으나, 아직 일부 의료기관에서는 시행하고 있으므로 습득할 필요성은 충분하다고 할 수 있다.

검사 계통	검사법
호흡계통(respiratory system)	인두 및 후두조영검사(pharyngolaryngography)
	기관지조영검사(bronchography)
내분비계통(endocrine system)	타액선조영검사(sialography)
감각기(organ of senses)	누낭조영검사(dacryocystography)
관절계통(articular system)	슬관절조영검사(knee joint arthrography)
	고관절조영검사(hip joint arthrography)
	견관절조영검사(shoulder joint arthrography)
신경계통(nervous system)	척수강조영검사(myelography)
	추간판조영검사(discography)
	누공조영검사(fistulography)
체외 충격파 파쇄술	

01 타액선조영검사(sialography)

1) 침샘의 해부학

(1) 해부학적 특징(그림 8-1)

침샘(salivary gland)은 침을 분비하여 입안의 건조방지와 감염을 예방하는 역할을 한다. 침샘의 종류에는 귀밑샘(parotid gland), 턱밑샘(submandibular gland), 혀밑샘(sublingual gland)의 큰침샘과 입술샘(labial gland), 볼샘(buccal gland), 입천장샘(palatine gland), 어금니샘(molar gland), 혀샘(lingual gland)의 작은 침샘이 있어 점액, 장액, 혼합액을 분비하여 침을 이루게 된다. 침샘은 좌우 3쌍으로 구성되어 있다.

① 귀밑샘(parotid gland)

순장액선으로 바깥귀길의 앞쪽아래에 위치한 무게 15~30g의 가장 큰 침샘이다. 귀밑샘의 크기는 가로 3~4cm, 세로 4~5cm, 두께 2~3cm이다. 광대뼈(zygoma), 턱뼈 상행지 및 유돌근으로 형성된 역삼각지대로 Stensen's duct는 장액을 분비한다. 유행성 볼거리(mumps)가 발생하면 그 근막이 몹시 긴장되기 때문에 심한 통증을 유발할 수 있다.

② 턱밑샘(submandibular gland)

턱뼈의 앞쪽안에 위치해 있으며 장액이 점액보다 많은 침을 분비하는 혼합선으로 무게는 7~10g이다. 타원 형태로 길이 2.5~3cm정도의 Wharton's duct를 통해 장액과 일부 혼합된 침을 분비한다. 턱밑샘관인 Wharton's duct는 혀밑을 지나 혀주름띠(frenulum of tongue)의 양쪽에 있는 혀밑언덕과 연결된다.

③ 혀밑샘(sublingual gland)

혀 양측의 점막밑에 위치해 있으며 점액이 장액보다 많은 침을 분비하는 혼합선으로 무게는 2g정도이다. 길이 3~4cm, 두께 1cm의 작은 편도형태의 침샘으로 8~18개의 구멍을 통해 혀밑의 옆으로 개구하면서 Rivinus duct를 이루고 이중 1~2개는 가장 작고 혀 밑에 위치하며 분비관은 턱밑샘 분비관에 합류되기도 하며 Wharton's duct와 연결되어 있다.

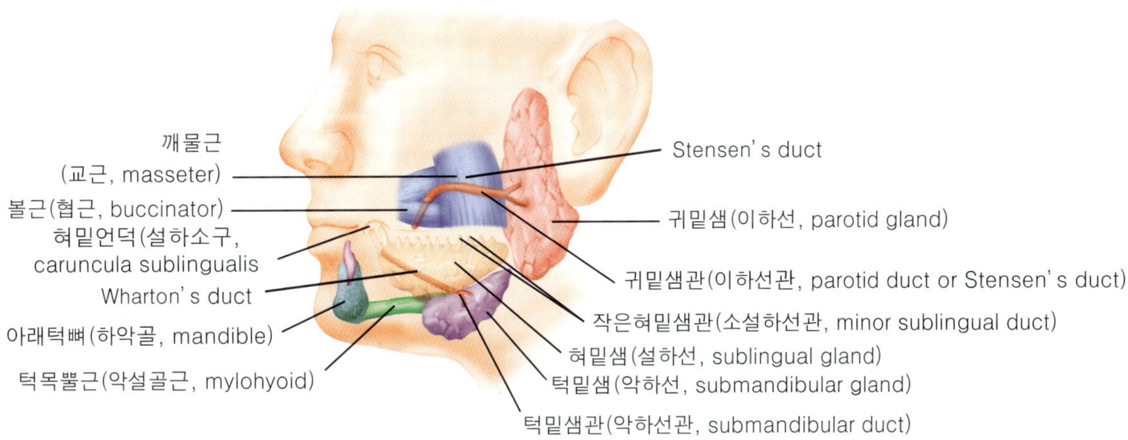

| 그림 8-1 | 큰침샘의 위치와 개구부

VIII

(2) 생리학적 특징

1일에 약 1L가 분비되는 침은 음식물의 저작, 맛, 삼키기(deglutition)에 관여하고 프티알린(ptyalin)이라는 탄수화물 분해효소가 있어 소화작용을 한다.

2) 침샘의 임상증례

(1) 침샘관 협착(salivary gland stricture)(그림 8-2)

침샘의 협착은 종양성 질환과 비종양성 질환으로 나눌 수 있다.

침샘내 종양의 생성으로 협착이 생기면서 침분비에 문제가 생기게 된다. 비종양성 질환에는 침샘내 결석 및 인접장기의 압박으로 인한 협착으로 볼 수 있다.

그중 침샘관 결석이 협착에 가장 많은 원인을 차지하고 있다. 임상적으로 반복적인 종창과 통증, 식후에 악화되는 병력 등으로 침샘관 결석을 의심할 수 있다. 좀 더 진전되면 염증으로 발전되어 발적 및 심한 통증을 유발하기도 한다.

치료는 귀밑샘염의 치료와 같고 결석에 의해 재발하는 턱밑샘염은 수술적으로 턱밑샘의 절제가 필요하다.

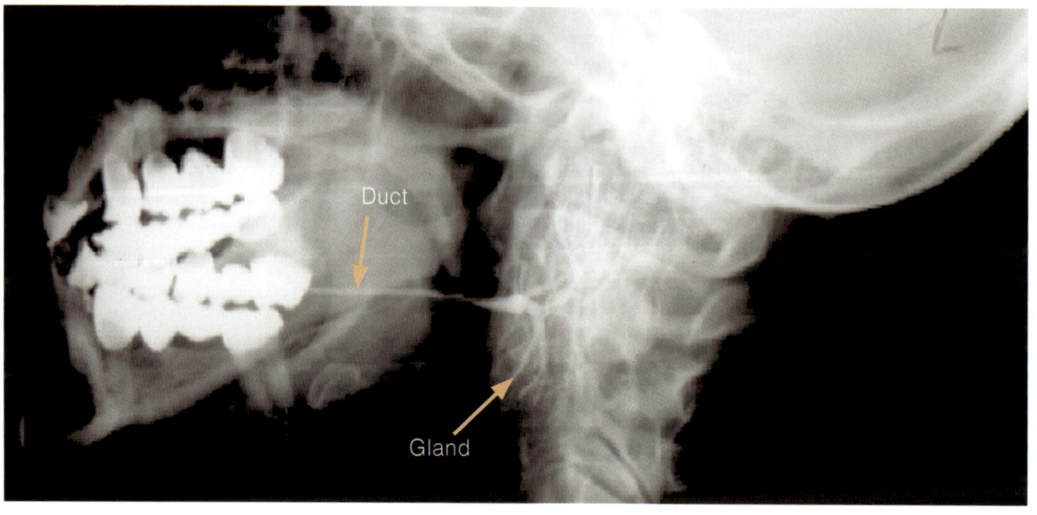

| 그림 8-2 | 턱밑샘 조영검사를 통해 Wharton's duct가 관찰되고 있다

3) 검사목적

침샘의 감염성 병소부위와 암, 침샘샛길(salivary fistula)의 범위, 곁주머니(diverticulum), 침샘관 협착과 결석(stone), 확장, 침샘 과다분비 등을 진단하기 위해서 검사를 시행한다.

4) 조영제

수용성 요오드계 조영제 10mL

5) 촬영전 준비사항

(1) 방사선사

① Sialoneedle or scalp vein set(그림 8-3)
② 10mL 주사기(syringe)
③ 수용성 조영제
④ Dressing set
⑤ 수술용 장갑(surgical gloves)

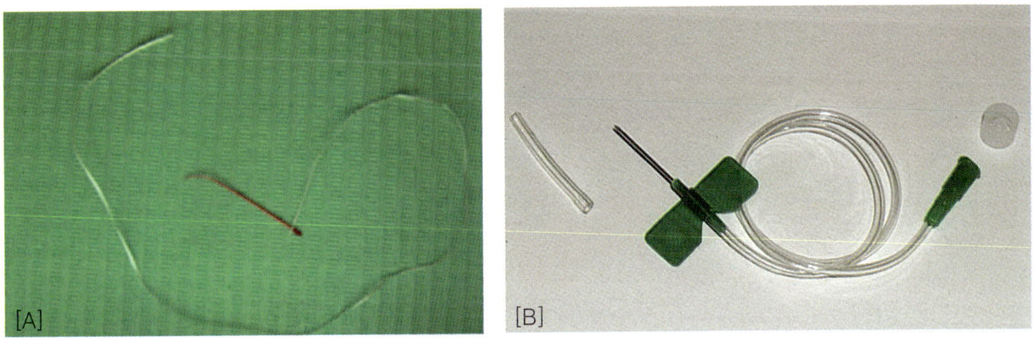

| 그림 8-3 | Sialoneedle or scalp vein set

(2) 전처치

특별한 전처치는 없으나 입안을 깨끗히 한다.

6) 검사방법

(1) 검사하고자 하는 침샘을 중심으로 정면, 사방향 및 측면자세로 scout 촬영한다(그림 8-4, 5).
(2)침샘구멍(orifice)를 Bowman소식자로 누르면서 배출구를 확장시킨다. 또는 분비구를 잘 찾기위해 레몬, 오랜지 쥬스 같은 신음식을 연상시킨다.

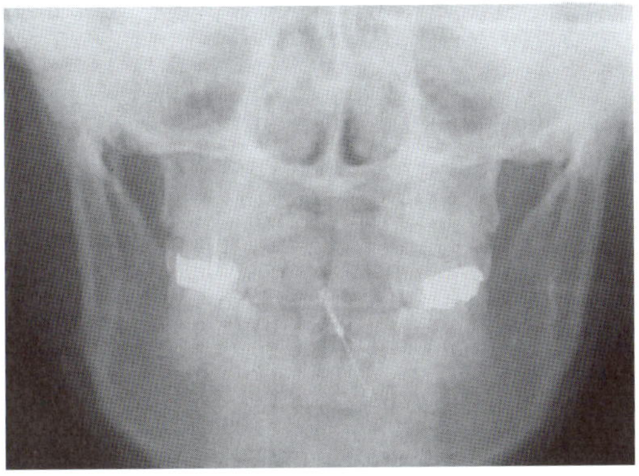

| 그림 8-4 | 침샘 조영검사 정면상
(턱밑샘관에 침을 주사한다.)

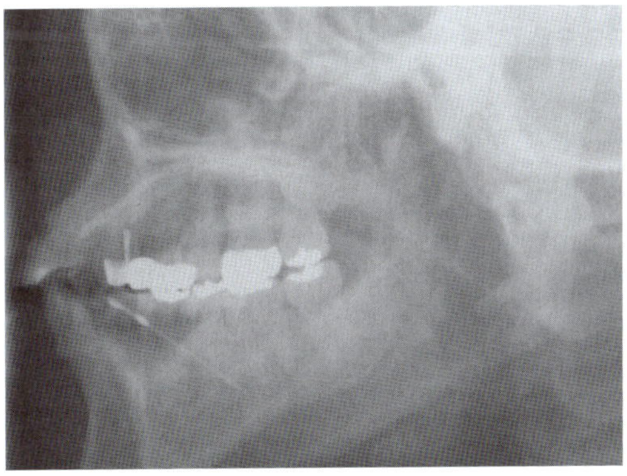

| 그림 8-5 | 침샘 조영검사 측면상
(턱밑샘관에 침을 주사한다.)

(3) 침샘에 검사용 바늘을 삽입시키고 움직이지 않도록 입으로 물게 한다.

(4) 생리식염수와 조영제를 1:1로 희석하여 조영제를 서서히 주입한다.
침샘관(salivary duct) - 엽(lobe) - 소엽(lobule) - 샘꽈리(acinus)로 진행하는 것을 투시 하에서 관찰한다.

① 귀밑샘(parotid gland)의 접선방향 촬영은 엎드린 자세로 필름의 중앙에 귀밑샘을 맞추며, 환자의 머리와 턱을 고정시키고 턱뼈가지가 필름의 장축에 평행이 되도록 머리를 조정한다. 중심선은 필름에 수직이 되게 하고 턱뼈가지의 외측면을 따라 입사한다(그림 8-6, 7)(그림 8-6, 7).

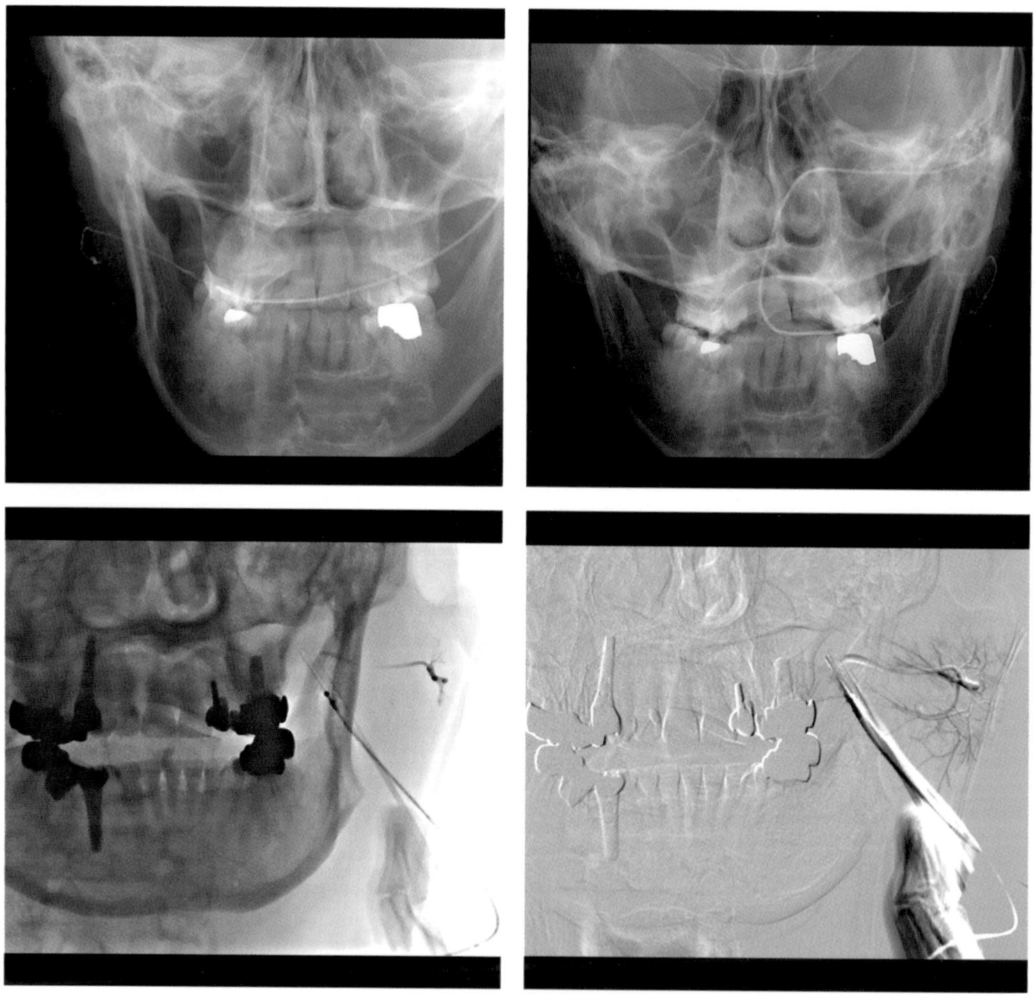

| 그림 8-6 | 귀밑샘 정면 조영상
(Stensen's duct 관찰)

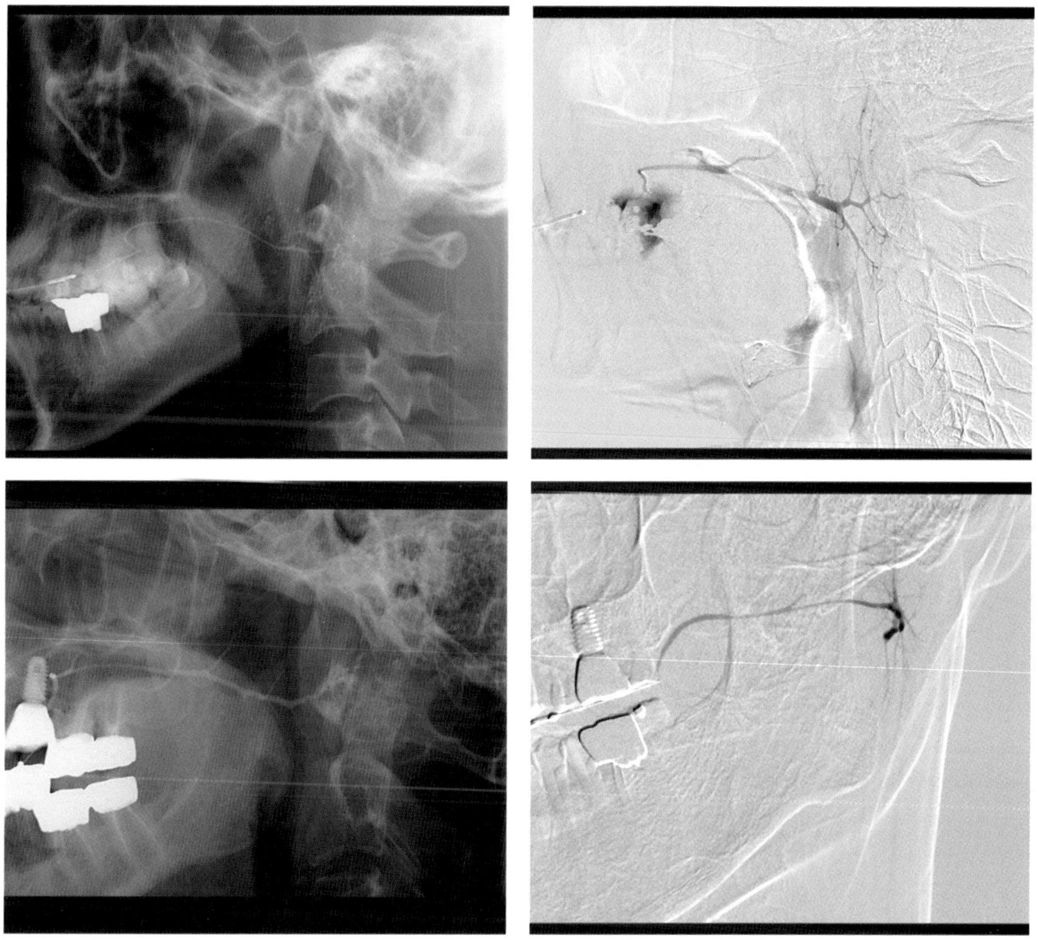

| 그림 8-7 | 귀밑샘 측방향촬영 영상
(Stensen's duct 관찰)

② 턱밑샘은 턱을 벌리고(extention) 조영제를 서서히 주입하면서 정면, 사방향, 측면자세로 촬영한다(그림 8-8, 9, 10).

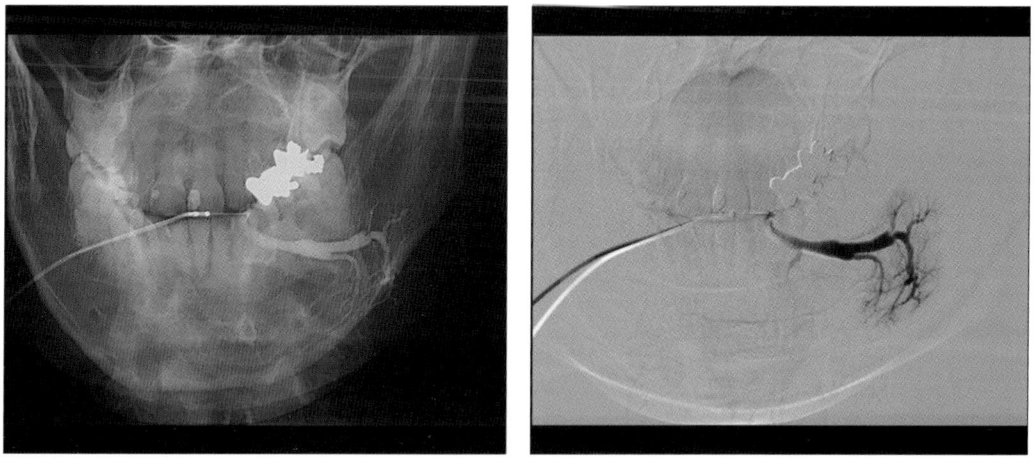

| 그림 8-8-1 | 턱밑샘 정면촬영 영상
(Wharton's duct 관찰)

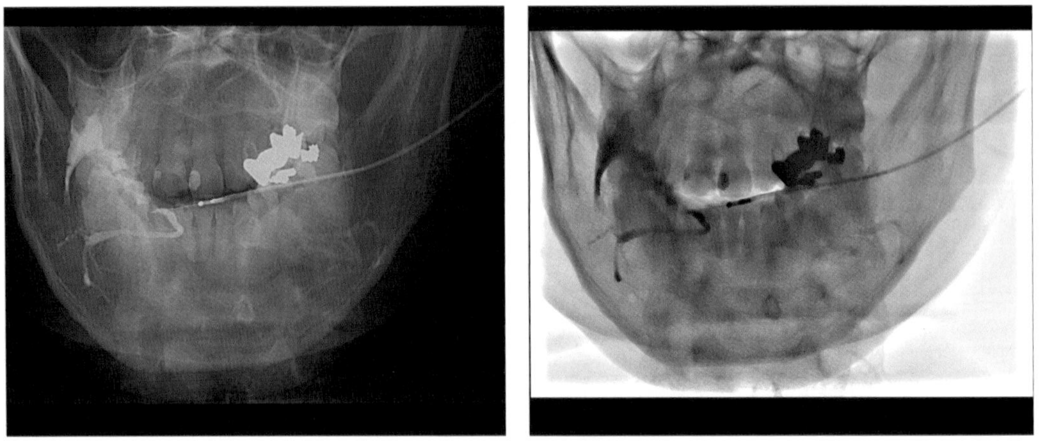

| 그림 8-8-2 | 턱밑샘 정면촬영 영상
(Wharton's duct 관찰)

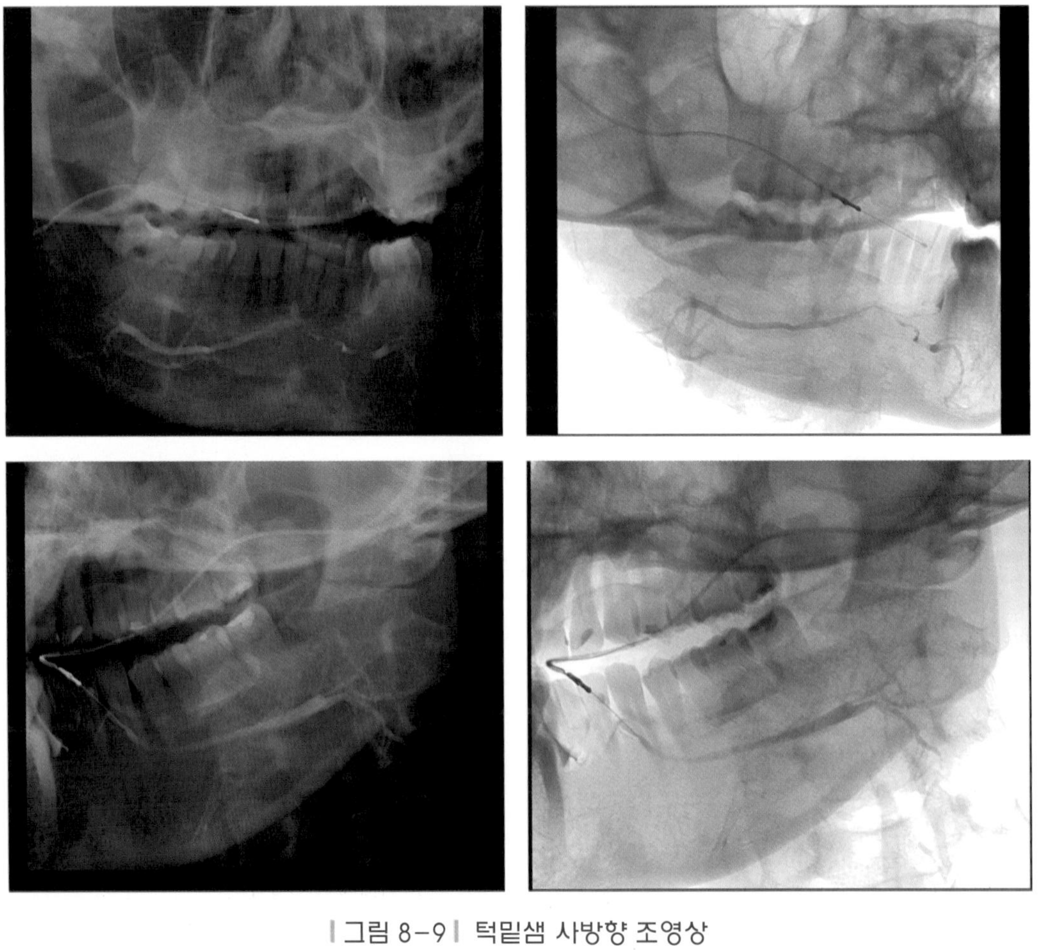

| 그림 8-9 | 턱밑샘 사방향 조영상
(오른 Wharton's duct 관찰)

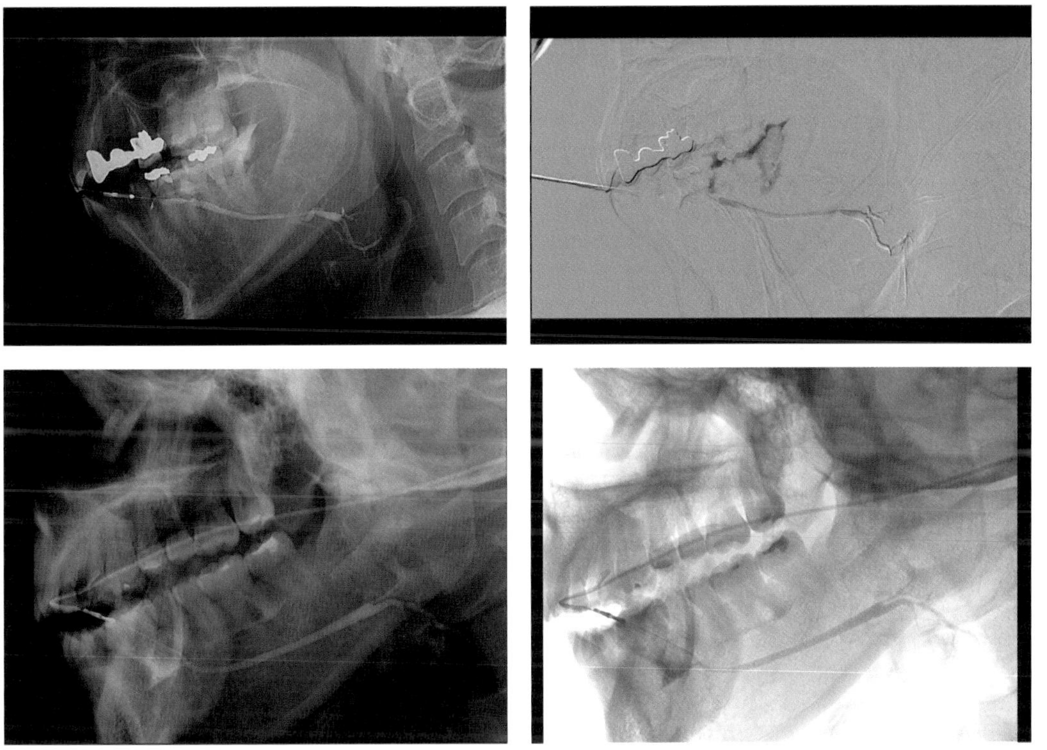

| 그림 8-10 | 턱밑샘 측방향촬영 영상

③ 혀밑샘은 턱밑마루방향(submentovertical) 자세가 되게하며 입을 벌리고(open mouth), 중심선은 미간-이틀선과 제 2어금니 중간으로 입사되도록 입안촬영(intraoral projection)을 한다.

④ 침샘의 폐색과 샘꽈리의 파괴유무를 관찰하기 위해 배출검사를 시행한다. 이 검사는 침샘에 병변이 있을 경우, 배출기능이 장애를 받고 침샘이 손상받게 되므로 이러한 변화들을 배출검사에서 더욱 잘 관찰할 수 있다.
배출검시는 레몬과 같은 신 음식을 섭취하고 10분 후 지연촬영을 하며 조영제의 배출여부를 관찰한다.

7) 영상평가

(1) 꼭지돌기는 귀밑샘의 윗부분만 겹쳐야한다.
(2) 연부조직 농도가 나타나야한다.
(3) 측면 촬영에서 귀밑샘은 턱뼈가지와 겹쳐져야 잘 나타나며 목뼈와 겹쳐서는 안된다.

02 누낭조영검사(dacryocystography; DCG)

1) 눈물주머니 해부학

(1) 해부학적 특징(그림 8-11, 12)

눈물주머니는 눈시울 부근에 있는 것으로 눈물을 모아 두고 있는 주머니를 말한다. 크기는 위아래 8~15mm, 좌우는 4~6mm, 앞뒤는 7~8mm이다.

눈물주머니오목 속의 안쪽 눈인대 뒤에 있고 눈확뼈막(periorbital membrane)으로 덮여 있다. 위쪽 둥근 부분을 눈물주머니천장(fornix of lacrimal sac)이라고 하는데, 아래쪽은 관 모양으로 되어 코눈물관으로 이어진다.

(2) 생리학적 특징

눈알의 위쪽 바깥에 위치한 눈물샘(lacrimal gland)에서 분비되는 눈물은 눈알의 건조와 이물질을 제거하며 눈물점(lacrimal point)에서 눈물관(lacrimal duct), 즉 위·아래눈물소관(superior. inferior canaliculus)으로 나뉘어 눈물주머니(lacrimal sac)로 개구한다.

눈물주머니는 코뿌리 양측의 눈물주머니오목에 있는 작은 주머니 형태로 되어 있으며, 눈물점에서 코눈물관으로 하행하여 눈물이 흘러 들어가다가 아래콧길(inferior nasal meatus)에서 개구한다.

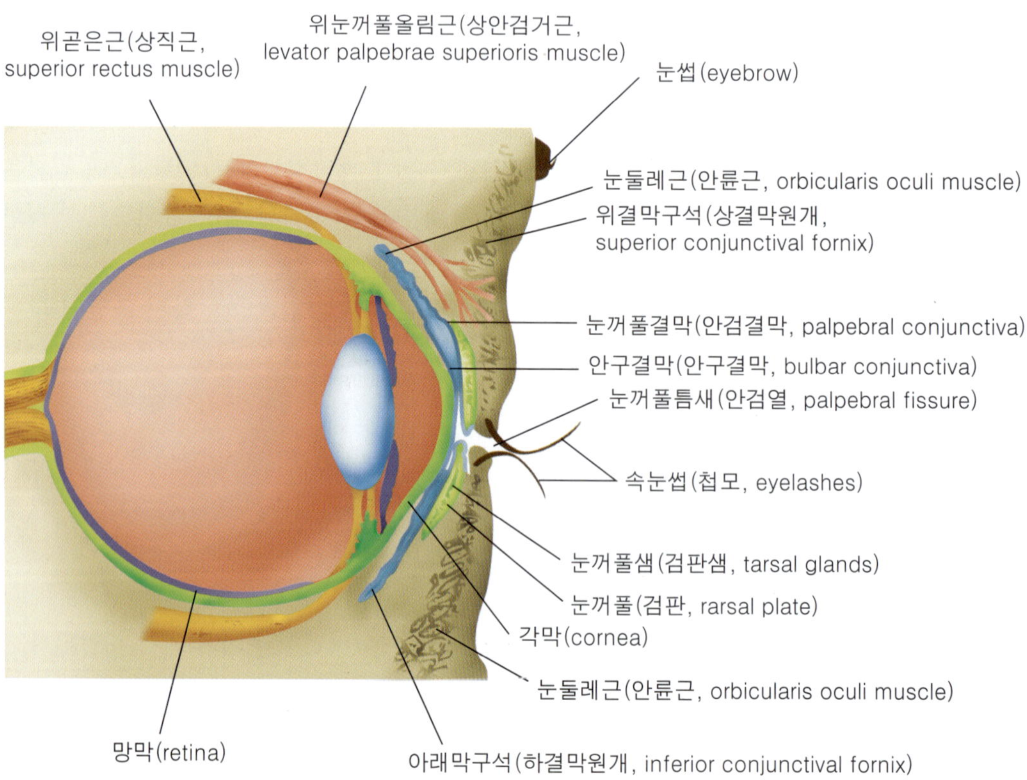

| 그림 8-11 | 안구의 부속기(시상단면)

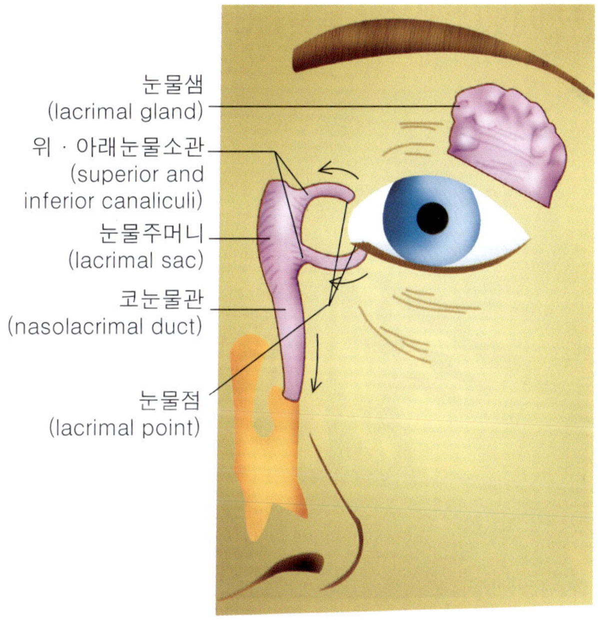

| 그림 8-12 | 눈물기관(누기)과 눈물길(누로)

2) 누낭조영검사의 임상증례

(1) 눈물주머니 안 결석(그림 8-13)

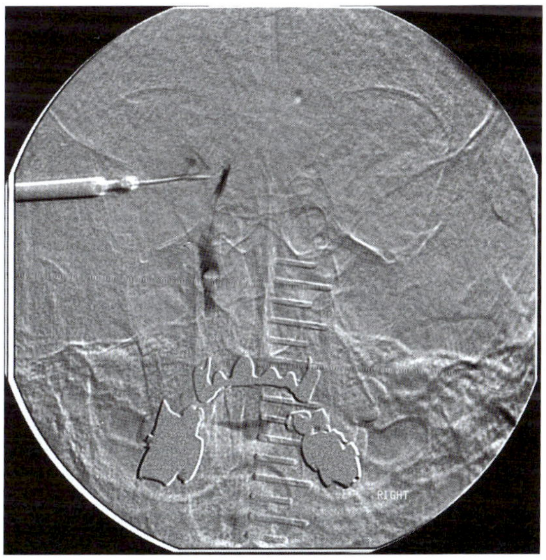

| 그림 8-13 | 오른쪽 눈물주머니안 돌(화살표)(right lacrimal sac stones)

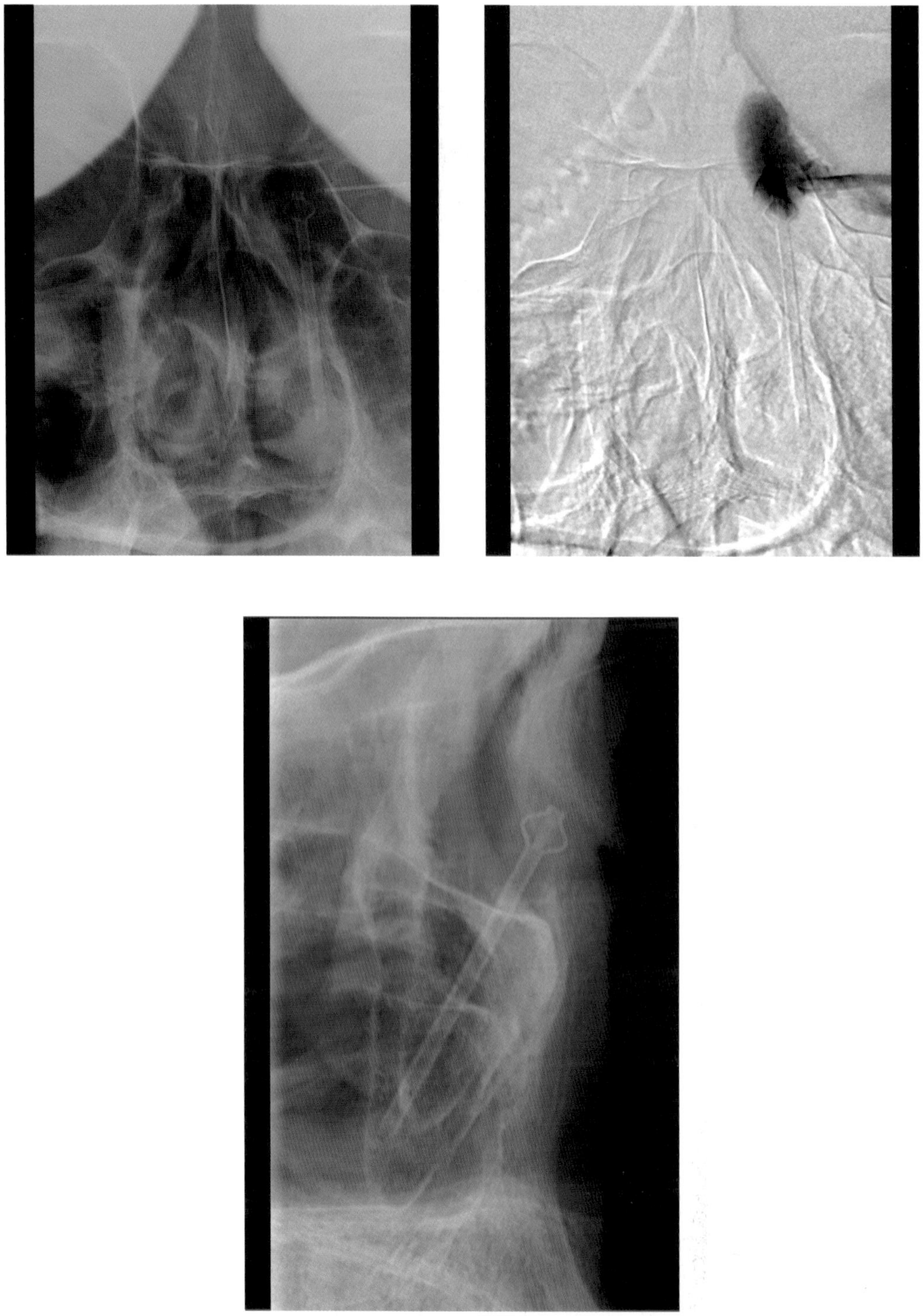

| 그림 8-19 | Dacryoneedle을 이용하여 오른쪽 코눈물관의 개통 여부를 확인한다.

03 인두 및 후두조영검사(pharyngolaryngography)

1) 인후두의 해부학

(1) 해부학적 특징(그림 8-20)

제 3목뼈에서 제 6목뼈의 높이에 있고, 공기의 흐름과 삼켜진 음식물의 흐름이 교차하는 점에 위치한다. 위쪽은 중인두(the middle of pharynx), 아래쪽은 기관(trachea), 뒷쪽은 하인두(the bottom of pharynx)이다. 양쪽은 피하에서 후두가 만져진다.

후두의 뼈는 방패연골(thyroid cartilage), 반지연골(cricoid cartilage), 후두덮개연골(epiglottic cartilage)의 3개의 연골과 모뿔연골(arytenoid cartilage), 잔뿔연골(corniculate cartilage), 쐐기연골(cuneiform cartilage)의 3쌍의 연골 등 총 9개의 연골로 되어 있고, 인대와 막으로 결합되어 내면은 점막으로 덮여 있다. 부착하고 있는 후두내근이 수축하면 관절로 연결되어 있는 연골은 서로의 위치를 바꾸게 된다.

(2) 생리학적 특징

① 기도의 보호 : 음식을 삼킬 때에나 구토할 때에는 음식물이 침입하지 못하도록 닫힌다. 이물질이 후두점막을 자극하면 반사적으로 기침을 하게 된다.
② 발성 : 성문이 닫히고, 내쉬는 숨에 의하여 성대가 진동하면 후두원음이 생긴다. 성대의 긴장, 진동부분의 폭, 길이, 호기압의 크기에 의하여 음의 고저나 강약이 생긴다.
③ 호흡작용 : 안정호흡 때에도 성문은 호기 때에 좁아지고, 흡기 때는 다소 넓어진다.
④ 가슴의 고정 : 후두가 닫히면 가슴이 고정되고 또 숨을 모아 복압을 걸 수도 있다.

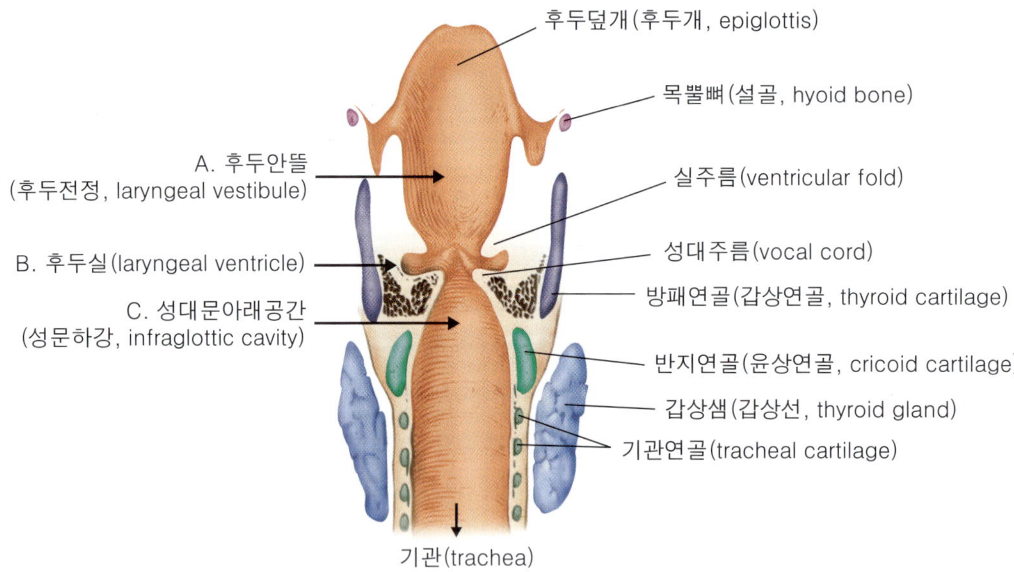

[A] 윗쪽 호흡관의 구조

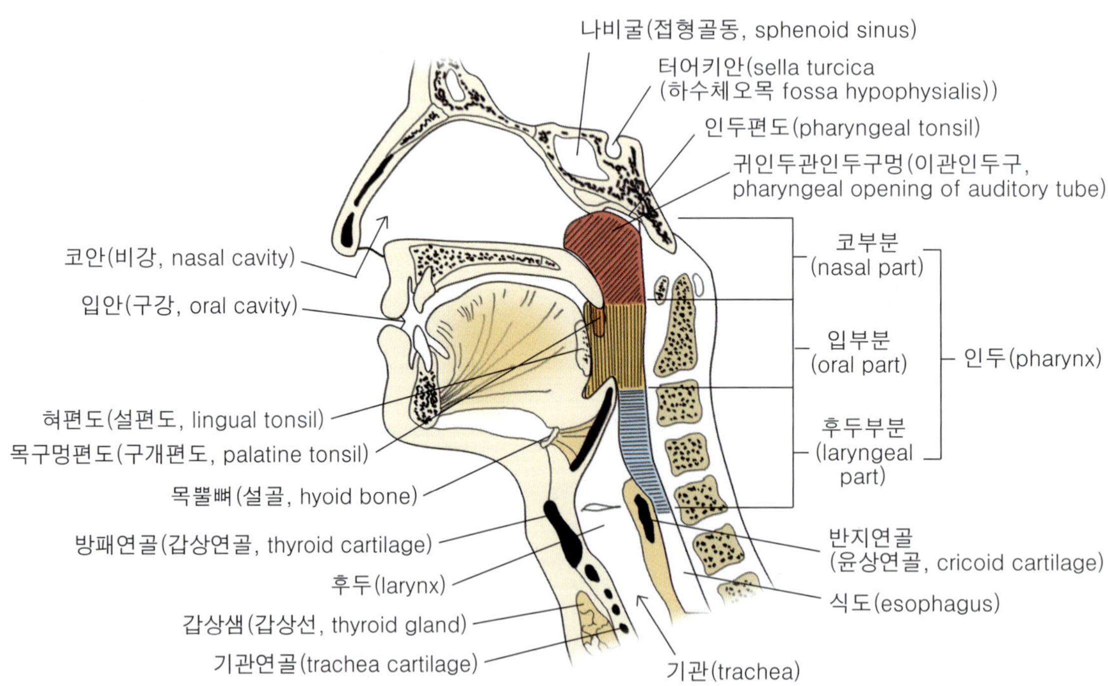

[B] 머리목부위의 정중단면

| 그림 8-20 | 인두의 구조

2) 임상증례

(1) 과립세포종양(granular cell tumor)

과립세포종양(granular cell tumor)은 약간 단단하며 주변과 구별이 잘 되는 회백색 또는 황색을 띤 정상 점막으로 덮여진 점막아래 종양으로 때때로 중앙의 함몰 또는 궤양이 동반된다. 인후두조영검사에서 이중조영검사로 화살표한 부분의 종양의 형태가 나타난다.

소화계통의 과립세포종양은 전체의 약 1~4.7% 정도이며, 식도에서 발생율이 위, 큰창자, 곧창자보다 높게 나타난다(그림 8-21).

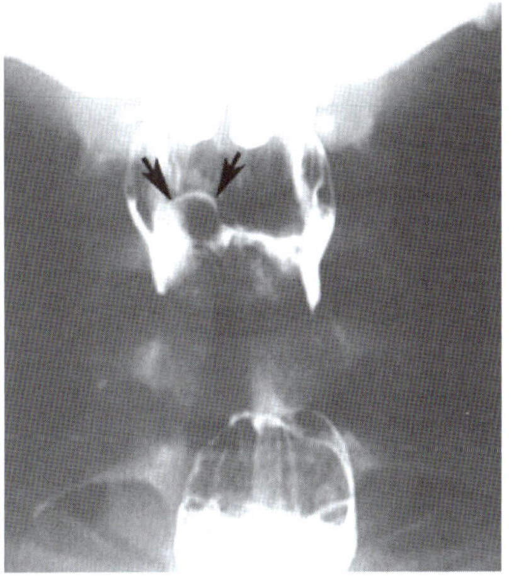

| 그림 8-21 | 인후두조영검사상의 과립세포종양

(2) 인두저류낭(pharyngeal retention cyst)(그림 8-22)

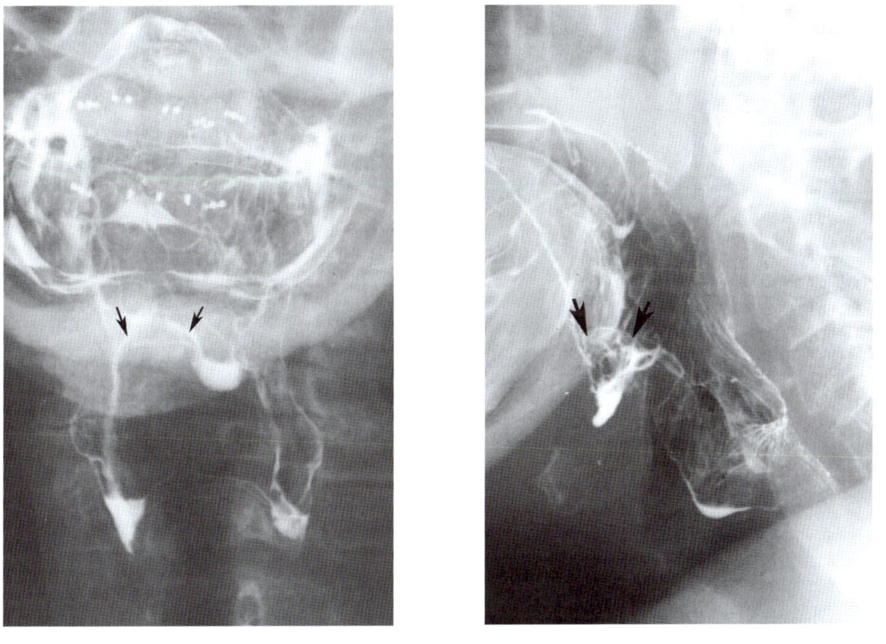

| 그림 8-22 | 이중조영 인두조영검사(doublecontrast pharyngogram)에서 관찰되는 인두에 발생한 저류낭종

(3) 호지킨 림프종(Hodgkin's lymphoma)

Hodgkin's 림프종은 이 병을 처음 발견한 영국인 의사 토마스 호지킨(1798~1866년)의 이름에서 유래되었다.

림프종이란 몸에서 면역 기능을 담당하고 있는 림프계통에 발생한 악성종양, 즉 림프계통의 암을 의미한다.

림프계는 B세포와 T세포라는 림프구로 주로 구성되어 있는데, 이 림프구의 분열이 조절되지 않아 비정상적으로 증식하는 것이 림프종이다.

Hodgkin's 림프종은 몸의 한정된 림프절(lymph node)을 침범하고 종양이 퍼지는 방향을 예측할 수 있다는 특징이 있다.

주로 침범되는 부위는 목 림프절(cervical lymph node)과 빗장위 림프절(supraclavicular node)이 60~80%로 가장 흔하며, 겨드랑 림프절이 그 다음으로 흔하다. 세로칸 림프절(mediastinal lymph node; 왼쪽·오른쪽 폐의 사이에 있는 림프절) 침범 역시 드물지 않게 관찰할 수 있다(그림 8-23).

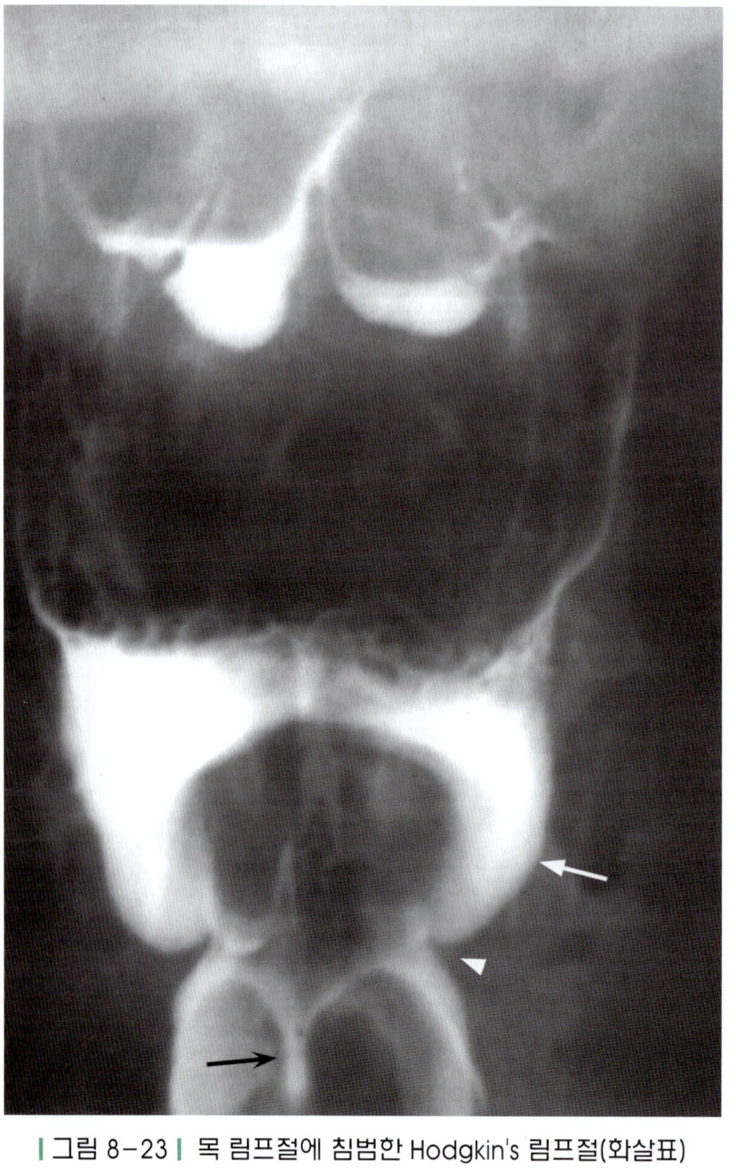

| 그림 8-23 | 목 림프절에 침범한 Hodgkin's 림프절(화살표)

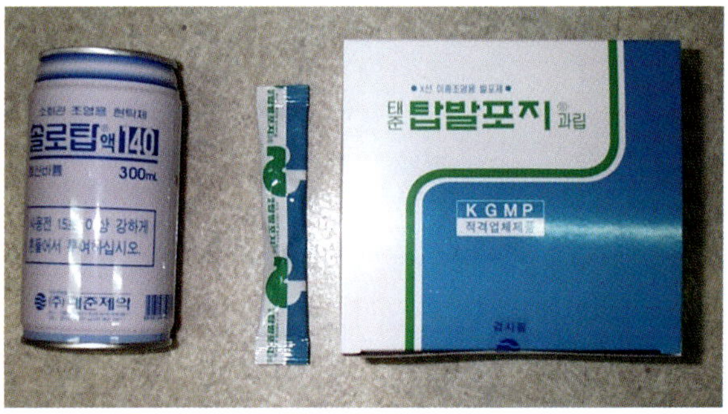

| 그림 8-24 | 황산바륨(w/v : 140~150%), 발포제

3) 검사목적

공기의 흡입과 배출 시 해부학적구조와 기능적인 변화를 관찰한다.

인두 편도의 이상 증대와 후두개의 탄력성 평가, 배모양오목(이상와, pyriform fossa)의 탄력성 평가, 성대의 벌리고 모은 모양 평가를 위한 검사이다.

4) 조영제

황산바륨($BaSO_4$) 또는 Hytrast 10~15mL

5) 촬영 전 준비사항

(1) 방사선사

① 황산바륨($BaSO_4$)
② 발포제

6) 검사방법

인.후두의 운동성을 평가하기 위해 조영제를 연하시키면서 관찰한다.

(1) 인.후두부를 scout 촬영(C-spine 위치를 연부조직이 잘 나타나게 정면과 측방향 촬영)을 한다.

(2) 조영제를 연하시킨 후 정면과 측방향촬영 시 들쉼법과 내쉼법, 들쉼 발성법, valsalva법, 변형 valsalva법을 실시하여 검사한다.

① 들쉼법 : 성대의 벌린 모습을 관찰하기 위한 검사이다.
② 내쉼법 : 성대의 모은 모습을 관찰하기 위한 검사법이다.
③ 들쉼발성법(E-phonation) : 성대를 내전시켜 아래로 이동하여 후두실을 부풀게 해서 성대의 윤곽을 관찰하기 위한 검사법이다.

④ Valsalva법(valsalva maneuver) : 후두개를 완전히 닫게 하고, 후두개의 탄력성과 기능적 완벽성을 관찰하기 위한 검사법으로 내쉼상태에서 코와 입을 다물고 아랫배에 힘을 주면서 저격촬영을 한다.

⑤ 변형 valsalva법(modified valsalva maneuver) : 인두 뒷쪽과 배모양오목(이상와, piriform fossa)의 탄력성을 시험하는 것으로 후두개의 폐색, 그리고 인두 아래의 배모양오목이 공기로 확장된 것을 관찰하기 위한 검사법으로 들숨상태에서 아랫배에 힘을 주고 볼을 부풀려서 검사하는 방법과 들숨상태에서 공기를 내뿜으면서 spot촬영하는 방법이 있다(그림 8-25, 26).

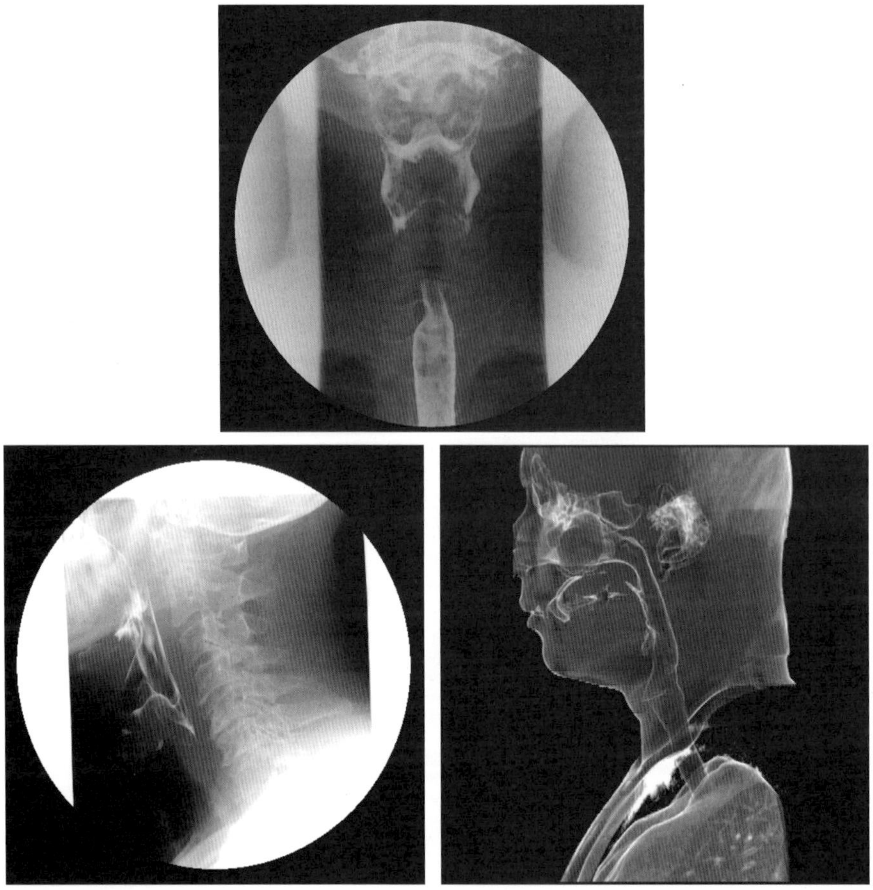

| 그림 8-25 | Valsalva법(valsalva maneuver) 인후두조영검사영상(전후방향 촬영, 측방향 촬영, CT영상)

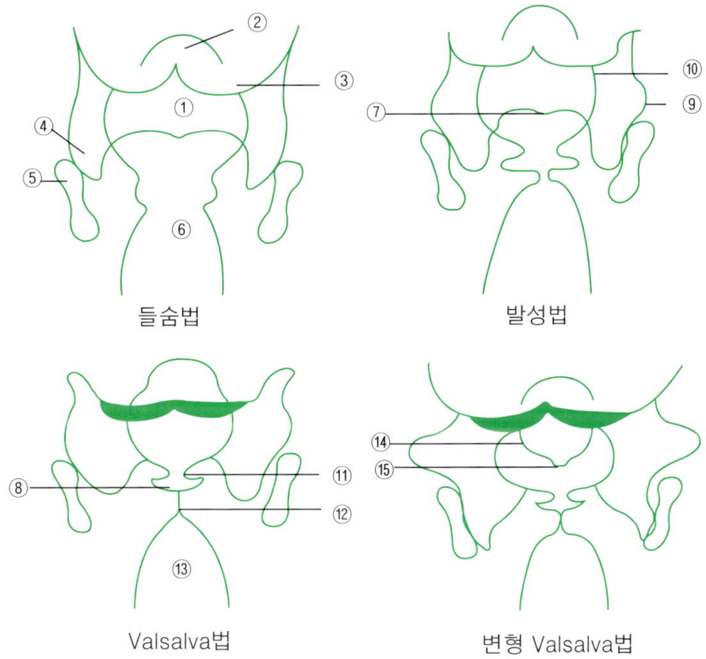

| 그림 8-26 | 인후두조영검사의 모식도

① 후두전정(laryngeal vestibule)
② 후두덮개(epiglottis)
③ 후두계곡(vallecula)
④ 배모양오목(pyriform fossa)
⑤ 방패연골(thyroid cartilage)
⑥ 성대(vocal cord)
⑦ 뒤 반지연골(post. cricoid cartilage)
⑧ 후두실(laryngeal ventrical)
⑨ 배모양오목 측벽(lateral wall of piriform fossa)
⑩ 후두전정 측벽(lateral wall of laryngeal vestibule)
⑪ 거짓성대(false cord)
⑫ 참성대(true cord)
⑬ 성문밑공간(subglottic space)
⑭ 모뿔사이주름고랑(interarytenoid groove)
⑮ 모뿔사이 후두개주름(aryepiglottic folds)

7) 후처치

검사를 마친 후 기침을 시키고 3~4시간 금식한다.

8) 영상평가

(1) 환자는 전후자세(AP)에서 촬영한다.

(2) 촬영조건이나 농도가 적정해야 한다.

(2) 무기폐(atelectasis)

무기폐는 어떤 원인으로 기관지가 폐색되어 말초부의 허파조직에 기관지로부터의 공기 유입이 정지됨으로써 허파꽈리 내에 공기의 양이 적거나 또는 매우 결핍된 허파의 이상상태를 말한다.

무기폐의 병태생리

기도가 폐색되면 몇 시간 내에 공기는 막혀진 허파 조직에 의해 흡수되고 침범 받은 허파 조직은 허탈되고, 오그라들고 허파꽈리에 갇힌 공기는 순환혈류에 의해 흡수된다. 폐렴과 같은 감염과 국소순환장애 시 무기폐가 합병된다. 빨리 치료하지 않으면 공기가 없어지고 관류가 나빠진 무기폐 부위는 감염되고, 위축되며, 기관지확장증에서와 같이 섬유화된다.

이렇게 파괴적인 변화가 오기 전 신속한 치료를 하고 폐색을 제거하면 공기는 막혔던 허파조직으로 다시 들어가서 허파를 팽창시키며 염증과 감염은 가라앉고 순환은 효과적으로 재생된다(그림 8-30).

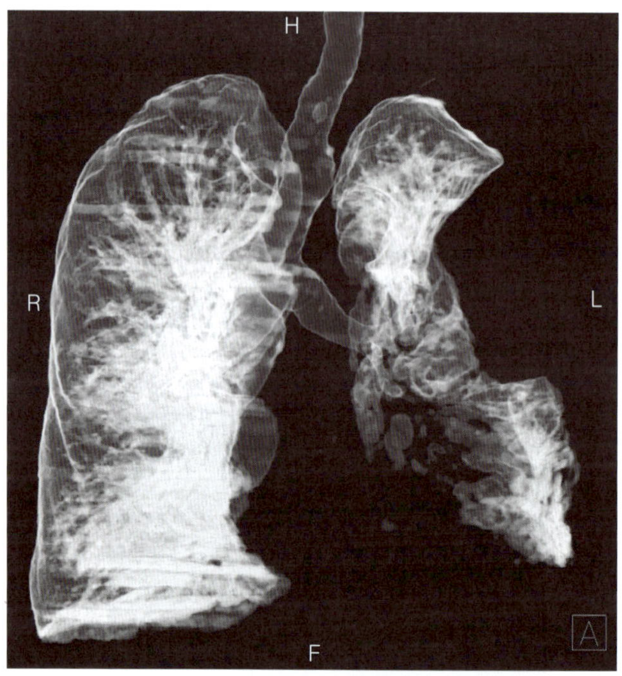

| 그림 8-30 | 왼쪽 아래엽 무기폐의 기관지 CT상(atelectasis of right middle and lower lobes)

3) 검사목적

(1) 기관지확장증(bronchiectasis), 만성폐렴(chronic pneumonia)
(2) 기관지폐색(bronchial obstruction), 허파농양(pulmonary abscess)
(3) 허파공동(pulmonary cavities) 등과 같은 병리학적 상태 진단
• 최근에는 CT나 MRI와 같은 대체 기술의 발달로 인하여 거의 시행되지 않고 있다.

4) 조영제

유용성 조영제(성인의 경우 한쪽에 15~20mL를 주입한다.)

5) 촬영 전 준비사항

(1) 방사선사

① 유용성(Hytrast) 조영제
② 20mL syringe
③ 5mL syringe

(2) 간호사 또는 병동(그림 8-31~34)

① Dressing set
② Guide wire
③ 기관지 삽입 카테터(nelaton tube)
④ 분무용 국소 마취제

(3) 전처치

검사전 6시간 이상 금식한다.

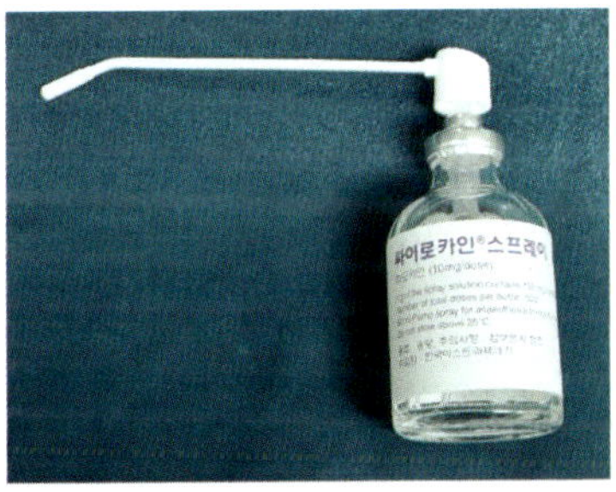

ㅣ그림 8-31ㅣ 분무용 국소 마취제

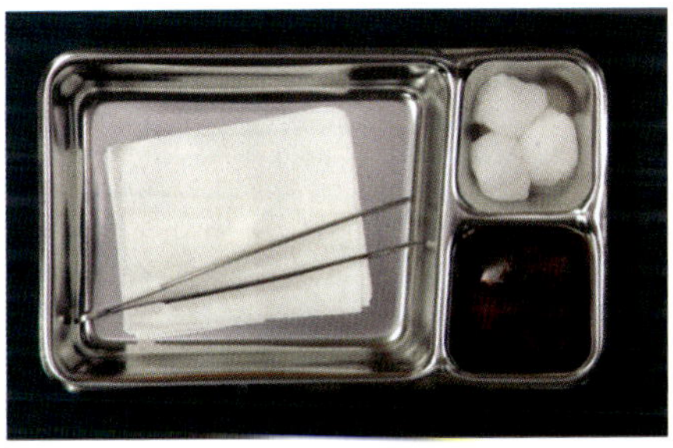

ㅣ그림 8-32ㅣ Dressing set

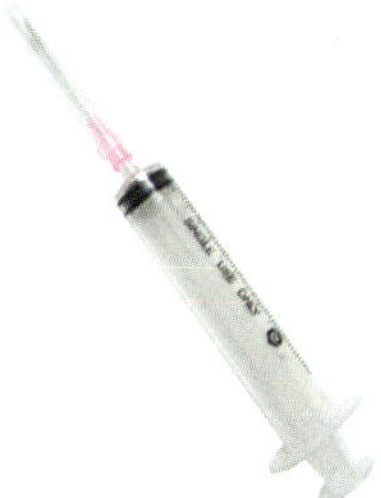

ㅣ그림 8-33ㅣ 20cc syringe

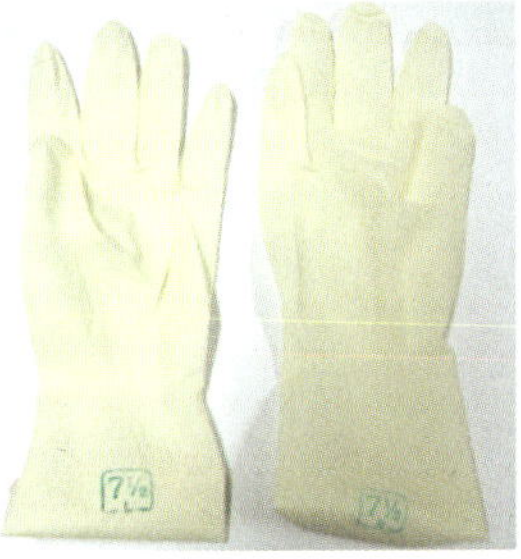

ㅣ그림 8-34ㅣ Surgical gloves

6) 검사법의 종류

(1) 표준검사

BASIC

- Scout(Chest PA, lat)
- AP(PA)
- Lateral(검사측 밀착)
- Both PA oblique(검사측 거상)

(2) 특수검사

① CT - Chest CT

② 기관지내시경(bronchoscopy)(그림 8-35)

7) 검사방법

(1) 양쪽 또는 한쪽 기관지를 검사할 수 있는데, 한쪽 검사를 시행한 다음 1~2주 후에 반대쪽 검사를 시행하는 것이 원칙이다.

(2) 환자를 촬영대에 앉은 자세로 국소 마취용 분무기를 사용하여 후두편도를 국소마취한 후 기관지 catheter(nelaton tube)를 삽입한다.

(3) 검사측 기관지에 조영제를 급속하게 주입하고 조영제가 허파의 말초부 허파꽈리까지 들어가도록 숨을 들이마신다.

(4) 조영제가 기관지에 골고루 분포하여 세기관지에 잘 퍼지게 하기 위하여 숨을 들이쉬거나 기침을 하도록 한다. 환자의 체위를 변화시키면서 spot촬영을 한다.

(5) Spot촬영 후 후면촬영, 측면촬영, 사방향촬영을 실시한다. 이때 촬영조건은 단순 흉부촬영때보다 약간 증가시킨다(그림 8-36, 37).

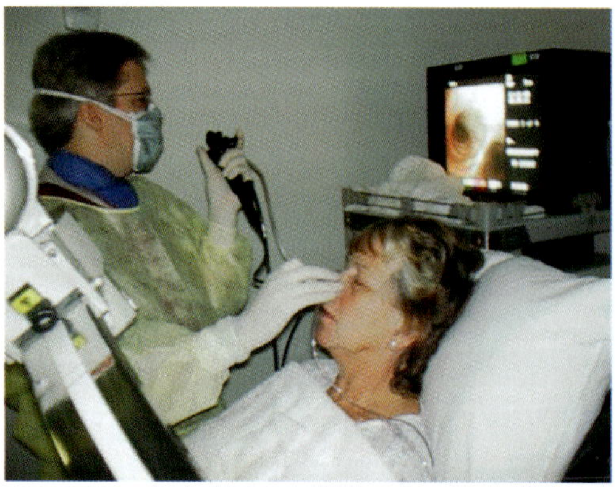

| 그림 8-35 | 기관지내시경 검사

① 후전방향 촬영(PA projection)

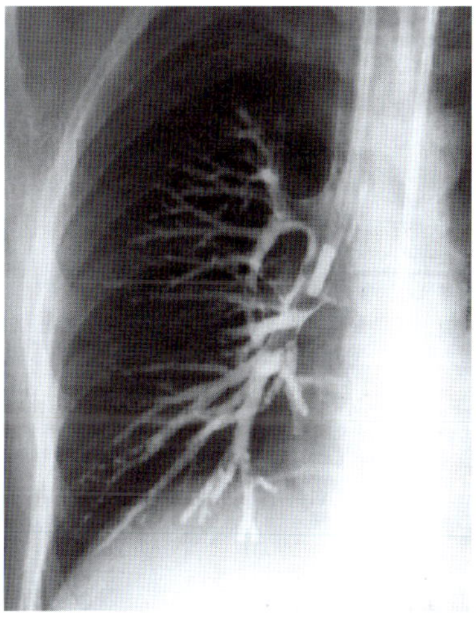

| 그림 8-36 | 오른쪽 허파의 기관지 조영영상

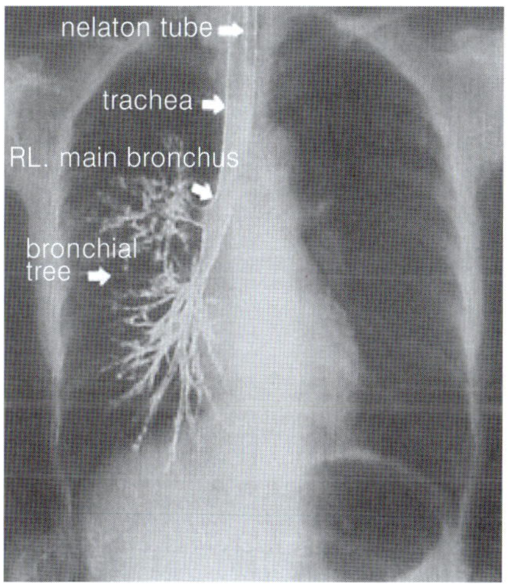

| 그림 8-37 | 오른쪽 허파의 기관지 조영영상

② 측방향 촬영(lateral projection)

기관지 이상이 있는 부위를 촬영대에 밀착하여 측방향 자세로 촬영을 한다(그림 8-38).

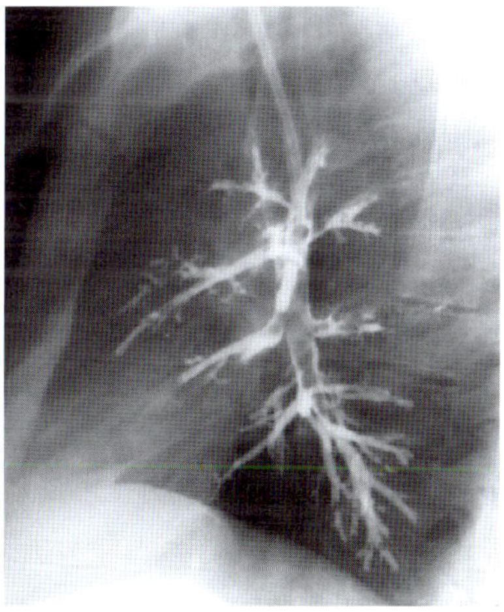

| 그림 8-38 | 오른쪽 허파의 기관지 조영검사 측면 영상

③ 사방향 촬영(oblique projection)

45° 자세에서 기관지 이상이 있는 부위를 촬영대에 밀착하여 PA사방향으로 촬영을 한다(그림 8-39).

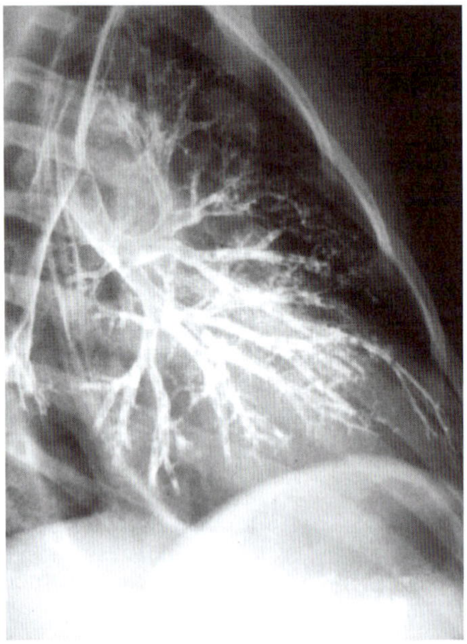

| 그림 8-39 | 좌전사방향촬영(LAO projection)으로 얻을 왼쪽 기관지 조영상

8) 후처치

(1) 촬영이 끝나면 기침을 하여 조영제를 밖으로 배출시킨다.
(2) 음식이 기도로 넘어가는 것을 방지하기 위하여 6시간 이상 금식시킨 후 음식을 섭취하도록 한다.

05 관절강 조영검사(arthrography)

1) 슬관절강 조영검사(knee joint arthrography)

(1) 무릎관절의 해부학(그림 8-40)

① 해부학적 특징

인체에서 가장 복잡하고 약하여 침해를 받기 쉬운 무릎관절은 넙다리뼈의 안쪽·가쪽관절융기와 정강뼈 상단의 안쪽·가쪽관절융기 사이에 이루어지는 경첩관절이며, 전면에 무릎관절이 부착하여 관절 형성에 관여한다. 그러나 이 관절은 다리를 구부린 상태에서는 약간의 회전운동이 가능한 관절로 실제적으로는 3개의 활막성 관절, 안쪽정강·넙다리관절, 가쪽정강·넙다리관절, 무릎넙다리관절이 있다. 관절주머니는 넙다리뼈 하단의 가장자리에서 시작되어 정강뼈 상단의 가장자리에 붙어 있다. 그 밖에 안쪽 및 가쪽의 곁인대, 관절안에 있는 무릎십자인대를 비롯하여 많은 튼튼한 인대에 의하여 뼈의 결합이 강화됨과 동시에 운동방향과 범위가 제한되어 있다.

많은 운동, 특히 축구 선수들에게 있어서 무릎을 다치는 일이 매우 흔하며 이때 가장 많이 손상을 입는 구조물로 일반적으로 3Cs라고 한다. 3Cs란 가쪽인대(내측) collateral ligaments, 십자인대(전) cruciate ligaments, 그리고 관절반달인 반달연골 meniscus cartilages을 말하는데, 관절반달 중 안쪽반달은 안쪽곁인대와 유합되어 있기 때문에 외측 반월보다 손상위험도가 약 20배 정도가 높다고 한다.

② 생리학적 특징

관절안에는 섬유연골로 된 한쌍의 반환형인 관절반달이라는 판이 있어 관절안의 모양을 적당히 보조하고 있다. 일종의 원주관절로서 일축성 운동을 한다. 무릎을 펴면 가쪽인대가 긴장하여 아래다리뼈는 넙다리뼈와 일직선을 이루어 고정된다. 그러나 무릎을 구부리면 인대가 늘어나 아래다리는 어느 정도 좌우로 동요될 가능성이 있다.

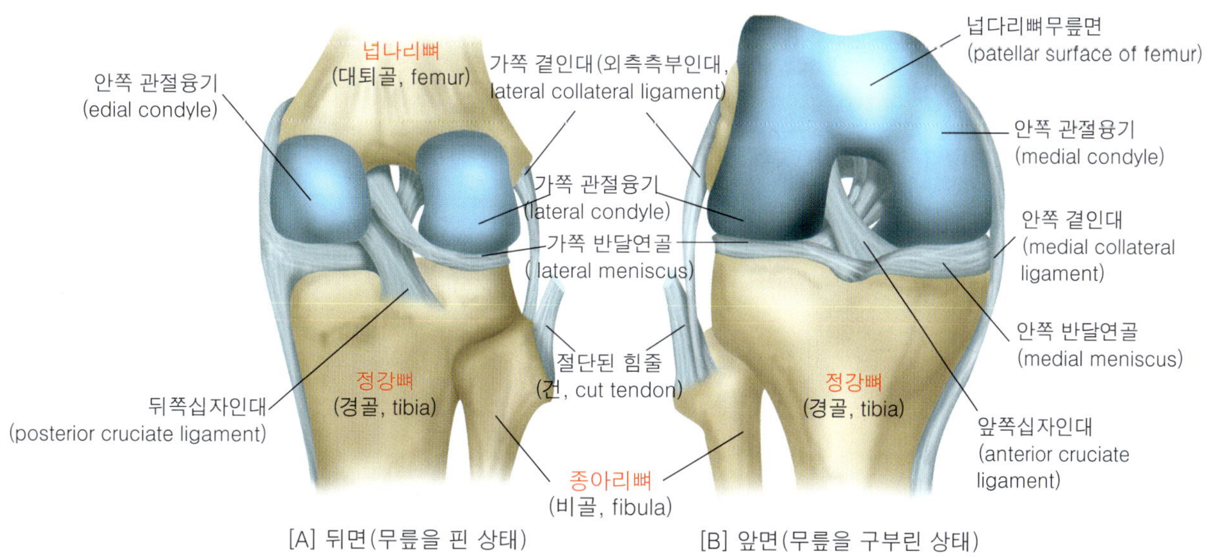

| 그림 8-40 | 무릎관절(슬관절(우측))

(2) 무릎관절의 임상증례(그림 8-41, 42)

① 무릎연골파열(chondral fracture)

반달연골은 넙다리뼈와 정강뼈의 관절면 사이에 위치하고 있으며, 정강뼈 관절의 반 정도를 덮고 있고 무릎관절의 정상기능을 유지하는데 필수적인 구조물이다. 반달연골은 체중전달, 외력의 분산, 관절연골 보호, 관절의 안정성 및 윤활기능 등의 중요한 역할을 하는데, 사람이 서 있을 때 무릎관절에 부하되는 체중의 약 40~50%는 반달연골을 통해서 전달된다.

반달연골은 넙다리뼈와 정강뼈의 접촉면을 증가시켜 관절면에 가해지는 체중의 압박을 분산하고 감소시켜 관절연골을 보호한다. 또한 활액을 관절연골에 골고루 분산시켜 윤활기능을 촉진시키고, 관절운동 시 활액막이 관절사이에 끼이는 것을 방지하는 등의 기능을 한다.

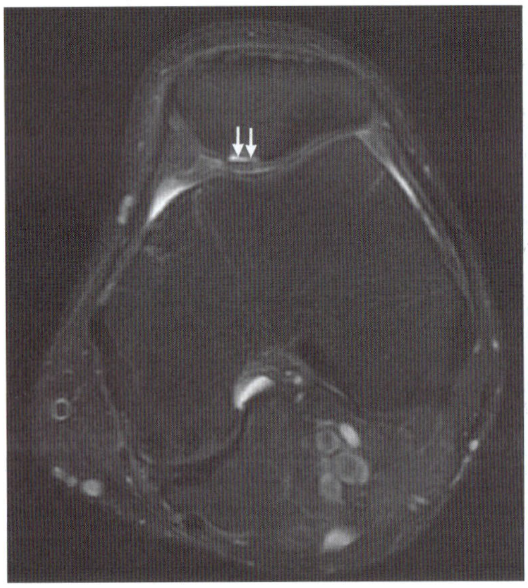

| 그림 8-41 | MRI T2WI fat axial 영상

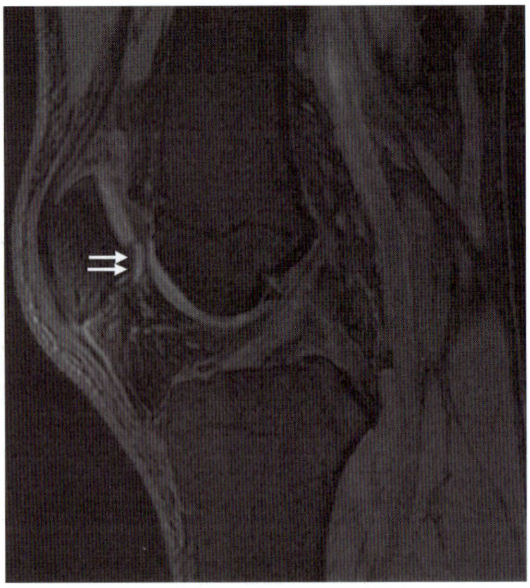

| 그림 8-42 | MRI T2WI sagittal 영상

(3) 검사목적

① 반달(meniscus)연골의 진단
② 윤활막(synovial membrane), 십자인대(cruciate ligament), 관절주머니(articular sac)등의 상태 진단

(4) 조영제

· 이온성 수용성 조영제 : 이온(ion)을 갖고 있어 체내의 물질과 화학반응을 일으킬 가능성이 있으므로 혈관 이외의 관(duct) 등에 사용한다.
· 공기(air) : 실린더를 이용해 주입한다.

(5) 촬영 전 준비사항(그림 8-43)

① 방사선사

ⓐ 22G spinal needle
ⓑ Syringe (20cc, 10cc, 5cc)
ⓒ Dressing set
ⓓ Lidocaine
ⓔ Surgical gloves
ⓕ 탄력붕대
ⓖ Epinephrine(1:1000) 0.3~0.5mL

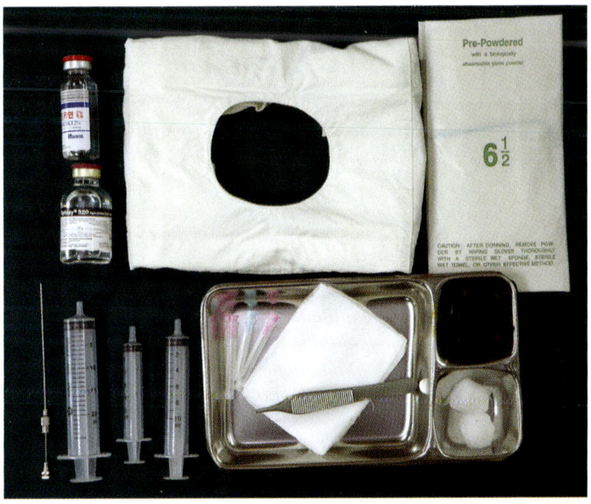

| 그림 8-43 | 관절안 조영검사 기구

■ 검사 예약 및 유의사항 ■

검사 안내

1. 금식 등 전처치가 필요하지 않으며 검사 당일 예약 시간에 맞추어 영상의학과 접수로 오셔서 이 예약지를 제출하십시오.
2. 검사 당일 위내시경, 엑스선투시 위장검사 및 대장검사가 있을 때는 반드시 영상의학과 접수에서 확인을 먼저 하십시오.
3. 검사는 예약시간에 따라 차례대로 진행하나 검사의 종류와 환자의 상태 또는 응급검사가 있을 경우에는 다소 지연될 수 있으므로 양해하여 주시기 바랍니다.

＊검사주의사항을 반드시 읽어보시고 약속드린 시간에 이 용지를 지참하시고 접수로 오십시오.

예약자명 :　　　　　서명 :

(6) 검사법의 종류

① 표준 검사

BASIC

· AP
· Internal rotation
· External rotation
· Lateral

② 특수검사

ⓐ CT - Lower extrimity knee joint 3D CT
ⓑ MRI - Knee arthrography MRI

(7) 검사방법

① 무릎관절을 정면과 측면자세로 spot촬영한다.
② 환자를 투시대 위에 바로누운 자세로 하고 무릎을 펴게 한 후, betadine과 alcohol로 천자부위를 소독하고 2% lidocaine으로 국소마취한다.
③ 천자침(19~20G needle)으로 무릎뼈와 넙다리뼈 먼쪽 사이의 관절안, 즉 무릎관절의 가쪽면 또는 안쪽면을 천자한다.
④ 공기 5mL정도를 주입하여 자연스럽게 들어가는 것을 확인하여 천자강이 관절에 있음을 확인한다.
⑤ 관절액을 약 100cc 배출하고 관절염이 의심될 경우 세균배양을 의뢰하고, 관절액을 뺀 양만큼 수용성 조영제와 epinephrine을 주입하고, 30~50mL의 공기를 주입한 후 주사침을 제거한다.
⑥ 환자의 무릎을 폈다 구부렸다를 약 100회 정도하여 공기와 수용성 조영제가 혼합되어 이중조영효과가 나타나도록 한다.
⑦ 탄력붕대로 무릎관절의 위쪽을 묶어 공기가 무릎 관절안에 모이도록 한다.
⑧ 바로누운 자세에서 투시상을 관찰하며 천자부위는 조사야를 조정하여 반달판(meniscus)을 앞쪽(antreior horn)과 뒤쪽(posterior horn)으로 나누어 촬영한다.
ⓐ 안·앞쪽 반달판촬영(MA , medial menisus anterior horn)
: 안쪽돌림(internal rotation 0˚, 30˚, 60˚, 90˚)
ⓑ 안·뒤쪽 반달판촬영(MP ; medial menisus posterior horn)
: 가쪽돌림(external rotation 0˚, 30˚, 60˚, 90˚)
ⓒ 가·앞쪽 반달판촬영(LA ; lateral menisus anterior horn)
: 가쪽돌림(external rotation 0˚, 30˚, 60˚, 90˚)
ⓓ 가·뒤쪽 반달판촬영(LP ; lateral menisus posteroior horn)
: 안쪽돌림(internal rotation 0˚, 30˚, 60˚, 90˚)

⑨ 탄력붕대를 풀고 십자인대(cruciate ligament)를 촬영하기 위해 촬영대 끝에 앉은 자세로 지지대 위에 다리를 위치시키고 엉덩이를 앞쪽으로 끌어당겨서 정면촬영(AP projection), 측면촬영(lateral projection)과 횡측면촬영(translateral projection)을 한다(그림 8-44~47).

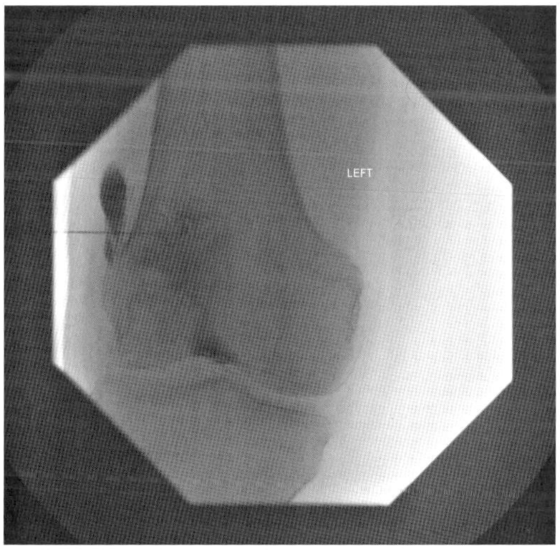

| 그림 8-44 | 왼쪽 무릎관절의 내측면을 천자 한 후 조영한 투시 영상

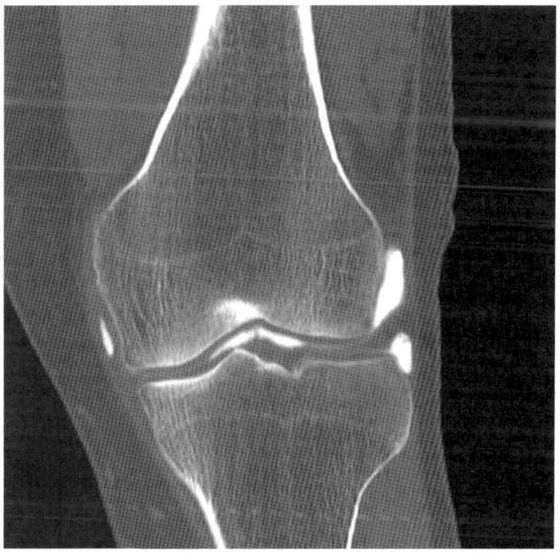

| 그림 8-45 | 조영제 주입한 무릎관절 컴퓨터 단층촬영의 관상면 영상

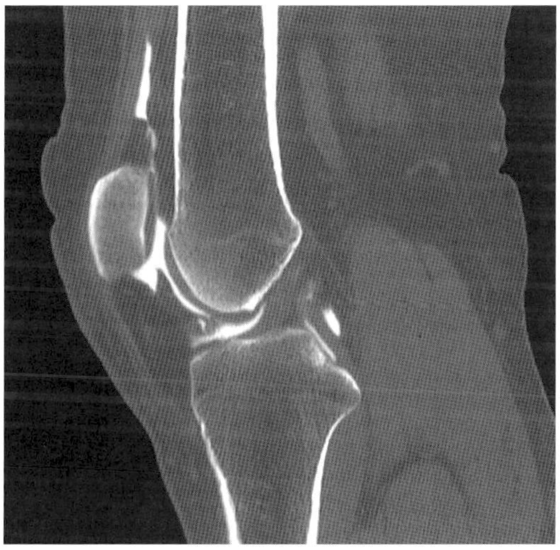

| 그림 8-46 | 조영제를 주입한 무릎관절 컴퓨터 단층촬영 시상면 영상

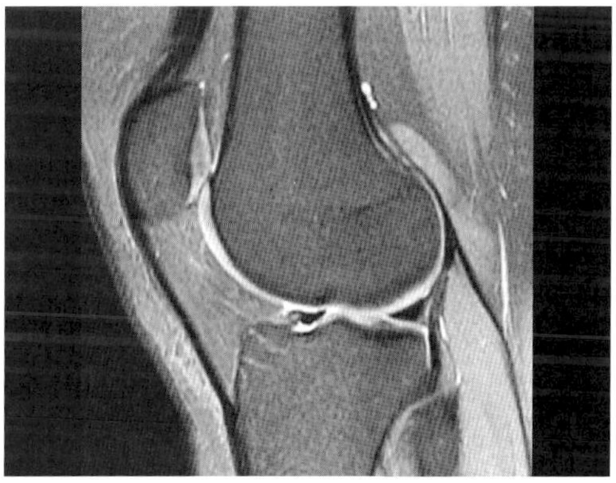

| 그림 8-47 | 조영제를 주입한 무릎관절 자기공명영상

Ⅷ

(8) 후처치

① 천자부위에 모래주머니를 대고 바로누운 자세로 체중을 이용하여 압박시키고 움직이지 않게 주의 시킨다.
② 병실로 옮겨 vital sign을 check한다.

(9) 영상평가

① 환자의 자세가 돌아가서는 안된다.
② 촬영조건이나 농도가 적정해야 한다.
③ 투시 중 촬영에서 각 반달판(meniscus)이 명확하게 나타나야 한다. 질환을 증명하기 위해서 추가촬영이 필요할 수도 있다.
④ 촬영된 반달판은 반드시 조사야의 중심에 있어야 한다.
검사한 반달판 영상에는 반드시 M(안쪽)이나 L(가쪽)을 표시해야 한다.

2) 고관절강 조영검사(hip joint arthrography)

(1) 엉덩관절 해부학(그림 8-48, 49)

엉덩관절은 골반의 관절고랑 넙다리뼈머리 사이에 끼어 있는 관절로 팔의 어깨관절에 해당한다. 둥근 넙다리뼈머리가 관골구에 끼어 있다.

관골고랑의 관절오목은 그 둘레에 두꺼운 섬유성 연골의 관절테두리(glenoidal labrum)가 둘러싸고 굽힘과 폄, 모음과 벌림, 안쪽과 가쪽돌림 등 다축성 운동을 제한한다. 특히 뒤쪽 굴곡에 대한 제한은 두드러져서 그 각도가 20°정도이다.

엉덩관절뼈머리의 정점에서는 넙다리뼈머리 인대가 관절오목의 주변에는 엉덩뼈넙다리 인대가 나와 있는데 이들은 모두 관절운동을 제어한다.

팔찌·두덩뼈주머니인대(bracelet ·pubic) 등은 주로 관절주머니를 보강하고 있으며 신체 중에서 가장 두껍고 강하다. 관절의 안쪽을 고리 모양으로 둘러싸는 인대와 바깥쪽으로 뻗어 있는 두꺼운 인대에 의해 관절오목이 보호되어 있다.

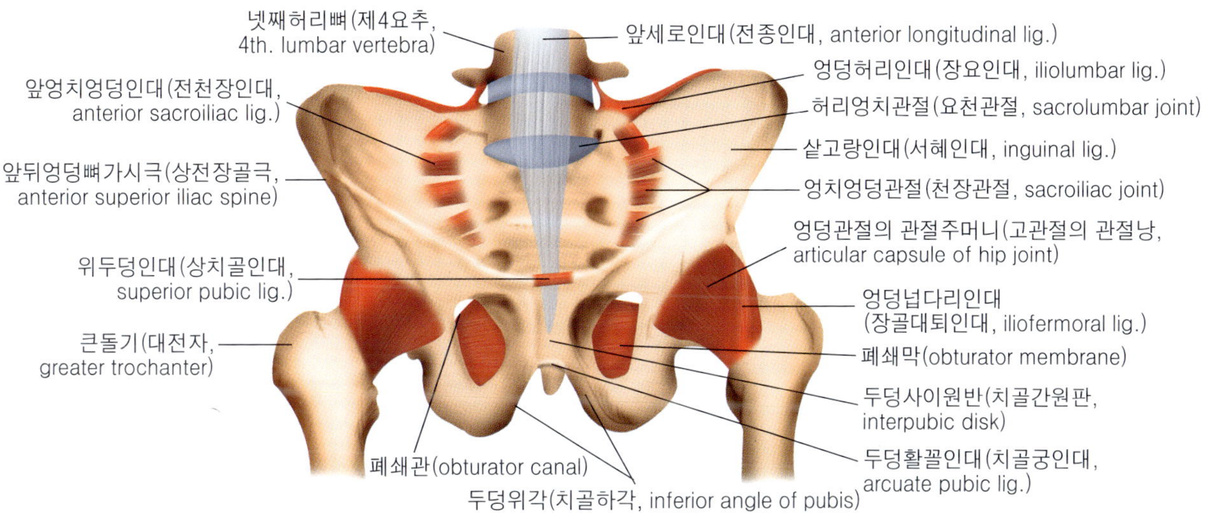

| 그림 8-48 | 엉치엉덩관절(전면)

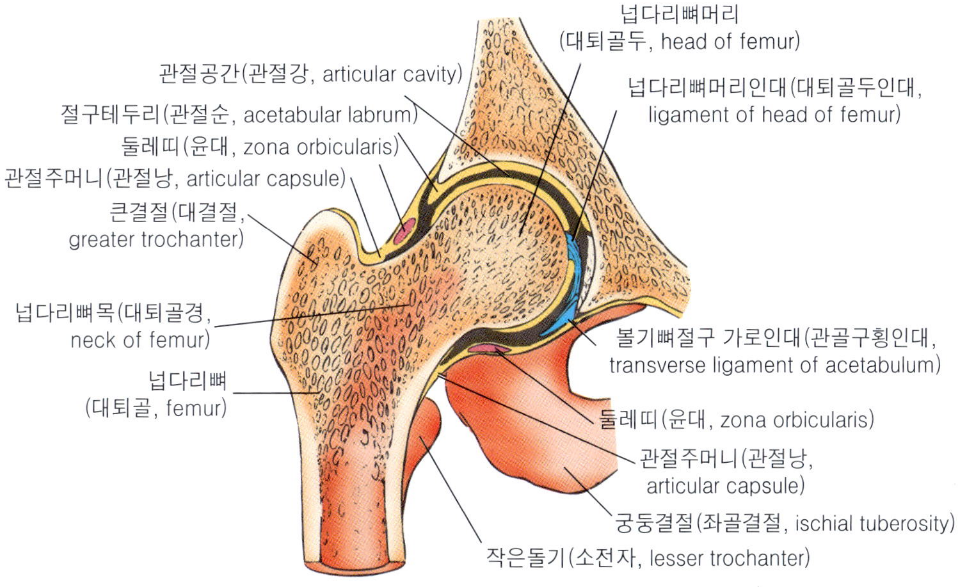

| 그림 8-49 | 엉덩관절(오른 전두단면)

(2) 임상증례

① 오른쪽 엉덩관절의 앞쪽위의 관절순 파열(anterosuperior labral tear, right hip)(그림 8-50, 51)

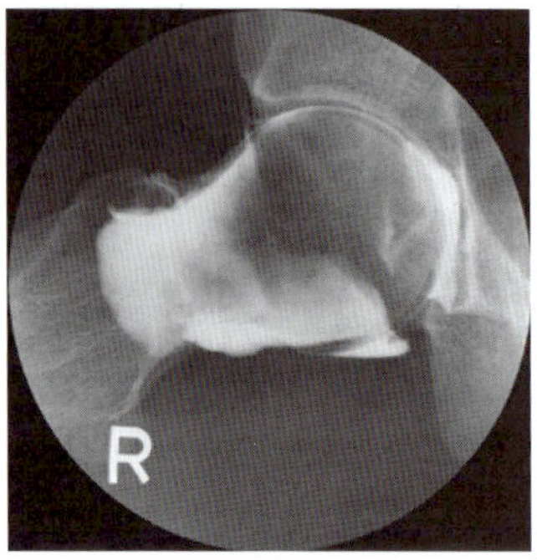

| 그림 8-50 | 자연지위 자세 (neutral position) 촬영영상

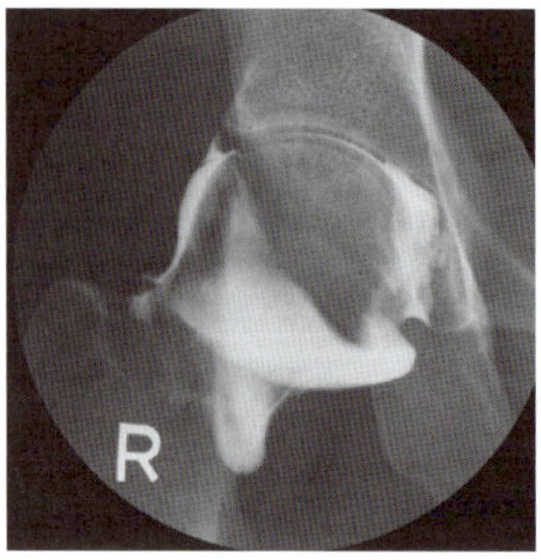

| 그림 8-51 | 개구리자세 (frog leg position) 촬영영상

(3) 검사목적

넙다리뼈머리(femur head)와 절구(acetabulum)의 연골 및 뼈의 상호관계를 알기 위함이다.

(4) 조영제 및 검사 전 준비사항

다른 관절강조영검사와 동일하다.

(5) 영상평가(그림 8-52)

① 엉덩관절 중심으로 촬영한다.
② 질환이 있는 쪽의 다리를 30°로 벌려(abduction) 전후방향이 될 수 있도록 한다.

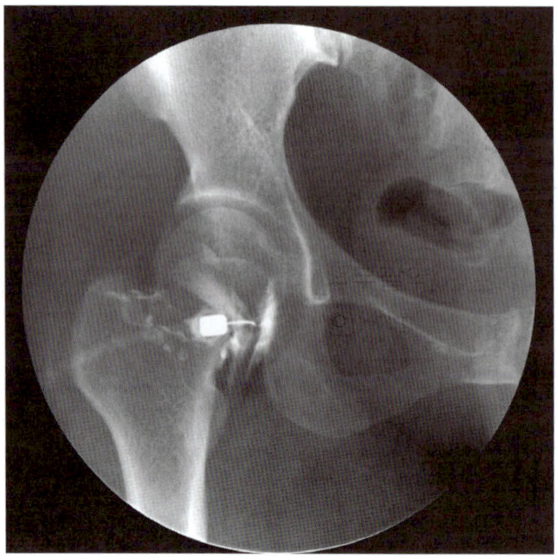

| 그림 8-52 | Hip arthrography 영상

3) 견관절강 조영검사(shoulder joint arthrography)

(1) 어깨관절의 해부학(그림 8-53, 54)

① 해부학적 특징

어깨관절은 위팔뼈머리와 어깨뼈 관절오목 사이의 관절고랑으로 신체 관절 중 운동범위가 가장 넓어 전·후 운동 범위가 90~120° 회전운동 범위가 90° 정도이다.

어깨뼈머리는 관절고랑의 1/3을 차지하며 윗쪽은 갈고리봉우리인대, 갈고리위팔인대, 바깥쪽은 세갈래근, 뒷쪽은 가시위근, 가시아래근, 작은원근 등으로 지지되어 있다.

갈고리위팔인대는 어깨뼈머리의 하방 탈구를 방지하고 관절어깨뼈인대는 관절주머니를 내부에서 지지한다.

관절주머니는 어깨관절 탈구시 손상 받기 쉬우며 특히 위·아래가 약하다.

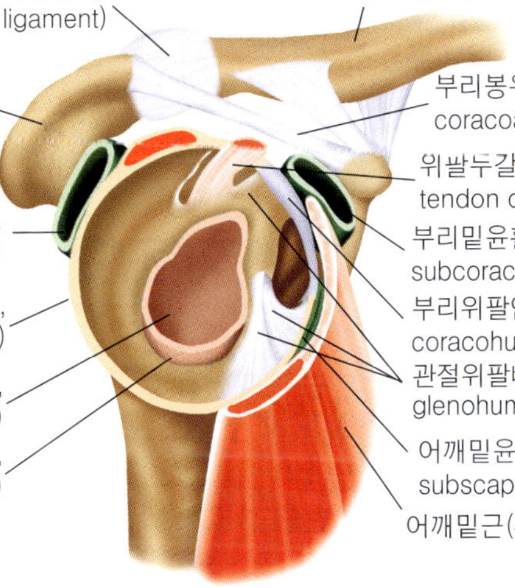

| 그림 8-53 | 어깨관절(견관절)의 주변

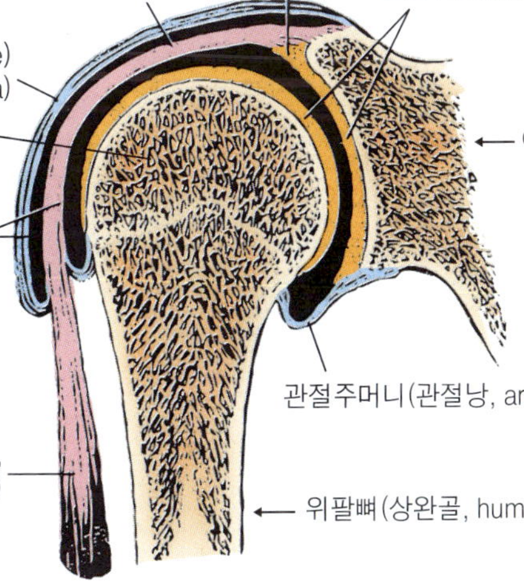

| 그림 8-54 | 어깨관절(오른쪽 : 전두단면)

② 생리학적 특징

위팔뼈머리, 결절사이힘줄집, 위팔두갈래근장두의 힘줄, 어깨뼈의 관절오목·관절주머니 등으로 이루어졌다. 그 운동은 다축성이어서 인체 중 가동성이 가장 큰 관절이다. 다리의 엉덩관절에 해당하는데 그 보다는 관절오목이 얕기 때문에 운동성은 크지만 탈구되기 쉽다.

(2) 어깨관절의 임상증례

① 근육둘레띠 손상(rotator cuff injuries)(그림 8-55)

ⓐ 원인 : 일반적으로 외상에 의하나 외상을 기억하지 못하는 때도 있으며 퇴행성 변화와 함께 계속적인 마찰과 마모에 의해 힘줄이 약해져 발생한다. 외상이 있을 때에는 통증의 발현과 동시에 힘줄이 파열되는 소리가 들리기도 한다.

ⓑ 증상 : 40대 후반에 흔히 나타나며 파열의 정도에 따라 다르며, 그 정도가 심하지 않을 때는 가시위근 때와 그 증상이 비슷하여 큰결절·어깨세모근에 통증이 있고 파열된 부위에 압통이 있으며 가쪽돌림 시에 압통점이 없어지고 40~120°의 가쪽돌림시에는 동통이 심하다.

파열의 정도가 심하면 파열된 부분이 외부에서 촉진되기도 하고 수동운동에는 제한이 없으나 능동적으로 팔을 올리려 하면 처음 시작이 어렵고 60° 이상은 벌려지지 않는다.

ⓒ 방사선 소견 : 완전파열 시에는 위팔뼈머리와 봉우리의 간격이 좁아지기도 하며 어깨관절 조영검사 시 조영제가 봉우리밑주머니로 새어 나가는 것이 관찰되어 진단이 가능하다. 근래에는 자기공명영상(MRI)으로도 진단이 가능하다.

ⓓ 치료 : 파열의 정도가 경미할 때에는 가시위근을 치료하면 효과가 있으나 완전파열 시는 수술적인 치료가 필요하다.

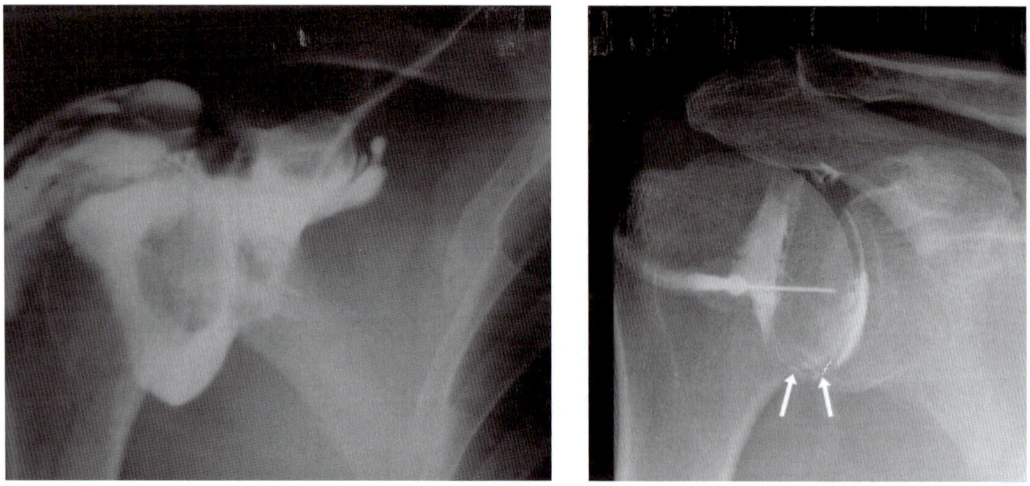

| 그림 8-55 | 어깨관절조영검사상의 근육둘레띠 손상

② 어깨관절오목 형성이상(glenoid dysplasia)(그림 8-56, 57)

항상 만성의 자극이나 염증에 기인하여 발생한다.

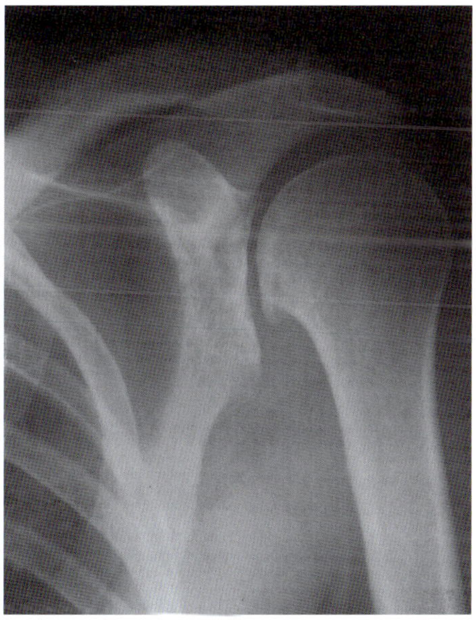

| 그림 8-56 | 엑스선 촬영상의 어깨관절 오목형성이상(화살표)

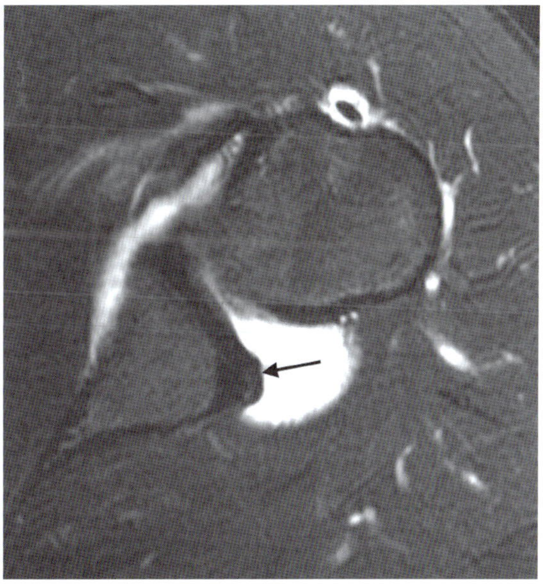

| 그림 8-57 | 자기공명영상의 어깨관절 오목형성이상(화살표)

(3) 검사목적

① 근육둘레띠(rotator cuff) 파열 진단
② 유착관절낭염(adhesive capsulitis)
③ 반복 탈구환자의 조직 손상 정도

(4) 조영제

다른 관절강조영검사와 동일하다.

(5) 촬영전 준비사항(그림 8-58)

① 방사선사

ⓐ 22G spinal needle
ⓑ syringe(20cc, 10cc, 5cc)
ⓒ Dressing set
ⓓ Lidocaine
ⓔ Surgical gloves

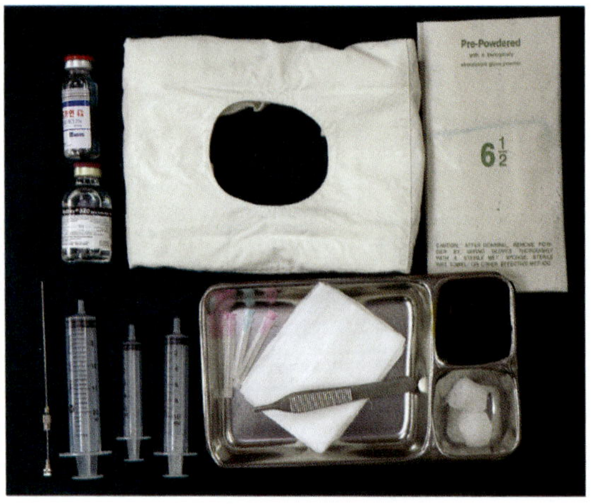

| 그림 8-58 | 관절안 조영검사 기구

(6) 검사법의 종류

① 표준 검사

BASIC

- AP
- External rotation
- Internal rotation
- Lateral

② 특수검사

- CT - Shoulder CT
- MRI - Shoulder arthrography MRI
- Sono - Rotator cuff sono

(7) 검사방법

① 바로누운 자세에서 부리돌기를 중심으로 어깨관절 정면과 축방향에서 scout촬영을 한다.
② 천자부위를 소독하고 국소마취한다.
③ 어깨관절(glenohumeral joint)의 천자부위를 확인하고 수용성 조영제 3mL와 공기 10mL를 주입하고 주사침을 제거한다.
④ 관절운동을 하여 관절안에 조영제를 혼합시킨다.
⑤ 투시상을 관찰하면서 촬영한다(그림 8-59, 60).
⑥ Spot촬영
- 선 자세에서 안쪽돌림, 가쪽돌림(upright internal rotation, external rotation)
- 바로누운 자세에서 안쪽돌림, 가쪽돌림(supine internal rotation, external rotation)
- 축방향촬영(axial projection), 접선방향촬영(tangential projection)

(8) 영상평가

① 검사하고자 하는 부위와 조영제를 잘 나타나게 하려면 적절한 촬영조건이 되어야 한다.
② 관절운동이 적절하게 되어서 조영제가 관절안에 혼합되어 있어야 한다.
③ 검사하고자 하는 부위는 조사야 중앙에 위치되어야 한다.

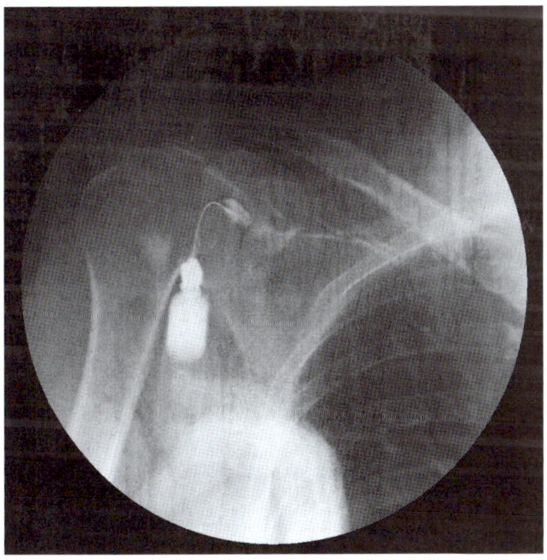

| 그림 8-59 | 바로누운(supine) 자세에서 어깨관절을 자연지위(neutral)에서 조영제를 주입해 넣은 영상

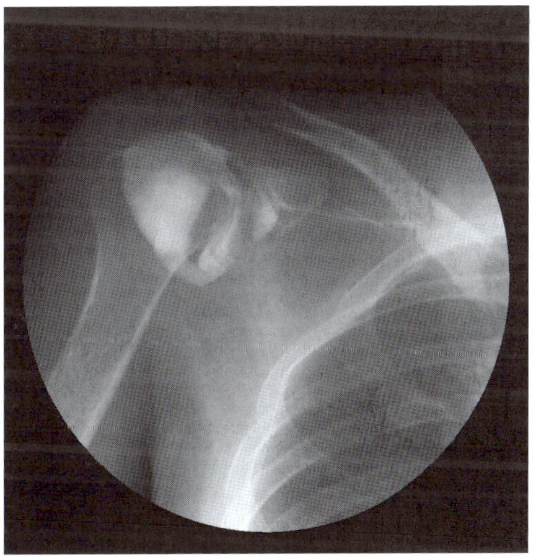

| 그림 8-60 | 천자침을 뺀 후 가쪽돌림(external rotation)자세에서 지연상을 촬영해 얻은 영상

VIII

06 추간판 조영검사(discography)

(1) 척추사이원반의 해부학(그림 8-61, 62)

① 해부학적 특징

척추사이연골 또는 척추사이원반이라고도 한다. 제 2목뼈 이하 제 5허리뼈와 엉치뼈바닥 사이에 있으며 사람은 보통 23개이다.

각각의 척추사이원반은 가운데가 가장 두껍다. 원반의 바깥쪽은 결합조직과 섬유성 연골로 되어 있는 섬유테(annulus fibrosus)가 있고 안쪽의 중앙은 연골세포군과 부드러운 섬유성 연골로 된 수핵이 있으며 여기에는 다량의 수분이 함유되어 있다.

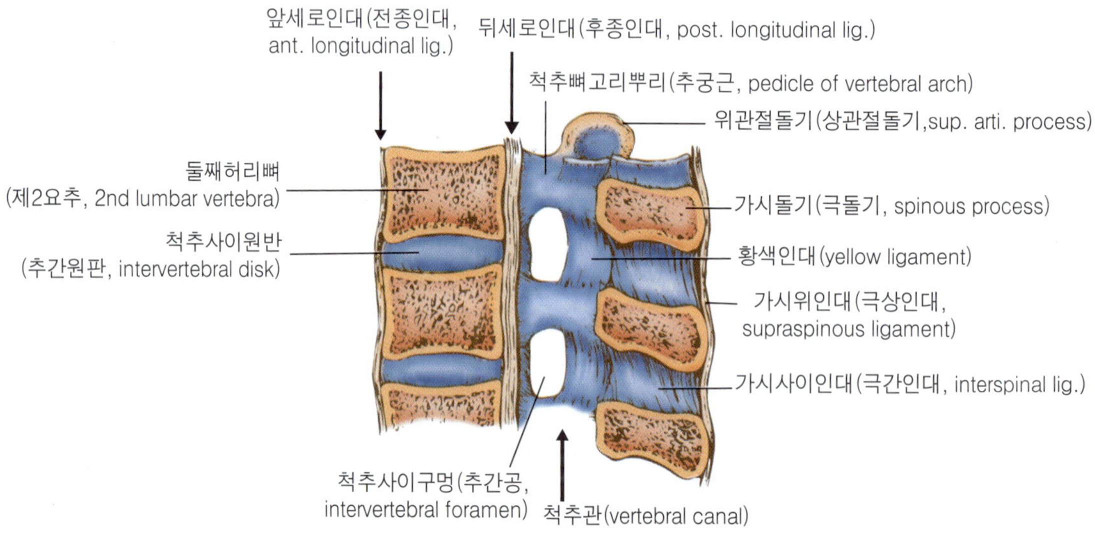

| 그림 8-61 | 척주의 인대

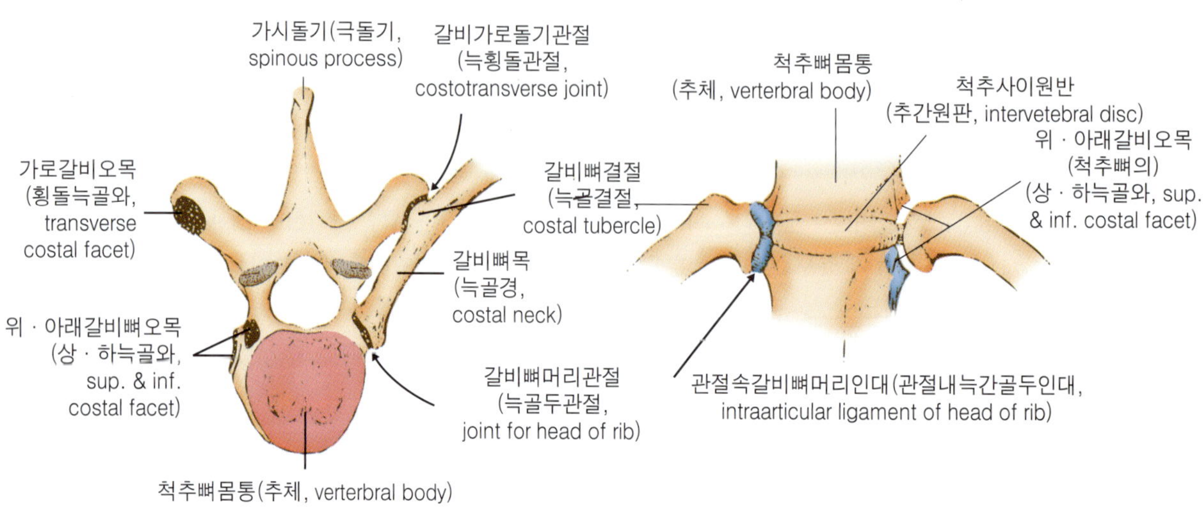

| 그림 8-62 | 갈비뼈(늑골)와 척주의 연결(갈비척추관절)

② 생리학적 특징

척주의 부위에 따라서 원반의 두께가 다른데 등뼈의 가운데가 가장 얇다.

척추사이원반은 그 구조상 강한 탄력성과 팽창성을 가지고 있으며 척주의 굽히고 펴는 운동이나 척주를 중심으로 하는 몸의 지지에 중요한 역할을 하고 있다.

(2) 임상증례

① 척추사이원반 헤르니아(hernia of intervertebral discs)(그림 8-63)

일반적으로 디스크라고 한다. 척추사이원반은 딱딱한 척추뼈와 척추뼈 사이에서 완충역할을 하는 수분이 많이 포함된 조직으로서 무거운 물건을 들어올릴 때 힘이 집중되는 곳이다.

만약 척추사이원반을 뒤에서 지탱하고 있는 인대조직이 파열되어 척추사이원반이 뒤로 밀리면 그 뒤에 위치한 신경근이나 척수경질막을 압박하여 통증을 일으킨다.

면역학적으로 볼 때 척추사이원반은 독립하여 분리되어 있지만 터져서 인체 면역계로 노출이 되면 체내에서 이물질로 인식하고 공격을 한다. 그 과정에서 여러 화학물질이 나와 통증을 일으키게 된다.

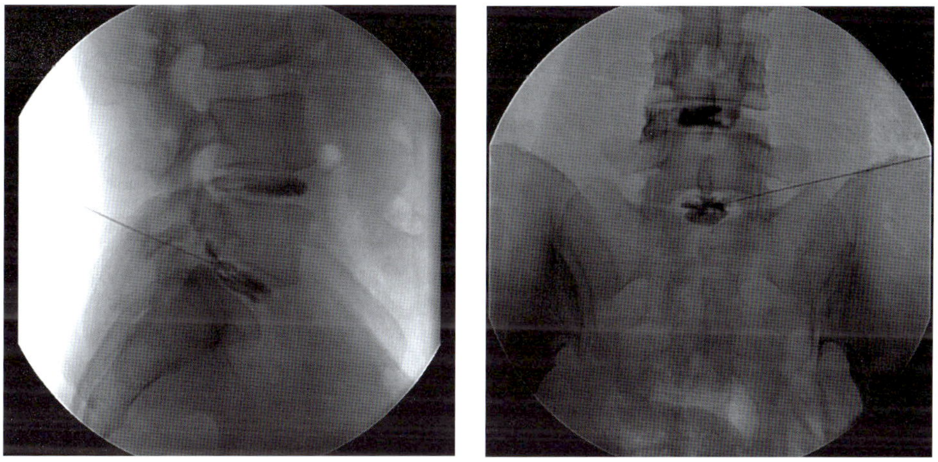

| 그림 8-63 | 추간판조영검사

② 디스크 내장통증(disc visceral pain)(그림 8-64, 65)

디스크의 섬유테가 찢어져 요통과 방사통을 일으키는 질병을 말한다. 척추디스크와 달리 수핵이 척추사이원반 밖으로 터져 나오지 않는다. 최근들어 원인불명의 요통을 디스크 내장통증으로 보는 경향이 있다. 허리 아픈 것이 계속 반복되며 일반적인 치료에 효과가 없고 병원에 가도 특별한 이상이 없다고 하는데 허리 깊은 곳에서 느껴지는 통증이 휴식을 취해도 없어지지 않으며 시간이 지날수록 악화되고 운동으로 더 악화되면 디스크 내장통증을 의심해 보아야 한다(그림 8-64).

엑스선 검사나 CT 검사에서 이상소견을 발견할 수 없으며, 자기공명영상(MRI)검사 및 추간판조영검사로 확진이 가능하다. 일반적인 보존적 요법(약물요법, 물리요법)등)으로 대부분 효과적이지 못하다(그림 8-65).

최근 특수한 주사바늘을 허리뼈 디스크 안으로 집어넣어 고주파를 이용해 바늘 끝의 온도를 높여 디스크 내장통증 환자의 디스크 주변의 통증을 일으키는 신경만을 선택적으로 차단하는 추간판조영검사, 고주파 열치료검사이 각광을 받고 있다.

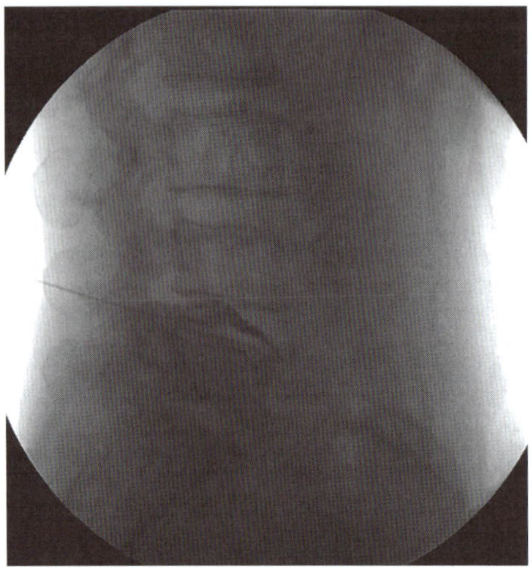

| 그림 8-64 | 디스크 내장통증 환자의 추간판조영검사

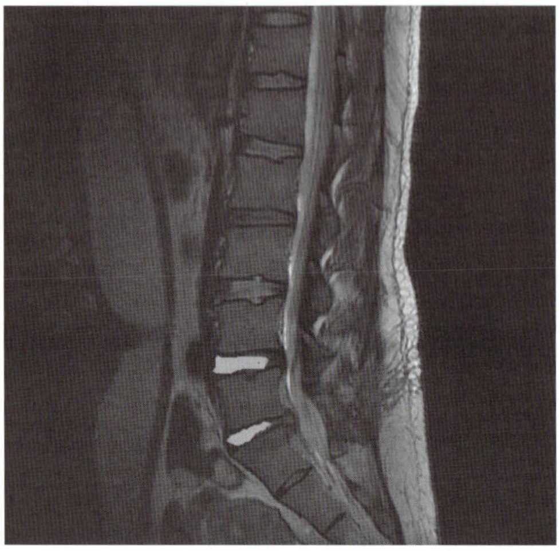

| 그림 8-65 | MRI 상에 나타난 디스크 내장통증

(3) 검사목적

① 척수강조영검사에서 발견되지 않은 척추사이원반내 장애(internal disc lesion)의 진단
② 척추사이원반의 퇴행성 변화
③ 척추사이원반 탈출상태 확인
④ 수핵파열 유무
⑤ 화학적 수핵용해술(chemo nucleolysis)의 전·후에 시행

(4) 조영제

수용성 요오드계 조영제

(5) 촬영전 준비사항(그림 8-66, 67)

① 방사선사

ⓐ Spinal needle(81G, 22G)　ⓑ 10mL syringe　ⓒ 5mL syringe
ⓓ Dressing set　ⓔ Lidocaine　ⓕ Surgical gloves

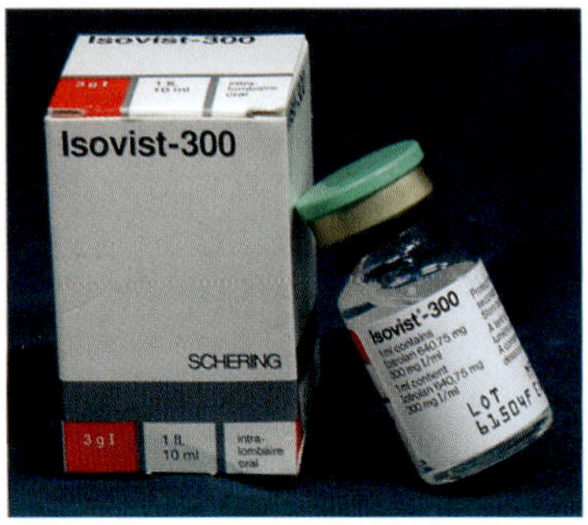

| 그림 8-66 | 추간판조영검사 조영제

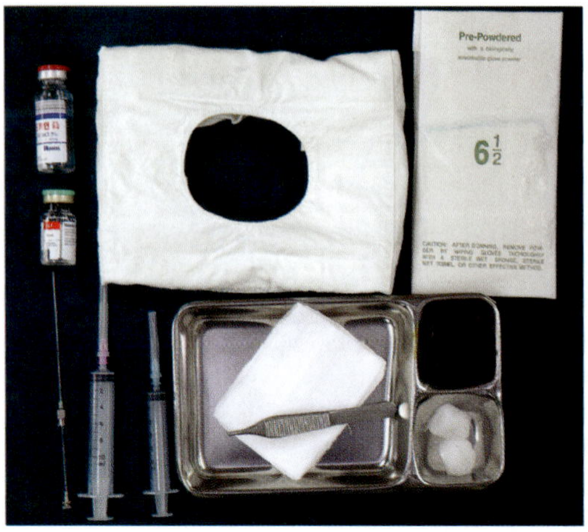

| 그림 8-67 | 추간판조영검사기구

(6) 검사방법(그림 8-68, 69)

① 환자는 옆으로 누운(lateral recumbent)자세로 하여 새우등처럼 구부린다.
② 천자부위를 소독하고 오염을 방지하기 위해 소독포로 덮는다.
③ 천자부위를 국소마취 한다.
④ 병소가 있는 척추사이원반부위(disc level)를 척수용 천자침으로 천자 한다.
⑤ 투시하에 천자침을 통해 수용성 조영제 1~1.5mL를 주입하여 척추사이원반 내부의 병소를 확인하고 촬영한다. 이때 작은 솜뭉치 형태의 조영상이 관찰 된다.
⑥ 정면상과 측면상을 촬영하고 필요에 따라 선자세측면상, 굽힌 자세와 편자세로 촬영한다.
⑦ 천자용 주사침을 제거하고 그 부위를 압박한다.

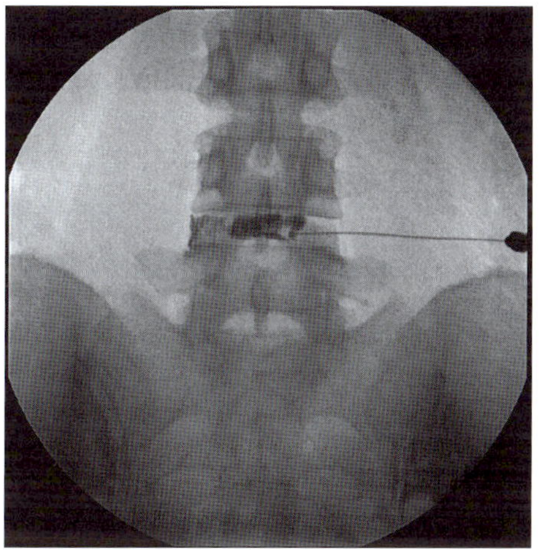

| 그림 8-68 | 추간판조영검사의 정면상

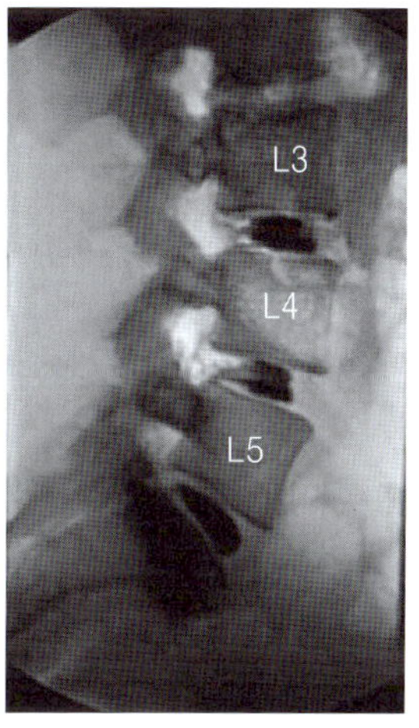

| 그림 8-69 | 추간판조영검사의 측면상

(7) 후처치

① 천자부위에 모래주머니를 대고 바로누운 자세로 체중을 이용하여 압박시키고 움직이지 않게 주의 시킨다.
② 병실로 옮겨 vital sign을 check한다.

(8) 영상평가

① 조영제에 의하여 척추사이원반이 잘 나타나야 한다.
② 적절한 노출조건과 조영효과에 의하여 해부학적 구조물이 잘 나타나야 한다.
③ 불필요한 조사야는 제한하여 촬영한다.
④ 검사하고자 하는 부위가 중심에 있어야 한다.

Ⅷ

■ 추간판 조영검사(discography)예약 및 유의사항 ■

일반적 유의사항

1. 추간판 조영검사 4시간 전부터 음식을 금하셔야 하고 반드시 보호자를 동반하여 주십시오.
   (특히 검사 후 귀가시 검사자 본인이 직접 자가용 운전을 하는 것은 위험하오니 금하시고 여의치 않을 경우 대중교통을 이용하십시오.)
2. 타 병원 영상의학과 촬영 사진이나 소견서가 있으면 지참하시기 바랍니다.
3. 검사를 취소하실 경우 하루 전에 연락주시고 예정시간에 오시지 않을 경우 자동으로 취소됩니다.
4. 방사선에 의한 해가 있을 수 있으므로 임산부나 임신이 예상되는 분은 검사전에 꼭 알려 주시기 바랍니다.
5. 응급검사로 인하여 검사 예약시간보다 지연될 수 있습니다.
6. 검사가 끝난 후 최소한 24시간 동안 침대에서 휴식을 취하도록하며 이때 첫 6시간 동안 몸을 수평으로 하고 머리 부위를 15도로 올리도록 하십시오.
7. 검사 후 수분 공급을 충분히 하여 주십시오.

* 검사주의사항을 반드시 읽어보시고 약속드린 시간에 이 용지를 지참하시고 접수로 오십시오.

■ 조영제 사용 검사 신청서(동의서) ■

추간판조영검사(discography)에서는 척추사이원반에 조영제를 주사하게 됩니다. 조영제를 주사할 때 사람에 따라 드물게 아래와 같은 부작용이 나타날 수가 있습니다.

1) 쇽(shock) : 드물게 쇽을 일으키는 경우가 있습니다.
2) 열자극감, 두통, 현기 또는 구역, 구토, 두드러기가 유발될 수 있습니다.
3) 발진, 발적, 안면부종, 종창, 두드러기, 가려움증 등이 발현될 수 있습니다.
4) 조영제를 척추사이원반으로 주사하면 주사부위에서 멀리 떨어진 조직에서 부작용이 발생할 수 있습니다.
5) 드문 경우 일시적인 콩팥 장애가 발생할 수 있습니다.
6) 알러지 체질인 환자의 경우 과민 반응이 더 빈번히 발생하는 경향이 있습니다.
7) 다음 질환의 환자는 검사전에 반드시 알려주십시오

a. 명확한 갑상샘기능 항진증	b. 조영제에 함유된 요오드에 과민한 환자	
c. 심한 간장애나 콩팥장애 환자	d. 심장 및 순환계 질환자	e. 허파기능환자
f. 몸이 약한 환자	g. 뇌동맥 경화증	h. 당뇨병 환자
i. 잠복성 갑상샘 기능항진증 환자	j. 결절성 갑상샘종	k. 형질세포종

-- 본인은 조영제 사용시 나타날 수 있는 부작용에 대하여 충분히 이해하고 검사에 동의하며, 불가항력적으로 나타날 수 있는 상황에 대한 모든 문제를 귀병원, 귀과에 위임하기를 서약합니다.

일 시: 년 월 일 시 분
환 자(또는 보호자): 인(서명)
의 사: 인(서명)
예약자명: 서명:

07 척수강 조영검사(myelography)

(1) 척수강의 해부학

① 해부학적 특징(그림 8-70, 71)

척수(spinal cord)는 경질막(dura meter), 거미막(arachnoid), 연질막(pia meter)의 3겹으로 된 수막(meninges)으로 보호되어 있다. 경질막은 가장 가쪽을 구성하는 피막으로 그 외엽은 척주관과 두개강의 골막으로 이행한다.

거미막은 경질막의 내면으로 신경과 고유혈관의 분포가 거의 없는 약한 막으로 결합조직의 섬유다발로 결합되어 있는데 이 내부를 거미막밑공간이라고 하며 뇌척수액이 흐른다.

연질막은 척수와 뇌의 표면을 덮고 있는 얇은 막으로 미세혈관의 분포가 풍부한 막이다.

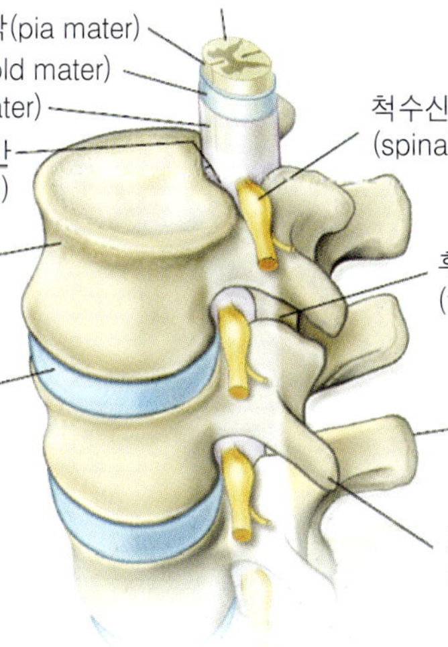

| 그림 8-70 | 척수 해부 모식도

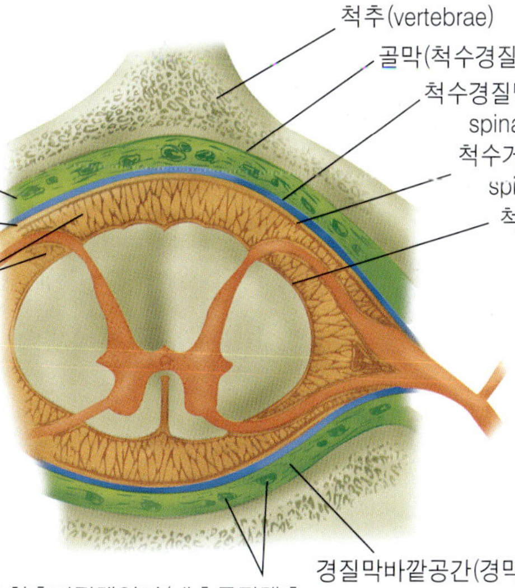

| 그림 8-71 | 척수의 수막

② 생리학적 특징

척수는 목과 허리가 팽대되어 있으며 31쌍의 척수신경이 전외측구와 후외측구에서 위·아래 1열로 분지되어 전외측구는 몸통, 팔, 다리를 후외측구는 등쪽의 근육과 피부를 지배한다.

이들 신경은 목신경 8쌍, 등신경 12쌍, 허리신경 5쌍, 엉치뼈신경 5쌍, 꼬리신경1쌍으로 나뉘어진다. 따라서 척수도 경수, 흉수, 요수, 천수로 구분된다. 단, 미수는 천수에 포함된다. 척수의 내경은 H자 형태의 회백질(gray substance)과 백질 (white substance)이 싸고 있고, 회백질의 전후상하에 전각, 후각, 전주, 후주의 돌출부가 있다.

추간판 탈출증(disc herniation)이란 수핵이 척추사이원반 외층의 섬유고리테를 팽륜시키거나 탈출하여 밀려 나온 것을 말하며, 이로 인해 추골사이에서 분지되는 신경근을 압박하여 다리에 심한 통증을 호소하게 되는데 직립보행하는 인간 또는 기린의 목에서 발생한다.

(2) 척수강의 임상증례

① 척추전방전위증(spondylolisthesis)(그림 8-72)

상부의 척추가 앞쪽으로 일탈한 상태로 대개 허리뼈에 일어나며, 척추분리증과 외상을 계기로 유발된다.

증세는 허리엉치뼈통증·다리통증, 보행력의 저하, 노동장애 등이 있다. 엑스선촬영으로 쉽게 진단된다.

이 통증은 침상자세 조정에 의하여 완화되는 경우가 많다.

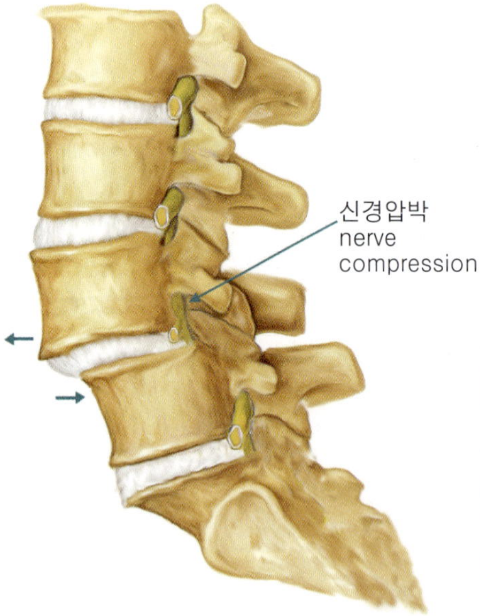

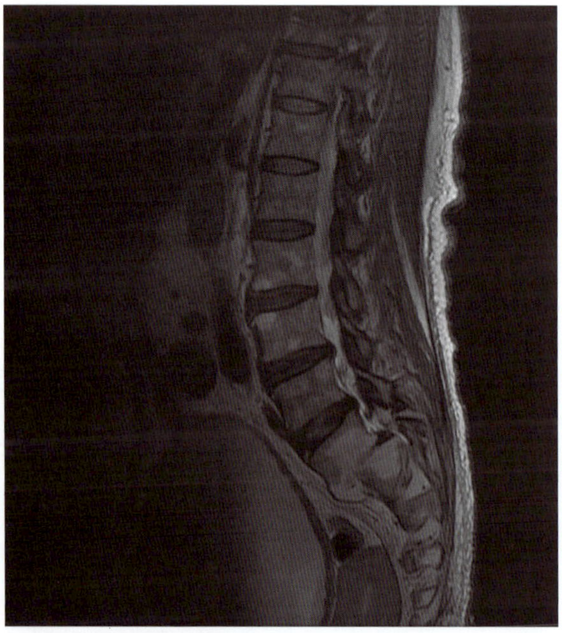

| 그림 8-72 | 척추전방전위증 환자의 척수강조영 영상

(3) 검사목적

① 추간판 탈출증(disc herniation)
② 척수와 압박된 신경근의 범위
③ 척수종양(spinal cord tumor), 척수혈관종, 동정맥기형(AVM)
④ 척수거미막 유착증
⑤ 척수공동증
⑥ 척주관협착 등을 관찰

(4) 조영제

수용성 오요드계 조영제

(5) 촬영전 준비사항(그림 8-73)

① 방사선사

ⓐ 22G spinal needle
ⓑ 10mL syringe
ⓒ 5mL syringe
ⓓ Dressing set
ⓔ Lidocaine
ⓕ Surgical gloves

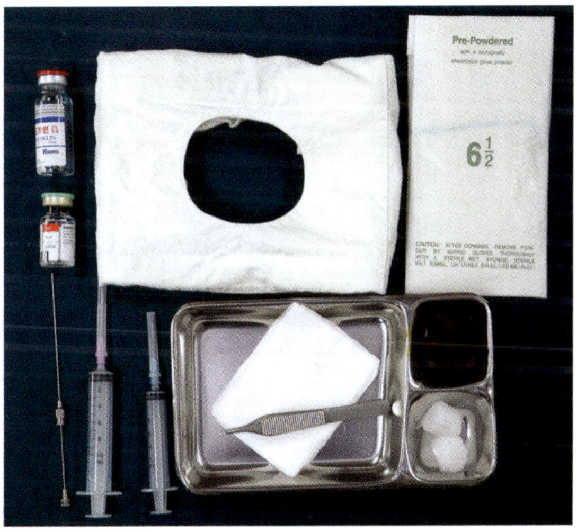

| 그림 8-73 | 척수안 조영검사 기구

(6) 검사방법

① 환자는 lat. recumbent 또는 엎드린 자세, 앉은 자세로 한다.

② 천자부위를 소독하고 오염을 방지하기 위해 방포로 덮는다.
새우등처럼 허리를 구부려 척수강의 천자를 용이하게 한다(그림 8-74).

③ 척수천자침으로 L2~L3 또는 L3~L4 사이 거미막밑공간을 천자한다(그림 8-75, 76).

④ 병소부위를 피해 천자하여야 하며 천자실수로 혈종이 생기면 조영제 충만 결손상으로 나타나 척추사이원반 탈출증과의 감별이 곤란하므로 주의하여 천자한다.

⑤ 천자침을 360° 회전시켜 각 방향에서 척수액이 배액되는 것을 확인하고 척수압을 측정하여 200mmHg 이상은 검사하지 않는다.

⑥ 배액된 척수액만큼 서서히 조영제를 주입한다(조영제의 주입량 목뼈 : 9mL, 등뼈 : 12mL, 허리뼈 : 5~6mL). 환자를 조심스럽게 엎드린 자세로 한다.

⑦ 투시하에서 조영제의 흐름을 유도하여 병변부위에 조영제를 모아 관찰한다.

⑧ 촬영대를 head up, down으로 기울이면서 정면상, 사방향을 spot촬영하며, head down 시 뇌실내로 조영제가 유입되지 않도록 턱을 뻗어서 머리를 뒤로 젖히게 한다.

⑨ Spot촬영이 끝나면 정면촬영(prone PA), LAO자세, RAO자세 및 횡측면 자세로 촬영한다.

⑩ L-spine의 경우 정면(P-A prone), 측면(Lat projection), 사방향(both oblique)자세로 촬영하고, T-L junction을 확인한 후 추가로 펴서(extension)촬영을 병행할 수 있다.

⑪ C-spine의 경우 정면(P-A prone), 횡측면(trans lateral projection) 및 사방향(both oblique)자세로 촬영한다.

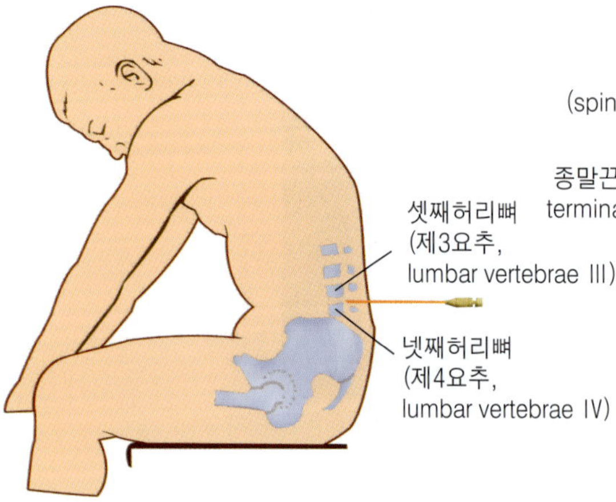

| 그림 8-74 | Sim's position

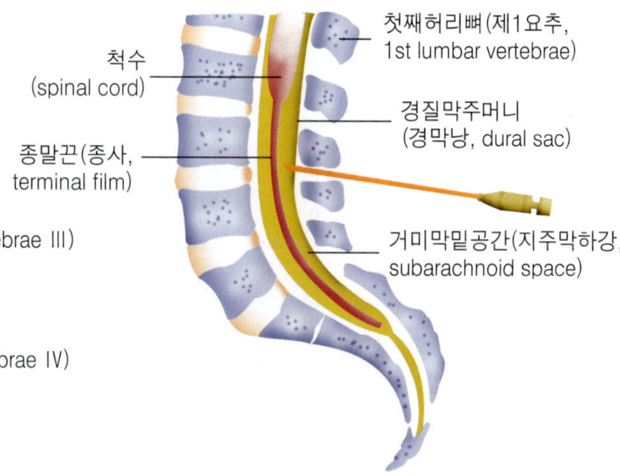

| 그림 8-75 | 척수강조영검사의 천자부위

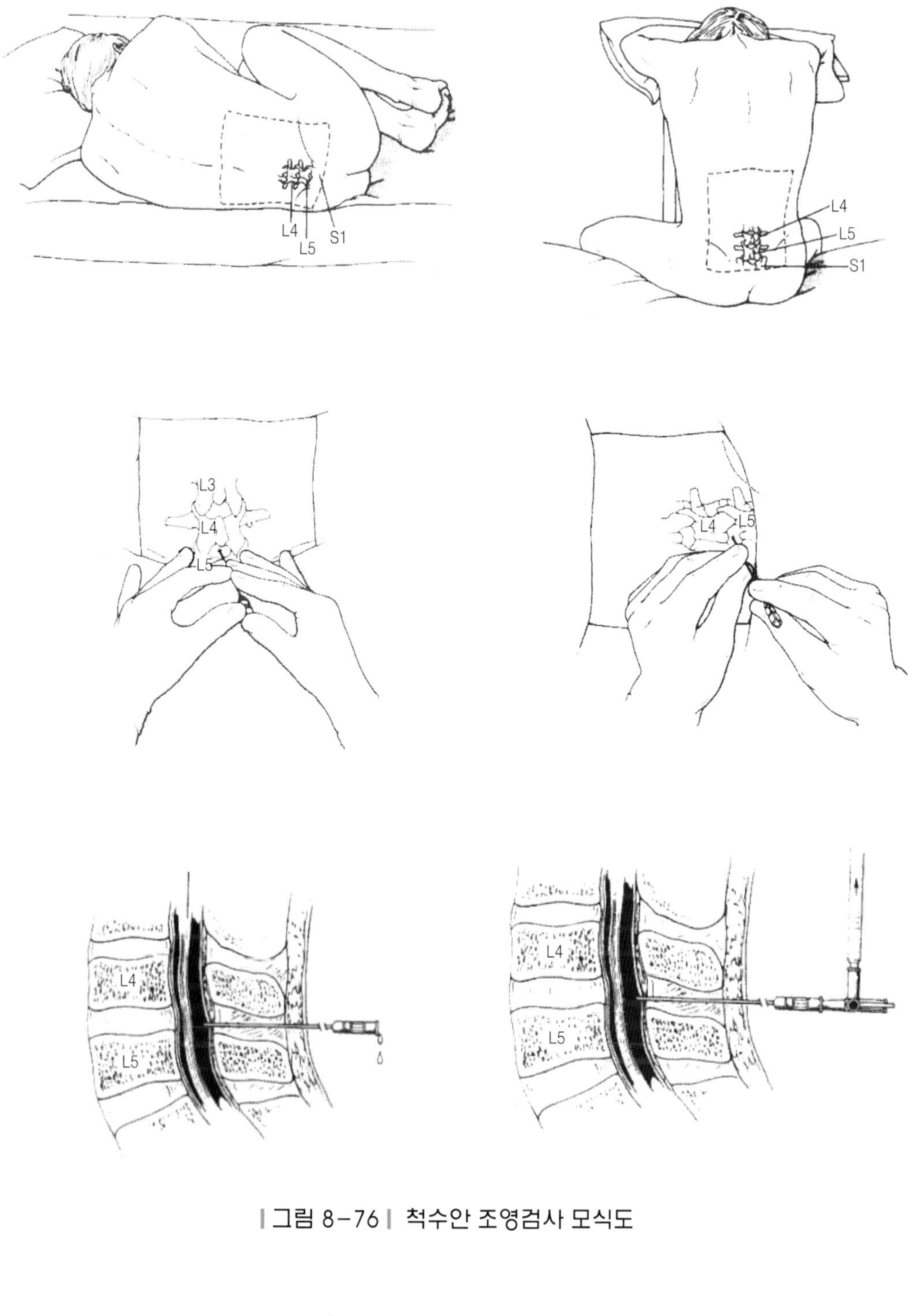

| 그림 8-76 | 척수안 조영검사 모식도

ⓐ 허리뼈 후전방향 촬영(그림 8-77, 78)

환자는 엎드린 상태에서 가슴부위에 스폰지를 넣어 조영제가 허리뼈로 모일 수 있도록 한다. 중심엑스선은 L3에 수직으로 입사하며 산란선을 줄이기 위해 조사야를 줄이고 촬영 시에는 호흡을 정지시킨다.

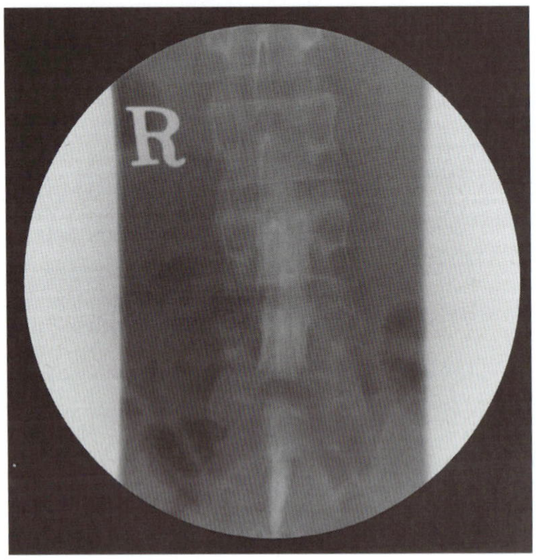

| 그림 8-77 | 척수안 조영 후 허리뼈 전후방향 촬영상

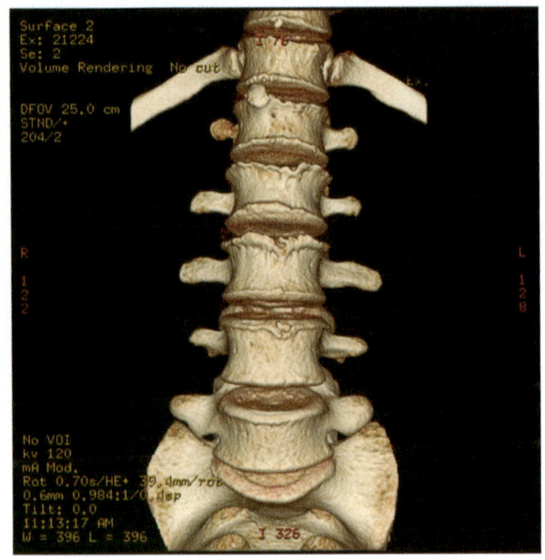

| 그림 8-78 | 허리뼈 전후상(CT영상)

ⓑ 허리뼈 수평방향 측면 촬영(그림 8-79, 80)

환자는 엎드린 상태에서 가슴부위에 스폰지를 넣어 조영제가 허리에 모일 수 있도록 한다. 중심엑스선은 L3에 수평 입사하며 산란선을 줄이기 위해 조사야를 줄이고 촬영 시에는 호흡을 정지시킨다.

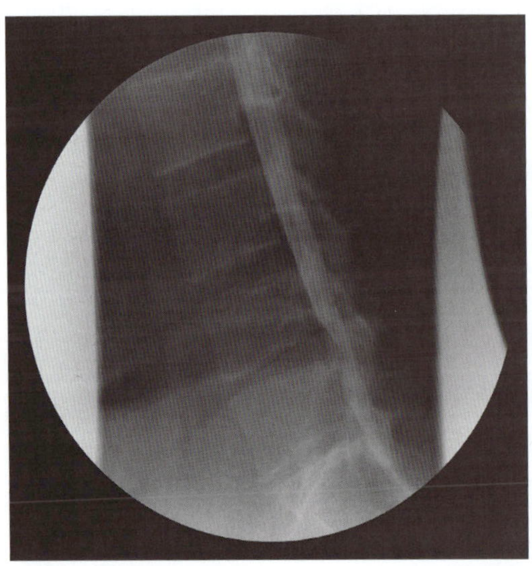

| 그림 8-79 | 척수안 조영 후 허리뼈 측면 촬영상

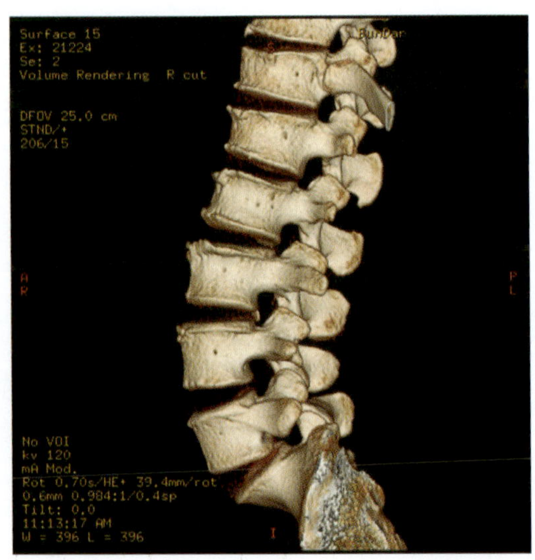

| 그림 8-80 | 허리뼈 측면상(CT영상)

ⓒ 허리 LAO자세 촬영(그림 8-81, 82)

환자는 엎드린 자세에서 오른쪽을 20~30° 거상한다.

중심엑스선은 L3에 수평 입사하며, 산란선을 줄이기 위해 조사야를 줄이고 촬영 시에는 호흡을 중지시킨다.

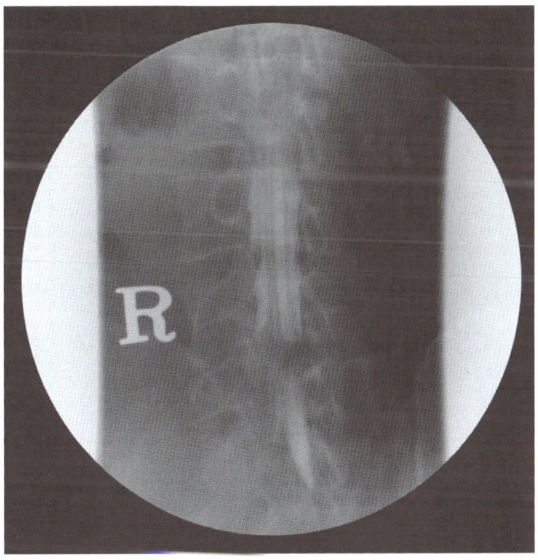

| 그림 8-81 | 척수안 조영 후 허리 LAO자세 촬영상

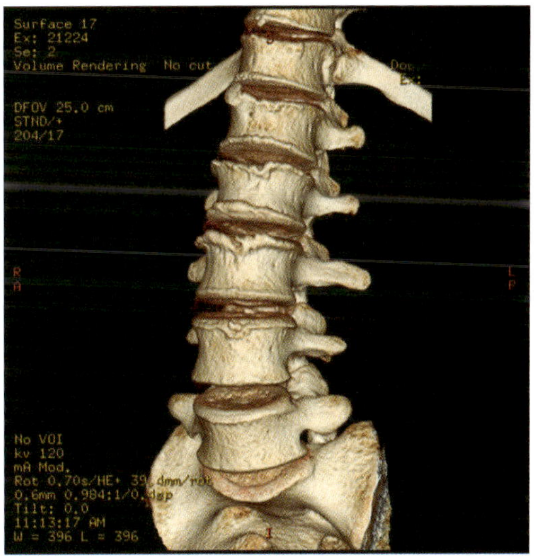

| 그림 8-82 | 허리뼈 LAO자세 촬영상(CT영상)

ⓓ 허리 RAO자세 촬영(그림 8-83, 84)

환자는 엎드린 자세에서 왼쪽을 20~30°거상 한다.

중심엑스선은 L3에 수평 입사하며 산란선을 줄이기 위해 조사야를 줄이고 촬영 시에는 호흡을 정지시킨다.

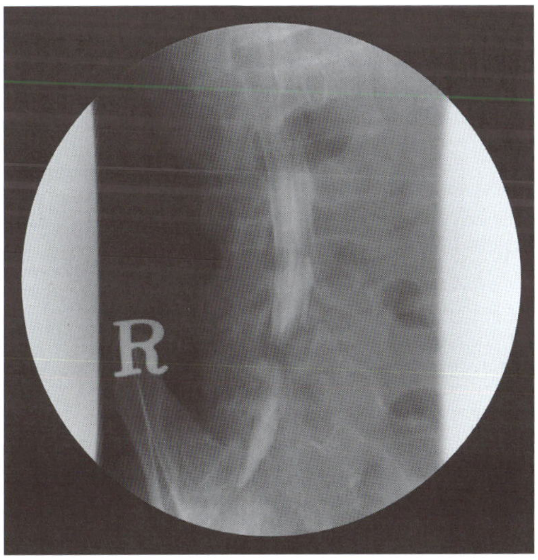

| 그림 8-83 | 척수안 조영 후 허리 RAO자세 촬영상

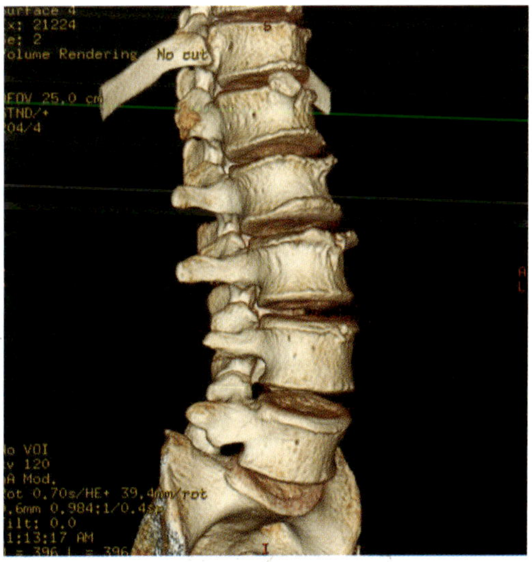

| 그림 8-84 | 허리 RAO자세(CT영상)

(7) 금기환자

① 전신 감염이나 국소 감염이 있는 자는 제외한다.
② 신경 이완제는 검사 48시간 전부터 금지한다.
③ 재검사는 검사 48시간 후에 실시한다.

(8) 후처치

① 천자부위에 모래주머니를 대고 바로누운 자세로 체중을 이용하여 압박시키고 움직이지 않게 주의 시킨다.
② 병실로 옮겨 vital sign을 check한다.

척수강조영검사은 척수안내에 조영제를 주사하여 척추관협착증이 있는 부위에서 신경이 눌려있는 것을 확인할 수 있는데 CT촬영을 함께 시행하면 더욱 정확한 정보를 얻으며 최근에는 CT, MRI로 대체하는 추세에 있다(그림 8-85).

(9) 영상평가

① 조영제에 의하여 척수관이 잘 나타나야 한다.
② 적절한 노출조건과 조영효과에 의하여 해부학적 구조물이 잘 나타나야 한다.
③ 환자의 정보가 촬영부위와 중복되지 않게 한다.
④ 불필요한 조사 부위는 줄여준다.

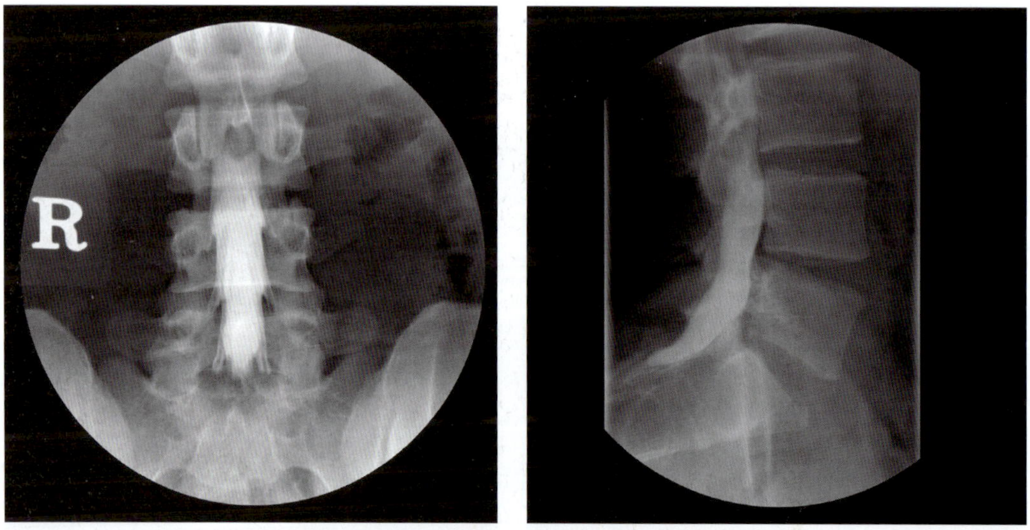

| 그림 8-85 | 정상 허리 척수안 조영검사

08 누공 조영검사(fistulography)

(1) 샛길의 해부학(그림 8-86, 87)

① 해부학적 특징

장과 장 사이, 신체표면 또는 혈관과 혈관사이에 있는 비정상적인 통로를 fistula(샛길)라 한다.

조직내에 생긴 관모양의 결손, 염증성 변화 때문에 조직이 붕괴되어 생긴 것이 많다.

보통 그것이 연결하는 기관 또는 부분에 따라 항문·질, 기관지·피부, 간·가슴안(흉강), 허파·복막, 요도·질샛길로 불린다. 결핵성 원인, 외상, 선천적인 경우 등이 있으며 무엇보다 샛길의 원인과 원발부에 대한 검사가 필요하다.

이 같은 통로는 생리학적 실험에서 어떤 체액 분비물을 얻을 목적으로 실험적으로 만드는 경우도 있다.

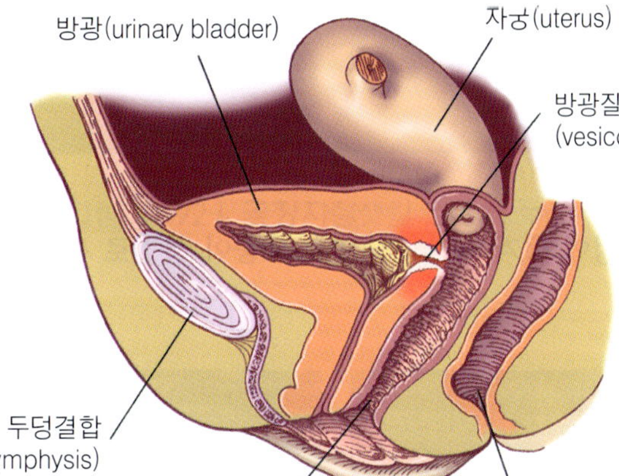

| 그림 8-86 | 여성의 방광과 질 사이의 샛길 모식도

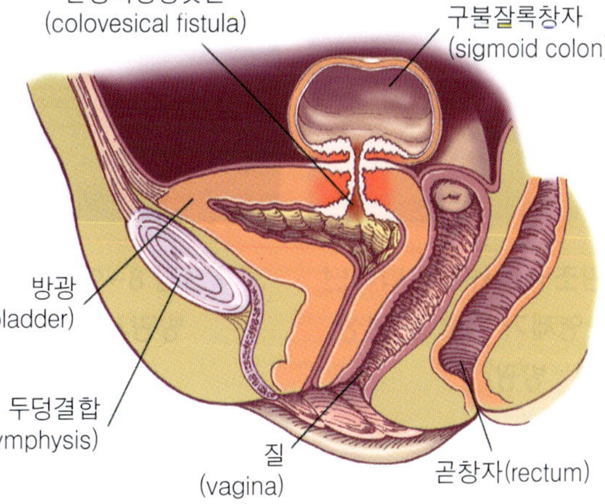

| 그림 8-87 | 결장과 방광사이의 샛길 모식도

집필위원

강성진(안산대학교) 강은보(동의과학대학교) 고인호(제주한라대학교) 곽병준(호산대학교)
구효근(마산대학교) 권순무(대구보건대학교) 김 광(동서대학교) 김경근(수성대학교)
김기홍(춘해보건대학교) 김낙상(송호대학교) 김동현(부산가톨릭대학교) 김민태(제주한라대학교)
김부순(전 대구보건대학교) 김선희(마산대학교) 김영산(목포과학대학교) 김윤정(차병원)
김인수(동신대학교) 김정수(대구보건대학교) 김창수(부산가톨릭대학교) 김태형(강원대학교)
김현주(동남보건대학교) 김현진(가야대학교) 김형균(김천대학교) 김흥태(전 신한대학교)
류영환(동강대학교) 문일봉(광주보건대학교) 박병래(백석문화대학교) 박병섭(김천대학교)
박영순(전 서해대학교) 박정필(차병원) 박종배(충북보건과학대) 박지군(한국국제대학교)
박철수(한림성심대학교) 박철우(동의과학대학교) 배석환(건양대학교) 서선열(한림성심대학교)
손순룡(원광보건대학교) 손진현(신구대학교) 송월수(대전보건대학교) 송재흥(마산대학교)
송종남(동신대학교) 신정섭(선린대학교) 안병주(남부대학교) 안봉선(전 대전보건대학교)
양오남(목포과학대학교) 여진동(서라벌대학교) 유병규(원광보건대학교) 유신영(동강대학교)
윤진완(전 차병원) 이건우(광양보건대학교) 이광성(대전보건대학교) 이보우(김천대학교)
이정훈(신한대학교) 이현용(부산가톨릭대학교) 임인철(동의대학교) 임재동(대원대학교)
임창선(건양대학교) 장광현(삼성의료원) 장현철(수성대학교) 정봉재(한국국제대학교)
정재은(대구보건대학교) 조광호(백석문화대학교) 조평곤(대구가톨릭대학교) 지명호(차병원)
지연상(광주보건대학교) 지태정(가야대학교) 한용수(한림성심대학교) 한재복(동신대학교)

-제6판- 투시조영검사

2009년 8월 30일 초판 발행
2011년 8월 30일 제2판 발행
2013년 3월 10일 제2판2쇄 발행
2015년 3월 10일 제3판 발행
2017년 3월 10일 제4판 발행
2020년 3월 10일 제5판 발행
2022년 3월 10일 제6판 발행
2025년 3월 10일 제6판2쇄 발행

지은이 : 의료영상기술연구회
펴낸이 : 이상태
펴낸곳 : 청구문화사
주 소 : (03706) 서울특별시 서대문구 성산로11길 15
전 화 : 02-332-0541(代)
전 송 : 02-337-9577
등 록 : 1990년 11월 2일 제9-247호

가격 50,000원

ISBN 978-89-5616-879-1 93510